# Vorwort

**Die Aspekte GESUNDHEIT, NATUR und UMWELT sind vereinigt in dem Buch „Gesundheit und Umwelt im pädagogischen Alltag".**

Es bietet so eine Grundlage für Fachschulen Sozialpädagogik und Heilerziehungspflege, Berufsfachschulen Sozialpädagogik und Gesundheit, Sozialassistenten, Auszubildende der Haus- und Familienpflege sowie für Mitarbeiter in Einrichtungen der Kinder- und Jugendpflege.

Das Buch

- ist eine praxisorientierte Anleitung für eine gesundheitsorientierte Erziehung und Betreuung von Kindern und Jugendlichen,
- vermittelt professionelle Handlungskompetenz in der Betreuung von Kindern und Jugendlichen,
- verknüpft Theorie und Praxis und bietet den Schülern eine Methodenvielfalt in der Aneignung von Wissen, die den verschiedenen Lerntypen gerecht wird,
- bezieht das Alltagswissen der Schülerinnen und Schüler mit ein,
- bietet Übungen und Aufgaben für die Umsetzung in der Praxis,
- ermöglicht eine kritische Auseinandersetzung mit der eigenen Rolle und den Aufgaben im Umgang mit Kindern und Jugendlichen,
- dient zum Erwerb von Kompetenzen für die Umsetzung und Anleitung einer Gesundheitsvorsorge und Gesunderhaltung des Menschen.

Neben dem Fachwissen, das einen ganzheitlichen Einblick in die Thematik der Gesundheitserziehung im Kindesalter gibt, beinhaltet das Buch:

- Exkurse, die eine Verknüpfung mit besonderen Fragestellungen herbeiführen,
- Aufgaben, Übungen, Fallbeispiele, die zum Diskutieren, Ausprobieren, Nachdenken sowie zum praktischen Üben und Wiederholen anregen,
- Tipps für die Umsetzung, Stellungnahmen, Anregungen und Definitionen.

In diesem Buch wird oft von Mitarbeitern, Kindern, Fachkräften usw. gesprochen, gemeint sind damit immer weibliche und männliche Menschen.

Autorinnen und Verlag wünschen den Auszubildenden, dass sie mit diesem Buch lernen, fachlich korrekt zu arbeiten und gleichzeitig einfühlsam mit den zu betreuenden Kindern und Jugendlichen umzugehen. Dafür wünschen wir viel Erfolg!

Anregungen und Kritik sind durchaus erwünscht – schreiben Sie uns gern!

*Die Autorinnen und der Verlag Handwerk und Technik*

# Inhalt

## 4 Das kranke Kind



## 5 Infektions- und Kinderkrankheiten



## 6 Stoffwechselkrankheiten



## 7 Allergische Erkrankungen

## 16 Unfälle im Kindesalter



## 17 Natur und Umwelt erleben

## Anhang

# 1 Grundlagen der Gesundheitserziehung

**Jeder dritte ABC-Schütze hat bereits gesundheitliche Störungen**

Die Gesundheit der Kinder in Deutschland ist besorgniserregend. Aktuelle Reihenuntersuchungen vor der Einschulung haben ergeben, dass ein Drittel der ABC-Schützen unter gesundheitlichen Störungen leidet, wie Übergewicht, Muskel- und Haltungsschwächen, Wahrnehmungs- und Koordinationsstörungen oder emotional-sozialen Störungen. Gründe sind vor allem ungesunde Ernährung, Bewegungsmangel und falsche Freizeitgestaltung.

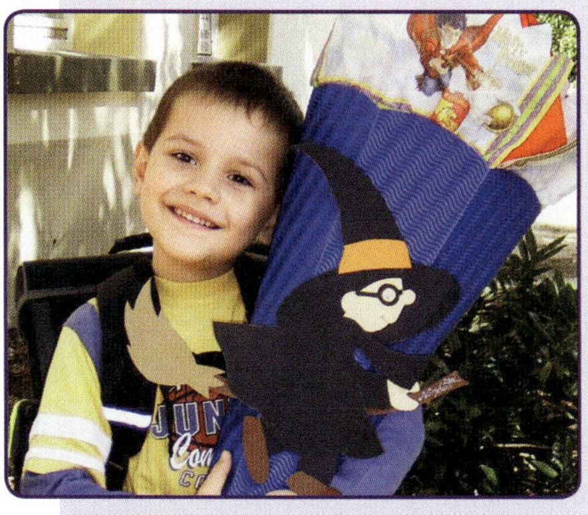

„All dies geschieht in einem Lebensabschnitt, der für die geistige Reife und das körperliche Wachstum von Muskeln, Skelett und Nerven von prägender Bedeutung ist", erklärt Dr. Dieter Breithecker, Sportpädagoge und Leiter der Bundesarbeitsgemeinschaft für Haltungs- und Bewegungsförderung e. V. in Wiesbaden. „Motorische Entwicklung vollzieht sich heute nicht mehr innerhalb der Straßen-Spiel-Kultur. Kinder sind immer Kinder ihrer Zeit. Heute sind sie die Computer-Kids, die morgen am Computer in der Schule sitzen und übermorgen an der Workstation des Arbeitsplatzes."

Die Förderung der Gesundheit und der ganzheitlichen Entwicklung muss bereits im Vorschulalter durch gezielte Maßnahmen unterstützt werden – nicht zuletzt auch zur Vermeidung späterer Haltungs- und Gelenkschäden und zur Verbesserung des allgemeinen Wohlbefindens.

**Aufgaben**

1. Erkundigen Sie sich in Ihrer Praxiseinrichtung, welche Gesundheitsstörungen bei den Kindern häufig auftreten.
2. Tauschen Sie sich in der Klasse aus, welche Maßnahmen zur Gesundheitsvorsorge und Gesundheitsförderung in Ihrer Einrichtung praktiziert werden.

## 1.1 Gesundheitsförderung heute

Die **öffentliche Gesundheitsförderung** hat das Ziel, über Gesundheitsgefährdungen zu informieren, Krankheiten und Gesundheitsstörungen vorzubeugen sowie den Einzelnen dabei zu unterstützen, mit gesundheitlichen Störungen verantwortungsvoll umzugehen. Schutzimpfungen, Vorsorgeprogramme, Früherkennungsuntersuchungen und Angebote zur Gesundheitserziehung können von jedem Einzelnen, Familien und Institutionen wie Kindergärten und Schulen in Anspruch genommen werden und fördern den Gesundheitsstatus in unserer Gesellschaft.

Trotz intensiver öffentlicher Gesundheitsförderung nehmen in Deutschland Zivilisationserkrankungen weiter zu: Übergewicht, Adipositas (Fettsucht), viele Herz-Kreislauf- und Stoffwechselkrankheiten, Erkrankungen des Bewegungsapparates sowie einige psychische Erkrankungen sind vor allem auf eine ungesunde Lebensweise zurückzuführen. Waren hiervon früher fast nur Erwachsene betroffen, so sind diese Erkrankungen seit einiger Zeit zunehmend schon bei Kindern und Jugendlichen zu beobachten.

Kinder übernehmen schon früh das Verhalten ihrer Eltern oder Erzieher. Insbesondere im Kleinkind- und Vorschulalter bilden sich grundlegende Haltungen und Gewohnheiten heraus, die die spätere Lebensweise wesentlich beeinflussen. Eine **frühe Gesundheitserziehung** fördert eine gesunde Lebensweise. Eltern, Lehrern und Erziehern kommt hierbei eine wichtige Rolle zu. Sie müssen Vorbilder sein, indem sie ein gesundheitsbewusstes Verhalten selbst vorleben und im Alltag gemeinsam mit den Kindern gestalten.

Obwohl Themen wie gesunde Ernährung, Bewegung und aktive Freizeitgestaltung heute in den Medien verstärkt aufgegriffen werden, besteht weiterhin Aufklärungsbedarf. Alle Personen, die an der Erziehung der Heranwachsenden mitwirken, sind hier gefordert.

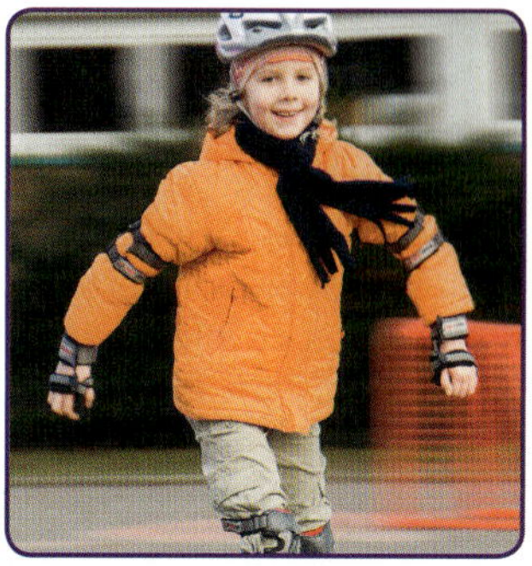

*Gesundheitsförderung beginnt mit einer aktiven Freizeitgestaltung*

**Aufgabe**

Erkunden Sie verschiedene Einrichtungen und Dienste im Gesundheitswesen. Welche Aufgaben im Rahmen der Gesundheitsförderung werden von diesen bereitgestellt?

### 1.1.1 „Gesund sein“ – was bedeutet das heute?

**Gesundheit ist der Wunsch jedes Menschen – was bedeutet Gesundheit für den Einzelnen?**

- „Wenn ich kein Fieber habe, bin ich gesund.“ (Maike, 6 Jahre)
- „Ich bin gesund, wenn ich in den Kindergarten gehen darf.“ (Tim, 5 Jahre)
- „Heute läuft mir nicht die Nase, dann bin ich gesund.“ (Kati, 6 Jahre)
- „Ich kann alles machen, was ich will – ich bin gesund.“ (Christian, 14 Jahre)
- „Wenn ich nach der Arbeit abends mit meinen Kollegen entspannt ein Glas Wein trinken kann, fühle ich mich gut und gesund.“ (Wolfgang, 34 Jahre)
- „Gesundheit ist die Harmonie aller Kräfte innerhalb und außerhalb des Menschen.“ (jordanische Schülerin, 15 Jahre)
- „Wenn ich regelmäßig esse und Insulin spritze, geht es mir gut. Dann kann ich mit meinen Freunden Fußball spielen und fühle mich richtig gesund.“ (Henning, 11 Jahre)

Der Begriff „Gesundheit“ hat für jeden Menschen eine andere Bedeutung.
Diskutieren Sie anhand der Zitate und Ihrer persönlichen Meinung das individuelle Verständnis von „Gesundheit“.

„Jens ist völlig gesund, achten Sie aber mehr auf seine Ernährung!“, lautet die Empfehlung des Arztes nach der Untersuchung. Erleichtert verlässt Frau H. mit ihrem Sohn die Praxis. Sie fragt sich aber, warum Jens so oft im Kindergarten Bauchschmerzen hat und müde ist.

Gesundheit umfasst mehr als die **physische** (körperliche) **Gesundheit**.

Die WHO (World Health Organization) definiert Gesundheit wie folgt:

Gesundheit ist ein Zustand des körperlichen, geistigen und seelischen Wohlbefindens und nicht nur das Freisein von Krankheiten und Gebrechen.

Gesundheit wird nach dieser Definition nicht nur auf die körperlichen Funktionsabläufe des Menschen beschränkt, sondern auf das **geistig-seelische** Wohlbefinden ausgedehnt:

- Tom hat große Schwierigkeiten in der Schule. Er klagt oft über Magenschmerzen.
- Paula kaut an ihren Fingernägeln und weint: Sie will nicht zum Turnen. Die anderen lachen sie immer aus.
- Die Eltern der 4-jährigen Sarah haben sich getrennt. Sarah nässt seitdem im Schlaf häufig das Bett ein.

Jeder Mensch ist in einer bestimmten Weise eingebettet in seine Familie und sein soziales Umfeld, die sein körperliches und seelisches Wohlbefinden entscheidend beeinflussen.

Auch der Lebensstil und die Erbanlagen haben Einfluss auf die Gesundheit des Einzelnen. Die moderne Industriegesellschaft schafft neue gesundheitliche Belastungen. Verstädterung des Wohnraumes, Stress in Schule und am Arbeitsplatz, eine von Medien beherrschte Freizeitkultur führen bei vielen Menschen zu Stress, Einsamkeit, Leistungsdruck und Angst, die das Wohlbefinden belasten und Auslöser für viele Erkrankungen sind.

Eine ganzheitliche Betrachtung des Menschen als **körperliches, seelisches** und **soziales** Wesen ist Voraussetzung für eine nachhaltige Gesundheitserziehung.

Gesundheit heißt, am Leben in möglichst vielen Facetten teilnehmen zu können:

- in die Gesellschaft integriert sein,
- Lebensfreude, Selbstwertgefühl, Leistungsfähigkeit erleben,
- persönliche Anerkennung finden,
- einen Lebensplan entwickeln und bewusst verfolgen,
- bereit sein, auch schwierige Lebenssituationen zu bewältigen.

Der gesunde Mensch ist bestimmt durch:
**Leistungsfähigkeit**
**Konzentrationsfähigkeit**
**Schmerzfreiheit**
**Lebensfreude und Schaffensantrieb**
**verantwortungsvolles Denken und Handeln**

Die Pflegewissenschaft definiert Gesundheit **als gelungene Anpassung an körperliche, geistig-seelische und soziale Einflüsse in unserem Leben.**

So kann der Gehörlose den Hörverlust durch stärkere Ausbildung seiner anderen Sinne ausgleichen. Er beobachtet z. B. genauer und sieht dadurch mehr. Er muss jedoch bereit sein, mit der Realität seiner Behinderung zu leben. Viele beeinträchtigte Menschen fühlen sich trotz vielfältiger Einschränkungen gesund und leistungsfähig. Ähnliche Anpassungsprozesse werden auch bei Menschen mit anderen Einschränkungen oder mit chronischen Erkrankungen angestrebt. Gesundheit ist damit auch eine Frage der **persönlichen Lebenseinstellung** und der **Lebenskultur**. Durch seine **Lebensführung** kann jeder erheblich zur Erhaltung seiner Gesundheit beitragen.

„Gesundheit ist die Kraft, mit der Realität zu leben." (Schwester L. Juchli)

„Gesundheit ist die Fähigkeit, lieben und arbeiten zu können." (Sigmund Freud)

„Gesund sein heißt, fähig sein zu lernen, um
- mit Lebensschwierigkeiten fertig zu werden,
- soziale Beziehungen aufzubauen,
- Eigenverantwortung zu übernehmen."

(J. Foudraine)

### 1.1.2 Die Lebensweise beeinflusst die Gesundheit

Gesundheit und Krankheit sind keine stabilen, vollkommenen Zustände. Sie sind die beiden nie zu erreichenden Endpunkte eines Kontinuums, zwischen denen sich der Mensch bewegt. Auch wer sich gesund erlebt, trägt kranke Anteile in sich und umgekehrt. Ziel sollte es sein, einen möglichst hohen Grad an Gesundheit zu erlangen und die persönliche Lebensführung so zu gestalten, dass sie zur Erhaltung des Wohlbefindens beiträgt (s. S. 10). **Innere Krankheitsursachen** wie Erbanlagen, hohes Lebensalter und seelische Verfassung sowie **äußere Krankheitsursachen** wie Lärm, Stress, Fehlernährung, hoher Alkoholkonsum oder Umweltgifte, beeinflussen das gesundheitliche Gleichgewicht. Oft kommt es erst durch das Zusammenwirken mehrerer **Einflussfaktoren** zur Krankheitsentstehung.

Das Altern ist ein natürlicher Vorgang, der bereits ab dem 30. Lebensjahr durch Rückbildungsprozesse der Organe eingeleitet wird. Eine nachlassende Leistungsbereitschaft und höhere Krankheitsbereitschaft sind die Folge. Zunehmend belasten gesellschaftliche Probleme wie Arbeitslosigkeit, Ehescheidung, Einsamkeit, Orientierungslosigkeit und Gewalt die Gesundheit. Besorgniserregend ist die Zahl der durch Alkohol-, Drogen- und Medikamentenmissbrauch bedrohten Jungendlichen. Auffallend viele Kinder zeigen Verhaltensstörungen, die eine normale Entwicklung und gesellschaftliche Integration behindern können.

Medizinischer Fortschritt und vielseitige Angebote der Gesundheitsvorsorge fördern die Gesundheit des Einzelnen in unserer Gesellschaft.

Gesundheitsbewusstsein und persönliche Vorsorge fördern die individuelle Gesundheit.

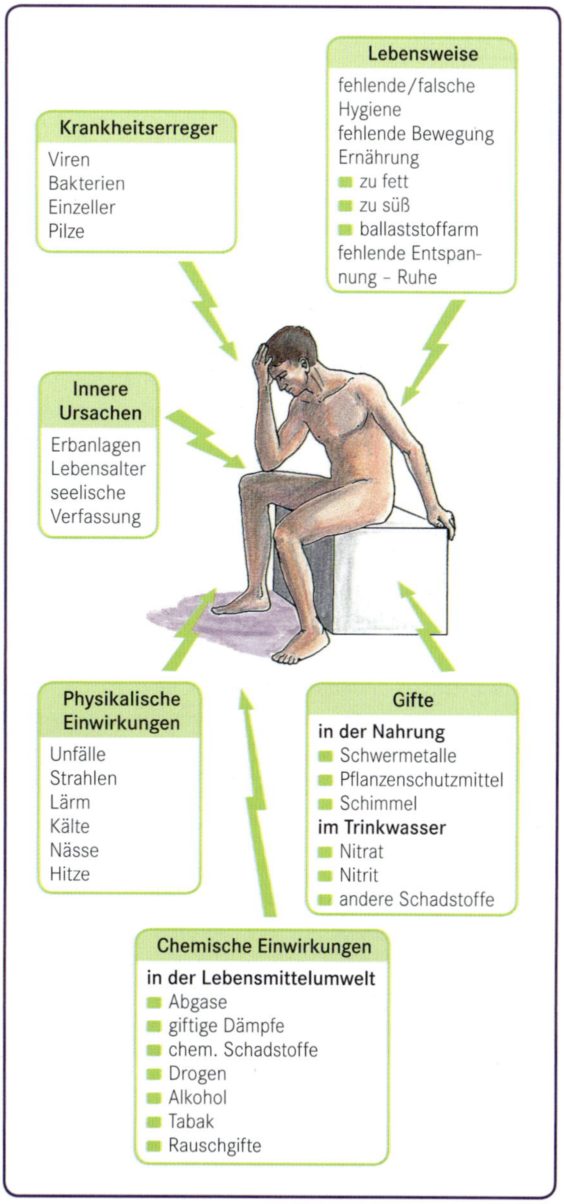


*Innere und äußere Ursachen führen zur Entstehung von Krankheiten*

*Exkurs:*

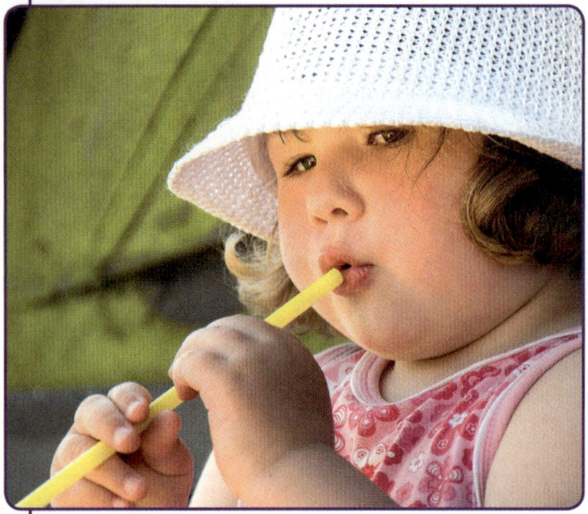

*Übergewicht*

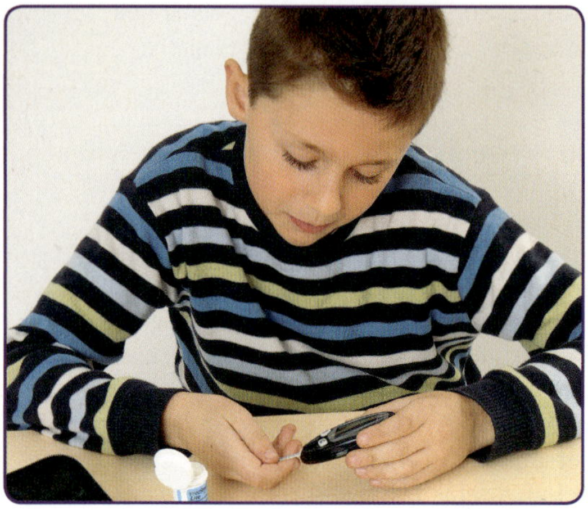

*Blutzuckertest*

## Kann ich meine Gesundheit beeinflussen oder ist sie mein „Schicksal"?

**Florian, 5 Jahre alt,**

*schaukelt nervös auf seinem Stuhl herum; alle begonnenen Spiele hat er nach kurzer Zeit wieder weggestellt, weil sie ihm keinen Spaß gemacht haben. Seine Stimmung wird immer gereizter. Thomas, sein einziger Freund, fragt ihn, ob er mit in die Bauecke kommen will; Florian schubst ihn aggressiv fort. „Lass mich in Ruhe", schreit er ihn an. Florian ist ein Einzelgänger. Oft spielt er allein, dabei ist er rastlos und unkonzentriert, kann sich nicht lange mit einem Spiel beschäftigen. Die anderen Kinder meiden ihn. Der Erzieherin fällt auf, dass Florian besonders nach dem Wochenende schwere Verhaltensstörungen zeigt. Sie spricht seine Mutter auf das schwierige Verhalten an.*

*„Florian war von Anfang an schwierig", berichtet Florians Mutter. „Zum Spielen hatte er schon als kleiner Junge keine richtige Lust. Nichts hat ihm richtig Spaß gemacht - und dann immer seine Unruhe. Da wir keinen Garten haben, konnte er sich nicht draußen austoben. Nur beim Fernsehen hat er Ruhe gegeben, die Programme bieten ja viel Abwechslung für Kinder. Zu seinem 5. Geburtstag hat er einen Computer bekommen, mit interessanten Kinderspielen darauf, das hat er sich gewünscht. Jetzt hat er viel Spaß und spielt mit viel Ausdauer."*

**Thomas, 8 Jahre alt,**

*ist vor 3 Jahren an Diabetes erkrankt. Thomas ist sehr sportlich und ein begeisterter Fußballspieler. Er trainiert zweimal in der Woche mit seinen Freunden. Wenn sie nach dem Spiel Schokolade essen und Limonade trinken, hält sich Thomas zurück. Auch zu Hause isst er nur wenig Süßigkeiten und verzichtet auf zuckerhaltige Lebensmittel. Seine Mutter lobt ihn deshalb und versucht, den Verzicht durch andere Dinge auszugleichen. Thomas hat früh gelernt, mit seinem Diabetes richtig umzugehen und die Einschränkungen gut bewältigt. Das tägliche Insulinspritzen „nervt" ihn zwar, er kommt aber insgesamt gut damit zurecht. Er fühlt sich nicht krank und führt ein ganz normales Leben. Seine Eltern unterstützen ihn dabei.*

**Sabine, 5 Jahre alt**

*Bei der Früherkennungsuntersuchung teilt der Kinderarzt Frau W. mit, dass ihre Tochter stark übergewichtig sei und ihre Körpererfahrung und Bewegung dringend gefördert werden müssen. Sabine bewegt sich nur ungern, sie ist es gewohnt, von ihrer Mutter mit dem Auto überall hingefahren zu werden. Auch in der Freizeit geht die Familie nie sportlichen Aktivitäten nach. Bei Bewegungsspielen im Kindergarten ist Sabine sehr gehemmt und ängstlich. Sie traut sich nichts zu, viele Bewegungen fallen ihr wegen ihres Übergewichts schwer.*

*„Essen und Trinken halten Leib und Seele zusammen", behauptet Sabines Vater. Essen spielt daher in der Familie eine große Rolle. Selbst beim Fernsehen gibt es immer etwas Leckeres zum Knabbern.*

### Aufgaben

1 Beschreiben Sie anhand der Fallbeispiele, wie die persönliche Lebensweise und die Einstellung eines Menschen seine Gesundheit beeinflussen können.

2 Wie schätzen Sie Ihre persönliche Gesundheit und Fitness ein? Welche Maßnahmen ergreifen Sie, um sich gesund und fit zu halten?

## 1.2 Zivilisationskrankheiten – die Kindheit stellt die Weichen

Etwa 1,5 Millionen Kinder und Jugendliche in Deutschland sind übergewichtig, 80 000 sind adipös. Bei Kindern bis 18 Jahren werden alters- und geschlechtsabhängige BMI-Perzentile zur Definition verwendet:

Übergewicht > 90 Perzentile
Adipositas > 97 Perzentile (vgl. Kap. 6.2).

Übergewicht gilt als Risikofaktor für viele Zivilisationskrankheiten.

### Aufgaben

**1** Wie hoch ist der Anteil übergewichtiger Kinder in Ihrer Einrichtung/Schule?

**2** Informieren Sie sich, welche Krankheiten durch Übergewicht mitverursacht werden können.

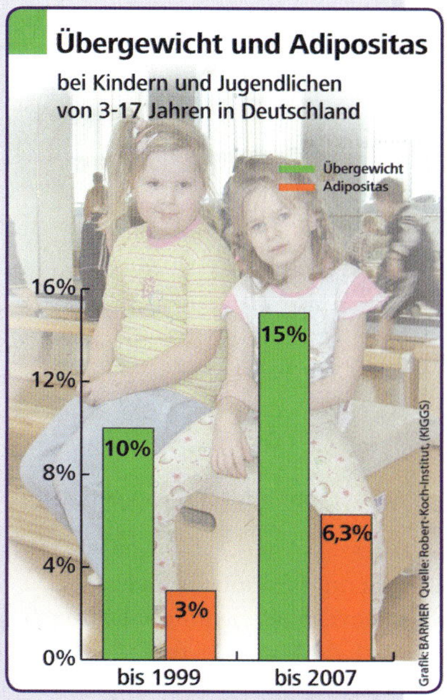


*Übergewicht und Adipositas bei Kindern und Jugendlichen von 3–17 Jahren in Deutschland*

Zivilisationskrankheiten entstehen im Verlauf vieler Jahre, ohne dass die Betroffenen etwas merken.

Die häufigsten Zivilisationserkrankungen sind:
- Herz-Kreislauf-Erkrankungen, z. B. Bluthochdruck, Herzinfarkt
- Stoffwechselerkrankungen, z. B. Diabetes mellitus, erhöhter Cholesterinspiegel
- Übergewicht, Fettsucht, Essstörungen
- Erkrankungen des Bewegungsapparates
- Verhaltensprobleme, psychische Auffälligkeiten

In unserer Wohlstandsgesellschaft sind bereits viele Kinder und Jugendliche betroffen. Jedes fünfte Kind ist übergewichtig oder adipös, Haltungsschäden nehmen zu, Tendenz steigend.
Kinder brauchen für eine gesunde Entwicklung Zeit, Zuwendung und Geborgenheit, Freiräume zum Spielen und für Bewegung sowie eine vollwertige, an ihre Entwicklung angepasste Ernährung. Die Realität sieht anders aus, Stress, fehlende Zuwendung, Fehl- und Überernährung, Rauchen, Alkoholkonsum sowie ein Mangel an Bewegung und Zeit gehören zum Alltag vieler Heranwachsender.

Ein ausgeprägter Medienkonsum – Fernsehen und Computer – verdrängt im Alltag der Kinder zunehmend „gesunde" Freizeitaktivitäten. Kreatives Spielen und Bewegungsaktivitäten im Freien verlieren immer mehr ihre Bedeutung. Gerade sie sind aber für eine normale Entwicklung und die Erhaltung der Gesundheit von großer Bedeutung. Eltern und Erzieher sind hier als Vorbilder gefordert, zu zeigen, dass Freizeit mehr ist als „Glotzen und Surfen".

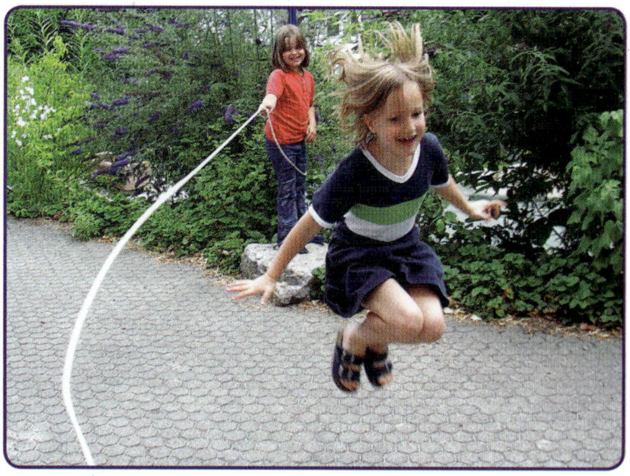

*Nur noch 30 % der Kinder bewegen sich täglich mindestens 1 Stunde. Computer und Fernseher haben das Spielen und Bewegen im Freien abgelöst.*

### Aufgaben

**1** Informieren Sie sich über Ursachen und Folgen der Zivilisationskrankheiten.

**2** Machen Sie in der Schule/Einrichtung Interviews zum Thema „Wie gesund ist Ihre Lebensweise?".

**3** Überprüfen Sie Ihre eigene Lebensführung in Bezug auf mögliche Risikofaktoren.

**4** Die Gesundheitserziehung in der Kindheit setzt Meilensteine für ein gesundes Leben. Entwickeln Sie einen Aktionstag (Schule/Einrichtung) unter dem Motto „Gesund leben macht Spaß".

## 1.3 Gesundheitsvorsorge vermeidet Krankheiten

Frau W. bringt ihre 2-jährige Tochter Sofie zur Früherkennungsuntersuchung U 7. Besorgt teilt sie dem Arzt mit, dass Sofie für ihr Alter zu wenig spricht. Sonst sei sie fit und gut entwickelt. Der Arzt sieht bei der Ohrenspiegelung, dass sich in beiden Gehörgängen Flüssigkeit angesammelt hat. Sofie kann nicht richtig hören, die Arzthelferin macht noch für die gleiche Woche einen Termin beim Hals-Nasen-Ohren-Arzt aus.

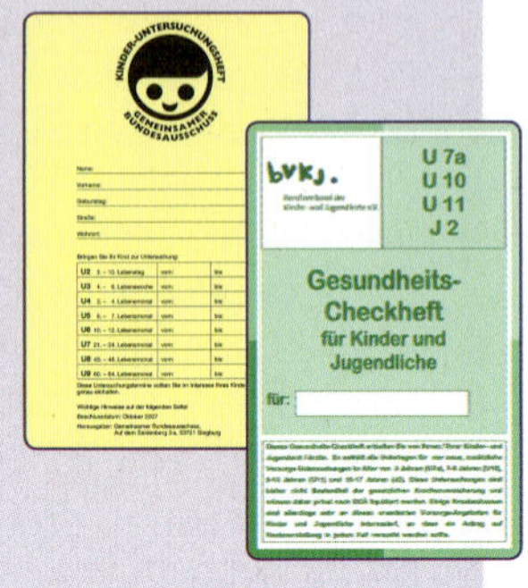


### Aufgabe

- Ab dem Kindergartenalter nehmen immer weniger Eltern mit ihren Kindern Früherkennungsuntersuchungen wahr. Sie wollen die Eltern in Ihrer Einrichtung über Früherkennungsuntersuchungen informieren. Sammeln und erarbeiten Sie hierzu in Kleingruppen Informationsmaterialien.

### Früherkennungsuntersuchungen

Jedes Kind in Deutschland hat Anspruch auf die **Früherkennungsuntersuchungen (U1–U9)** und eine **Jugendgesundheitsuntersuchung (J1)**. Freiwillig können die **U7a, U10, U11** und **J2** durchgeführt werden, für die ein Antrag auf Kostenerstattung bei der Krankenkasse eingereicht werden kann. Nur die Teilnahme an den Früherkennungsuntersuchungen ermöglicht, dass Entwicklungsstörungen und gesundheitliche Störungen rechtzeitig erkannt werden und eine frühzeitige Behandlung eingeleitet werden kann.

| Alter und Termin | Untersuchungsschwerpunkte |
|---|---|
| Nach der Geburt **U1** | Beurteilung von Vitalität, Reifezeichen und Fehlbildungen, Neugeborenen-Hörscreening |
| 3.–10. Lebenstag **U2** | Stoffwechsel-Screening, Fehlbildungen, Ernährungsberatung, Information zu anstehenden Impfungen |
| 4.–5. Lebenswoche **U3** | Gedeihen, altersgerechte Entwicklung, Vorbeugung des plötzlichen Säuglingstodes, Unfallverhütung |
| 3.–4. Lebensmonat **U4** | Altersgerechte Entwicklung, Ernährung und Verdauung, evtl. Erfassung von Seh- oder Hörstörungen, Impfungen |
| 6.–7. Lebensmonat **U5** | Altersgerechte Entwicklung, Seh- oder Hörstörungen, Ernährung, Zahnpflege |
| 10.–12. Lebensmonat **U6** | Sprachentwicklung, Kontrolle der Beweglichkeit, Körperbeherrschung und Geschicklichkeit, Seh- und Hörvermögen, Ernährung, Zahnpflege, Impfungen |
| 21.–24. Lebensmonat (1 Jahr, 9 Monate bis 2 Jahre) **U7** | Altersgerechte Entwicklung, Seh- und Hörvermögen, Sprachentwicklung, Kontrolle der Beweglichkeit und Körperbeherrschung, mögliche Verhaltensprobleme, Impfstatus |
| 34.–36. Lebensmonat (2 Jahre, 10 Monate bis 3 Jahre) **U7a** | Körperliche und geistige Entwicklung, Seh- und Hörvermögen, Sprachentwicklung, Verhaltensprobleme, Zahngesundheit, Impfstatus |
| 46.–48 Lebensmonat (3 Jahre, 10 Monate bis 4 Jahre) **U8** | Altersgerechte Entwicklung, Seh- und Hörvermögen, mögliche Auffälligkeiten in der Sprachentwicklung, mögliche Verhaltensprobleme, Zähne und Kiefer, Impfstatus |
| 60.–64. Lebensmonat (5 Jahre bis 5 Jahre + 4 Monate) **U9** | Körperliche und geistige Entwicklung, Seh- und Hörvermögen, mögliche Auffälligkeiten in der Sprachentwicklung, Beweglichkeit und Geschicklichkeit, Impfstatus |
| 7.–8. Lebensjahr **U10** | Erkennen und Therapieeinleitung von Entwicklungsstörungen, Störungen der motorischen Entwicklung und Verhaltensstörungen |
| 9.–10. Lebensjahr **U11** | Erkennen von Schulleistungsstörungen, Sozialisations- und Verhaltensstörungen; Zahn-, Mund- und Kieferanomalien, Ernährungs-, Bewegungs-, Stress-, Sucht- und Medienberatung Medienverhalten |
| 13.-15. Lebensjahr **J1** | Körperliche Untersuchung, Verlauf der Pubertät, eventuelle Hautprobleme, Gewichtsprobleme, Essstörungen, Impfung |
| 16–17 Jahre **J2** | Pubertäts- und Sexualitätsstörungen, Haltungsstörungen, Kropfbildung, Diabetes-Vorsorge, Verhaltens-, Sozialisations- und Sexualitätsfragen, Berufswahl |

Quelle: Bundeszentrale für gesundheitliche Aufklärung, BZgA, www.kindergesundheit-info.de, Stand Juli 2011, U10, U11 und J2 nach www.kinderaerzte-im-netz.de

Jan Henrik hat heute seine Schuluntersuchung. Mit seiner Mutter betritt er zum ersten Mal das große Gebäude, in dem er in vier Monaten die Schule besuchen wird. Die Umgebung ist für ihn neu und fremd. Die Pausenglocke klingelt schrill, viele Kinder springen lärmend durchs Treppenhaus. Jan ist aufgeregt - was kommt da wohl auf mich zu? - und er hat ein bisschen Angst. Endlich geht die Untersuchung los. Zuerst wird ein Hör- und Sehtest gemacht, er wird gewogen und die Körpergröße gemessen - alles klappt. Dann lässt die Ärztin ihn einen Ball fangen und werfen, er muss auf einem Bein durch das Zimmer hüpfen, ein Bild malen, Farben erkennen und bis zehn zählen. Als die Ärztin ihn nach seinem Namen, Geburtstag und Wohnort fragt, macht es ihm sogar Spaß, alles zu erzählen. Endlich ist es geschafft - jetzt noch das Gespräch mit dem Schulleiter - was der wohl wissen will?

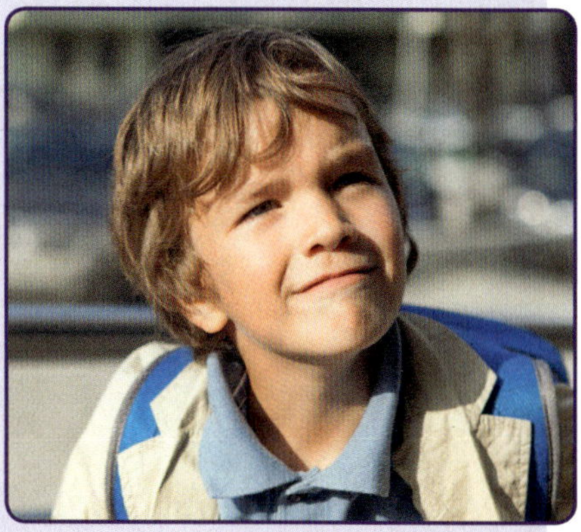

## Aufgaben

1 Einschulung oder Rückstellung? - Eltern sind oft unsicher, ob ihr Kind schulreif ist. Welche Fähigkeiten müssen Kinder haben, um die Schule gut bewältigen zu können?

2 Wie kann der Kindergarten Vorschulkinder auf die Schule vorbereiten? Tauschen Sie Ihre Erfahrungen in Kleingruppen aus und halten Sie Ihre Ergebnisse fest.

### Einschulungsuntersuchung

Die Einschulungsuntersuchung wird von dem sozialmedizinischen Dienst des Gesundheitsamtes durchgeführt. Im Vordergrund stehen:

- Körperliche Untersuchung mit Hör- und Sehtest
- Sprachentwicklung und geistige Fähigkeiten
- Entwicklung der Motorik und der Körperkoordination
- Sozioemotionale Entwicklung
- Impfberatung

Das „gelbe Untersuchungsheft" (U1-U9) sollte bei der Einschulungsuntersuchung vorgelegt werden. Besonders die **U9** im Alter von fünf bis fünfeinhalb Jahren ist für den sozialmedizinischen Dienst wichtig.

Kinder mit schulrelevanten medizinischen Auffälligkeiten erhalten einen zusätzlichen Termin zur schulärztlichen Untersuchung im Gesundheitsamt.
Außerdem beurteilen Grundschullehrer anhand von Gesprächen in der Einrichtung und durch „Schnupperunterricht" die soziale und kognitive Entwicklung des Kindes.

Der Übergang vom Kindergarten in die Schule stellt an die Kinder neue Anforderungen, bietet aber auch wichtige Entwicklungsanreize und mobilisiert Kräfte zur Bewältigung der neuen Situation. Das Kind ist am ersten Schultag noch kein „fertiges" Schulkind, es wird sich erst in der Schule zu einem Schulkind entwickeln. Für den Schulerfolg entscheidend ist, dass sich das Kind in der Schule wohl und nicht überfordert fühlt und eine gute Selbstwahrnehmung im Schulalltag entwickeln kann.

### Einschulung ja/nein/vielleicht?

**Folgende Entwicklungsbereiche sind bei der Entscheidung zu berücksichtigen:**

**1. Körperlich**
- Körperliche, motorische Entwicklung
- Gesundheitszustand: z. B. Allergien
- Belastbarkeit, Leistungsfähigkeit
- Konzentrationsfähigkeit
- Seh- und Hör-, Sprachvermögen
- Impfschutz

**2. Kognitiv**
- Differenzierte visuelle und akustische Wahrnehmung
- Bestimmte Behaltensleistungen
- Fähigkeit zu logischem Denken
- Zahlen- und Mengenverständnis
- Passives/aktives Sprachverständnis
- Sprachliche Ausdrucksfähigkeit

**3. Emotional/sozial**
- Motivation und Leistungsbereitschaft
- Selbststeuerung der Aufmerksamkeit
- Selbstbewusstsein
- Selbstständigkeit

Eltern/Erzieher sollten diese Entwicklungsbereiche in der Arbeit mit Kindern berücksichtigen.

## Aufgaben

1 Führen Sie eine Diskussion pro/kontra zum Thema „Vorschulerziehung im Kindergarten" durch. Halten Sie Ihre Ergebnisse fest.

2 Durch welche Aktivitäten werden Vorschulkinder gezielt gefördert und für den Übergang in die Schule vorbereitet?

## 1.4 Impfungen - ein „Piks“ fürs Leben

**Infektionskrankheit: Kleinkind in Berlin an Masern gestorben**
Spiegel-online vom 23.02.2015

In Berlin ist ein Kleinkind an Masern gestorben. Der Junge im Alter von anderthalb Jahren ist am 18. Februar in einem Krankenhaus der Infektionskrankheit erlegen, sagte Berlins Gesundheitssenator Mario Czaja (CDU) am Montag. Wie er sich angesteckt hat, ist noch unklar. „Das Kind war geimpft, aber nicht gegen Masern“, sagte Czaja. Es hatte keine chronischen Vorerkrankungen. In der Kindertagesstätte des Jungen seien alle „notwendigen Maßnahmen“ eingeleitet worden: In solchen Fällen würden Kontaktpersonen und deren Impfstatus geprüft, sagte eine Sprecherin Czajas.
In der Hauptstadt grassiert seit Oktober eine Masern-Welle. Von Ausbruchsbeginn bis zum 23. Februar wurden 574 Masern-Fälle gemeldet. Dies ist der größte Ausbruch der Krankheit in Berlin seit Einführung des Infektionsschutzgesetzes 2001. Der Tod des kleinen Jungen mache deutlich, dass es sich um eine schwerwiegende Erkrankung handele, sagte Senator Czaja.
Eine Sekundarschule in Berlin-Lichtenrade blieb am Montag vorsorglich geschlossen. Grund für die Schließung sei ein schwerwiegender Verlauf der Infektionskrankheit bei einem Jugendlichen, sagte eine Sprecherin des Berliner Senats.

### Aufgaben

1 Skizzieren Sie mögliche Ursachen der Impfmüdigkeit in Deutschland.
2 Informieren Sie sich über die Regelungen des Infektionsschutzgesetzes für Kinderbetreuungseinrichtungen.

Durch Impfprogramme stellen lebensgefährliche Infektionskrankheiten wie Kinderlähmung (Poliomyelitis), Diphtherie und Wundstarrkrampf (Tetanus) in Deutschland keine Bedrohung mehr da. Auch schwere Folgeschäden bei Masern, Mumps und Röteln können durch Schutzimpfungen verhindert werden. Eine Impfmüdigkeit in der Bevölkerung führt heute dazu, dass selten gewordene Infektionskrankheiten wieder häufiger auftreten.

Wer eine akute Infektion überstanden hat, ist durch die Bildung von **körpereigenen Abwehrstoffen** (Antikörpern) vor einer weiteren Erkrankung mit demselben Erreger geschützt. Diese **Immunität** dauert bei einigen Infektionskrankheiten lebenslang, bei anderen nur kurze Zeit an (vgl. Kap. 5.1.3).

Durch eine Impfung kann der Körper Immunität erwerben. Bei der **aktiven Impfung** werden dem Körper abgeschwächte oder abgetötete Krankheitserreger oder deren Gifte (Toxine) zugeführt. Das Immunsystem reagiert auf diese wie bei einer echten Infektion und bildet körpereigene **Antikörper**. Gelangen später „echte“ Krankheitserreger in den Körper, werden sie von den Antikörpern vernichtet - die Infektionskrankheit kann nicht ausbrechen (vgl. Kap. 5.1.3). Bei einigen Krankheiten wird der Impfschutz durch eine **Auffrischimpfung**, meist nach 5 bis 10 Jahren, aufrechterhalten.
Die aktive Impfung kommt bei einer eingetretenen Infektion in der Regel zu spät, da körpereigene Antikörper erst nach ca. 14 Tagen voll wirksam sind.

Bei der **passiven Impfung** spritzt der Arzt Serum, das bereits Antikörper gegen den jeweiligen Erreger enthält. Diese Impfung wirkt sofort. Sie wird angewendet, wenn man sich bereits angesteckt hat und der Körper keine Zeit mehr hat, selbst Antikörper zu bilden. Da die gespritzten Antikörper schnell abgebaut werden, wirkt die passive Impfung nur Wochen bis wenige Monate.

Die Risiken mancher Kinderkrankheiten, wie lebensbedrohliche Hirnhautentzündung durch Masern, werden unterschätzt. Viele Infektionskrankheiten, die in Deutschland zurzeit bedeutungslos sind, z.B. Diphtherie (Infektion), Poliomyelitis, sind noch weltweit verbreitet.

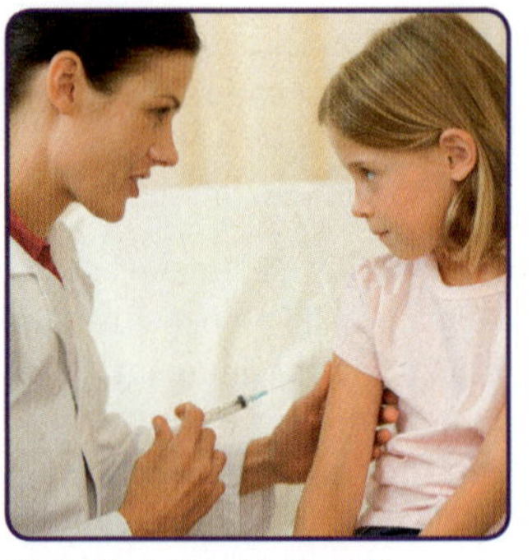

*Viele Kinderkrankheiten können gefährlich sein, eine Impfung schützt!*

**Bei Impfungen muss das Kind gesund sein!**

- Nicht geimpft werden sollte ...
  - ca. 3 Wochen nach OPs,
  - bei Schwäche des Immunsystems,
  - bei akuten Erkrankungen mit Fieber.
- Nebenwirkungen müssen beachtet werden:

Kommt es nach einer Impfung zu hohem Fieber über 39 °C, Kreislaufstörungen, Durchfall und Erbrechen, starker Rötung/Schwellung der Impfstelle o.Ä., muss sofort ein Arzt aufgesucht werden!

### Standardimpfungen

Diese Impfungen werden für Kinder und Jugendliche bis 18 Jahre von der Krankenkasse bezahlt.

# IMPFKALENDER

Stand: August 2014
Nach den Empfehlungen der Ständigen Impfkommission (STIKO)

| Empfohlenes Impfalter / Impfung gegen | Alter in Monaten | | | | | Alter in Jahren | | | | | |
|---|---|---|---|---|---|---|---|---|---|---|---|
| | 2 | 3 | 4 | 11-14 | 15-23 | 2-4 | 5-6 | 7-8 | 9-17 | ab 18 | ab 60 |
| Rotaviren[a)] | G1 ab 6 Wochen | G2 | (G3) | | | | | | | | |
| Wundstarrkrampf (Tetanus) | G1 | G2 | G3 | G4 | N | | A1 | N | A2 | A[c)] | |
| Diphtherie | G1 | G2 | G3 | G4 | N | | A1 | N | A2 | A[c)] | |
| Keuchhusten (Pertussis) | G1 | G2 | G3 | G4 | N | | A1 | N | A2 | A[d)] | |
| Kinderlähmung (Poliomyelitis) | G1 | G2[b)] | G3 | G4 | N | | | | A1 | ggf. N | |
| Hepatitis B | G1 | G2[b)] | G3 | G4 | N | | | | | | |
| Haemophilus influenzae Typ b (Hib) | G1 | G2[b)] | G3 | G4 | N | | | | | | |
| Pneumokokken | G1 | G2 | G3 | G4 | N | | | | | | S[f)] |
| Meningokokken | | | | G1[e)] | | | N | | | | |
| Masern, Mumps, Röteln (MMR) | | | | G1 | G2 | | N | | | S[g)] | |
| Windpocken (Varizellen) | | | | G1 | G2 | | N | | | | |
| Humane Papillomviren (HPV) | | | | | | | | | S[h)] | | |
| Influenza | | | | | | | | | | | S[i)] |

G Grundimmunisierung · S Standardimpfung · A Auffrischimpfung · N Nachholimpfung

a) Je nach Impfstoff 2 bzw. 3 Schluckimpfungen im Mindestabstand von je 4 Wochen; Impfung bevorzugt bis zur 16. bzw. 22. Lebenswoche, spätestens bis zur 24. bzw. 32. Woche abschließen.
b) Bei Einzelimpfstoffen kann diese Dosis entfallen.
c) Auffrischimpfung alle 10 Jahre
d) Die nächste fällige Tetanus-Diphtherie-(Td)-Impfung soll einmalig mit einem Td-Pertussis bzw. Td-Pertussis-Poliomyelitis-Impfstoff erfolgen.
e) Ab dem vollendeten 12. Lebensmonat
f) Einmalige Impfung, ggf. Auffrischimpfung
g) Einmalige Masern-Impfung (MMR) für alle nach 1970 Geborenen ohne ausreichenden Impfschutz
h) Für alle Mädchen (bevorzugt von 9 bis 14 Jahren): je nach Alter 2 oder 3 Impfungen im Schema 0 - 6 Monate bzw. 0 - 1 (2) - 6 Monate
i) Jährlich mit aktuellem Impfstoff

**Ziel muss sein, möglichst frühzeitig einen vollständigen Impfschutz zu erreichen. Abweichungen sind möglich und ggf. notwendig.**



## Aufgaben

**1** Überprüfen Sie Ihren eigenen Impfschutz.

**2** Jedes Jahr werden neue Impfempfehlungen herausgegeben. Informieren Sie sich unter www.rki.de über die aktuellen Empfehlungen und vergleichen Sie diese mit der obigen Tabelle.

**3** Planen Sie einen Informationsabend „Impfen für gesunde Kids“.

- **Diphtherie, Tetanus, Keuchhusten** (DTPa-Impfung)
  Die Mehrfachimpfung besteht aus 4 aufeinanderfolgenden Impfungen (**Grundimmunisierung**) und 2 Auffrischimpfungen. Die Tetanusimpfung ist alle 10 Jahre zu wiederholen.
- **Kinderlähmung** (Poliomyelitis)
  Es wird mit einem inaktivierten Poliomyelitisvirus geimpft. Die Grundimmunisierung besteht aus drei Impfungen, eine Auffrischung erfolgt im Alter von 9 bis 17 Jahren.
- **Haemophilus Influenza**
  Der Erreger führt zu Hirnhaut-, Mittelohr- und Lungenentzündung. Die Impfung erfolgt als Kombinations- oder Einzelimpfung ab dem 2. Lebensmonat – nach der 3. Impfung besteht ein langjähriger Impfschutz.
- **Hepatitis B**
  Da der Erreger über Bluttransfusionen und Geschlechtsverkehr übertragen wird, sollten alle Kinder bis zur Pubertät geimpft sein.
- **Masern, Mumps, Röteln** (MMR)
  Die Kombinationsimpfung erfolgt bei Kindern ab dem 11. bis 14. Lebensmonat und wird im 2. Lebensjahr wiederholt. Selten tritt eine leichte fieberhafte Erkrankung, die nicht ansteckenden „Impfmasern“, auf. Kinder mit Eiweißunverträglichkeit oder Allergien sollten vor der Impfung untersucht werden. Eine Nachholimpfung sollte bis zum 17. Lebensjahr erfolgen.
- **Windpocken** (Varizellen)
  Diese Impfung ist allgemein empfohlen und kann parallel zur MMR-Impfung durchgeführt werden. Jugendliche, die noch nicht an Windpocken erkrankt waren, sollten bis zum 17. Lebensjahr geimpft werden.
- **Pneumokokken**
  Die Impfung besteht aus 4 aufeinanderfolgenden Impfungen ab dem 2. Lebensmonat.
- **HPV-Impfung**
  Mädchen im Alter von 9 bis 14 Jahren erhalten eine HPV-Impfung. Diese schützt vor einer Infektion mit bestimmten humanen Papillomviren, die Gebärmutterhalskrebs auslösen können.

## Salutogenese

### Warum bleiben Menschen gesund?

Der Medizinsoziologe und Stressforscher Aaron Antonovsky wertete 1970 eine Untersuchung von Frauen in den Wechseljahren aus. Eine Gruppe von ihnen hatte den Holocaust im Konzentrationslager überlebt. Ihr Gesundheitszustand wurde mit dem einer Kontrollgruppe verglichen. Der Anteil an „gesunden" Frauen betrug in der Kontrollgruppe 51 %, im Vergleich zu 30 % bei den KZ-Überlebenden. Trotz der unvorstellbaren Qualen des Lagerlebens und des nachfolgenden Flüchtlingselends wiesen 30 % der Frauen, die das KZ überlebten, eine gute psychische und körperliche Gesundheit auf. Dies war für Antonovsky ein unerwartetes Ergebnis.
Diese Beobachtung führte ihn zu der Frage, welche Eigenschaften und Ressourcen diesen Menschen geholfen hatten, trotz widrigster Lebensbedingungen ihre Gesundheit zu erhalten. Antonovsky entwickelte das Konzept der **„Salutogenese".**

### Aufgaben

**1** Überlegen Sie in Kleingruppen, welche Eigenschaften und Ressourcen heute den Menschen ermöglichen, ihre Gesundheit zu erhalten. Tauschen Sie Ihre Ergebnisse aus.

**2** Ideenbörse: Wie könnte der Alltag in einer „gesundheitsfördernden" Schule oder Einrichtung aussehen?

Der Begriff **Salutogenese** (aus: *salus* [= Heil] und *genese* [= Entstehung]) wurde von Aaron Antonovsky in den 1970er-Jahren entwickelt und bedeutet **„Entstehung von Gesundheit".**

Der menschliche Körper ist ständig Einflüssen ausgesetzt, die seine Gesundheit stören. Gesundheit ist daher kein stabiler Zustand, sie muss ständig in der Auseinandersetzung mit krank machenden Einflüssen neu aufgebaut werden. Der Mensch muss hierbei seine Ressourcen so nutzen, dass sie zur Erhaltung seiner Gesundheit und zu seinem Wohlbefinden beitragen.

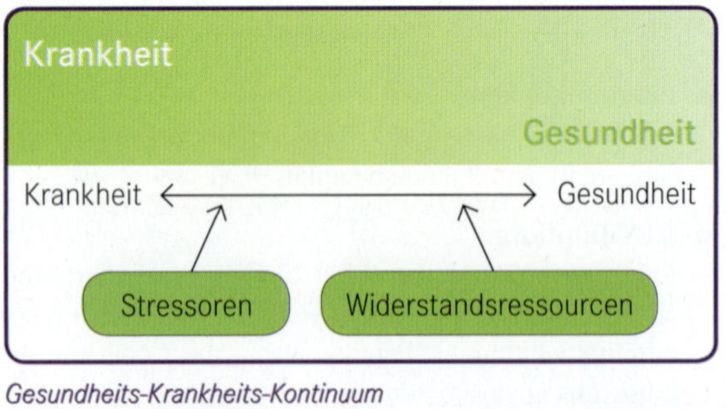


*Gesundheits-Krankheits-Kontinuum*

Die beiden Extreme „völlige Gesundheit" oder „vollkommene Krankheit" gibt es im Leben des Menschen nach Antonovsky nicht. Auch wer sich als gesund erlebt, hat kranke Anteile und umgekehrt. Ziel jedes Menschen ist es aber, einen möglichst hohen Grad an Gesundheit und Wohlbefinden zu erreichen.

Zentrale Fragen der Salutogenese sind:

- Warum bleiben Menschen trotz vieler gesundheitsgefährdender Einflüsse gesund?
- Wie schaffen sie es, sich von Erkrankungen wieder zu erholen?
- Was ist das Besondere an Menschen, die trotz extremster Belastungen nicht krank werden und sich wohl fühlen?

Für Gesundheit und Wohlbefinden sind heute drei Bereiche von großer Bedeutung: **Ernährung, Bewegung und Selbstwahrnehmung.**

Um gute Leistungen zu erzielen und den Körper fit zu halten, ist eine **ausgewogene Ernährung** wichtig. Essen hat für viele Menschen eine hohe Bedeutung für die Lebensqualität und Regeneration im Alltag.
Langes Sitzen und einseitige Körperbelastung führen zu Fehlhaltungen, Verspannungen und verstärken den Alltagsstress. **Regelmäßige Bewegung** erhält die körperliche und geistige Leistungsfähigkeit und leistet einen wichtigen Beitrag zur Entspannung und zum Stressabbau im Alltag. Dabei sollten die Bewegungsarten bevorzugt werden, die zu dem Menschen passen und ihm Spaß machen.

Ein **positives Verhältnis zum eigenen Körper, soziales Wohlbefinden** mit Freundschaften und anderen sozialen Beziehungen sowie Klarheit über den **Sinn des eigenen Lebens** (z. B. Arbeit, Familie, Zukunftsperspektive) sind wichtige Ressourcen für die Balance im Leben. Kleine Dinge, z. B. ein Spaziergang, ein gutes Gespräch, ein schönes Essen in Ruhe und guter Atmosphäre, Meditations- oder Entspannungsübungen, helfen, Körper, Seele und Geist in Einklang zu bringen.
Durch eine Erziehung, die verantwortungsvoll und mit viel Lebensfreude die Heranwachsenden in ihrem Alltag begleitet, reifen Kinder zu innerlich starken Menschen heran, die überlegt und selbstbewusst ihr Leben gestalten und ein positives Verhältnis zu ihrem Körper entwickeln.

### Aufgabe

„Salutogenese – Weg zu einem gesunden Leben!" Planen Sie unter diesem Motto einen Projekttag in Ihrer Einrichtung, zu dem Sie auch die Eltern einladen.

## *Exkurs:*

**Salutogenese**

Interview mit Prof. Dr. Barbara Methfessel (Pädagogische Hochschule Heidelberg)

***Eine gesunde Lebensweise verbinden viele Menschen mit einem Verzicht auf lieb gewordene Gewohnheiten in ihrem Alltag. Verzichten, um gesund zu bleiben oder wieder gesund zu werden! – ist dieser Ansatz richtig?***

**Prof. Methfessel:** Wenn Gesundheitsförderung vorrangig Verzicht bedeutet, sicherlich nicht! Genuss ist ein wichtiger Teil der Lebensfreude.

Gesundheit hat neben der physischen auch eine psychische und soziale Funktion. Wer die nicht berücksichtigt, kann Gesundheit nicht optimal fördern. Das heißt, gesund sein und bleiben muss auch Freude machen, auch die Wege dahin.

***Ist es wirklich so, dass Menschen durch eine „rigide Einhaltung" von Regeln für eine gesunde Ernährung/Bewegung gesünder sind? Wie sieht ihre Lebensqualität aus?***

**Prof. Methfessel:** Zunächst einmal muss man unterscheiden zwischen Kranken und Gesunden. Für Gesunde gilt, dass mit rigiden Regeln nur glücklich wird, wer mit Freiheit nicht umgehen kann und/oder aus der Rigidität einen Gewinn zieht. Sie sind psychisch meist nicht stabil. Solche Menschen folgen auch gerne extremen Diäten.

Bei Krankheit oder Funktionsstörungen beinhaltet die Einhaltung von Regeln das Bewahren von Wohlbefinden. Wer z. B. eine Stoffwechselstörung (wie Laktoseintoleranz) hat, wird jede ‚Sünde' (wie Pudding) durch entsprechende unangenehme Körperreaktion (Bauchkrämpfe) bemerken – und damit einen Verlust von Lebensqualität wahrnehmen. Für sie muss man Lösungen finden (z. B. laktosefreie Milch).

Die meisten Menschen suchen sich aus, was zu ihnen passt. Das muss nicht immer optimal sein, aber sie weisen den Weg für die Gesundheitsförderung.

***Gerade in unserer heutigen stressigen Zeit braucht der Mensch Freiräume, um loszulassen und zu genießen. Genuss ist ein wichtiges Lebensmotiv für den Einzelnen. Genuss und Gesundheit, wie sind sie vereinbar?***

**Prof. Methfessel:** Hervorragend, denn Gesundheit benötigt Genuss. Genuss fördert Körperprozesse, die das Immunsystem stabilisieren, und bringt Lebensfreude, die wichtig für Gesundheit ist. Gemeinsamer Genuss fördert soziale Beziehungen. Und Genuss ist auch die Belohnung für Mühen, die man auf sich nimmt, d. h. positive Motivationen. Allerdings benötigt Genuss auch Beschränkungen. Wer immer nur Torte isst, wird sie nicht lange als Genuss fördernd wahrnehmen. Wer mit viel Mühe Tomaten aufzieht, wird jede Einzelne schätzen. Und Genuss fordert Kompetenzen. Wer mehr weiß und bewusster durch das Leben geht, hat mehr Möglichkeiten, differenzierter zu genießen. Wer das nicht kann und nur im Döner und der Bierflasche den Gewinn sieht, verpasst sehr viel im Leben. Die Fähigkeiten des Einzelnen sind sehr stark von der sozialen Lage abhängig. Man kann Kindern aber schon früh an kleinen Dingen (von schöner Musik bis zur einzelnen Frucht) beibringen, zu genießen.

***Woher weiß der Einzelne, was für ihn und seine Gesundheit richtig ist?***

**Prof. Methfessel:** Nur durch selbstbewusste Wahrnehmung. Und diese setzt Wissen voraus, mit welchem man das eigene Handeln analysieren und reflektieren kann. Wer z. B. bei Frust immer mit Schokoladenorgien reagiert, kann sich überlegen, was ihm noch Spaß machen und helfen könnte, den Frust loszuwerden.

Da Menschen unterschiedlich sind, lohnt es sich herauszubekommen, worauf man wie reagiert. Wer etwas vom Hunger-Sättigungs-Mechanismus weiß, kann z. B. feststellen: „Aha, ich bin der Energiekonservierungstyp, der schnell zunimmt. Ich muss also aufpassen. Essen will ich trotzdem, also, wie mache ich das?" und dann ein individuelles Programm zusammenbasteln. Kindern sollte man spielerisch beibringen, ihren Körper und seine Signale ernst zu nehmen.

***Salutogenese – wie unterscheidet sie sich von der herkömmlichen Gesundheitsförderung, die vor allem Risikofaktoren minimieren will?***

**Prof. Methfessel:** Indem man nicht darauf schaut, was schadet, sondern was nutzt – und das sind mehr und andere Dinge. Obst und Gemüse enthalten z. B. viele Schutzstoffe. Sie helfen aber nicht viel, wenn generelle Widerstandressourcen gegen die krank machenden Einflüsse fehlen. Dazu gehören eine positive Haltung zum Leben, das Vertrauen, Familie, Freunde und das Gefühl der sozialen Sicherheit, ebenso eine ökonomische Stabilität, die die Existenzangst verhindert. Vielen Risikofaktoren (Stress, Lärm) kann man nicht ausweichen, man kann ihnen aber widerstehen und sein Leben aktiv gestalten.

***Welche Wege eröffnet die Salutogenese dem Menschen in Bezug auf ein gesundes Leben?***

**Prof. Methfessel:** Wichtig ist, sich nicht von Angst, sondern von positiven Zielen leiten zu lassen und die Lebensfreude nicht zu verlieren.

***Viele Verhaltensweisen werden in der Kindheit/Jugend angelegt – Gesundheitsförderung muss möglichst früh beginnen. Welche Wege sehen Sie?***

**Prof. Methfessel:** Das Wichtigste ist, Kinder zu innerlich starken Menschen heranwachsen zu lassen. Zudem sollten sie eine positive Beziehung zu ihrem Körper haben und ihn so achten, dass sie seine Gesundheit auch beachten. Beim Essen z. B. lernen Kinder spielerisch sehr schnell, ihre Körpersignale aufzunehmen, aber auch einzelne Lebensmittel zu wertschätzen und sie dann auch zu mögen. Dabei sind fröhliche, etwas moppelige Esser/-innen gesünder und weniger gefährdet als Kinder, die durch den elterlichen Kampf um Schlankheit lernen, sich fremdbestimmen zu lassen und Äußerlichkeiten zu wichtig zu nehmen. Erwachsene sollten mit Kindern zusammen fröhlich und gut leben.

# 2 Wachstum und Entwicklung

Im Kindergarten mikroskopieren Kinder in der „Forscherecke“. Voller Interesse betrachten sie unter dem Mikroskop Pantoffeltierchen, Blätter, Hefepilze, Haare etc. Sie wundern sich über das unterschiedliche Aussehen ihrer Forschungsobjekte und staunen, dass sich die winzigen Organismen bewegen können. Die Erzieherin erklärt, dass jedes Lebewesen aus Zellen besteht und auf seine besondere Weise wächst und sich entwickelt.

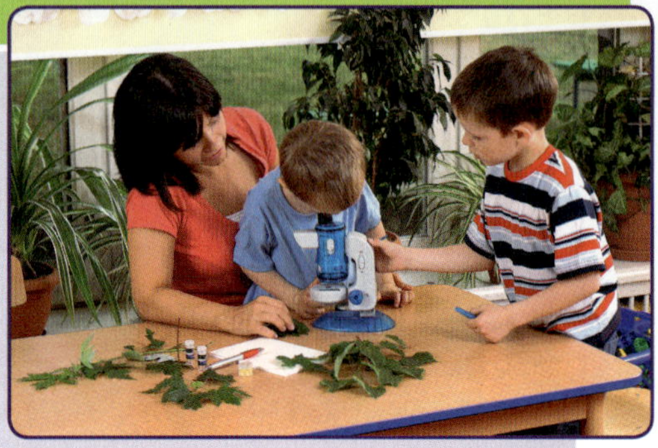

## 2.1 Zelle und Erbanlagen

### Die Zelle

Die Zelle ist die kleinste Bau- und Funktionseinheit des menschlichen Körpers. Alle Zellen entstehen ursprünglich aus einer befruchteten Eizelle durch vielfache Teilungsvorgänge. Während ihrer Entwicklung differenzieren sie sich, dabei entstehen Zellen unterschiedlicher Form, Größe und Funktion mit spezifischen Aufgaben: Muskelzellen, Nervenzellen, Knochenzellen, Hautzellen etc.
Alle Zellen bestehen aus Zellmembran, Zellkern, Zellplasma und den Zellorganellen.

**Die Zellmembran** grenzt die Zelle nach außen ab und regelt den Stoffaustausch mit der Umgebung. Ihr Aufbau ermöglicht, dass kleine Moleküle, z.B. Sauerstoff, ungehindert durchtreten können, größere Moleküle wie Eiweiße, Salze und Wasser gelangen durch Poren ins Zellinnere. Die Zellmembran trägt auf ihrer Oberfläche jeweils für bestimmte Zellarten typische chemische Merkmale, man nennt sie **Antigene** oder Zellmarker. Antigene ermöglichen dem Körper, verschiedene Zellarten zu unterscheiden und körperfremde Zellen zu erkennen.

**Der Zellkern** steuert die Zelle und trägt das Erbgut, die genetische Information der Zelle. Die Erbanlagen sind auf langen Fäden, den **Chromosomen**, angeordnet. Jede Körperzelle besitzt **46 Chromosomen**: 23 mütterliche und 23 väterliche. Die Geschlechtszellen – Ei- und Samenzelle – besitzen nur einen halben Chromosomensatz mit 23 Chromosomen.
Der Kern ist zum Schutz von einer mit Poren versehenen Doppelmembran umhüllt, der **Kernmembran**. Die Poren ermöglichen einen Stoffaustausch zwischen Kern und Zellplasma.

**Das Zellplasma** besteht aus Wasser, in dem verschiedene Stoffe, wie z.B. Salze, Zucker, Eiweiße, gelöst sind. In das Zellplasma eingebettet liegen die Zellorganellen, die kleinsten Organe der Zelle: Golgi-Apparat, endoplasmatisches Retikulum mit Ribosomen, Mitochondrien, Lysosomen und Zentriolen.

### Die Zellorganellen

Der **Golgi-Apparat** besteht aus flachen Membranstapeln, die am Rand Bläschen, sogenannte Vesikel, abschnüren. Er ist die zentrale Fertigungs-, Versand- und Lagerabteilung der Zelle. Insbesondere zelleigene Stoffwechselprodukte und auch Hormone werden hier in Transportbläschen verpackt und zum Abtransport aus der Zelle weiterverarbeitet.

Das **endoplasmatische Retikulum (ER)** ist ein Röhrensystem, das netzartig die Zelle durchzieht. In dem **glatten ER** werden zelleigene Fette aufgebaut. Das **raue ER**, welches an seiner Außenseite **Ribosomen** trägt, produziert Eiweißstoffe. Das ER steuert den Stoff- und Flüssigkeitstransport in der Zelle.

**Mitochondrien** sind stäbchenförmige Körper mit einer inneren aufgefalteten Membran. Auf der Membran sitzen viele Enzyme, welche die aufgenommenen Nahrungsstoffe zur Energiegewinnung abbauen („Zellatmung“).

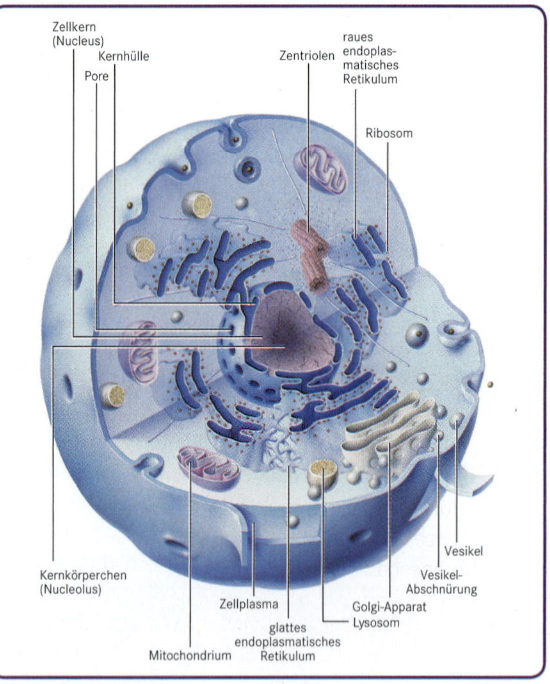


*Der Feinbau der Zelle*

Die **Zentriolen** bilden den Spindelapparat, der die Zellteilung ermöglicht.
**Lysosomen** enthalten Enzyme, die geschädigte Zellen, Abfallprodukte der Zelle, aber auch Viren, Bakterien und Giftstoffe abbauen.

## Zelle, Gewebe, Organ, Organsystem

Einzellige Organismen bestehen nur aus einer Zelle, die alle Aufgaben erledigen kann. In dem komplexen Organismus des Menschen haben sich die Zellen auf verschiedene Aufgaben spezialisiert. Gleichartige Zellen, die bestimmte Aufgaben erfüllen, schließen sich zu **Geweben** zusammen, z. B. Muskel-, Nerven- und Knochengewebe. Mehrere Gewebe bilden ein **Organ**, z. B. Herz, Blutgefäße, Lunge. Mehrere Organe bilden ein **Organsystem**, z. B. Herz-Kreislauf-, Nerven- und Atmungssystem des menschlichen Körpers.

## Zellteilung und Wachstum

Aus einer **befruchteten Eizelle (Zygote)** mit 0,1 mm Durchmesser und ca. 0,000001 g Gewicht entsteht durch die Zellteilung ein komplexer Organismus – der Mensch. Das Neugeborene ist etwa 50 cm lang und wiegt ca. 3,5 kg. Sein Körpergewicht hat damit ein Milliardenfaches der Zygote erreicht. Bis ins Erwachsenenalter wird es sich durch weitere Zellteilungen noch um etwa das 20-Fache vervielfachen.
Bei der **Zellteilung** wird das Erbgut einer Zelle gleichmäßig auf die „Tochterzellen" verteilt. Die **Chromosomen** sind Träger der Erbanlagen, die als **DNS** (Desoxyribonukleinsäure) auf verschiedenen **Genen** sitzen. Jeweils ein Abschnitt der DNS bildet ein Gen.
Jede Körperzelle hat **46 Chromosomen**. Je 22 Chromosomenpaare sind identisch (autosom), das 23. Paar, die **Geschlechtschromosomen,** sind bei der Frau gleich (xx), beim Mann sind sie verschieden (xy).

Der Zellzyklus besteht aus zwei Phasen:
- einer **identischen Verdopplung** des Erbgutes (DNS) in dem Zellkern in der **Interphase** und
- einer sich anschließenden Zellteilung mit gleichmäßiger Verteilung des Erbgutes auf die beiden neuen Zellen, der **Mitose**.

Der Zellzyklus ermöglicht das Wachstum des Körpers, außerdem die Regeneration durch Ersatz von überalterten und abgestorbenen Körperzellen sowie die Wundheilung.

## Aufgaben

1. Informieren Sie sich genauer über die Begriffe: Erbanlage, Chromosom, Gen.
2. Veranschaulichen und erklären Sie sich in Arbeitsgruppen den Ablauf der Zellteilung.
3. Aus welchen Geweben/Organsystemen besteht der menschliche Organismus?

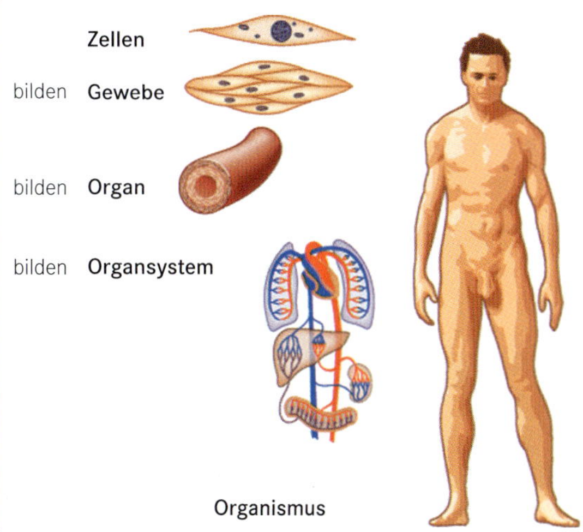


### Die Phasen des Zellzyklus:

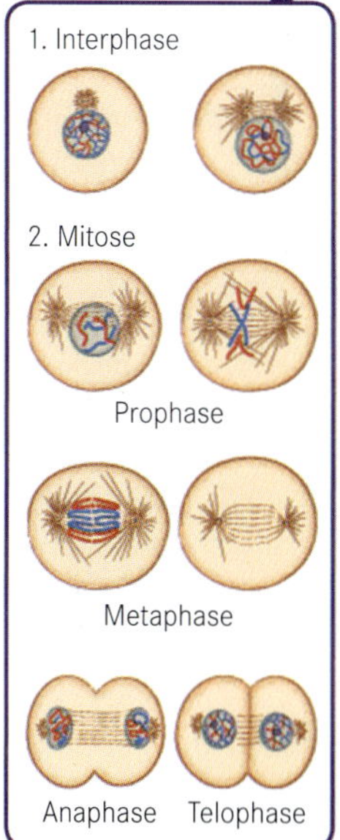


**1. Interphase**
Die DNS in den Chromosomen wird verdoppelt. Dazu wird die DNS wie ein Reißverschluss aufgetrennt und an den freien Stellen passende DNS-Abschnitte angelagert. Es entstehen zwei neue, mit der alten DNS identische Stränge.

**2. Mitose**
**Prophase**
Die Zentriolen wandern zu den gegenüberliegenden Zellenden (Zellpole) und bilden die Zentralspindel. Die Chromosomen werden sichtbar. Die Kernmembran löst sich auf.

**Metaphase**
Die Chromosomen verkürzen und verdicken sich. Sie ordnen sich in der Mitte der Zelle an (Äquatorialebene). Jedes Chromosom besteht aus zwei identischen Hälften, die durch das Zentromer zusammengehalten werden. Die Eiweißfäden der Zentralspindel setzen an den Zentromeren an.

**Anaphase**
Die Chromosomen teilen sich der Länge nach. Ihre Hälften werden durch die Zentralspindel zu den gegenüberliegenden Zellpolen gezogen. Sie sind jetzt gleichmäßig auf die zukünftigen Kerne verteilt.

**Telophase**
Eine neue Kernmembran bildet sich aus. Die Chromosomen werden unsichtbar. Die Zellmembran schnürt sich in der Mitte durch, zwei neue, gleich große Tochterzellen entstehen.

## 2.2 Pränatale Entwicklung – ein Kind wächst heran

Frau W. ist in der 16. Woche, gerechnet ab dem 1. Tag der letzten Regelblutung, schwanger. Ihre kleine Tochter Lisa besucht den städtischen Kindergarten. Frau W. bringt Lisa jeden Tag in die Einrichtung. Vor einiger Zeit hat sie erfahren, dass im Kindergarten Windpocken aufgetreten sind, sie selbst und ihre Tochter haben mit einem erkrankten Kind gespielt. Frau W. macht sich Sorgen über die Gesundheit ihres ungeborenen Kindes.

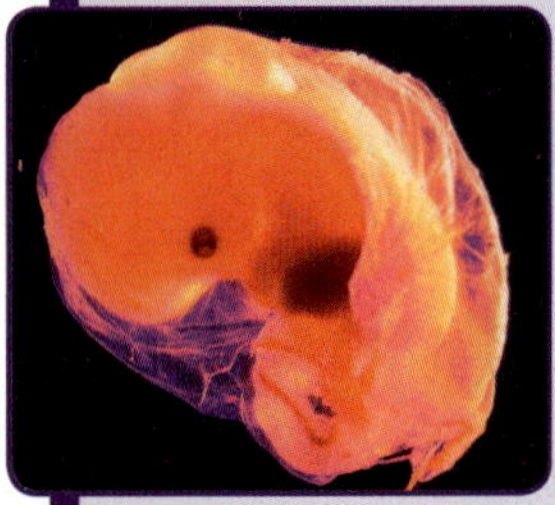

*1) Embryo, 5 Wochen nach der Befruchtung: 15 mm groß, das Herz schlägt*

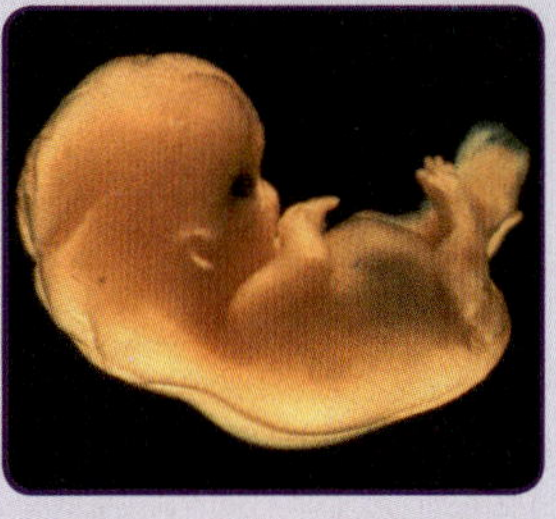

*2) Embryo, 7 Wochen nach der Befruchtung: 3–4 cm groß, Hände und Füße bilden sich aus*

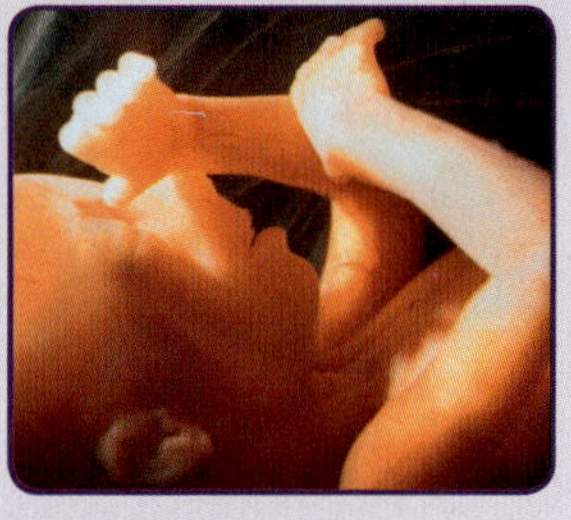

*3) Fetus, 15 Wochen nach der Befruchtung: 20 cm, der Körper ist ausgebildet*

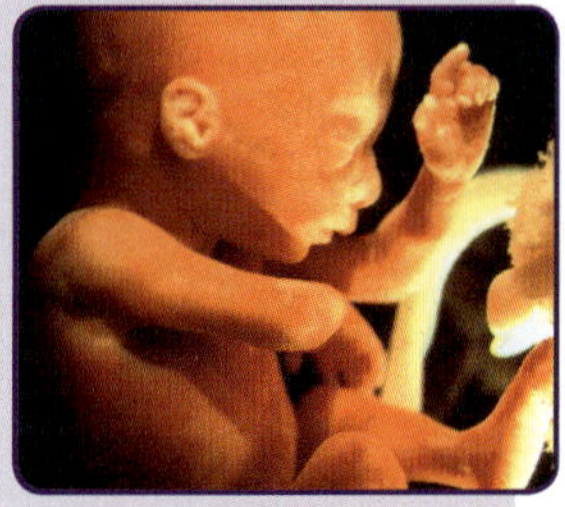

*4) Fetus, 20 Wochen nach der Befruchtung: 25 cm, nimmt Umgebungsreize wahr*

### Aufgaben

1. Was muss der Kindergarten zum Schutz von schwangeren Müttern beachten?
2. Sammeln Sie Informationsmaterialien über die Entwicklung des Kindes vor der Geburt (z. B. Bibliothek, Krankenkassen, pro familia, Internet). Informieren Sie sich über den Entwicklungsstand des heranwachsenden Kindes in den Abbildungen. Schreiben Sie Ihre Ergebnisse auf.

Eine normale **Schwangerschaft** dauert 40 Wochen, gerechnet ab dem 1. Tag der letzten Regelblutung (bzw. 38 Wochen, gerechnet ab der Befruchtung). Das Leben vor der Geburt beginnt, wenn eine reife Eizelle mit einer männlichen Samenzelle verschmilzt.

Die befruchtete Eizelle, die sogenannte **Zygote**, enthält wie alle Körperzellen des Menschen einen vollständigen Chromosomensatz von **46 Chromosomen**. Je 23 stammen von der Mutter und 23 von dem Vater. Die Zygote teilt sich mehrfach und nistet sich etwa 6 Tage nach der Befruchtung in die Gebärmutterschleimhaut ein. Durch Zellteilung und Differenzierung der Zellen entsteht in der 4. Schwangerschaftswoche der **Embryo**, die Entwicklung der Organe beginnt.

Das Kind wird durch den Mutterkuchen (**Plazenta**) mit Nährstoffen und Sauerstoff versorgt. Über die Plazenta können auch schädliche Stoffe, wie Alkohol, Nikotin, Medikamente und Krankheitserreger, in den kindlichen Blutkreislauf gelangen. Diese können die Entwicklung stören.

Die **embryonale Entwicklung** läuft bei allen Menschen nach einem genetisch festgelegten Muster ab. Sie dauert bis zur 10. Schwangerschaftswoche. In der 6. Schwangerschaftswoche pumpt das Herz bereits das Blut durch die Gefäße des Embryos (Herzschlag). In der 7. Schwangerschaftswoche sind Arm- und Beinknospen schon gut sichtbar, Ohren, Augen, Nase und Kiefer sind angelegt. Am Ende der 10. Schwangerschaftswoche sind Gehirn und Rückenmark ausgebildet, der Geruchs- und Geschmackssinn entwickelt sich. Die Gesichtszüge bilden sich aus, Hände und Füße formen sich. Alle Organe sind jetzt vorhanden und die ersten Nervenbahnen bilden sich aus.

Mit Abschluss der Organbildung nach der 10. Schwangerschaftswoche spricht man nicht mehr vom Embryo sondern vom **Fetus**. Das Kind kann jetzt schlucken, saugen und sich bewegen. Während der fetalen Entwicklung nehmen die Organe an Größe zu und reifen in ihrer Funktionsfähigkeit aus. Ab der 15. Schwangerschaftswoche sind die äußeren Geschlechtsorgane unterscheidbar. Die Knochen verstärken sich jetzt, dazu wird Calcium benötigt. Der Fetus kann ab der 15. bis 18. Schwangerschaftswoche hören. In der 19. bis 22. Schwangerschaftswoche reifen die Lungen weiter aus. Am Ende der 22. Schwangerschaftswoche wiegt der Fetus etwa 500 g.
Ab der 24. Schwangerschaftswoche hat der Fetus bei einer Frühgeburt schon eine Überlebenschance. Zu dieser Zeit sind die Lungen und die Atemsteuerung im Gehirn aber noch nicht ausgereift. Daher müssen vor allem Atmung und Kreislauf durch medizinische Maßnahmen unterstützt werden. Auch Körpertemperatur und Schluckvorgang können noch nicht alleine reguliert werden.
Nach etwa 280 Tagen wird das Kind geboren.

### Aufgaben

1. Erstellen Sie in Kleingruppen eine Wandzeitung (mit Bildern und Texten), in der Sie die Entwicklung von der Befruchtung bis zur Geburt darstellen.
2. Sehen Sie sich den Film „Ein Kind entsteht“ an. Beschreiben Sie die Besonderheiten der menschlichen Entwicklung.

# 2.3 Störungen der pränatalen Entwicklung

## Alkoholembryopathie, eine vermeidbare Tragödie

Alkoholkonsum während der Schwangerschaft kann zu einer Schädigung des Kindes, dem fetalen Alkoholsyndrom (FAS), führen. Die Wahrscheinlichkeit, dass eine Mutter ein Kind mit FAS auf die Welt bringt, steigt mit der Menge und der Dauer des Alkoholkonsums. Es gibt keinen Schwellenwert, unterhalb dessen Alkoholkonsum während der Schwangerschaft als ungefährlich angesehen werden kann. Besonders stark gefährdet ist der Embryo (Organentwicklung).

Alkohol kann die Plazentaschranke (verbindet den Kreislauf von Mutter und Kind) durchdringen und gelangt über die Nabelschnur in den kindlichen Blutkreislauf. Alkohol hemmt die Mitose, d. h., die Zellen des Kindes können sich nicht mehr richtig teilen, sodass sich Organe und Gewebe fehlerhaft entwickeln.

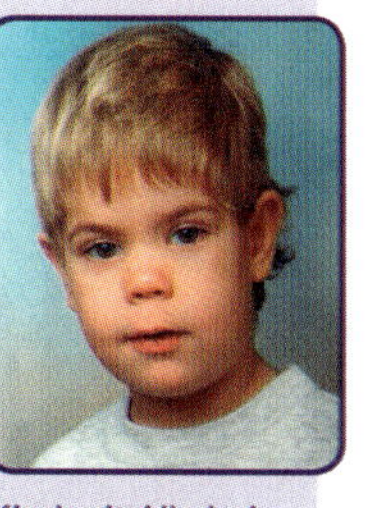

*Kind mit Alkoholembryopathie*

Kinder mit einem fetalen Alkoholsyndrom weisen vielfältige Störungen auf, wie typische Gesichtsauffälligkeiten, Kleinwuchs, Herzfehler, Untergewicht, Hirnschädigung, geistige und psychomotorische Störungen. Leichte Formen zeigen „nur“ Verhaltensauffälligkeiten, die oft erst im Kindergarten- oder im frühen Schulalter auftreten.

### Aufgabe

- Stellen Sie sich vor, Sie hätten als Mitarbeiterin bei pro familia die Aufgabe, auf einer Informationsveranstaltung zukünftige Mütter über eine gesunde Lebensweise in der Schwangerschaft zu informieren.
  Planen Sie in Kleingruppen den Ablauf dieser Veranstaltung. Stellen Sie mögliche Beratungssituationen in einem Rollenspiel dar.

Im ersten Schwangerschaftsdrittel entwickeln sich nach einem genetisch gesteuerten Zeitplan die Organe. Störungen in dieser frühen Entwicklungsphase führen häufig zu schweren Schädigungen des Kindes. Diese können im Mutterleib durch unterschiedlichste Einflüsse ausgelöst werden: Medikamente, Röntgen- und radioaktive Strahlen, Rauchen, Alkohol und Erkrankungen der Mutter, z. B. Röteln. Die Art der Schädigung wird wesentlich durch den Zeitpunkt bestimmt. So führen Störungen in der 6. bis 7. Schwangerschaftswoche häufig zu Fehlbildungen an Herz, Darm und Nieren. In der 7. bis 8. Schwangerschaftswoche können Fehlbildungen an den Gliedmaßen auftreten.

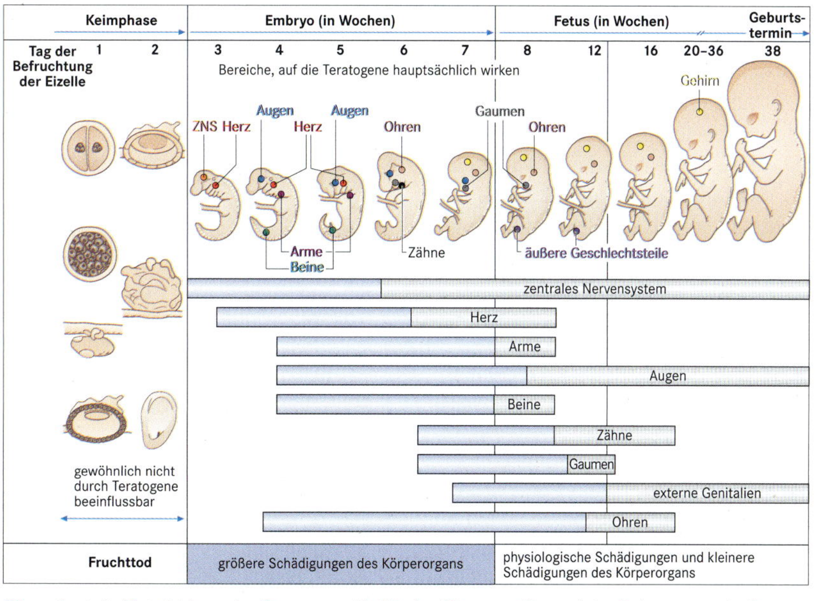


*Die pränatale Entwicklung der Organe und kritische Phasen während der Schwangerschaft*

### Aufgabe

- Erarbeiten Sie anhand der Abbildung eine Zeitleiste für die Organentwicklung. Stellen Sie die kritischen Phasen in der vorgeburtlichen Entwicklung heraus, in denen die Gefahr der Schädigung der Organe besonders hoch ist.

### 2.3.1 Schädigende Einflüsse in der Schwangerschaft

**Nikotin** ist ein Zellgift, das die Blutgefäße verengt und so die Durchblutung vermindert. Das beim Rauchen entstehende Kohlenmonoxid verdrängt den Sauerstoff an den roten Blutkörperchen, es kommt zu einem Sauerstoffmangel der Körperzellen. Das Kind raucht über die Plazenta mit. Es kommt zu einer verminderten Durchblutung des kindlichen Organismus, der mangelhaft mit Nährstoffen und Sauerstoff versorgt wird. Kinder rauchender Mütter können ein deutlich verringertes Geburtsgewicht und eine geringere Körpergröße haben. Die Zahl der Früh- und Totgeburten ist bei Raucherinnen fast doppelt so hoch wie bei Nichtraucherinnen.

**Alkoholgenuss** führt oft zu schweren Schädigungen des Kindes, dem **fetalen Alkoholsyndrom** (FAS). Neue Studien legen nahe, dass schon geringe Alkoholmengen zu einer Schädigung des Kindes führen können. Selbst Schwangere, die nur gelegentlich alkoholhaltige Getränke konsumieren, die im Rahmen des gesellschaftlichen Trinkens als normal angesehen werden, gefährden die Gesundheit ihres Kindes. Auch ein einmaliger Vollrausch in der Schwangerschaft ist für das Ungeborene gefährlich.
Alkohol ist ein Zellgift, das beim Erwachsenen in der Leber abgebaut wird. Das ungeborene Kind baut Alkohol nicht ab, da es das notwendige Enzym (Alkoholdehydrogenase) noch nicht herstellen kann.

**Medikamente**
Bekanntestes Beispiel, das zu einer arzneimittelbedingten Missbildung führt, ist das Schlafmittel Thalidomid (Contergan), das lange als harmloses Medikament galt. Bei der Einnahme des Mittels zwischen der 6. und 7. Schwangerschaftswoche kam es zu Fehlbildungen der Arme des Kindes.
Da die Wirkung eines Medikamentes auf das ungeborene Kind oft nicht ausreichend bekannt ist, sollte die Medikamenteneinnahme während der Schwangerschaft nur dann erfolgen, wenn das Medikament medizinisch notwendig ist. Auf die Einnahme von Schlaf-, Beruhigungs- und Schmerzmitteln sollte verzichtet werden.

**Drogenkonsum** kann die Entwicklung des Kindes nachhaltig stören (niedriges Geburtsgewicht, Störungen der geistigen Entwicklung) und sogar zu Fehl- und Totgeburten führen.
Beim Konsum von Heroin kommt es bei dem Neugeborenen gleich nach der Geburt zu Entzugssymptomen mit gefährlichen Krämpfen. Auch die sozialen Umstände und eine hohe Belastung der Schwangeren durch Beschaffungskriminalität oder Prostitution wirken sich negativ auf die Entwicklung des Kindes im Mutterleib aus. Drogenabhängigkeit bringt ein erhöhtes Risiko für Krankheiten wie AIDS, Hepatitis B und C mit sich, die zusätzlich die Schwangerschaft gefährden. Schwangere Frauen, die Drogen konsumiert haben oder abhängig sind, müssen individuell beraten werden. Verschiedene Maßnahmen, wie gesunde Ernährung, gesicherte Wohnsituation und eine sorgfältige Geburtsvorbereitung, senken das Risiko für das Neugeborene. Die Entwicklung des Fetus sollte regelmäßig kontrolliert werden, um eventuelle Fehlbildungen und Wachstumsverzögerungen zu überprüfen.

### 2.3.2 Erkrankungen der Mutter

**Rötelnerkrankungen** der Mutter in den ersten vier Monaten der Schwangerschaft führen bei 30 % der Neugeborenen zu schweren Schädigungen (Rötelnembryopathie), wie Herzfehlern, Hirnschäden, Blindheit und Taubheit.
Die **Rötelnembryopathie** wird durch eine Rötelnimpfung der Mädchen, wenn diese nicht bereits 2-mal geimpft wurden, vor der Geschlechtsreife verhütet. Ansteckungsgefährdeten Schwangeren können spezifische Abwehrstoffe gespritzt werden, die die Gefahr von Fehlbildungen des Kindes herabsetzen.
Zu den Risikogruppen gehören Lehrerinnen und Erzieherinnen. Sie sollten prüfen, ob ihre Immunität ausreicht.

**Toxoplasmose** ist eine weltweit verbreitete Infektionskrankheit, die meist unbemerkt, ohne schwere Krankheitserscheinungen verläuft. Bei Immungeschwächten ist ein schwerer Verlauf möglich.

**Steckbriefe**

**Röteln**

| | |
|---|---|
| **Erreger** | Rötelnvirus |
| **Übertragung** | Tröpfcheninfektion |
| **Impfung** | Jungen und Mädchen<br>11.–14. Woche (1x)<br>15.–23. Woche (1x) |
| **Verlauf** | Ca. 1 Woche vor dem Hautausschlag ansteckend, stummer bis harmloser Verlauf bei älteren Kindern |
| **Risiko** | Rötelnembryopathie |

**Toxoplasmose**

| | |
|---|---|
| **Erreger** | Einzellige Sporentierchen |
| **Übertragung** | Schmierinfektion, Lebensmittelinfektion |
| **Impfung** | Keine |
| **Verlauf** | Bei älteren Kindern und Erwachsenen unbemerkt |
| **Risiko** | In 2. Schwangerschaftshälfte kann es zu schweren Schäden des Gehirns kommen |

Ist eine schwangere Frau an Toxoplasmose erkrankt, kann der Erreger über die Plazenta auf das Kind übertragen werden und vor allem Fehlgeburten oder schwere Schädigungen des Gehirns („Wasserkopf“) und der Augen auslösen.

Die Erreger leben als Parasiten in Katzen und Schweinen. Die Übertragung der Krankheit erfolgt durch Katzenkot (Kontakt mit Katzen, Säubern der Katzentoilette) oder den Verzehr von infiziertem, rohem (Tatar) oder ungenügend gekochtem Fleisch.

**Diabetes mellitus** erfordert eine gute Stoffwechseleinstellung der Mutter während der Schwangerschaft. Gesundheitliche Risiken für das ungeborene Kind werden so vermieden.

### Rhesusunverträglichkeit

Der Rhesusfaktor ist ein Blutgruppenmerkmal, das bei 85 % der europäischen Bevölkerung zu finden ist. Ihre roten Blutkörperchen tragen an der Wand ein Rhesus-Antigen D, sie sind **Rhesus-positiv ($Rh^+$)**. Die übrigen 15 % haben keinen Rhesusfaktor und sind **rhesus-negativ ($rh^-$)**. Gelangt rhesus-positives Blut in einen rhesus-negativen Blutkreislauf, so bildet dieser Antikörper gegen das Rhesus-Antigen. Es kommt zu einer Antigen-Antikörper-Reaktion, die letztlich zu einer Verklumpung des Blutes führt. Zu einer Unverträglichkeit kommt es nur, wenn die Mutter **$rh^-$** und das Kind **$Rh^+$** ist.

**Rhesus-Antikörper** werden erst gebildet, wenn größere Mengen kindlichen Blutes in das mütterliche Blut gelangen. Dies geschieht erst bei der Entbindung oder nach einer Fehlgeburt oder Abtreibung. Das erste **$Rh^+$**-Kind wird somit gesund geboren. Weitere **$Rh^+$**-Kinder sind gefährdet, da jetzt im mütterlichen Blut Rhesus-Antikörper vorhanden sind, die die kindlichen roten Blutkörperchen zerstören. Zum Schutz des neugeborenen Kindes wird die **$rh^-$**-Mutter sofort nach der ersten Geburt (oder Abort/oder Schwangerschaftsabbruch) eines **$Rh^+$**-Kindes mit einem anti-Rh-positiven Serum geimpft, das die in den mütterlichen Kreislauf gelangten roten Blutkörperchen des Kindes mit den Rhesus-Antigenen entfernt.

#### Aufgaben

1. Recherchieren Sie in Expertengruppen Informationen zu „Schädigende Einflüsse in der Schwangerschaft und ihre Auswirkungen“.
   Stellen Sie die Ergebnisse in einer Ausstellung dar.
2. Informieren Sie sich genauer zu Röteln, Toxoplasmose und Rhesusunverträglichkeit und erstellen Sie eine Checkliste „Schutz in der Schwangerschaft“.

## 2.3.3 Genetische Störungen – Erbkrankheiten

Das Krankheitsbild der Trisomie 21 (Down-Syndrom) ist unterschiedlich und reicht von geistiger Behinderung über Herzfehler, Schwerhörigkeit, Sehstörungen und hoher Infektanfälligkeit bis zu dem äußeren Erscheinungsbild mit schräger Augenstellung, stark vergrößerter Zunge, flacher Nase und Kleinwuchs.

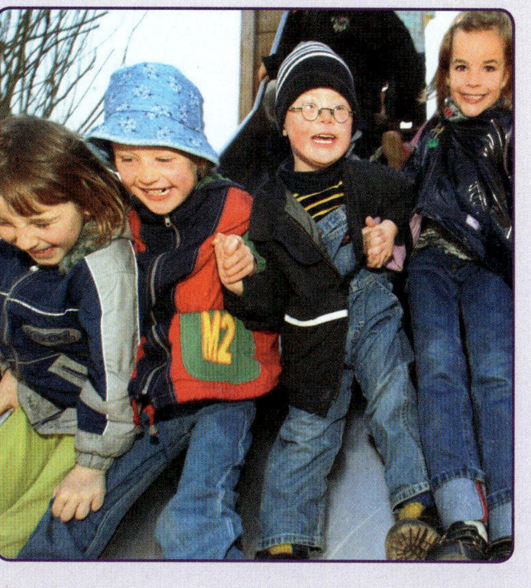

#### Aufgaben

1. Informieren Sie sich über das Krankheitsbild der Trisomie 21 und die Entwicklungsperspektiven betroffener Kinder.
2. Wie werden Kinder mit einer Chromosomenanomalie in Ihrer Einrichtung gefördert? Tauschen Sie sich in der Klasse aus.
3. Beobachten Sie Kinder mit einer Chromosomenanomalie in Ihrer Einrichtung. Halten Sie besondere Merkmale dieser Kinder fest.

Durch die Vererbung werden genetische Informationen der Eltern an die Nachkommen weitergegeben. Dies geschieht, indem sich die beiden Keimzellen – Eizelle und Samenzelle – in der Befruchtung vereinigen und mütterliche und väterliche Chromosomen verschmelzen.

**Erbkrankheiten** werden durch krankhafte Veränderungen des Erbgutes ausgelöst. Träger des Erbgutes sind die Chromosomen. Jedes Chromosom trägt viele Tausende von kleinsten Informationseinheiten, sogenannte **Gene**, die die Merkmale der Zellen bestimmen.

Erbkrankheiten können von der vorhergehenden Generation vererbt sein oder spontan, z. B. als Folge von umweltbedingten Einwirkungen wie Strahlung, Chemikalien oder Medikamenten, ausgelöst werden.

### Veränderungen von Chromosomenzahl und -struktur

Eine falsche Chromosomenzahl oder Veränderungen in der Struktur der Chromosomen (z. B. Verlust oder Umlagerung eines Chromosomenstücks) führen zu schweren Fehlentwicklungen.

Bei der **Trisomie 21** handelt es sich um eine Chromosomenanomalie, bei der das Chromosom 21 dreimal statt paarig angelegt ist. Wie kommt es zu diesem Fehler in der Chromosomenzahl?
Bei der Bildung der Geschlechtszellen, Eizelle und Samenzelle, wird in der Reifeteilung aus dem doppelten (46) ein einfacher Chromosomensatz (23). Jedes Chromosomenpaar wird dabei auf zwei Geschlechtszellen aufgeteilt. Ist diese Aufteilung gestört, gelangen beide Chromosomen in eine Geschlechtszelle.
Das Risiko eines solchen Fehlers bei der Chromosomenverteilung steigt mit dem Alter der Mütter ab 35 Jahren.

### Veränderungen einzelner Gene

Es gibt auch Krankheiten, denen eine Erbgutänderung in einem einzelnen Gen zugrunde liegt. Für jedes Merkmal liegen in den Körperzellen zwei Gene vor, eines ist väterlicher, eines ist mütterlicher Herkunft. Ob sich das kranke Gen in den Folgegenerationen durchsetzen kann, hängt davon ab, ob das Gen eine **dominante** (beherrschende) oder **rezessive** (zurücknehmende) Wirkung hat. Ein dominantes Gen setzt sich gegenüber einem rezessiven Gen immer in dem Merkmal durch.
Bei dominantem Erbgang reicht ein verändertes Gen für die Ausbildung der Erkrankung, bei rezessivem Erbgang müssen beide Gene verändert sein, damit sich die Erkrankung zeigt.

Die **Phenylketonurie** ist eine **rezessiv** vererbbare Stoffwechselkrankheit, die bei Säuglingen unbehandelt zu schweren geistigen Schäden führt. Dabei haben beide Gene die Fähigkeit verloren, ein Enzym zu bilden, das die Aminosäure Phenylalanin (aus der Nahrung) abbaut. Durch diese Störung steigt der Phenylalaningehalt im Blut stark an, was zu einer Vergiftung und Zerstörung der Gehirnzellen führt. Ein Stillstand der geistigen und körperlichen Entwicklung, der im 4. bis 6. Lebensmonat beginnt, zeigt die Krankheit an. Heute werden alle Säuglinge nach der Geburt auf diese Störung untersucht. Mit einer phenylalaninfreien Diät, die bereits in den ersten 4 Wochen beginnen muss, kann sich das Kind normal entwickeln.

Die **Bluterkrankheit** wird auch **rezessiv** vererbt und tritt überwiegend bei Männern auf. Das krank machende Gen liegt auf dem X-Chromosom. Das **X-Chromosom** und das **Y-Chromosom** sind die Geschlechtschromosomen des Menschen. Sie bestimmen, ob das Ungeborene ein Mädchen wird (XX) oder ein Junge (XY). Wenn bei der Befruchtung ein krankes X-Chromosom auf ein Y-Chromosom trifft, so kommt die Krankheit zum Ausbruch. Frauen übertragen die Krankheit und erkranken aber nur dann, wenn beide X-Chromosomen das kranke Gen besitzen. Dies wurde bisher nur selten beobachtet.

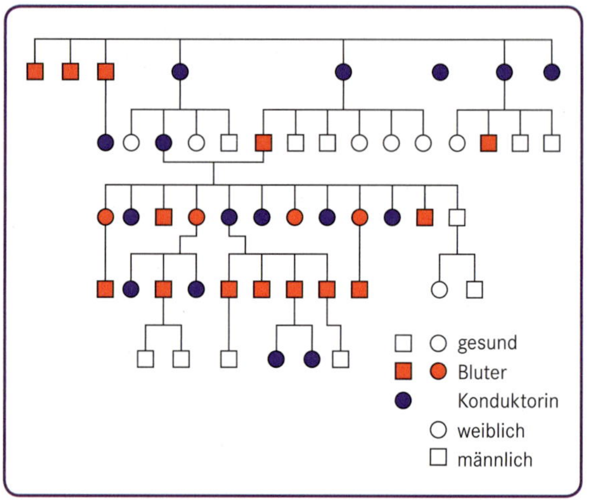


*Stammbaum Bluterkrankheit*

**Mukoviszidose** – hier liegt ein Enzymdefekt vor. Atemprobleme, starker Husten, häufige Bronchitis, aber auch Verdauungsstörungen führen zu einer gefährlichen Mangelversorgung des Körpers (vgl. Kap. 6.4).

### Humangenetische Beratung

**Genetische Beratungsstellen** beraten Paare mit Kinderwunsch, die ein erhöhtes Risiko, z. B. kranke Familienangehörige oder mehrere Fehlgeburten, haben, über ihre persönliche Gefährdung durch Erbkrankheiten und geben Informationen über die verschiedenen Möglichkeiten der pränatalen Diagnostik. Bereits während der Schwangerschaft lassen sich viele Stoffwechselkrankheiten, Fehlbildungen und schwere Erkrankungen des Kindes durch Untersuchungen wie die **Amniozentese** oder **Chorionbiopsie** feststellen.
Bei schweren Fehlbildungen besteht die Möglichkeit eines Schwangerschaftsabbruchs.

### Aufgaben

1. Erstellen Sie eine Wandzeitung, die über häufig vorkommende Erbkrankheiten informiert.
2. Machen Sie eine Exkursion in eine genetische Beratungsstelle und informieren Sie sich über die Arbeit.
3. Informieren Sie sich genauer über die genannten Erbkrankheiten und präsentieren Sie Ihre Ergebnisse in der Klasse.
4. Diskutieren Sie in der Klasse über Chancen und Risiken der genetischen Beratung im Rahmen der Familienplanung. Zeigen Sie mögliche Konflikte auf.

## 2.4 Meilensteine der Entwicklung

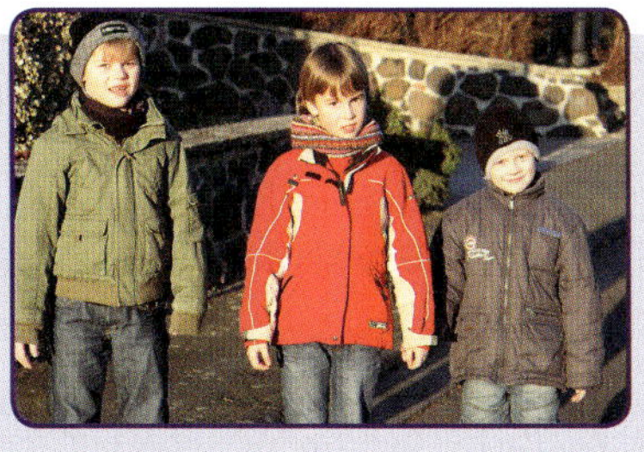

Die Tagesmutter lässt die Kinder beim Spielen nach ihrer Größe aufstellen. Jan, 5 Jahre, ist der Kleinste. Er wundert sich darüber, da er der Älteste ist. Wachstum und Reifung des menschlichen Organismus werden durch Erbanlagen gesteuert und verlaufen in bestimmten Entwicklungsphasen. Die Entwicklung ist also bei jedem Kind individuell unterschiedlich.

### 2.4.1 Organsysteme

Die Entwicklung der meisten Organsysteme verläuft annähernd parallel zum Körperwachstum. Umwelt und Erziehung wirken auf die Entwicklung ein.

#### Nervensystem

Das Nervensystem steuert und reguliert zusammen mit dem Hormonsystem die Funktionen unseres Körpers. Es ist der Sitz des Bewusstseins und der seelischen und geistigen Fähigkeiten.

Das **zentrale Nervensystem** (ZNS) besteht aus Gehirn und Rückenmark. Es regelt die Beziehungen zur Umwelt, ermöglicht Empfindungen und Bewegung. **Reizaufnehmende Nervenzellen** (sensorische Nerven) der Sinnesorgane nehmen die Reize aus der Umwelt auf und leiten sie über die im ganzen Körper verzweigten Nervenbahnen in das Rückenmark und Gehirn. Hier werden die eingegangenen Reize verarbeitet und durch Befehle an ausführende Organe, z.B. Muskeln und Drüsen, beantwortet. Das ZNS ist auch Grundlage z.B. für Bewusstsein, Willen und Gedächtnis.

Das **vegetative Nervensystem** regelt die Funktionen der inneren Organe, z.B. Kreislauf, Atmung, Verdauung und Körpertemperatur. Es wird vom Gehirn gesteuert, ist aber nicht dem Willen unterworfen. Seelische Faktoren beeinflussen das vegetative Nervensystem.

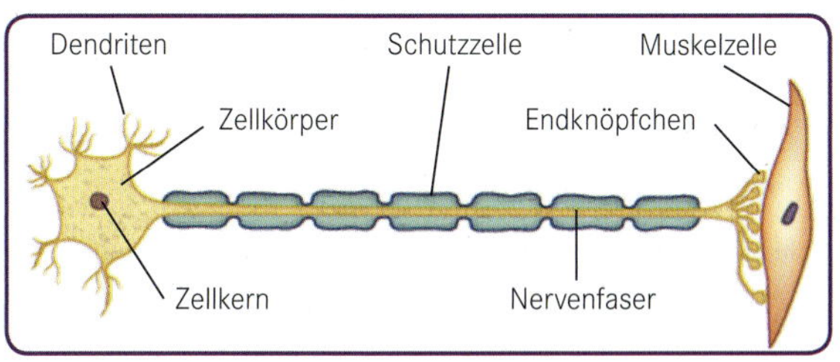


*Nervenzelle*

Etwa 100 Milliarden Nervenzellen enthält allein das Gehirn. Nervenzellen bestehen aus einem **Zellkörper** und Zellfortsätzen. Die kurzen Fortsätze **(Dendriten)** nehmen die Erregungen von benachbarten Nervenzellen auf und leiten sie als elektrische Impulse dem Zellkörper zu. Die langen Fortsätze **(Neuriten)** leiten die Erregung an andere Nervenzellen, Drüsen oder Muskeln weiter. Der Neurit besteht aus einem dünnen kabelartigen Fortsatz, dem **Axon**, der außen von einer dicken Hülle (aus einem Fett-Eiweiß-Gemisch), der **Markscheide**, umgeben wird. Die Markscheide schützt den Axon. Sie wirkt als elektrische Isolierung und erhöht die Übertragungsgeschwindigkeit der elektrischen Impulse. Axone können bis zu einem Meter lang sein. Der Axon teilt sich am Ende in viele Endverzweigungen auf. An den Enden dieser Fortsätze befinden sich **Kontaktstellen (Synapsen)**, welche die Erregungsübertragung zwischen den Nervenzellen ermöglichen. Diese enthalten Bläschen mit **Neurotransmittern** (Überträgerstoffen). Wenn der Erregungsimpuls die Synapsen erreicht, werden die Neurotransmitter freigesetzt. Sie passieren den **synaptischen Spalt** und lösen in der nachfolgenden Zelle einen neuen elektrischen Impuls aus.

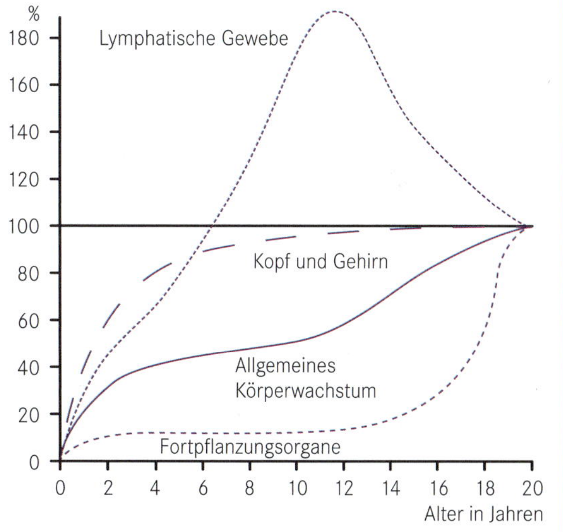


### Aufgabe

- Beschreiben Sie die Abbildung. Informieren Sie sich über die Organentwicklung in der Kindheit/Jugend.

*Wachstum und Entwicklung der Organe*

Beim Neugeborenen und Kleinkind sind die Funktionen des Nervensystems noch nicht voll entwickelt. Während lebenswichtige Funktionen wie Atmung und Kreislauf schon voll ausgebildet sind, sind andere Funktionen wie Sehen, Sprache oder Bewegung noch nicht ausgereift.

Ein Neugeborenes strampelt, nach etwa vier Wochen beginnt das Baby zu greifen und etwa mit einem Jahr zu laufen. Nach und nach können gezielte Bewegungen (aus dem Becher trinken, mit dem Löffel essen oder einen Ball fangen) ausgeführt werden. In den ersten drei Jahren zeigt das Kind meist ungelenke und unharmonische Bewegungen. Durch Wiederholen von Bewegungsmustern werden die Bewegungen flüssiger und besser koordiniert. Die Entleerung von Darm und Blase kann frühestens nach dem 2. Lebensjahr willentlich gesteuert werden.

## Aufgaben

**1** Für die Entwicklung der Hirnfunktionen ist die Anregung des Nervensystems durch Reize aus der Umwelt wichtig.
- Welche Konsequenzen hat das für den täglichen Umgang mit Kleinkindern?
- Erarbeiten Sie geeignete Spiele und Aktivitäten mit Kleinkindern.

**2** Informieren Sie sich über den Aufbau und die Funktionen des Rückenmarks.

### Hormondrüsen

**Hormone** steuern mit dem Nervensystem die Funktionen des Körpers. Sie werden in speziellen Drüsen gebildet und bei Bedarf an das Blut abgegeben. Jedes Hormon hat bestimmte Wirkungen.

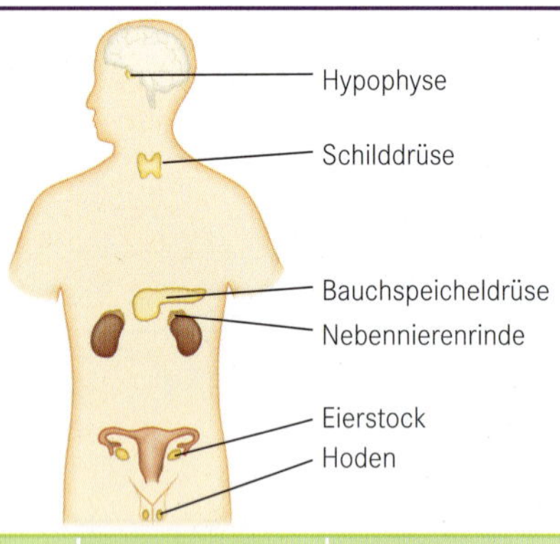


| Drüsen | Hormone | Wirkungen |
|---|---|---|
| Hypophyse | Wachstumshormon<br>Gonadotropine | Längenwachstum<br>Keimdrüsentätigkeit |
| Schilddrüse | jodhaltige Schilddrüsenhormone (Trijodthyronin ($T_3$) und Thyroxin ($T_4$)) | Stoffwechseltätigkeit |
| Bauchspeicheldrüse | Insulin | Aufnahme von Zucker in die Muskelzellen; Glykogenbildung in der Leber |
| Nebennierenrinde | Androgene (männliche Sexualhormone) | männliche Geschlechtsmerkmale, die Wirkung wird bei Frauen durch Östrogene verdeckt |
| Eierstock | Östrogene<br><br>Gestagene | weibliche Geschlechtsmerkmale<br>Menstruationszyklus |
| Hoden | Androgene | männliche Geschlechtsmerkmale |

*Hormone regulieren den Stoffwechsel*

Die Fortpflanzungsorgane entwickeln sich erst zu Beginn der **Pubertät**. In den Hoden werden männliche und in den Eierstöcken weibliche Geschlechtshormone gebildet. Die sekundären Geschlechtsmerkmale, z. B. Scham- und Achselbehaarung, Brustentwicklung und Verbreiterung des Beckens beim Mädchen sowie Stimmbruch beim Jungen, bilden sich jetzt aus und die Geschlechtsreife beginnt.

### Sinnesorgane

Gehör, Augen, Geschmacks- und Geruchssinn funktionieren von Geburt an und entwickeln sich rasch. Mit etwa vier Monaten kann das Kind bereits Geräusche lokalisieren, es wendet normalerweise den Kopf zur Geräuschquelle hin. Reagiert es nicht, muss das Gehör untersucht werden. **Hörfehler**, die nicht frühzeitig erkannt werden, stören die normale Sprachentwicklung. Mit etwa acht Jahren ist das Gehör ausgereift.

### Atmungssystem

Die Atmung dient der Sauerstoffaufnahme und der Abgabe von Kohlendioxid. Beim Einatmen strömt Luft durch den Nasen-Rachen-Raum über die Luftröhre in die beiden Lungen. In den kleinsten Verästelungen der Bronchien, den Lungenbläschen, wird der Sauerstoff an das Blut abgegeben und das Kohlendioxid aus dem Blut aufgenommen. Beim Ausatmen wird das Kohlendioxid wieder abgegeben.

Im Kleinkindalter wachsen Brustkorb, Zwerchfell und Atemmuskulatur nur verhältnismäßig wenig. Daher wird in diesem Alter die Bauchatmung bevorzugt. Bis zum vierten Lebensjahr ist die Atmung des Kindes noch relativ flach. Ein großer Teil der eingeatmeten Luft erreicht nicht die Lungenbläschen und wird unverbraucht wieder ausgeatmet. Die flache Atemtiefe gleicht das kleine Kind durch eine hohe Atemfrequenz (20–22 Atemzüge/Minute) aus. Am Ende der Vorschulzeit setzt sich die Brustatmung durch. Die Atmung der Kinder ist tiefer, die Atemfrequenz sinkt auf 18 bis 20 Atemzüge pro Minute.

#### Atemübungen ...

- Einatmen und dabei die Arme seitlich ausstrecken. Arme nach hinten führen, sodass sich die Hände fassen können. Position kurz halten.
- Hörbar ausatmen und den Körper vornüberbeugen – die gefalteten Hände zeigen nach oben.
- Beim Einatmen die Hände lösen und mit dem Oberkörper langsam nach oben kommen.

**Hinweis:** Wiederholen Sie jede Übung mehrmals. Zum Abschluss jeder Übung atmen Sie ruhig und gleichmäßig ein und aus.

**Achtung:** Bei den Übungen mit vornübergebeugtem Oberkörper ganz langsam aufrichten. Bei zu schneller Aufrichtung kann Schwindel auftreten.

### Herz und Kreislaufsystem

Das **Herz** ist der Motor des **Blutkreislaufs**, der den Körper mit Nähr- und Wirkstoffen sowie mit Sauerstoff versorgt und Hormone und andere Stoffe transportiert.

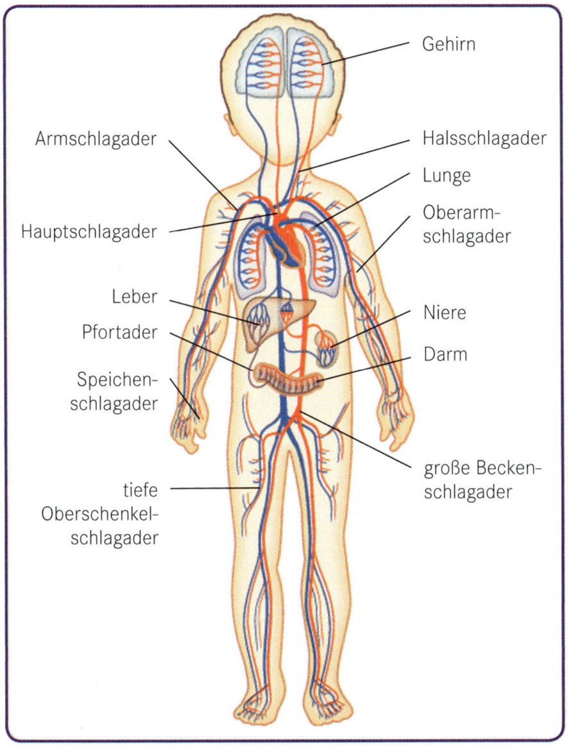


*Der Blutkreislauf des Menschen*

Die Größe des Herzmuskels nimmt mit dem Körperwachstum des Kindes zu. Das Herz wächst und pumpt ein zunehmend größeres Blutvolumen in den Körperkreislauf. Während das Kindergartenkind bei körperlicher Anstrengung noch schnell erschöpft ist, sind Vorschul- und Schulkinder zunehmend leistungsfähiger.
Mit steigendem Lebensalter sinkt die Pulsfrequenz, der Blutdruck steigt. Bewegung fördert ein gesundes Herz-Kreislauf-System (vgl. Kap. 10.1).

| Alter | Blutdruck mm Hg | Ruhepuls Schläge/Minute |
|---|---|---|
| Neugeborenes | ca. 75/50 | 120–140 |
| Kleinkind | ca. 90/60 | 100–120 |
| bis 10 Jahre | ca. 100/60 | 70–120 |
| 11–14 Jahre | ca. 110/70 | 75–110 |
| Erwachsene | ca. 120/80 | 60–80 |

#### Aufgabe

- Messen Sie Ihren Blutdruck und Puls in Ruhe/nach 30 Sekunden Treppensteigen. Vergleichen Sie die Werte miteinander.

Durch Eng- und Weitstellung der Blutgefäße der Haut wird die Wärmeabgabe des Körpers reguliert und so die Körpertemperatur bei etwa 36,5 bis 37,2 °C gehalten. Beim Säugling und Kleinkind ist diese Regulation bereits entwickelt. Da das Verhältnis von Hautoberfläche zum Körpervolumen bei Säuglingen wesentlich größer als bei Erwachsenen ist, besteht die Gefahr der Überhitzung im Sommer und der Unterkühlung im Winter (vgl. Kap. 16.5.5, 16.5.6).

### Verdauungssystem

Der **Verdauungstrakt** besteht aus **Mund, Speiseröhre, Magen** sowie **Dünndarm** und **Dickdarm**. **Leber, Gallenblase** und **Bauchspeicheldrüse** bilden wichtige Verdauungssäfte, z. B. den Gallensaft, der die Fettverdauung ermöglicht. Im Verdauungssystem wird die Nahrung zunächst zerkleinert und durch **Verdauungsenzyme** in ihre kleinsten Bestandteile zerlegt: Kohlenhydrate in Einfachzucker, Eiweiß in Aminosäuren, Fett in Glycerin und Fettsäuren. Die Spaltprodukte werden dann im Dünndarm durch die Darmwand aufgenommen (resorbiert) und über Blut oder Lymphe (Flüssigkeit, die sich im Gewebe befindet) zu den Organen und Geweben transportiert. Sie dienen als Baustoffe für den Aufbau der Zellen und als Betriebsstoffe für die Energiegewinnung des Körpers. Die Abfallstoffe werden ausgeschieden.

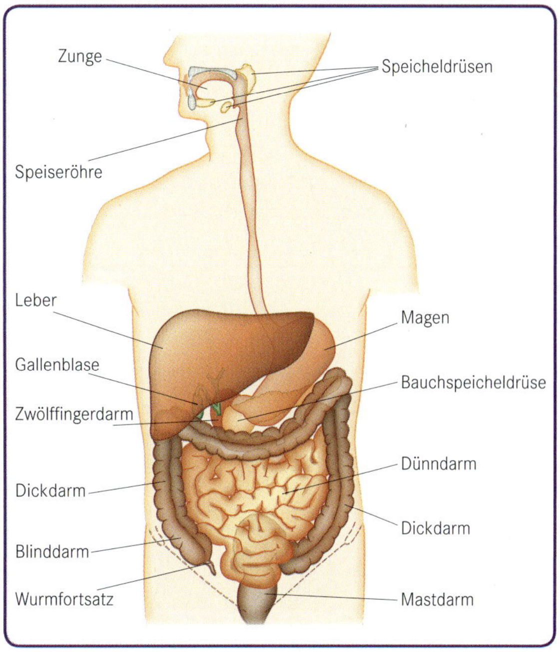


*Verdauungsorgane*

#### Aufgabe

- Informieren Sie sich über Aufbau und Funktion der Verdauungsorgane.

Die Verdauungsorgane des Säuglings sind noch nicht voll ausgereift. Die Menge der Verdauungssäfte ist geringer und es werden noch nicht alle Verdauungsenzyme produziert (z.B. Gallensäure erst im 2. Lebensjahr). Der Salzsäuregehalt des kindlichen Magensaftes ist niedrig und kann nicht alle mit der Nahrung aufgenommenen Bakterien abtöten. Die Leber bildet erst langsam ihre Funktionen als Speicher- und Entgiftungsorgan aus. An die Säuglingsnahrung werden daher besondere Anforderungen an Zusammensetzung, Menge und Hygiene gestellt.
Am Ende des 1. Jahres kann das Kind am Tisch mitessen. Eine salzarme, flüssig-breiige Kost, die leicht verdauliche Eiweiße und Fette enthält, wird gereicht. Im zweiten Lebensjahr erscheinen die ersten Backenzähne, das Kind sollte jetzt mehr feste Lebensmittel verzehren, die gut gekaut werden müssen. Die Verdauungsorgane haben jetzt eine gewisse Reife erreicht, sodass größere Nahrungsmengen und eine breitere Lebensmittel- und Speisenauswahl vertragen werden.

## Aufgabe

- Kleinkinder verschlucken sich leicht. Welche Kriterien müssen bei der Lebensmittelauswahl und der Nahrungszubereitung zugrunde gelegt werden?

### Harnsystem

Das Harnsystem, welches aus zwei Nieren, Harnleiter und Harnblase besteht, scheidet schädliche Stoffwechselabbauprodukte aus. Bei der **Harnbildung** werden aus dem Blut, das die Nieren durchfließt, Gift- und Schadstoffe durch Filtration entfernt. Täglich werden so etwa 180 Liter **Primärharn** aus dem Blut in die Nieren abgefiltert. Durch Wasserentzug wird der Primärharn konzentriert, mehr als 90% des enthaltenen Wassers werden wieder an das Blut zurückgegeben. Auch alle für den Körper wichtigen Stoffe wie Aminosäuren, Zucker und Vitamine werden dem Blut wieder zugeführt. Der Harn wird zur **Harnblase** befördert und über die **Harnröhre** nach außen abgegeben. Ohne Harnausscheidung würde sich der Organismus vergiften.

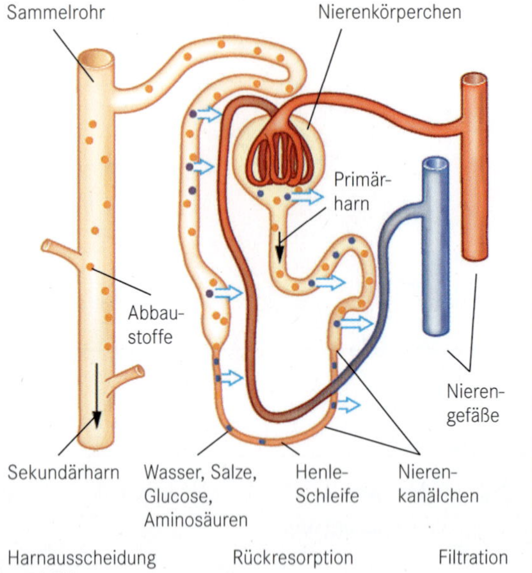


*Harnsystem*

Die Nieren Neugeborener sind noch nicht in der Lage, die Stoffwechselendprodukte so hoch zu konzentrieren. Für die Ausscheidung der harnpflichtigen Stoffe benötigt das kleine Kind eine relativ große Wassermenge. Dies erklärt den hohen Flüssigkeitsbedarf und das häufige Wasserlassen im Kindesalter (vgl. Kap. 3.1.1).

## Aufgaben

1. Warum können bei einer Verletzung des Rückenmarks bestimmte Körperabschnitte gelähmt sein? Informieren Sie sich in Fachbüchern oder im Internet.
2. Nils, 4 Jahre, ist in der Entwicklung seiner Motorik weit zurück. Beim Spielen ist er ängstlich und traut sich nicht.
   Stellen Sie Aktivitäten zusammen, die Nils' Motorik fördern können.
3. Hörfehler können bei Früherkennung meist gut behandelt werden.
   - Wie kann man Hörfehler erkennen?
   - Welche Entwicklungsstörungen können durch Hörfehler entstehen?
4. Der 4-jährige Max hat einen Herzklappenfehler.
   - Informieren Sie sich in der Fachliteratur über Aufbau und Arbeitsweise des Herzens.
   - Welche Auswirkungen kann der Herzfehler auf Max' Alltag haben?
5. „2-jähriges Mädchen stirbt nach dem Verzehr eines versalzenen Puddings" – lautet eine Zeitungsmeldung. Klären Sie, welche Auswirkungen der versalzene Pudding im Körper hat.

## 2.4.2 Wachstum und Gewicht

Der neugeborene Säugling wiegt durchschnittlich 3 500 g und hat eine Körperlänge von etwa 50 cm. Im Alter von 4 bis 6 Monaten hat das Kind sein Geburtsgewicht verdoppelt, am Ende des 1. Lebensjahres verdreifacht. Jetzt ist es etwa um die Hälfte größer als bei der Geburt. Mit 6 Jahren haben viele Kinder ihre Körperlänge verdoppelt und ihr Gewicht versechsfacht. Das Säuglings- und Kleinkindalter ist die Phase des schnellsten Wachstums. Erst in der **Pubertät**, bei Jungen mit etwa 13, bei Mädchen mit etwa 11 Jahren, erfolgt wieder ein ausgeprägter Wachstumsschub. Mit dem Ende der Geschlechtsreife, bei Mädchen mit etwa 16, bei Jungen mit etwa 18 Jahren, ist das Längenwachstum beendet.
Das Körpergewicht entwickelt sich nicht immer analog zum Längenwachstum. In den Phasen der Körperstreckung ist das Längenwachstum, dazwischen die Gewichtszunahme verstärkt.

| Normalgröße und Normalgewicht des Kindes: | | | | |
|---|---|---|---|---|
| Jahre | Jungen cm | kg | Mädchen cm | kg |
| 1 | 76 | 10,4 | 75 | 9,8 |
| 2 | 88 | 13,0 | 86 | 12,0 |
| 3 | 97 | 14,5 | 96 | 14,3 |
| 4 | 105 | 17,0 | 104 | 16,5 |
| 5 | 112 | 19,2 | 111 | 18,6 |
| 6 | 118 | 21,5 | 116 | 21,1 |
| 7 | 124 | 24,0 | 124 | 23,6 |
| 8 | 129 | 26,4 | 128 | 26,3 |
| 9 | 135 | 29,6 | 135 | 28,9 |
| 10 | 140 | 32,4 | 138 | 32,5 |
| 11 | 145 | 36,0 | 147 | 36,6 |
| 12 | 150 | 40,0 | 150 | 41,5 |
| 13 | 156 | 44,2 | 158 | 46,0 |
| 14 | 163 | 50,2 | 162 | 52,5 |
| 19 | 177 | 67,9 | 166 | 58,0 |

Für die Feststellung des Normalgewichts müssen drei Faktoren berücksichtigt werden: die Körperlänge, das Lebensalter und das Geschlecht des Kindes. Entscheidender Faktor für die Festlegung des Normalgewichts ist die **Körperlänge**. Bei den Angaben handelt es sich um **Mittelwerte** aus verschiedenen Untersuchungen.

*Körpergewicht und Körperlänge bei Jungen und Mädchen*

**Wachstumsgeschwindigkeit** und endgültige Körpergröße sind mit einem gewissen Spielraum **erblich** festgelegt und hängen von verschiedenen inneren und äußeren Faktoren ab. Chronisch unterernährte Kinder sind kleinwüchsig. Überernährte Kinder haben dagegen nicht nur ein höheres Körpergewicht, sondern sind meist auch größer als normal ernährte Kinder. Hormonstörungen können je nach Art der Erkrankung zu einem verzögerten oder zu einem beschleunigten Wachstum führen.

Die **Körperproportionen** verändern sich bis zum Ende des Wachstums. Kleine Kinder haben einen relativ großen, runden Kopf, große Augen, kurze Arme und Beine (**Kindchenschema**). Diese Merkmale verleihen kleinen Kindern ein niedliches Aussehen und lösen bei Erwachsenen das notwendige Pflegeverhalten aus. Die Kopflänge reduziert sich von einem Viertel der gesamten Körperlänge beim Säugling auf ca. ein Achtel beim Erwachsenen.

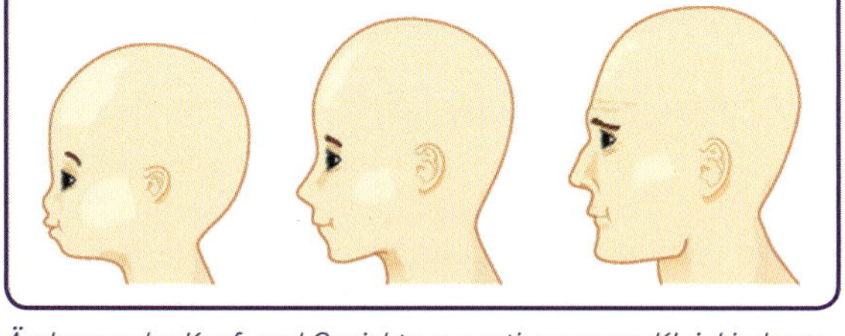

*Änderung der Kopf- und Gesichtsproportionen vom Kleinkind zum Erwachsenen (Kindchenschema)*

**Wachstumsbeschleunigung (Akzeleration)**

Die Menschen in Industrienationen sind heute im Durchschnitt um 10 cm größer als vor hundert Jahren. Die Akzeleration betrifft insbesondere die ersten 5 Lebensjahre sowie das Wachstum in der Pubertät.
Die Pubertät tritt heute etwa drei Jahre früher ein. Gründe für diese Akzeleration sind u. a. die bessere Ernährung und der gehobene Lebensstandard.

**Wachstumsverzögerung**

Manchmal liegt einer Wachstumsverzögerung ein familiär bedingter Kleinwuchs zugrunde, d. h., auch die Eltern des Kindes haben eine geringe Körpergröße. Häufiger ist eine Verzögerung des Pubertätswachstumsschubs, der statt mit 12 Jahren erst mit 15 oder 16 Jahren erfolgt, die Ursache. Auch eine hormonelle Störung kann zu einer Wachstumsverzögerung führen. In jedem Fall sollte eine ärztliche Abklärung der Ursache erfolgen.

Kriterien für das Kindchenschema:
- großer, runder Kopf
- große, dominante, gewölbte Stirn
- relativ weit unten liegende Gesichtsmerkmale (Augen, Nase, Mund)
- große, runde Augen
- kleine, kurze Nase
- runde Wangen
- kleines Kinn

## Aufgaben

1. Stellen Sie Fotos zusammen, die Kinder in verschiedenen Entwicklungsphasen zeigen: Säugling, Kleinkind, Schulkind, Jugendlicher. Welche Unterschiede in Aussehen und Gestalt fallen Ihnen auf?
2. Ermitteln Sie Ihren Body-Mass-Index (BMI) zur Beurteilung Ihres Körpergewichts (vgl. Kap. 6.2).

## 2.4.3 Die Entwicklung nach der Geburt

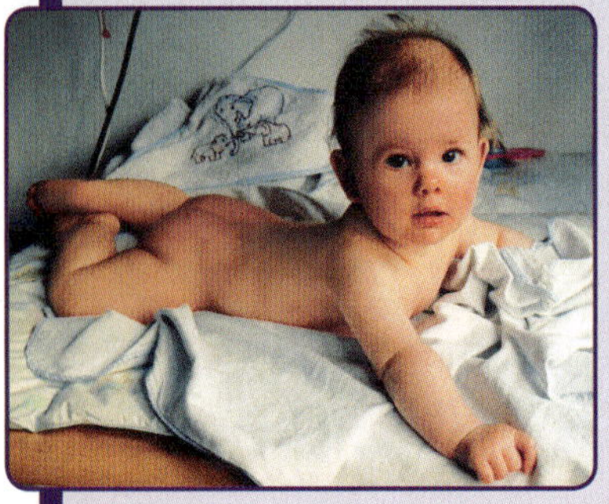
5 Monate alt

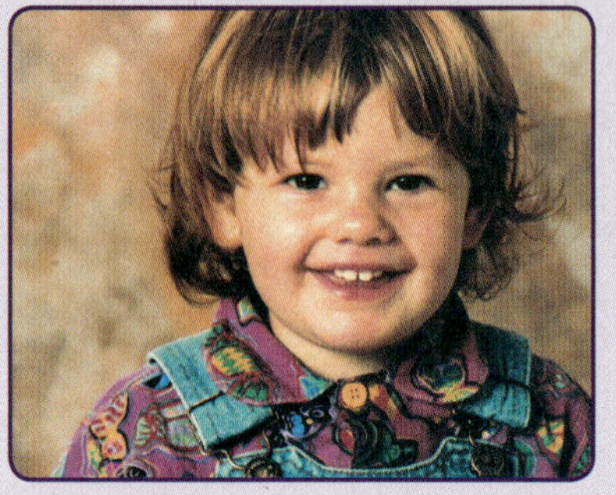
19 Monate alt

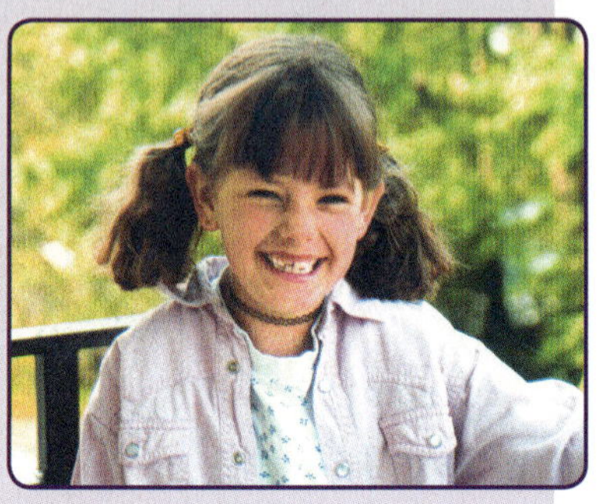
5 Jahre alt

**Aufgabe**

- Bringen Sie Kinderfotos von sich mit. Fragen Sie Ihre Eltern nach den Besonderheiten in Ihrer Entwicklung.

Die körperlichen, geistigen und seelischen Reifungsprozesse laufen nach Mustern ab, die bestimmten Altersstufen zugeordnet werden können:

| | |
|---|---|
| **Neugeborenes:** | 1.–28. Lebenstag |
| **Säugling:** | bis zum Ende des 1. Lebensjahres |
| **Kleinkind:** | 1.–3. Lebensjahr |
| **Kindergartenkind:** | 4.–6. Lebensjahr |
| **Schulkind:** | 7. Lebensjahr bis Pubertät |
| **Jugendliche:** | Pubertät bis Ende des Körperwachstums |

Eltern und Erzieher sollten Kenntnisse über die normale körperlich-geistige Entwicklung des Kindes bzw. Jugendlichen haben. Störungen in der Entwicklung müssen frühzeitig erkannt und ärztlich abgeklärt werden. Besonders in der frühen Kindheit können gestörte Funktionen durch rechtzeitige Behandlung und Frühförderung entscheidend gebessert werden.

### Entwicklung in verschiedenen Lebensaltern

**1./2. Monat**
Typisch ist die allgemeine Beugehaltung der Finger, Zehen, Arme und Beine. Diese entspricht der Körperhaltung im Mutterleib. In Rückenlage kann das Kind den Kopf noch nicht gerade halten, sodass dieser auf der Seite liegt. Das Kind reagiert auf Geräusche, wie Klatschen oder Glockenläuten, und erkennt einfache Gesichtszüge. Es beruhigt sich schnell bei Körperkontakt. Etwa im 2. Monat lächelt das Kind bei Zuwendung ihm vertraute Personen an.

**3./4. Monat** (Schaukind)
Das Kind hebt in Bauchlage Kopf und Schultern für längere Zeit an und stützt sich dabei auf die Unterarme. Wird es zum Sitzen hochgezogen, nimmt es den Kopf mit hoch und hält ihn aufrecht.
Es betrachtet intensiv die eigenen Hände, bewegte Gegenstände oder ihm zugewandte Gesichter und reagiert mit Lächeln oder Begeisterung, wenn es seine Flasche sieht. Etwa am Ende des 3. Monats gibt es erste Lautäußerungen wie Gurgeln oder Gurren von sich. Mit vier Monaten lacht das Kind, wenn es geneckt wird.

**6./7. Monat** (Greifkind)
Das Kind kann sich jetzt vom Bauch auf den Rücken rollen. Die Bewegung ist aber noch kein aktives Körperdrehen, sondern mehr ein unerwartetes „Umkippen" (Vorsicht auf dem Wickeltisch!). Es sitzt mit Unterstützung, stützt sich dabei noch mit den Händen ab. Der Kopf kann jetzt in allen Körperlagen gehalten werden. Gegenstände werden aktiv gegriffen und von einer Hand in die andere gegeben. Dabei werden sie genau betastet und im Mund auf Essbarkeit überprüft. Hören und Sehen sind ausgereift. Das Baby plaudert gerne, Lautstärke und Tonhöhe werden dabei gewechselt.

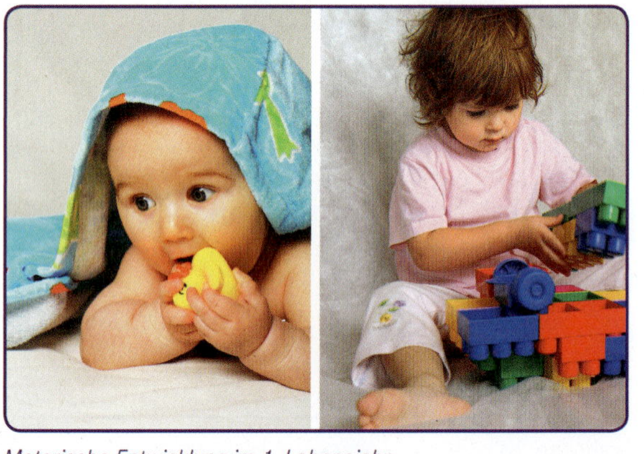
*Motorische Entwicklung im 1. Lebensjahr*

**9. bis 10. Monat** (Krabbelkind)
Das Kind setzt sich aus der Bauchlage allein auf und kann frei sitzen. Es steht auf den Beinen, wenn man es an den Armen festhält. Das Kind beginnt zu krabbeln. Es kann kleine Gegenstände zwischen Zeigefinger und Daumen halten (Pinzettengriff). Es reagiert auf seinen Namen und spielt intensiv mit seinem Spielzeug. Auf

fremde Personen reagiert es ängstlich und zurückhaltend, es „fremdelt".

**12. bis 14. Monat** (Gehkind)
Das Kind krabbelt gerne, zieht sich an Möbeln hoch und geht an ihnen entlang. Viele Kinder können an der Hand des Erwachsenen gehen und fangen an, frei zu laufen. Sie essen gerne selbstständig mit den Händen und können einen Becher zum Mund führen. Die Kinder reagieren auf ihren Namen, sind meist sehr kommunikativ und unterhalten sich gerne mit ihren Mitmenschen (Einwortsätze).

**2. bis 3. Lebensjahr**
Die Körperbeherrschung, besonders das Laufen, die Koordination der Bewegungen und die Feinmotorik werden weiter verbessert. Das Kind steigt Treppen, isst mit dem Löffel, trinkt aus dem Becher und „malt" die ersten Bilder. Eine geregelte Tagesstruktur und Rituale geben ihm Sicherheit im Alltag. Das dreijährige Kind fährt Dreirad, spielt gerne Ball und bewegt sich selbstständig im häuslichen Umfeld. Es unterhält sich gern, ist wissbegierig und an seinem Lebensumfeld interessiert. Es zeigt seine Zu- und Abneigung und beginnt, mit anderen Kindern zu spielen. Mit drei Jahren ist das Kind meist trocken und kann auf die Toilette gehen. Es wäscht sich mit Unterstützung die Hände. Typisch ist ein ausgeprägter Eigensinn, besonders im 2. Lebensjahr.

**3. bis 6. Lebensjahr**
Der Gestaltwandel vom Kleinkind zum älteren Kind geht einher mit einer Reifung seiner intellektuellen, sprachlichen und motorischen Fähigkeiten. Das Kind wird unabhängiger von seiner Mutter und spielt gerne mit anderen Kindern. Im Kindergarten wird die Entwicklung und soziale Reifung beschleunigt. Das Kind stellt sich auf andere ein und sucht sich seine ersten Freunde. Das Kind interessiert sich für seine Umgebung, begreift Zusammenhänge und beginnt zu zählen. Ältere Kinder werden oft als Vorbild genommen.

**6. bis 12. Lebensjahr**
Der Schulbeginn stellt neue Anforderungen an das Kind und seine Familie. Es muss sich auf neue Kinder und den Lehrer einstellen, längere Zeit „still" sitzen und vor allem geistig arbeiten. Der Tagesablauf wird nun stark durch die Schule bestimmt. Hausaufgaben müssen gemacht werden, die Nachmittage sind nicht mehr reine Spielzeit. Viele Kinder zeigen anfangs wenig Ausdauer, ermüden schnell und sind Stimmungen unterworfen. Dieser Zustand stabilisiert sich wieder und sie machen dann große Fortschritte in ihrer Entwicklung. Die grammatikalische Sprache reift, schlussfolgerndes Denken und Abstraktionsfähigkeit nehmen zu. Das Kind sammelt, ist interessiert, experimentiert gerne und konstruiert praktische Dinge. In der Freizeit spielen heute Medien wie Fernsehen und Computer eine immer größere Rolle und verdrängen oft sportliche Aktivitäten. Aufgaben in der Familie, z.B. Versorgung des Haustieres, Tisch decken, Botengänge, werden eigenständig übernommen. Die Freunde sind meist gleichgeschlechtlich. Zu Beginn der Pubertät plant und organisiert das Kind seinen Tagesablauf weitgehend selbst. Es grenzt sich jetzt immer mehr von den Eltern ab.

**Pubertät**

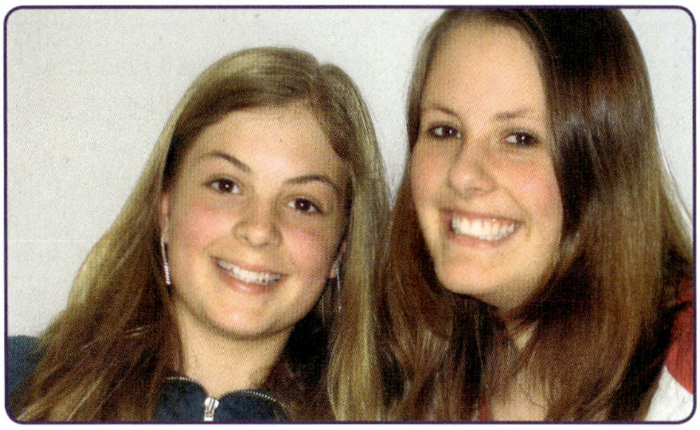

*Mädchen in der Pubertät*

Während der Pubertät erfolgt die sexuelle Reifung und der Abschluss des Längenwachstums. Mädchen durchlaufen die Pubertät zwischen dem 12. und 18., Jungen zwischen dem 13. und 20. Lebensjahr. Durch hormonelle Veränderungen kommt es zur Geschlechtsreife und die sekundären Geschlechtsmerkmale bilden sich aus. Bei Mädchen beginnt die Menstruation. Die Pubertät führt nicht nur zu körperlichen Veränderungen, sie beeinflusst auch den emotionalen Zustand und das Sozialverhalten der Jugendlichen. Ihre Aufmerksamkeit wendet sich jetzt verstärkt dem anderen Geschlecht zu. Zwischen dem 15. und 17. Lebensjahr entstehen die ersten längeren Beziehungen. Launenhaftigkeit, Stimmungsschwankungen und seelische Labilität treten in dieser Phase bei vielen Jugendlichen auf. Es kommt häufiger zu Konflikten mit den Eltern. Die verbesserte Urteilsfähigkeit führt dazu, dass die Eltern und ihr Handeln eher infrage gestellt und kritisiert werden.

Mit der körperlichen Reife verändert sich die Rolle der Jugendlichen, die jetzt als Erwachsene behandelt werden wollen und ihr Leben frei gestalten möchten.

## Aufgaben

1. Beobachten Sie Kinder in verschiedenen Lebensaltern (2, 3, 4, 6 Jahre). Welche Fähigkeiten und Fertigkeiten haben sie? Dokumentieren Sie Ihre Beobachtungen.
2. Überlegen Sie in Kleingruppen, wie Eltern oder Erzieher ein 3-jähriges Kind/Vorschulkind begleiten können, um seine Entwicklung zu unterstützen und es zu fördern.
3. Drei Vorschulkinder Ihrer Gruppe haben Probleme in der Feinmotorik, das Ausschneiden und Malen mit Buntstiften fällt ihnen schwer. Ihre Konzentrationsfähigkeit lässt nach kurzer Zeit nach, sie werden unruhig und stören die anderen Kinder.
   Sie besprechen das Problem im Team mit dem Ziel, Fördermaßnahmen zu erarbeiten.

## 2.5 Schlüsselbereiche der Entwicklung

**„Veränderte Kindheit“**

Beim Turnen im Kindergarten bemerken Sie, dass der 6-jährige Sebastian nicht auf einem Bein hüpfen und auf der Bank balancieren kann. Der Junge hat einen extremen Bewegungsdrang, rennt ständig durch den Turnraum und stört rücksichtslos die Aktivitäten der anderen Kinder.

Sie sprechen mit einer Kollegin, die Sebastian in der Vorschulgruppe betreut, über Ihre Beobachtungen und erfahren, dass Sebastian auch beim Malen und Ausschneiden große Schwierigkeiten hat und unkonzentriert und rastlos ist.

Sebastians Mutter hat die Probleme ihres Sohnes bisher nicht bemerkt. „Ich male und bastele auch nicht gerne, sondern schaue lieber fern oder mache ein Computerspiel!“, entgegnet sie. „Sebastian spielt nicht gerne draußen. Fußballspielen oder Radfahren ist nicht sein Ding. Seitdem er seine Playstation hat, spielt er nur noch selten mit seinen Freunden.“

### Aufgaben

1 Welche Probleme in der Entwicklung von Sebastian fallen Ihnen auf? Überlegen Sie Maßnahmen, die Sebastian fördern können.

2 Führen Sie in einem Rollenspiel das Gespräch mit Sebastians Mutter.

3 Stellen Sie andere Beispiele aus Ihren Einrichtungen dar, welche die „veränderte Kindheit“ heute verdeutlichen.

Obwohl sich das Kind nach einem genetisch festgelegten Schema entwickelt, gibt es doch Abweichungen. Hier wird der Einfluss der Umwelt und der individuellen Förderung auf die Entwicklung deutlich.

Folgende Entwicklungsbereiche des Kindes sollten besonders beobachtet werden:

- motorische Entwicklung
- kognitive Entwicklung
- Sprachentwicklung
- sozioemotionale Entwicklung

### 2.5.1 Motorische Entwicklung

In der frühen Kindheit entwickeln sich die elementaren motorischen Fähigkeiten wie Sitzen, Krabbeln, Laufen und Greifen. Jedes Kind durchläuft diese Grundformen der Bewegung in einer entsprechenden Reihenfolge mit dem ihm eigenen Entwicklungstempo. Manche Kinder überspringen einzelne Bewegungen wie das Krabbeln. Die motorische Entwicklung im Kindesalter hat Einfluss auf andere Entwicklungsbereiche wie Sprache, emotionale Reifung, Konzentrationsfähigkeit und Feinmotorik. Besonders die Koordinationsfähigkeit, Ausdauer, Beweglichkeit und Rhythmus der Bewegungen des Kindes sollten beobachtet werden.

**Geburt bis Schulkindalter**

Nach der Geburt erfolgen die Bewegungen zunächst reflex- und reaktionsgesteuert. Später führt das Kind Bewegungen wie Krabbeln und Drehen zielgerichtet und bewusst aus. Ab dem 3. Lebensjahr kann es das Gleichgewicht halten und seine Bewegungen auf Gegenstände abstimmen (z. B. Roller fahren) sowie sensorische Informationen in den Bewegungsablauf integrieren (z. B. Ball fangen, Treppe ohne Festhalten im Wechselschritt hinabsteigen).

| | |
|---|---|
| **3 Monate** | hebt Kopf in Bauchlage, stützt sich auf beide Unterarme |
| **6 Monate** | dreht sich vom Rücken auf den Bauch |
| **8 Monate** | sitzt allein mit Abstützen nach vorne, zieht sich an Hand des Erwachsenen hoch |
| **9 Monate** | robbt, sitzt mindestens 1 Minute lang |
| **10 Monate** | krabbelt unkoordiniert; sitzt frei; steht, wenn es gehalten wird; Pinzettengriff |
| **12–18 Monate** | steht und läuft frei; beginnt alleine zu essen und zu trinken |
| **2 Jahre** | rennt einige Schritte; steht kurz auf einem Bein; kann Perlen auffädeln |
| **3 Jahre** | rennt, spielt Ball, fährt Dreirad, geht auf Zehenspitzen; beginnt mit der Schere zu schneiden |
| **6 Jahre** | rennt und fährt ausdauernd Fahrrad, wirft und fängt zielgerichtet Bälle; klettert etc. |

*Tabelle: Motorische Entwicklung des Kindes*

**Schulkindalter bis Pubertät**

Bewegungen werden trainiert und feiner abgestimmt. Die Koordination verschiedener Bewegungen (Rhythmus, Reaktion, räumliche Orientierung, Gleichgewicht) reift. Die Feinmotorik entwickelt sich weiter. Die bessere Konzentrationsfähigkeit und Verarbeitung von Informationen sowie die veränderten körperlichen Proportionen bieten ideale Bedingungen für die motorische Entwicklung. Ausdauer und Kraft nehmen zu. Sportlich aktive Kinder zeigen einen Vorsprung in der motorischen Entwicklung. Freiräume zum Ausprobieren, Toben und Spielen ermöglichen Bewegungserfahrungen und fördern die Motorik.

Durch das veränderte Freizeitverhalten - häufiger Computer- und Fernsehkonsum, wenig sportliche Aktivitäten - treten bei vielen Kindern Defizite in der Bewegung auf. Übergewicht verstärkt die negative Entwicklung.
Kinder mit Beeinträchtigungen der motorischen Koordination weisen häufig Störungen der Sprache, Aufmerksamkeit und emotionalen Entwicklung (Selbstbewusstsein) auf. Eine Förderung von Bewegungserfahrungen im Alltag kann die Motorik deutlich verbessern.

**Pubertät bis Adoleszenz (13–20 Jahre)**
Die Bewegungen werden ausdifferenziert und angepasst. Vorübergehend kann eine Verschlechterung in der Koordination auftreten - schlaksige Bewegungen sind die Folge. Geschlechtsspezifische Unterschiede, z. B. bei den Muskeln, wirken sich auf Motorik und Kondition aus.

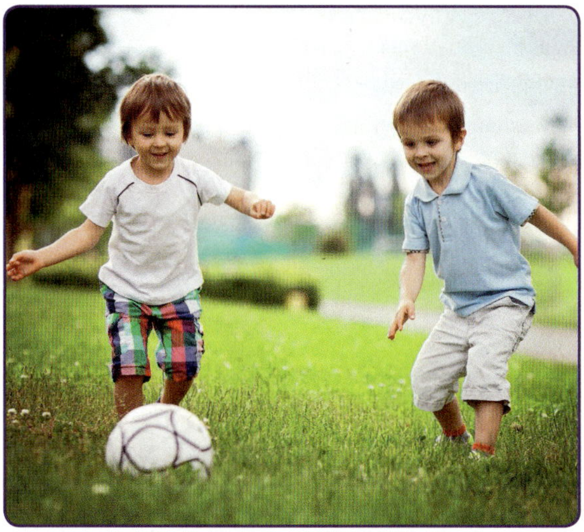

*Bewegung macht Spaß*

Motorische Störungen können seelische Probleme (Angst, Ausgrenzung, Verlust des Selbstwertgefühls etc.) auslösen. Therapeutische Hilfen wie Physio- oder Ergotherapie sind erforderlich.

**Aufgabe**

- Planen Sie Bewegungsspiele für Kinder im Alter von 5–8 Jahren.

### 2.5.2 Kognitive Entwicklung

1. Carla und Lina, beide 3 Jahre alt, wollen etwas trinken. Die Mutter gibt ihnen zwei Gläser mit Wasser - ein hohes, schmales Glas und ein niedriges, breites Glas. Beide wollen das hohe Glas haben, „da ist mehr drin!".
2. Jan, 4 Jahre, kommt etwas verschlafen zum Frühstück. „Es gibt ja Brötchen und Hörnchen - ist heute Samstag?", fragt er.
3. Timos Großvater erklärt seinem 4-jährigen Enkel, dass er der Vater von Timos Papa ist. „Das stimmt nicht", entgegnet Timo, „Du bist doch mein Opa!"
4. Sebastian kommt ganz stolz zu seiner Erzieherin. „Schau mal, ich habe das große Polizeipuzzle ganz alleine geschafft!"

**Aufgabe**

- Erarbeiten Sie in Gruppen Merkmale der kognitiven Entwicklung im Kindesalter.
  Zeigen Sie anhand von Beispielen auf, wie die kognitive Entwicklung in der Einrichtung/zu Hause individuell gefördert werden kann.

„Sei nicht so neugierig!" Neugier wird von Eltern nicht immer gerne gesehen, sie ist aber für die geistige Entwicklung des Kindes notwendig. Neugierig erkundet es seine Umwelt und erschließt ihm noch unbekannte Lebenswelten. Kinder wollen Neues entdecken, Erkundungen in der Natur, Experimente, vielseitige Spiele etc. kommen diesem Wunsch entgegen. Sie brauchen vielseitige Impulse, um ihre kognitiven Fähigkeiten zu erproben und weiterzuentwickeln.

Die kognitive Entwicklung vollzieht sich in vier Stufen:

**1. Sinneswahrnehmung** (bis 2. Lebensjahr)
Vielfältige Sinneseindrücke und Zuwendung der Bezugspersonen fördern die Entwicklung des Denkens in der frühen Kindheit. Die Wahrnehmung von Reizen, wie Musik, Stimmen oder Berührungen beim jungen Säugling, geht über in das „Begreifen" von Gegenständen mit den Händen, bis das Kind seine Umgebung gezielt erforscht. Eine Reizüberflutung ist zu vermeiden.

**2. Anschauliches Denken** (2.–6. Lebensjahr)
Das Kind betrachtet die Welt aus seiner Sicht. Es sucht Spiel- und Lernsituationen auf, die es für seine Entwicklung braucht. Während das jüngere Kind meist Gegenstände in die Hand nimmt und nach kurzer Zeit, ohne mit ihnen gespielt zu haben, wieder weglegt, spielen ältere Kinder ganz gezielt mit verschiedenen Materialien. Sie „begreifen" die Gegenstände mit allen Sinnen, denken nach, stellen Fragen und beginnen, die Dinge zu erforschen. Dabei wenden sie bereits gemachte Erfahrungen an.

Eine klare Tagesstruktur mit einem Wechsel von Freispiel und angeleiteten Aktivitäten wie Singen, Erzählkreis, Naturerkundung fördert die kognitive Entwicklung. In der Gruppe lernen Kinder voneinander durch Beobachtung und Nachahmung; auch die Kommunikation mit Gleichaltrigen ist notwendig. Eltern und Erzieher motivieren und stärken das Kind in diesem Prozess. Sie stellen ihm Materialien für die Beschäftigung zur Verfügung, ermutigen es, Kontakt mit fremden Kindern aufzunehmen und sich auf neue Situationen einzulassen. Die Interessen, Stärken und Schwächen des Kindes sind dabei zu berücksichtigen.

**3. Logisches Denken** (6 bis 11 Jahre)
Das Denken orientiert sich immer weniger an gegenständlichen Dingen. Das Kind will jetzt Erscheinungen begreifen: „Warum geht die Kerzenflamme aus, wenn ich ein Glas über sie stülpe? Wie entsteht ein Gewitter, wie der Regenbogen?“ Das Zählen ist zunehmend ohne Gegenstände möglich. Das Denken wird immer strukturierter. Die Kinder eignen sich Fähigkeiten an, um sich selbstständig in ihrem Umfeld zu bewegen (kleine Einkäufe machen, mit dem Schulbus fahren, Freunde besuchen).

**4. Abstraktes Denken** (ab 11. Lebensjahr)
Das Kind ist jetzt in der Lage, mit Begriffen und Vorstellungen umzugehen und zu abstrahieren. Ursachen, Sinn und Bedeutung von Phänomenen werden hinterfragt und Lösungen erarbeitet. Es eignet sich Wissen zunehmend selbstständig an und entwickelt Strategien für Problemlösungen. Eltern und Lehrer sollten das Kind bei diesem Prozess der Verselbstständigung begleiten, ihm durch Gespräche Sicherheit vermitteln und Rahmenbedingungen schaffen, die zum Lernen motivieren und anregen.

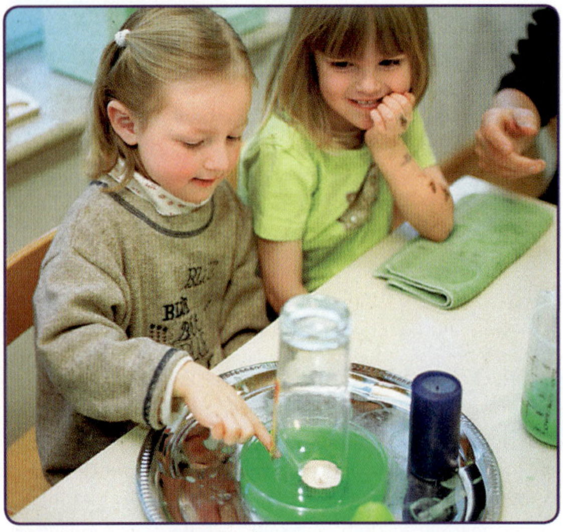

*Kinder bei einem Experiment*

## Aufgabe

- Planen Sie verschiedene Lernanlässe für die vier Phasen der kognitiven Entwicklung. Stellen Sie Ihre Ideen der Klasse vor.

## *Exkurs:*

### Was ist Intelligenz?

Intelligenz im engeren Sinne bezeichnet das Maß der kognitiven Leistungsfähigkeit, z. B. beim Erkennen von Zusammenhängen und Lösen von Problemen. Hochbegabte Menschen haben einen IQ-Wert von 130, während die durchschnittliche Intelligenz bei einem IQ-Wert zwischen 100 und 110 liegt.
Im weiteren Sinne beschreibt „Intelligenz“ Personen, die in bestimmten Bereichen hohe Leistungen erzielen, wie Musiker oder andere Künstler.

Die **Theorie der multiplen Intelligenzen** nach Howard Gardner (1994) unterscheidet:

**Sprachliche Intelligenz:**
Eine hohe Sensibilität für den Gebrauch der Sprache, die Fähigkeit, Sprachen zu lernen und zu bestimmten Zwecken zu gebrauchen. Juristen, Schriftsteller und Journalisten benötigen diese Fähigkeiten.

**Logisch-mathemathische Intelligenz:**
Dazu gehört die Fähigkeit, Probleme logisch zu analysieren, mathematische Operationen durchzuführen und wissenschaftliche Fragen zu untersuchen.

**Musikalisch-rhythmische Intelligenz:**
Sie umfasst die Begabung zum Musizieren und Komponieren (z. B. Mozart, Beethoven).

**Bildlich-räumliche Intelligenz:**
Diese Fähigkeit, Räume zu erfassen, wird z. B. von Bildhauern, Chirurgen, Grafikern oder Architekten genutzt.

**Körperlich-kinästhetische Intelligenz:**
Dies ist die Fähigkeit, den Körper und einzelne Körperteile wie Hand oder Mund zur Problemlösung oder zur Gestaltung einzusetzen, z. B. Tänzer, Schauspieler, Sportler, Mechaniker.

**Interpersonale Intelligenz:**
Mit dieser Fähigkeit können Absichten und Wünsche anderer Menschen verstanden werden, um dann erfolgreich mit ihnen zu kooperieren. Juristen, Lehrer, Ärzte, Verkäufer, führende Vertreter von Kirche und Staat, Schauspieler – sie alle sind in hohem Maße auf interpersonale Intelligenz angewiesen.

**Intrapersonale Intelligenz:**
Sie ermöglicht, sich selbst zu verstehen, ein reelles Bild der eigenen Persönlichkeit zu entwickeln und dieses Wissen im Alltag zu nutzen.

## Aufgabe

- Verdeutlichen Sie sich die sieben Formen der Intelligenz nach Gardner und klären Sie in Kleingruppen Ihr persönliches Verständnis der Phänomene „Intelligenz“ und „Hochbegabung“.

### 2.5.3 Sprachentwicklung

Sprachentwicklung in den ersten Lebensjahren

| | |
|---|---|
| **bis 6 Wochen** | ■ Schreien |
| **bis 6. Monat** | ■ 1. Lallperiode: undifferenzierte Laute, „Gurren“, Silbenketten, „bababa“ etc. |
| **bis 8./9. Monat** | ■ 2. Lallperiode<br>■ erstes Sprachverstehen |
| **9.–12. Monat** | ■ erste intentionale Sprachäußerungen |
| **13.–15. Monat** | ■ zunehmendes Erkennen von Wortbedeutungen (Symbolfunktion der Sprache) |
| **12.–18. Monat** | ■ Einwortsätze, Wortschatz bis zu ca. 50 Wörtern |
| **18.–24. Monat** | ■ Zweiwortsätze, Wortschatz ca. 200 Wörter, 1. Fragealter beginnt, d. h., einfache Fragen werden verstanden und z. T. auch benutzt |
| **24.–36. Monat** | ■ Zwei-, Mehrwortsätze, erste Präpositionen (in, auf, unter ...), Pronomen (ich, du ...), Wortschatz ca. 900 Wörter |
| **36.–60. Monat** | ■ komplexe Sätze, Wortschatzerweiterung, Grammatik und Lautbildungsfehler immer seltener, 2. Fragealter, d. h. Anwendung und Verständnis komplexer Fragekonstruktionen |

**Aufgaben**

1 Ermitteln Sie den unterschiedlichen Stand der Sprachentwicklung der Kinder in Ihrer Einrichtung. Halten Sie Ihre Ergebnisse fest und vergleichen Sie diese mit der obigen Tabelle.

2 Tauschen Sie sich aus, wie in Ihren Einrichtungen die Sprachfähigkeit der Kinder gefördert wird.

3 Beobachten Sie die Kinder in Ihrer Einrichtung in Bezug auf möglicherweise vorhandene Sprachstörungen. Welche Formen treten dabei auf?

Die Entwicklung der Sprache ist Teil der Gesamtentwicklung des Kindes.

Voraussetzung für das Sprechen ist die Fähigkeit zum **Denken** und das Hören (auditive Wahrnehmung).
- Sehen (visuelle Wahrnehmung),
- Tasten, Fühlen (taktil-kinästhetische Wahrnehmung),
- emotionale Erfahrungen

unterstützen die Sprachentwicklung.

Kinder erlernen innerhalb kürzester Zeit eine oder mehrere Sprachen. Den Rahmen für den Spracherwerb bilden gesellschaftliche, kulturelle und familiäre Einflüsse und die sprachliche Anregung durch die Umgebung. Während sich der Säugling durch Schreien, Gurr- und Brummlaute verständlich macht, bildet das Kind mit 6 Monaten bereits Silben wie maa, paa, daa und ahmt Töne und Lautstärke nach. Mit etwa einem Jahr werden die ersten Worte gesprochen „Mama“, „Papa“, die für das Kind aber mehr bedeuten, z. B. „Mama, ich habe Durst“, „Mama, komm her“. Das 2-jährige Kind verfügt bereits über ca. 200 Wörter und kann 2-Wort-Sätze bilden, wie z. B. „Mama traurig“, das 3-jährige Kind bildet kleine Sätze und kann sich schon sicher verständigen. 5-jährige Kinder berichten Erlebtes in strukturierten Sätzen. Die Sprache wird in der weiteren Entwicklung in Wortschatz, Grammatik und Artikulation erweitert und verbessert.

Im Alter von 2 bis 6 Jahren schreitet die Sprachentwicklung der Kinder rasant voran. In dieser Phase brauchen sie den sprachlichen Austausch mit Erwachsenen. In dem Gespräch mit den Eltern oder Erziehern wird Wissen vermittelt, Neugier geweckt, Denken und Sprachvermögen gefördert. Die Sprache sollte dabei bewusst gestaltet werden, z. B. deutlich sprechen, Sprechpausen lassen, Sätze beenden, neue Begriffe erläutern und wiederholen.

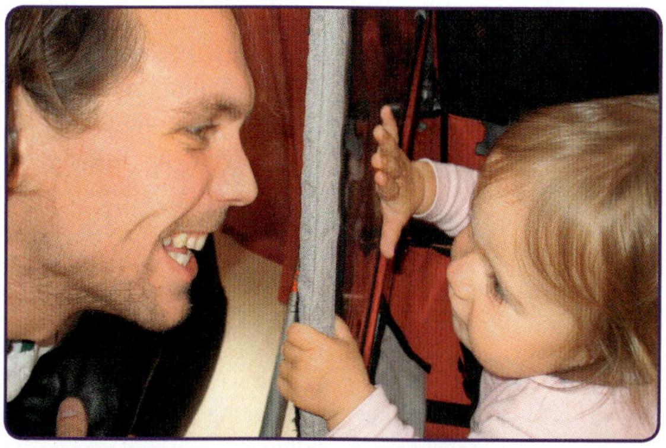

*Beobachtung der Lippenbewegung beim Sprechen*

## Störungen in der Sprachentwicklung

Sprachstörungen treten in verschiedenen Bereichen auf, der Störungsgrad kann unterschiedlich stark ausgeprägt sein.

**Begrenzter Wortschatz**
Der Wortschatz ist im Vergleich zu anderen Kindern der Altersgruppe zu klein. Das Kind kann viele Dinge nicht benennen, die es bereits kennt.

**Sprachverständnisstörung**
Das Kind versteht die Bedeutung von Wörtern oder Sätzen nicht, die sprachlich unauffällige Kinder ohne Probleme erfassen.

**Lautbildungsfehler**
Einzelne Laute werden weggelassen oder durch falsche ersetzt, z. B. statt „Sonne" „Onne", statt „Blume" „Bume" oder „t" statt „k". Auch das „Lispeln" zählt hierzu. Bis zum Ende des 4. Lebensjahres können Lautbildungsfehler auch beim sprachgesunden Kind auftreten.

**Grammatikalische Mängel**
Das Kind bildet grammatikalische Strukturen, die in der normalen Entwicklung nicht vorkommen. Wörter bzw. Satzteile werden weggelassen: „Max Kindergarten" (für einen 3-Jährigen keine normale Grammatik). Bestimmte Formen fehlen oder werden falsch gebildet: „Max mit die Ball spielt hat". Auch treten Probleme mit dem Satzbau auf: „Max Brot gegesst hat", was für 3- bis 4-Jährige nicht normal ist.

> Bei anhaltenden Sprachstörungen sollte das Kind einem Kinderarzt vorgestellt werden.

## Sprachförderung

Kinder mit Sprachstörungen sollten möglichst frühzeitig eine Sprachförderung erhalten (4.–6. Lebensjahr).
Hierbei kommt der Wahrnehmung – Hören (evtl. Hörtest durchführen), Sehen, Fühlen – neben dem aktiven Sprechen eine hohe Bedeutung zu. Singen, Gedichte, Reime, Buchstaben-, Wort- und Fingerspiele bieten sich in der Sprachförderung an. Lieder und Gedichte haben einen deutlichen Rhythmus, der die Sprachentwicklung unterstützt. Motorische Übungen verbessern die Beweglichkeit von Lippen, Wangen sowie Zunge und die normale Lautgebung. Sprachanregende Situationen, z. B. Rollen- oder Handpuppenspiele, Tischspiele, Theaterspielen und Sprachgedächtnisübungen, unterstützen das Sprachverständnis des Kindes.

Die Alltagskommunikation in der Einrichtung und in der Familie sowie der Umgang mit dem Kind wirken sich wesentlich auf die Sprache und Sprachförderung aus.

> Störungen in der Sprachentwicklung können aufgehalten werden, wenn sie frühzeitig erkannt werden und die Sprachförderung von außen unterstützt wird.

Folgende Empfehlungen im Umgang mit dem Kind sollten beachtet werden:

- **Beziehung zu dem Kind herstellen**
  Zeit für seine Anliegen haben und ihm genug Zeit geben, zu erzählen.
- **Ruhig zuhören**
- **Das Kind aussprechen lassen**
- **Stärken des Kindes im Alltag erkennen und fördern**
  Kinder übernehmen gerne Aufgaben, die sie möglichst eigenständig lösen. Eltern und Erzieher sollten sie hierbei unterstützen und durch Lob ihr Selbstvertrauen stärken.
- **Selbstständigkeit fördern und anerkennen**
- **In der Kommunikation Vorbild sein**
  Kinder orientieren sich an der Sprache der Erwachsenen.
- **Ruhig und deutlich sprechen**
  Beim Sprechen sollte das Kind angeschaut werden.
- **Vorlesen, Märchen erzählen, Singen**
  Die Sprache hat viele Gesichter. So gibt das gemeinsame Singen von Kinderliedern, eventuell untermalt durch passende Bewegungen, Kindern oft mehr Anreize, ihre Sprache weiterzuentwickeln.

### Aufgaben

1. Informieren Sie sich bei einer Logopädin über die verschiedenen Sprachstörungen und Möglichkeiten der Sprachförderung.
2. Erarbeiten Sie in Gruppen verschiedene Situationen, die die Sprache anregen, z. B. Bewegungslieder, Wortspiele, Theater oder Märchenstunde. Planen Sie auch deren genaue Ausgestaltung in der Spielsituation mit Kindern.
3. Sie beobachten, wie Frau W. mit ihrem Sohn Tim im Kindergarten eintrifft. Mit kurzen Sätzen, „schnell, schnell", fordert sie ihn auf, endlich die Jacke auszuziehen. Tim ist überfordert. „Ich kaaaan aaabe nich so schschnell", stottert er. Gereizt herrscht ihn die Mutter an: „Jetzt mach schon!"
   Sie überlegen gemeinsam mit Ihren Kolleginnen Hilfestellungen für Frau W. und Tim.
4. Erstellen Sie eine Liste mit Kinderliedern und Bewegungsliedern und probieren Sie diese in der Klasse aus.
5. Sprechen Sie die folgenden Sprachreime nach:
   - Fischer's Fritz fischt frische Fische, frische Fische fischt Fischer's Fritz.
   - Der Potsdamer Postkutscher putzt den Potsdamer Postkutschkasten.

   Tauschen Sie sich über weitere Sprachreime aus.

## 2.5.4 Sozioemotionale Entwicklung

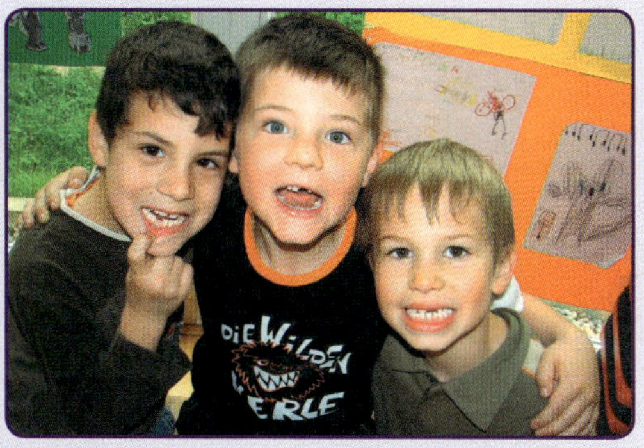


*Die wilden Kerle*

### Aufgaben

1. Betrachten Sie das Foto und beschreiben Sie die dargestellte Situation.
2. „In vielen Kindertageseinrichtungen sollte die Beschäftigung und soziale Interaktion stärker auf die Bedürfnisse der Jungen ausgerichtet werden."
Wie kann dies realisiert werden?

Der **Säugling** hat eine sehr enge Beziehung zu seiner Mutter (Urvertrauen), von der er sich im 7. Lebensmonat langsam löst. Seine Kontakte zur Außenwelt erfolgen anfangs besonders über den Mund. Er erkundet so seine Umwelt und erlangt Beruhigung und Wohlgefühl in dieser „oralen Phase". Ab dem 7. Monat beginnt er zwischen vertrauten und fremden Personen zu unterscheiden. Im 8. Monat „fremdeln" viele Kinder. Durch Lächeln, Laute und Gestik nimmt das Kind jetzt Kontakt zu anderen auf.

Das **Kleinkind** versteht Lob und Tadel, es freut sich, wenn es bestätigt wird. Es beginnt langsam, sich von seiner Umgebung abzugrenzen und sich als eigene Person wahrzunehmen. Bei vielen Kindern beginnt die **„Trotzphase"**. Gefühle wie Zu- und Abneigung, Rücksichtnahme und Zuneigung gegenüber anderen Kindern werden zum Ausdruck gebracht.

**Kontakt mit Gleichaltrigen** fördert das Sozialverhalten und ist ab dem Kleinkindalter sehr bedeutsam für die soziale Entwicklung.

Das **Kindergartenkind** wird unabhängiger von seiner Mutter und ist gerne mit Gleichaltrigen zusammen. Lob und Anerkennung sind ihm wichtig. Es lernt mit verschiedenen Gefühlen wie Freude, Trauer, Wut umzugehen und unterscheidet zwischen Gut und Böse. Es entdeckt den eigenen Körper und nimmt die verschiedenen Geschlechter wahr.

Fehlende Kommunikation und „Bindungssicherheit" zwischen Kind und Eltern stören die kognitive, soziale und emotionale Entwicklung des Kindes ebenso wie unkontrollierter Medienkonsum. Die Störungen können sich in Ängstlichkeit, fehlendem Selbstbewusstsein, Stottern, Konzentrationsstörungen, hyperaktivem und aggressivem Verhalten zeigen und später zu massiven Lernproblemen führen.

Das **Schulkind** löst sich noch mehr von der Familie und sucht in der Freizeit verstärkt Kontakte mit Gleichaltrigen. Eltern und Schule haben einen großen Einfluss auf die kognitive und emotionale Entwicklung. Soziales Verhalten, Verantwortungsbewusstsein, Leistungsbereitschaft und Kreativität können in einem intakten sozialen Lebensumfeld mit Vorbildern besser erworben werden.

**Jugendliche** ziehen sich stärker von Familienaktivitäten zurück und bevorzugen das Zusammensein mit Gleichaltrigen. Werte und Normen orientieren sich stark an der Clique. Gefühle wie Unabhängigkeit, Freundschaft, Liebe und geschlechtliche Identität prägen dieses Alter. Der „Sinn des Lebens" wird von vielen hinterfragt und über die berufliche Zukunft nachgedacht. Gesellschaft und Lebensumfeld werden kritisch beäugt. Viele Jugendliche haben zu den Eltern zeitweise ein zwiespältiges Verhältnis. In dieser Phase treten häufig Krisen auf, z. B. Alkohol- und Drogenprobleme oder eine Schwangerschaft vor dem 18. Lebensjahr.

**Eltern-Kind-Beziehungen**

Verlässlichkeit, Verständnis, Anerkennung, Nähe, Ruhe, Zeit und emotionale Zuwendung geben dem heranwachsenden Kind Sicherheit in seiner Beziehung zu den Eltern. Mit dieser sicheren Bindung entwickelt es Selbstbewusstsein und Energie, um seinen Alltag zu meistern.

Der **Medienkonsum** – Fernsehen, Computer, Playstation – prägt zunehmend die Freizeit von Kindern und Jugendlichen und beeinflusst ihr Verhalten und ihre Wertvorstellungen (vgl. Kap. 15.5).

Dennoch entwickeln Kinder aus sozial intakten Familien angemessene Werte und ein normales Sozialverhalten. Kinder aus „Problemfamilien" sind gefährdet. Sie reagieren häufig aggressiv, leiden an Konzentrationsstörungen und Leistungsverlust oder flüchten sich in „virtuelle Welten".

### Aufgaben

1. Beobachten Sie die Kinder in Ihrer Einrichtung. Versuchen Sie, anhand ihres Verhaltens ihre Besonderheiten und Bedürfnisse zu erkennen. Notieren Sie Ihre Beobachtungen. Entwickeln Sie Ideen, wie Sie diese Bedürfnisse erfüllen können (Verhalten der Erzieherin, Tagesablauf, Ausstattung, Spiele, Beschäftigung etc.).
2. Erfragen Sie das Freizeitverhalten der Kinder Ihrer Einrichtung (Fragebogen!).
Sammeln Sie Ihre Ergebnisse und werten Sie diese in Gruppen aus.

# 3 Gesunde Lebensführung

**Auszug aus dem pädagogischen Konzept der Kindertagesstätte „Mäusekiste“**

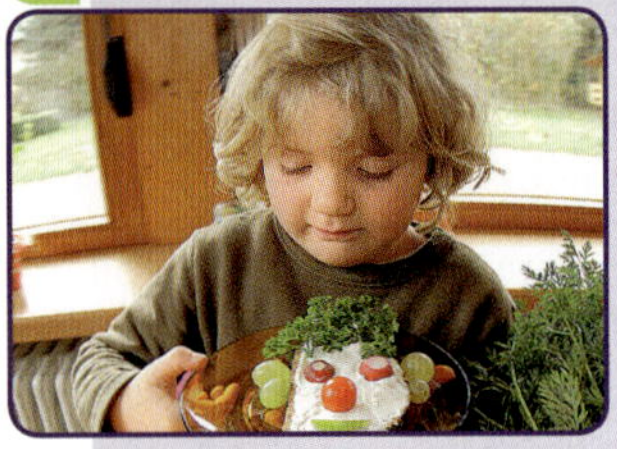

In der Kindheit werden die Weichen für Gesundheit und Lebensqualität im Erwachsenenalter gestellt. Eltern und Erzieher tragen eine besondere Verantwortung für die gesunde Entwicklung der Kinder. Unsere Einrichtung möchte die Eltern und ihre Kinder dabei begleiten. Durch eine gesundheitsfördernde Tagesstruktur und spezifische Angebote wollen wir mit dazu beitragen, dass Ihre Kinder heute und morgen gesund leben. **Ernährung, Bewegung, Entspannung und Zahngesundheit sind die 4 Säulen unserer Gesundheitserziehung.**

**Aufgabe**

- Informieren Sie sich über gesundheitsfördernde Angebote Ihrer Einrichtung. Stellen Sie diese der Klasse vor. Erstellen Sie danach gemeinsam eine Wandzeitung mit dem Thema „Gesundheitserziehung im Kindergarten“, auf der die verschiedenen Angebote vorgestellt werden.

## 3.1 Ernährung – auf die Inhaltsstoffe kommt es an

Eine vollwertige Ernährung liefert **Nährstoffe,** die der Körper zum Aufbau und zur Aufrechterhaltung seiner Funktionen braucht. Sie unterstützt eine gesunde Entwicklung und erhält die körperliche Leistungsfähigkeit.

### 3.1.1 Lebensmittel bestehen aus Nährstoffen

Die aufgenommene Nahrung wird im Verdauungstrakt in ihre kleinsten Bestandteile, die **Nährstoffe,** zerlegt: Eiweiß, Kohlenhydrate, Fette, Vitamine und Mineralstoffe. Diese werden mit dem Blut zu den Körperzellen gebracht, wo sie zum **Zellaufbau** (Baustoffe) oder zur **Energiegewinnung** (Brennstoffe), z.B. für geistige bzw. körperliche Arbeit sowie für die Erhaltung der Körpertemperatur, benötigt werden.

**Eiweiß** dient zum **Aufbau** und zur Erhaltung des Körpers (1 g liefert 17 kJ/4 kcal). Weil Kinder wachsen, muss ihre Nahrung ausreichend Eiweiß enthalten. Eiweißlieferanten sind z.B. Milch, Milchprodukte, Eier, Fleisch, Fisch und Hülsenfrüchte.

**Kohlenhydrate** sind **Brennstoffe** (1 g liefert 17 kJ/4 kcal). Da sie leichter verdaulich sind als Fett, liefern sie schnell Energie. Kohlenhydrathaltige Lebensmittel wie Vollkornbrot, Naturreis, Kartoffeln, Gemüse und Obst enthalten Ballaststoffe, Vitamine und Mineralstoffe und sollten reichlich verzehrt werden. Stark verarbeitete Lebensmittel wie Gebäck, Weißbrot, Süßigkeiten führen häufig zu Übergewicht, Karies und Verstopfung. Ihr Verzehr sollte deshalb eingeschränkt werden.

**Fette** sind die wichtigsten **Brennstoffe** (1 g liefert 39 kJ/9 kcal). Sie kommen in Butter, Nüssen und Ölen vor, als **versteckte Fette** z.B. in Wurst, Fleisch, Fisch, Torten und Gebäck, Milchprodukten und Fertiggerichten. Fette enthalten fettlösliche Vitamine und die **essenziellen** (lebensnotwendigen) **Fettsäuren** Linolsäure und Linolensäure. Fett hat einen hohen Sättigungswert. Zu hoher Fettverzehr führt zu Übergewicht.

**Ballaststoffe** sind unverdauliche Kohlenhydrate und kommen besonders in Vollkornprodukten, Kartoffeln, Obst und Gemüse vor. Ballaststoffe binden viel Flüssigkeit und quellen im Magen und Darm auf. Dadurch erhöhen sie das Sättigungsgefühl und beugen der Verstopfung vor.

**Vitamine** und **Mineralstoffe** werden als Wirkstoffe bei der Regulation von Körperfunktionen (z.B. Stoffwechsel) und zum Aufbau (Zähne, Knochen, Blut) benötigt. Eine vitamin- und mineralstoffarme Ernährung kann zu Mangelerscheinungen führen.

**Wasser** ist lebenswichtig. Der Säugling regelt seinen Flüssigkeitsbedarf über die Muttermilch. Während des 1. Monats erhöht sich der Bedarf auf ca. 800 ml am Tag. Bei nicht ausreichender Flüssigkeitszufuhr sind besonders Säuglinge und Kleinkinder gefährdet auszutrocknen.

**Richtwerte für die Zufuhr von Wasser (möglichst als Mineralwasser, Kräuter- oder Früchtetees sowie Schorlen) durch Getränke in ml pro Tag**

| Alter | Getränkemenge |
|---|---|
| 1 bis unter 4 Jahre | 820 |
| 4 bis unter 7 Jahre | 940 |
| 7 bis unter 10 Jahre | 970 |
| 10 bis unter 13 Jahre | 1170 |
| 13 bis unter 15 Jahre | 1330 |
| 15 bis unter 19 Jahre | 1530 |

Quelle: D-A-CH-Refernzewerte für die Nährstoffzufuhr, 2000

## 3.1.2 Essen mit der Dreidimensionalen Lebensmittelpyramide

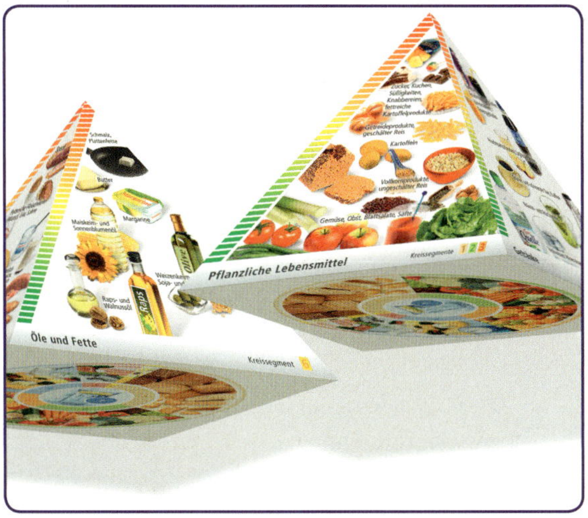


### Aufgabe

- Betrachten Sie das Frühstück in Ihrer Einrichtung. Beurteilen Sie den Gesundheitswert der einzelnen Komponenten.

Viele Menschen wissen nicht, wie sie sich gesund ernähren sollen. Die Dreidimensionale Lebensmittelpyramide der Deutschen Gesellschaft für Ernährung e.V. (DGE) veranschaulicht die Prinzipien einer vollwertigen Ernährung. Auf der Unterseite der Pyramide ist der DGE-Ernährungskreis abgebildet. Er teilt das reichhaltige Lebensmittelangebot in sieben Gruppen ein und erleichtert so die tägliche Lebensmittelauswahl. Je größer ein Kreissegment ist, desto größere Mengen sollten täglich aus der Gruppe verzehrt werden. Lebensmittel aus kleinen Segmenten sollten sparsam verwendet werden.

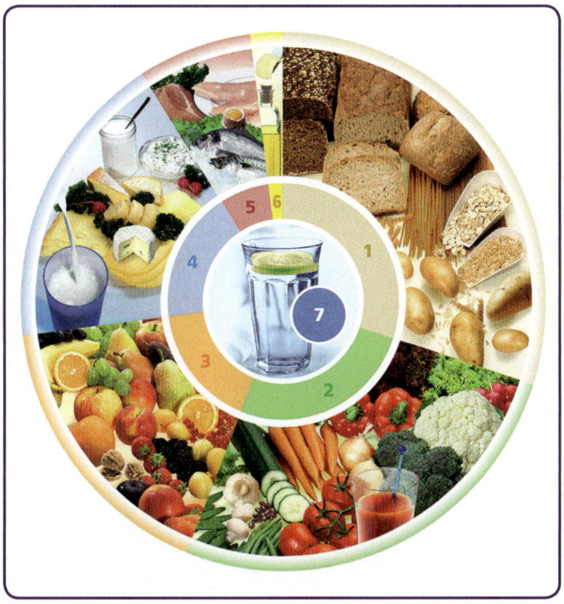


*Der Ernährungskreis*

Der Ernährungskreis berücksichtigt die **10 Regeln der DGE** (vgl. Kap. 3.1.3). Er ermöglicht eine bedarfsgerechte Zufuhr von Nährstoffen, Ballaststoffen und sekundären Pflanzenstoffen.

| Lebensmittel Orientierungswerte für Erwachsene | |
|---|---|
| Gruppe 1 | **Getreide, Getreideerzeugnisse, Kartoffeln**<br>Brot 200–300 g (4–6 Scheiben) **oder**<br>Brot 150–250 g (3–5 Scheiben) und<br>50–60 g Getreideflocken<br>Kartoffeln 200–250 g (gegart) **oder**<br>Teigwaren 200–250 g (gegart) **oder**<br>Reis 150–180 g (gegart)<br>Vollkornprodukte sind zu bevorzugen |
| Gruppe 2 | **Gemüse, Salate**<br>mind. 400 g Gemüse, z. B.<br>Gemüse 200 g gegart + Rohkost/Salat 200 g |
| Gruppe 3 | **Obst**<br>mind. 2–3 Portionen Obst (250 g) |
| Gruppe 4 | **Milch, Milchprodukte**<br>200–250 g Milch/Joghurt, 50–60 g Käse<br>fettarme Produkte bevorzugen |
| Gruppe 5 | **Fleisch, Wurst, Fisch, Ei**<br>pro Woche:<br>300–600 g Fleisch und Wurst<br>fettarme Produkte bevorzugen<br>80–150 g fettarmer Seefisch und 70 g<br>fettreicher Seefisch<br>bis zu 3 Eier (inkl. verarbeitetes Ei) |
| Gruppe 6 | **Fette, Öle**<br>15–30 g Butter/Margarine<br>10–15 g Öl (z. B. Raps-, Soja- und Walnussöl) |
| Gruppe 7 | **Getränke**<br>insgesamt mindestens 1,5 Liter,<br>bevorzugt energiearme Getränke |

Die Angaben in der Tabelle beziehen sich auf einen Tag, mit Ausnahme der Gruppe 5. Hier sind Gesamtmengen für eine Woche genannt. Die Mengenangaben zu einzelnen Lebensmitteln erfolgen jeweils als Spanne. Die unteren Werte gelten für eine niedrigere Energiezufuhr, die oberen Werte orientieren sich an einer höheren Energiezufuhr.

*Mengenvorschläge für den Tageskostplan eines Jugendlichen (in Anlehnung an den Ernährungskreis für Erwachsene)*

Eine vollwertige Ernährung heißt:
- täglich Lebensmittel aus allen 7 Lebensmittelgruppen auswählen,
- das dargestellte Mengenverhältnis berücksichtigen,
- die Vielfalt der einzelnen Gruppen nutzen.

Die Seitenflächen der Dreidimensionalen DGE-Lebensmittelpyramide geben durch die räumliche Anordnung der Lebensmittel die zusätzliche Information, welche Lebensmittel innerhalb der jeweiligen Gruppen zu bevorzugen sind: Lebensmittel an der Basis der Pyramidenseite gelten als besonders empfehlenswert, Lebensmittel in der Spitze als weniger empfehlenswert.
Lebensmittel vom Fuß der Pyramide sollten innerhalb der jeweiligen Gruppe häufig verzehrt werden. Lebensmittel der Pyramidenspitze haben eine geringere Nährstoffdichte (wenig Vitamine oder Mineralstoffe, „leere Kalorien"), sie sollten nur in geringen Mengen verzehrt werden.

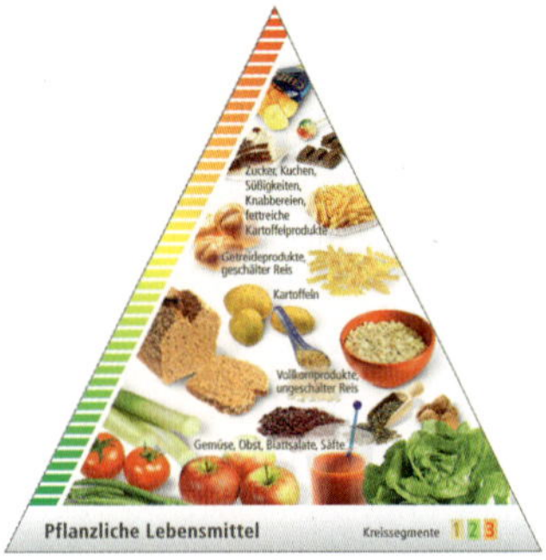


**Lebensmittel pflanzlichen Ursprungs:**
z. B. Gemüse, Salate, Obst, Brot, Müsli u. a. Frühstückszerealien, Backwaren

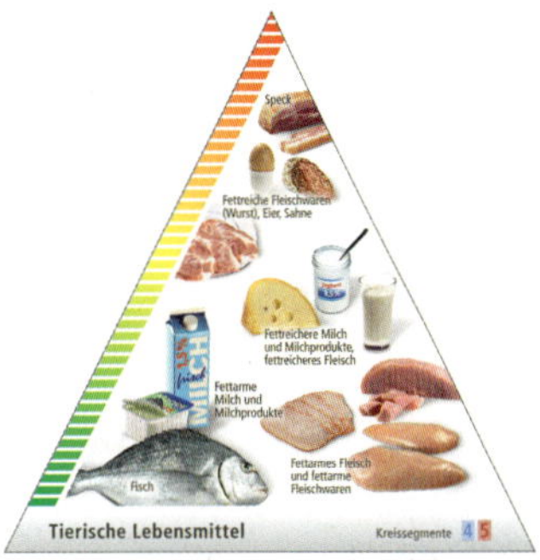


**Lebensmittel tierischen Ursprungs:**
z. B. Milchprodukte, Geflügel, Fleisch, Wurst, Fisch, Eier

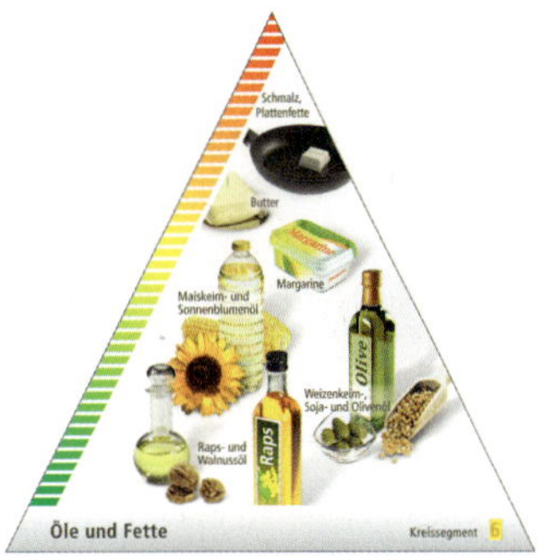


**Speisefette und Öle:**
z. B. Butter, Margarine, Pflanzenöle

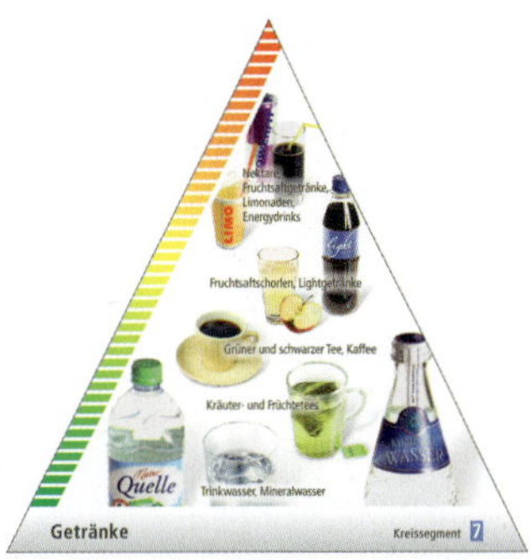


**Getränke:**
z. B. Mineralwasser, Saftschorlen, Kräutertee

Die Dreidimensionale Lebensmittelpyramide gibt wichtige Empfehlungen für eine gesunde Ernährung, z. B.

- **„Mehr Vollkornprodukte und weniger helle Getreideprodukte"**
  Vollkornprodukte sind reich an Ballaststoffen, Vitaminen und Mineralstoffen.
- **„Gemüse, Salate, Obst – fünfmal am Tag"**
  Sie enthalten Vitamine, Mineralstoffe, Ballaststoffe und sekundäre Pflanzenstoffe mit gesundheitsfördernden Eigenschaften. Sie sind meist kalorienarm und sättigen.
- **„Ausreichend trinken, zu bevorzugen sind Mineralwasser, Saftschorlen, Früchte- und Kräutertee"**
  Zuckerhaltige Getränke enthalten viele leere Kalorien (Übergewicht!).

Getreideprodukte, Gemüse, Salate und Obst sollen reichlich, tierische Lebensmittel, wie Fleisch, Wurst, Eier, maßvoll verzehrt werden. Öle und Fette, Kuchen, Süßigkeiten, Snacks und alkoholhaltige Getränke sollte man nur in kleinen Mengen genießen.

## Aufgaben

1. Erstellen Sie für die Eltern Ihrer Einrichtung ein Informationsblatt „Gesunde Ernährung für Kids". Beziehen Sie dabei die wichtigsten Aussagen der Lebensmittelpyramide mit ein.
2. Überlegen Sie, welche Nährstoffe bzw. Lebensmittelgruppen heute
   - zu viel,
   - zu wenig aufgenommen werden.
3. Überprüfen Sie Ihre eigene Ernährung. Essen Sie nach den Regeln der DGE?
4. Erstellen Sie einen Tageskostplan nach der Lebensmittelpyramide für
   - Sie persönlich,
   - ein 5-jähriges Kind.

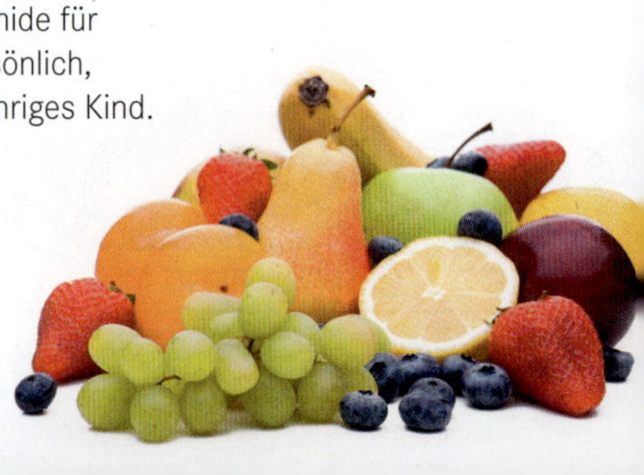

### 3.1.3 Vollwertige Ernährung

Frühstückszeit im Kindergarten „Wichtelland“. Die Kinder packen ihr von zu Hause mitgebrachtes Frühstück aus. Stefan hat ein Nutellabrötchen und Pfirsichnektar dabei; Maria packt ein Vollkornbrot mit Käse und eine kleine Schale mit Apfel- und Birnenstücken aus. Henning hat ein Leberwurstbrot und eine Milchschnitte dabei. An einem Tisch gibt es Geschrei, Pia will mit Sabine ihre Möhren gegen einen Müsliriegel tauschen, die will aber nicht. Alle Kinder erhalten als Getränk Mineralwasser oder Früchtetee.

**Aufgaben**

1 Was haben die Kinder zum Frühstück dabei? Entspricht das Essen einer gesunden Ernährung? Begründen Sie Ihre Meinung.

2 Stellen Sie das Ernährungskonzept Ihrer Einrichtung in der Klasse vor. Wie ist die Ernährung organisiert? Wie sieht das Speisenangebot aus?

Der individuelle **Energie**- und **Nährstoffbedarf** eines Menschen wird durch Alter, Geschlecht, Größe und Gewicht sowie die körperliche Aktivität bestimmt. Kinder und Jugendliche haben pro kg Körpergewicht einen höheren Energie- und Nährstoffbedarf als Erwachsene, da sie im Wachstum sind. Bei ihnen muss besonders auf eine ausreichende Zufuhr von hochwertigem Eiweiß (10–15 %) geachtet werden. 30–35 % der Energie sollten als Fette aufgenommen werden, pflanzliche Fette mit einem hohen Gehalt an essenziellen Fettsäuren sind zu bevorzugen. Kohlenhydrate sollten mindestens 50 % der Energie abdecken. Stärke- und ballaststoffreiche Lebensmittel sind zu bevorzugen, zuckerreiche zu reduzieren.

Vitamine, Mineralstoffe und Spurenelemente müssen ausreichend zugeführt werden. Für den Aufbau von Knochen und Zähnen wird täglich je nach Lebensalter ca. 600 bis 1200 mg **Calcium** benötigt. Dieses kann über Milch und Milchprodukte wie Joghurt, Quark und Käse zugeführt werden. Bei Milchunverträglichkeit sind calciumreiche Mineralwässer, Nüsse, grünes Gemüse oder calciumangereicherte Fruchtsaftgetränke geeignet. Mädchen haben nach dem Einsetzen der Menstruation einen erhöhten **Eisen**-Bedarf. Fleisch ist ein guter Eisenlieferant, daneben grünes Gemüse und Getreideprodukte. Zusammen mit Vitamin-C-reichen Fruchtsäften wird das Eisen besser resorbiert. Der **Jod**bedarf muss ausreichend gedeckt werden. Seefisch, z. B. Seelachs, Kabeljau und Scholle, sind gute Jodquellen. Jod kann auch zusammen mit Fluor über Speisesalz aufgenommen werden.

**Fünf Mahlzeiten** am Tag vermeiden größere Leistungsschwankungen und sind besonders bei Kindern, deren Energiespeicher schneller erschöpft ist, wichtig.

Kinder haben einen hohen **Flüssigkeitsbedarf**. Zu jeder Mahlzeit sollten Getränke, z. B. Mineralwasser, Saftschorlen, ungesüßter Kräuter- oder Früchtetee, angeboten werden. Auf Limonaden- und Fruchtsaftgetränke sollte wegen des hohen Zuckergehaltes verzichtet werden.

Frisches Obst und Gemüse enthalten Vitamine und Mineralstoffe. Sie gehören zu jeder Mahlzeit und sollten 5-mal am Tag verzehrt werden, 1-mal am Tag auch als Saft möglich. Obstkonserven sind wegen des hohen Zuckergehaltes nicht zu empfehlen.

Erst 20 Minuten nach der Mahlzeit tritt ein Sättigungsgefühl ein, daher sollte in Ruhe gegessen werden. Essen ist ein sinnliches Vergnügen, das alle Sinne anspricht. Der Tisch sollte ansprechend gedeckt und die Speisen appetitlich angerichtet werden.

Die **10 Regeln der Deutschen Gesellschaft für Ernährung** (DGE)

5 am Tag OBST & GEMÜSE

1 Vielseitig essen
2 Reichlich Getreideprodukte und Kartoffeln
3 Gemüse und Obst – Nimm „5“ am Tag!
4 Täglich Milch und Milchprodukte, ein- bis zweimal in der Woche Fisch; Fleisch, Wurstwaren sowie Eier in Maßen
5 Wenig Fett und fettreiche Lebensmittel
6 Zucker und Salz in Maßen
7 Reichlich Flüssigkeit
8 Schmackhaft und schonend zubereiten
9 Sich Zeit nehmen und genießen
10 Auf das Gewicht achten und in Bewegung bleiben

**Aufgaben**

1 Der Kindergarten am Schlossberg plant ein Büfett „Gesundes Frühstück“ gemeinsam mit den Eltern. Es sollen möglichst regionale Produkte der Saison (August) angeboten werden. Planen Sie die Zusammensetzung des Büfetts.
Begründen Sie Ihre Entscheidung.

2 Erkunden Sie im Supermarkt das Angebot an Obst, Salaten und Gemüse. „5 am Tag“ – wie kann diese Empfehlung in der Ernährung von Kindern umgesetzt werden?

3 Was trinken Sie am Tag? Erstellen Sie ein Flüssigkeitsprotokoll für einen Tag.

Sie machen Ihr Berufspraktikum in einem Hort, der das Mittagessen selbst zubereitet. Am Mittagessen nehmen 19 Kinder, 4 bis 10 Jahre, teil. 4 Kinder essen kein Fleisch, 5 sind übergewichtig.
In Ihrer Teamsitzung stimmen Sie den Speiseplan für die folgende Woche ab.

## Aufgaben

Erstellen Sie in Kleingruppen einen Wochenspeiseplan für ein vollwertiges Mittagessen.

1 Stellen Sie für die einzelnen Wochentage die Rezepte zusammen.
2 Schreiben Sie den Einkaufszettel mit einer Kostenaufstellung.
3 Vergleichen Sie die Kosten für Lebensmittel aus konventionellem/biologischem Anbau.

Morgens ein Stück Kuchen, in der Pause Schokoriegel und Limo, mittags Pommes an der Frittenbude, wer so isst, nimmt zu viele fett-, energie- und zuckerreiche Lebensmittel zu sich. Dabei tritt das Sättigungsgefühl erst spät ein, es wird zu viel gegessen und Übergewicht entsteht.

Regelmäßige vollwertige Mahlzeiten sind die Basis für eine gesunde Entwicklung. Kinder können Nährstoffe, Energie und Flüssigkeit nicht ausreichend speichern. Fünf Mahlzeiten am Tag, zwei davon als Zwischenmahlzeiten vormittags und nachmittags, helfen ihnen, Leistungstiefs zu vermeiden.
Das Forschungsinstitut für Kinderernährung in Dortmund empfiehlt eine vollwertige Ernährung nach der **optimierten Mischkost:** drei Hauptmahlzeiten, Frühstück, Mittag- und Abendessen sowie zwei Zwischenmahlzeiten, ein 2. Frühstück bzw. Pausenbrot am Morgen und einen Imbiss am Nachmittag. Die Mahlzeiten sollten abwechslungsreich gestaltet sein und Vorlieben der Essensteilnehmer berücksichtigen. Kinder wollen gerne den Speiseplan mitgestalten und mitkochen. Eltern und Erzieher sollten sie daher an der Zubereitung der Mahlzeiten beteiligen. Durch das gemeinsame Herstellen eines Salates oder eines Quarks mit Kräutern aus dem eigenen Garten werden Kinder an eine bewusste Ernährung herangeführt.

Eine Orientierung für einen Wochenspeiseplan (Mittagessen) gibt folgende Empfehlung:

**Wochenspeiseplan:**
- 1 Fleischgericht
- 1 Eintopf oder Auflauf
- 1 Seefischgericht
- 1 vegetarisches Gericht
- 1 frei gewähltes Gericht

Regelmäßig sollten fettarme Milchprodukte, frisches Obst, Rohkost oder Salat angeboten werden.

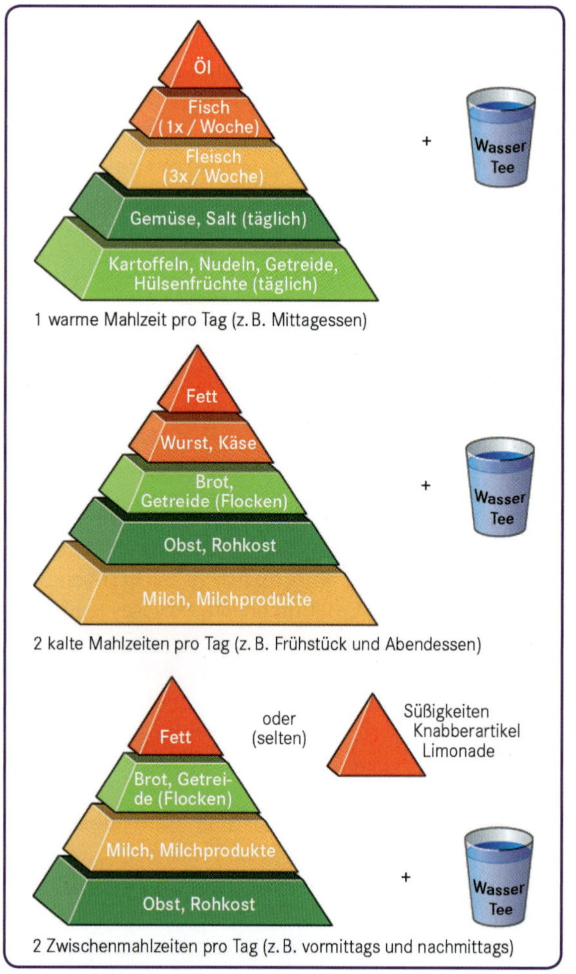


*Die optimierte Mischkost*

## Aufgaben

1 Informieren Sie sich über die **optimierte Mischkost.**
2 Stellen Sie die Organisation der Verpflegung in Ihrer Einrichtung vor. Wie gestalten Sie die Mahlzeiteneinnahme/Tischkultur? Tauschen Sie sich über Vor- und Nachteile der einzelnen Konzepte aus.
3 Machen Sie Vorschläge für geeignete Zwischenmahlzeiten (Kinder/Jugendliche) am Nachmittag.

## 3.1.4 Ernährungserziehung

Simon kommt aus dem Kindergarten zum Mittagessen nach Hause. Seine Mutter ist noch in der Küche beschäftigt. Simon hat Hunger und greift schnell zu einem Schokoriegel und einem Kakaotrunk. Bei Tisch, es gibt Gemüsewrap, hat er keinen Appetit mehr. „Du weißt doch, Mama, dass ich Paprika und Mais nicht mag!", jammert Simon. Doch seine Mutter lässt sich nicht beirren. „Der Teller wird leer gegessen, Gemüse ist gesund. Zur Belohnung gibt es dann noch ein Eis."
Mit viel Protest isst Simon den Teller leer. Beim Eis lacht er schon wieder. „Siehst du, du hast alles geschafft! So wirst du auch groß und stark", tröstet die Mutter.

### Aufgaben

1 Wie beurteilen Sie das Verhalten von Simons Mutter? Welche Probleme ergeben sich daraus für Simons Essverhalten?

2 Welche Ernährungsregeln hatten Sie in Ihrer Kindheit? Tauschen Sie sich in Gruppen aus.

3 Wie ist Ihr eigenes Essverhalten?

Das **Ernährungsverhalten** wird in der Kindheit durch Eltern, Erzieher und Gleichaltrige geprägt. Kinder übernehmen das Ernährungsverhalten ihres Umfeldes durch Beobachten und Nachahmen. Auch Esskultur und Werbung beeinflussen die Essgewohnheiten.

Kinder haben ein anderes **Geschmacksempfinden** als Erwachsene. Lebensmittel mit einem ausgeprägten Eigengeschmack (Lauch, Kohl, würziger Käse) lehnen sie meist ab, die mit einem neutralen, milden Geschmack (Nudeln, Bananen, Butterkäse) werden dagegen bevorzugt.
Viele Lebensmittel können so zubereitet werden, dass sie für Kinder attraktiv sind. Gemüse, als Fingerfood mit einem Quarkdip oder als bunte Dekoration auf einem belegten Brot, wird von vielen Kindern gern gegessen. Geraspelt oder püriert in Aufläufen, Suppen und Soßen „versteckt" kann Gemüse zu leckeren Speisen verarbeitet werden. Joghurt, Milchmixgetränke und Früchtequark schmecken auch Kindern, die keine Milch mögen. Auch in Suppen, Brei (z. B. Grießbrei, Kartoffelbrei) und Aufläufen (z. B. Reisauflauf) kann Milch verarbeitet werden.

Die Essensvorlieben von Kindern sollten bei der Speisenauswahl berücksichtigt werden, sie sollten aber nicht das Essensangebot diktieren. Der Geschmack der Kinder ändert sich oft. Einmal abgelehnte Lebensmittel können in anderen Zubereitungen wieder angeboten werden. Nur ein vielseitiges Angebot an Lebensmitteln ermöglicht Kindern, ihren eigenen „Geschmack" zu entwickeln.

Kinder empfinden Essen oft als lästige Unterbrechung während des Spielens. Daher haben sie oft keinen Appetit, spüren aber kurze Zeit später Hunger. Mahlzeiten sollten möglichst gemeinsam eingenommen werden. In einer angenehmen Atmosphäre erfahren Kinder, dass Essen zum Wohlbefinden beiträgt.

Eine Scheibe Brot, Müsli, Obst, Gemüse, Milchprodukte sind vollwertige Lebensmittel, die auch zwischendurch verzehrt werden können. Süßigkeiten oder Snacks enthalten viel Zucker und Fett und sind als Zwischenmahlzeit nicht geeignet.

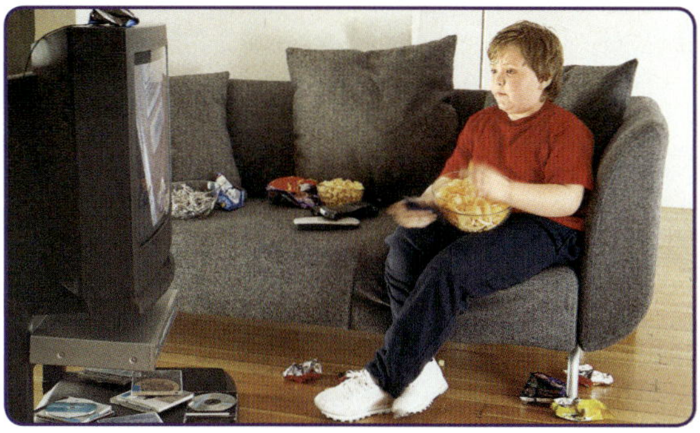

*Chips sind als Zwischenmahlzeit nicht geeignet.*

Kinder sind wissbegierig - woher kommen die Lebensmittel? Wie werden Waffeln hergestellt? Sie sollten bei der Nahrungszubereitung „mithelfen" dürfen. Selbst zubereitete Mahlzeiten schmecken Kindern besser. Auch am Einkauf beteiligen sie sich gern. Kinder arbeiten gern im Garten. Mit einem eigenen Beet, auf dem sie selbst Gemüse und Kräuter anbauen, erleben sie, wie z. B. Radieschen wachsen, und können ihren eigenen Salat ernten.

**Essen ist kein Erziehungsmittel.** Es darf weder als Trostpflaster noch als Lob oder Strafe eingesetzt werden. Wird ein Kind mit Süßigkeiten getröstet, sucht es oft auch später im Essen Trost. „Du musst deinen Teller leer essen!" - führt dazu, dass das Kind mehr isst als es benötigt, das normale Hunger- und Sättigungsgefühl geht verloren.

### Aufgaben

1 Machen Sie eine Ernährungsumfrage in der Klasse (z. B. Mahlzeiten, Lebensmittelauswahl, Zubereitung, Esskultur).

2 Wie wird Ernährungserziehung in Ihrer Einrichtung umgesetzt? Vergleichen Sie die verschiedenen Ansätze und ihre Ziele.

3 Überlegen Sie geeignete „Tisch- und Essregeln" für die Ernährungserziehung, z. B. wenn Kinder satt sind, müssen sie den Teller nicht leer essen. Erstellen Sie dazu ein Poster.

## 3.1.5 Multikulturelle Ernährung

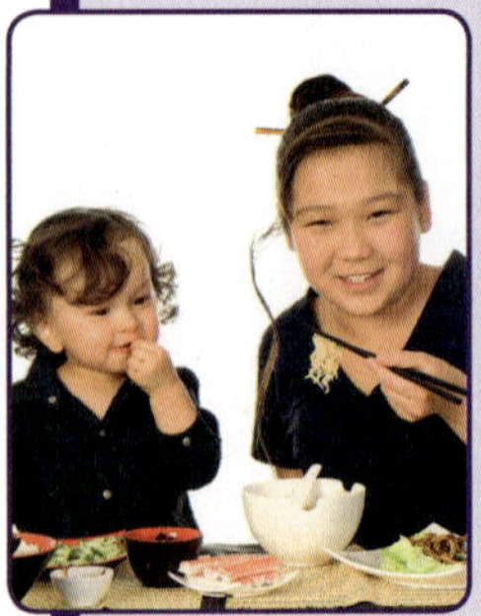

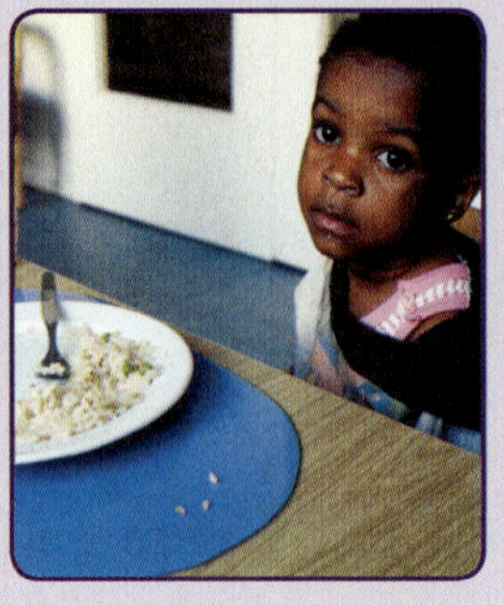

### Wie essen Kinder in anderen Ländern?

In einer Kindertagesstätte, die von Kindern verschiedener Nationen besucht wird, soll im Rahmen der multikulturellen Erziehung ein Projekt „Andere Länder, andere Speisen" durchgeführt werden. Die Erzieherinnen wollen dabei mit den Kindern landestypische Gerichte ihrer Herkunftsländer zubereiten und gemeinsam essen.
Zum Abschluss ist ein Fest geplant mit landestypischer Musik und einem Büfett „Spezialitäten aus verschiedenen Ländern", zu dem die Eltern und andere Gäste eingeladen werden sollen.

### Aufgaben

1 Aus welchen Herkunftsländern kommen die Kinder in Ihrer Einrichtung?
2 Stellen Sie in Gruppen landestypische Rezepte zusammen.
3 Ermitteln Sie die Besonderheiten der verschiedenen Esskulturen.

Nationalität, Religion und Esskultur des Herkunftslandes prägen wesentlich die Ernährung eines Menschen. Heimatliche Ernährungstraditionen werden oft über viele Generationen in fremden Ländern beibehalten. So essen religiöse Juden kein Schweinefleisch oder Wild, auch werden Fleisch- und Milchprodukte nicht gleichzeitig verzehrt. Religiöse Türken essen kein Schweinefleisch, sondern nur Fleisch von geschächteten Tieren.

In Deutschland leben viele Familien mit z. B. italienischer, spanischer, türkischer, griechischer oder russischer Herkunft.
Eine multikulturelle Ernährung in den Einrichtungen fördert Offenheit und Toleranz im Umgang mit verschiedenen Kulturen und ermöglicht das Kennenlernen neuer Speisen.

### Wie ernähren sich Menschen in anderen Ländern?

Die **türkische Küche** bietet Gerichte aus Teigwaren, Reis, Gemüse, wenig Fleisch, Fisch. Frisches Obst, Milch und Milchprodukte runden das vollwertige Speiseangebot ab. Die Mahlzeiten werden frisch zubereitet. In der Türkei isst man üblicherweise 3-mal am Tag: zum Frühstück Brot, Schafskäse, grüne und schwarze Oliven, Tomaten, Gurken, Konfitüre und Tee. Mittags werden kleine warme Gerichte, z. B. Suppen, etwas gegrilltes Fleisch mit Fladenbrot, Salate und frisches Obst angeboten. Das Abendessen ist die wichtigste Mahlzeit und besteht aus Suppe, gefolgt von Fleisch- und Gemüsegerichten mit Salat, gefülltem Gemüse, danach Desserts und frisches Obst.

In Mittelmeerländern wie **Italien** und **Griechenland** werden mittags und abends warme Mahlzeiten verzehrt. Diese bestehen aus hellen Backwaren, Teigwaren, Fisch und Fleischgerichten, viel Gemüse, Salaten sowie frischem Obst. Die Speisen werden frisch zubereitet, dabei

### Rezepte

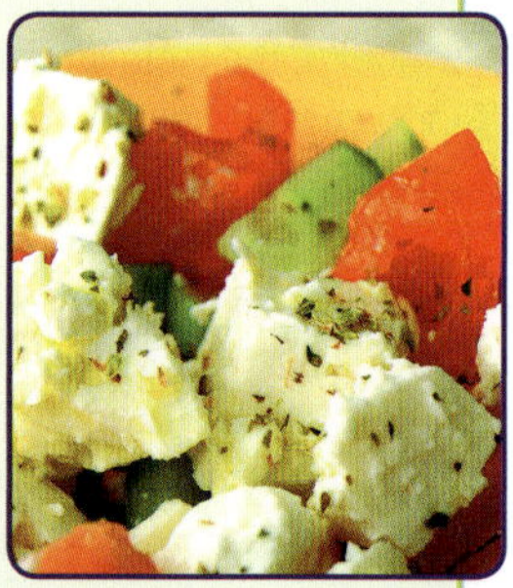

**Hirtensalat** (4 Personen)

*Zutaten:*
1 Gurke, 2 Tomaten,
2 rote Paprika, 1 Zwiebel,
200 g Schafskäse, Dill,
Minze, Knoblauch,
Zitronensaft, Olivenöl,
etwas Salz

*Zubereitung:*
Gurken schälen, Tomaten und Paprika würfeln; Zwiebeln und Knoblauch fein schneiden, Schafskäse würfeln. Etwas Salz, Zitronensaft und Olivenöl zugeben, alle Zutaten mischen und mit den fein gehackten Kräutern bestreuen.

**Fladenbrot** (4 Personen)

*Zutaten:*
300 g Mehl, ½ P. Trockenhefe, ½ TL Salz,
½ TL Zucker, 2 EL Olivenöl, 15 g Butter,
0,16 l Wasser, 10 g Sesam

*Zubereitung:*
Mehl, Trockenhefe, Salz, Zucker mischen. Olivenöl und abgekühlte, geschmolzene Butter zufügen. Teig kneten, dabei langsam bis zu 160 ml lauwarmes Wasser zugeben.
Teig zugedeckt an einem warmen Ort 30 Minuten gehen lassen. Teigkugel zu einem Fladenbrot formen, auf ein mit Backpapier belegtes Blech legen, mit einer Gabel mehrfach einstechen und mit Sesam bestreuen. Fladenbrot 20 Minuten an einem warmen Ort gehen lassen. Bei 200-225 °C ca. 25 Minuten backen.

wird reichlich Olivenöl verwendet. Mit frischen Kräutern und verschiedenen Gewürzen (wenig Salz) werden schmackhafte Gerichte zubereitet.

## Rezepte

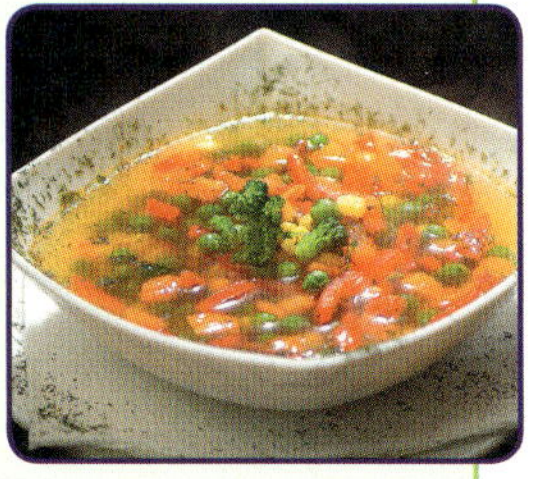

### Minestrone (4 Personen)

*Zutaten:*
1,5 l Brühe, 300 g Tomaten, 200 g grüne Bohnen, 200 g grüne Erbsen, 3 Kartoffeln, 2 Möhren, 1 Lauch-Stange, ½ Sellerieknolle, 1 mittelgroße Zwiebel, 2 Knoblauchzehen, 2 EL Olivenöl, Petersilie, Basilikum, Salbei, Rosmarin, Majoran, Pfeffer, etwas Salz, Parmesan

*Zubereitung:*
Olivenöl erhitzen, klein gehackte Zwiebeln und Knoblauch hinzugeben und goldgelb anschwitzen. Klein geschnittenes Gemüse/Kartoffeln zu den Zwiebeln geben und ca. 10 Minuten dämpfen. Mit 1,5 Liter Brühe ablöschen und ca. 10 Minuten kochen lassen. Grüne Erbsen und Gewürze hinzugeben und 10 Minuten köcheln lassen. Nach dem Servieren frische klein geschnittene Basilikumblätter und frisch gehackte Petersilie darüberstreuen. Parmesan wird zur Selbstbedienung gereicht.

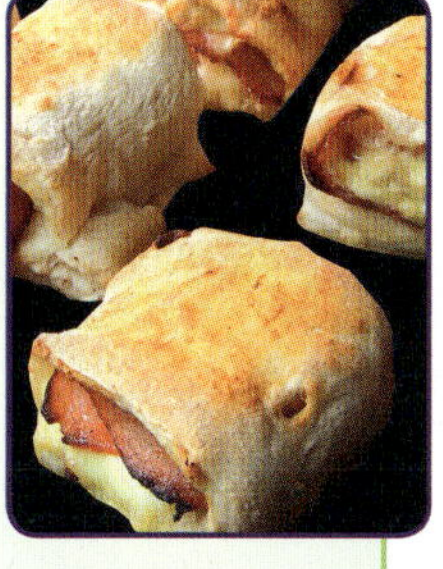

### Pizzabrötchen (4 Personen)

*Zutaten:*
4 Brötchen zum Aufbacken, 1 kleine Dose passierte Tomaten, 200 g gek. Schinken, 200 g Salami, 1 Glas Pilze, 2 rote Paprika, 1 Gemüsezwiebel, 150 g geriebener Gouda, Majoran, Thymian, Pfeffer, Salz

*Zubereitung:*
Brötchen halbieren, Schinken, Salami, Pilze, Zwiebeln und Paprika klein würfeln, mit der Tomatensoße vermengen und würzen.
Belag auf die Brötchen streichen und mit Käse bestreuen. Brötchen auf ein Backblech setzen und im Backofen bei 180 °C (Umluft) ca. 10–15 Min. backen.

Traditionell wird in **Russland** 3-mal am Tag warm gegessen. Die Mahlzeiten werden meist frisch zubereitet. Bei der Zubereitung wird viel Fett und Zucker verwendet. Zu der warmen Mahlzeit gehört traditionell Suppe, die mit Brot und meist mit Mayonnaise oder mit Sauerrahm gegessen wird. Der Hauptgang besteht aus Fleisch oder Geflügel, die mit Kartoffeln oder Reis serviert werden. Die Speisen werden mit Salz abgeschmeckt. Als Dessert wird Kuchen, dazu Tee gereicht. Brot und Kartoffeln sind die wichtigsten Mahlzeitenbestandteile, ebenso Kascha, eine Grütze. Milchprodukte, frisches Obst und Gemüse sowie Salate werden eher weniger gegessen.

## Rezepte

### Borschtsch (Russische Gemüsesuppe)

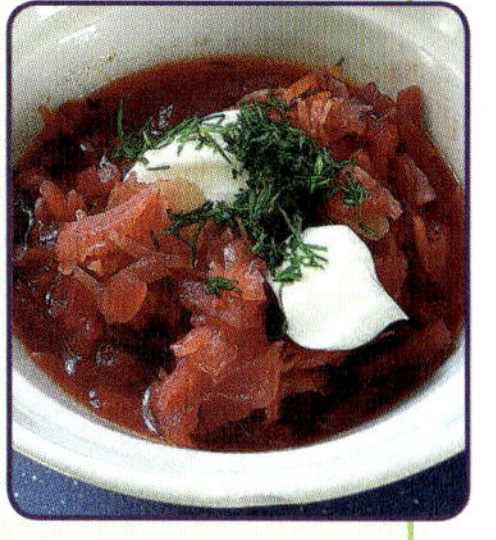

*Zutaten:*
1 kleiner Kopf Weißkohl, 1 Knolle Rote Bete, 1 Bund Dill, 1 Chilischote, 4 Zwiebeln, 750 g Kartoffeln, 1 kleine Dose Tomatenmark, 1 Beinscheibe, ¼ l Brühe, Salz, Pfeffer, 2 Lorbeerblätter, saure Sahne

*Zubereitung:*
Beinscheibe in etwas Öl anbraten, Zwiebeln würfeln und zusammen mit der klein geschnittenen Chilischote hinzugeben. Kartoffeln und Rote Bete würfeln, Weißkohl in Streifen schneiden und hinzufügen. Gemüse 5 Minuten schmoren. Dann das Tomatenmark einrühren. ¼ l Brühe aufgießen, mit Salz, Pfeffer und Lorbeerblättern abschmecken und 25 Min. bei mittlerer Hitze köcheln lassen.

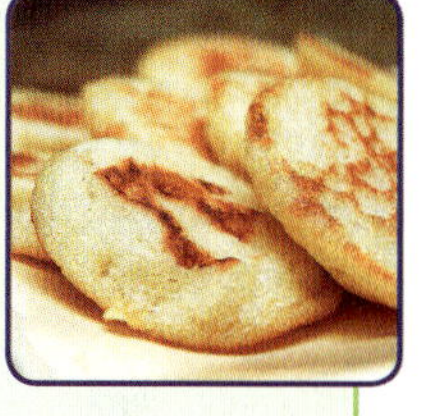

### Blinis (Russische Pfannkuchen)

*Zutaten:*
650 g Weizenmehl, 500 ml Milch, 25 g Hefe, 25 g Butter, 100 ml Sahne, 2 Eier, 2 TL Zucker, 1 TL Salz, Öl zum Braten

*Zubereitung:*
Hefe mit Milch verrühren, die Hälfte vom Mehl und weiche Butter hinzufügen und ca. 30 Min. gehen lassen. Eigelb vom Eiweiß trennen und Eigelb mit Zucker verreiben. Eiweiß steif schlagen und unter die geschlagene Sahne rühren. Den Teig umrühren, das restliche Mehl, Salz, Eigelb mit Zucker hinzufügen und alles gut durchmischen. Die Sahne-Eiweiß-Mischung unterrühren und den Teig noch mal gehen lassen. Anschließend Öl in einer Pfanne erhitzen, den Teig dünn in der Pfanne verteilen und den Pfannkuchen von beiden Seiten braten.

## Aufgaben

1 Erarbeiten Sie die Besonderheiten in der Ernährung der vorgestellten Länder heraus.

2 Wie werden in Ihrer Einrichtung die Ernährungsgewohnheiten von Kindern aus anderen Kulturen berücksichtigt?

3 Informieren Sie sich, wie die Religion in anderen Ländern die Ernährung beeinflusst (Auswahl/Zubereitung der Lebensmittel, Mahlzeiten).

## 3.1.6 Kinderlebensmittel – so gesund, wie die Werbung verspricht?

### Kinderlebensmittel unter der Lupe – Leckere Snacks für die kleine Pause zwischendurch!

Kinder (7 bis 10 Jahre) sollten täglich etwa 1800 kcal = 7524 Kilojoule zu sich nehmen, davon höchstens 70 Gramm Fett und 45 Gramm Zucker. Unterstützen diese Kinderlebensmittel dieses Ziel?

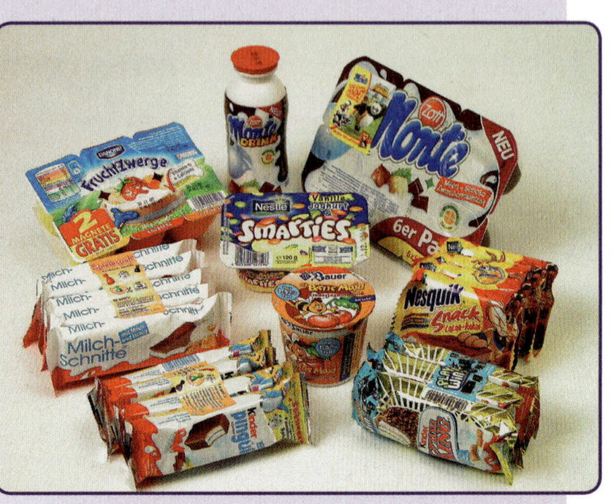


### Aufgaben

**1** Sammeln Sie Werbung/Verpackungen von Kinderlebensmitteln. Machen Sie eine Ausstellung.

**2** Sind Kinderlebensmittel für die gesunde Ernährung von Kindern geeignet? Vergleichen Sie dazu in Kleingruppen Werbung und Nährstoffgehalt von verschiedenen Kinderlebensmitteln (Milchprodukte, Riegel, Frühstückszerealien, Wurstwaren etc.) mit dem Nährstoffbedarf von Kindern.

Die Werbung preist „Kinderlebensmittel" oft als „gesunde Zwischenmahlzeit" an, z. B. „der Riegel mit dem hohen Milchanteil – ideal für die Ernährung von Kindern". Viele Produkte enthalten jedoch anstatt Vollmilch Magermilch, Molkepulver oder gezuckerte Kondensmilch.
„Ohne Zusatz von Kristallzucker" suggeriert ein Produkt, die Süße wird hier jedoch durch andere Zuckerarten erreicht. Der Gesamtzuckergehalt bleibt erhalten oder ist nur ganz geringfügig reduziert.
Die Aufschrift „angereichert mit Vitaminen und Mineralstoffen" klingt verlockend, lässt sogar den Glauben entstehen, weitere Obst- und Gemüseaufnahmen wären überflüssig.
Werbeaussagen wie „so wertvoll wie ein kleines Steak" mussten inzwischen zurückgezogen werden, da Untersuchungen des gesamten Nährwertgehaltes andere Ergebnisse brachten.

Wie beim Einkauf aller Lebensmittel, sollte bei Kinderlebensmitteln der Blick sorgfältig auf die Zutatenliste gelegt werden. Oft handelt es sich um stark verarbeitete Produkte, die einen hohen Fett- und Zuckeranteil haben. Ihr Sättigungswert ist niedrig, schnell stellt sich wieder ein Hungergefühl ein. Viele Produkte sind versteckte Süßigkeiten!
Der Gehalt an Zusatzstoffen, z. B. Aroma- und Farbstoffen, ist meist höher als in vergleichbaren normalen Lebensmitteln, der Ballaststoffgehalt niedrig. So werden typische Geschmacksvorlieben von Kindern angesprochen. Häufiger Verzehr kann dazu führen, dass sich der Geschmack auf diese Lebensmittel einstellt und herkömmlich zubereitete Speisen wie z. B. Vanilleflammeri als „fade" empfunden werden.
Dazu kommt oft bei Kinderlebensmitteln eine aufwendige Verpackung hinzu, wenn z. B. jede Portion einzeln verpackt ist. Dies entspricht nicht den Richtlinien der Umwelterziehung!

Aus ernährungsphysiologischer Sicht sind Kinderlebensmittel überflüssig.

Lebensmittel für Kinder statt Kinderlebensmittel; dies können sein:
- frisches Obst und Gemüse
- mäßig gesüßte Milchprodukte ohne Anreicherungen
- Vollkornprodukte

Schulkinder sollten nicht mehr als ca. 50 g Zucker täglich aufnehmen, diese stecken z. B. in zwei Schokoriegeln, in zwei Portionen (250 g) Kinderjoghurt. Bis zu 43 g stecken in 100 g Frühstückszerealien.

Ein Flammeri lässt sich in der Einrichtung mäßig gesüßt aus Vollmilch selbst herstellen.
Milchprodukte können durch die Zugabe von frischem Obst schmackhaft zu einer vollwertigen Zwischenmahlzeit zubereitet werden.
Portioniert in Glasschälchen oder zum Mitnehmen auch in kleine Kunststoffbecher mit Deckel (auswaschbar und wiederverwendbar) hinterlässt dieser Snack keine Müllberge.

Bei hohem Verzehr von „Kinderlebensmitteln" kann
- die empfohlene Vitaminzufuhr überschritten werden: Es kommt zu einer Überdosierung der fettlöslichen Vitamine!
- zu viel Fett, Zucker, Energie zugeführt werden: Es besteht die Gefahr, Übergewicht und/oder Diabetes zu bekommen!
- ein gestörtes Essverhalten entstehen.

## Kinderlebensmittel – was ist drin?

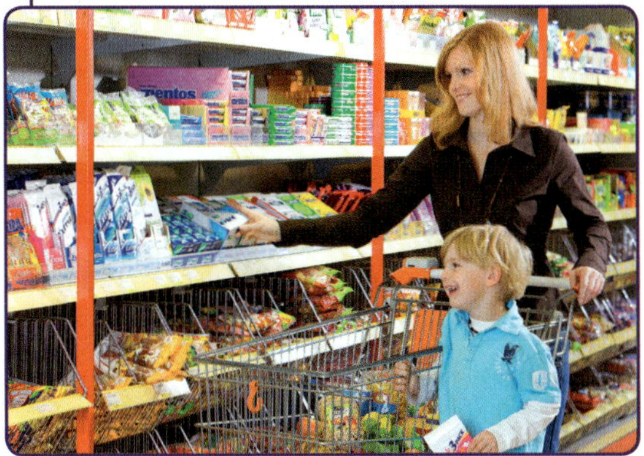

**Milchschnitten, Kinderriegel:** Sie enthalten viel Zucker und Fett (wie Schokolade) und sind als „gesunde Zwischenmahlzeit“ nicht geeignet.

**Kinderjoghurts:** Auf den Zucker- und Fettgehalt sollte geachtet werden. Produkte aus Joghurt enthalten weniger Fett als „Frischkäse-Joghurts“.

**Limonaden, Brausen** bestehen aus Zucker, Wasser und Aromastoffen (Limonade enthält 3–15 % Fruchtsaft, Brause keinen Fruchtsaft)

**Fruchtsaftgetränke** enthalten nur 6–30 % Fruchtsaft, Zucker, Wasser, viele Aromastoffe.

**Frühstückszerealien** bestehen aus Mehl, Wasser, Zucker, Aromastoffen u. a. Zusätzen. Ein Müsli aus Haferflocken, Obst und Milch ist den Fertigmischungen klar überlegen.

**Kindermenüs**, z. B. Suppen, Pizza für Kinder, sind normale Fertiggerichte in kindgerechten Verpackungen mit einem hohen Gehalt an Fett, Aroma- und Konservierungsstoffen.

Erstellen Sie eine Übersicht „Kinderlebensmittel“. Informieren Sie sich über ihre Zusammensetzung. Geben Sie Verzehrempfehlungen für den Alltag.

### Aufgaben

1. Viele Eltern bieten regelmäßig Kinderlebensmittel an, weil sie glauben, diese fördern eine gesunde Kinderernährung. Erstellen Sie einen Flyer „Kinderlebensmittel“, den Sie in der Elternberatung einsetzen können.
2. Eine Mutter berichtet, dass ihre Tochter nur noch Kinderlebensmittel, z. B. Riegel, Schnitten, Puddings, als Zwischenmahlzeit essen wolle. Normale Lebensmittel schmeckten ihr nicht. Geben Sie der Mutter Hilfen für eine Umstellung in der Ernährung. Stellen Sie das Gespräch in einem Rollenspiel dar.
3. Vergleichen Sie die Zusammensetzung von 150 g selbst gemachtem Erdbeerquark mit der von 150 g „Fruchtzwerge“.

## 3.1.7 Fast Food – eine zeitgemäße Ernährung

### Warum isst du gerne Fast Food?
**(ein Interview mit Kindern und Jugendlichen)**

- „Ich kann es immer essen, wenn ich Hunger habe, und muss nicht lange kochen!“ (Fynn, 11 Jahre)
- „Ich finde Pommes, Bratwurst und Pizza eben richtig lecker!“ (Mia, 4 Jahre)
- „Ich finde das Essen bei McDonald’s cool, weil man vom Tablett isst, ohne Geschirr und Besteck. Niemand achtet auf Tischmanieren!“ (Tim, 6 Jahre)
- „Ich treffe mich oft mit Freunden im Fast-Food-Restaurant.“ (Kim, 12 Jahre)
- „Das Essen und alles ist so schön bunt und die Milchshakes schmecken schön süß.“ (Amelie, 7 Jahre)
- „Das Essen ist günstig und schmeckt!“ (Henrik, 14 Jahre)

### Aufgaben

1. Wie ist Ihr Essverhalten? Diskutieren Sie in Kleingruppen Ihre eigene Einstellung zu Fast Food.
2. Erstellen Sie einen Fragebogen zum Thema Fast Food und führen Sie ein Interview mit Kindern in Ihrem Praktikumsbetrieb.

Kinder sind sich meist einig, was ihr Lieblingsessen ist: Pommes mit Ketchup, Pizza, Hamburger und Limo stehen an erster Stelle.

**Fast Food** (schnelles Essen) bezeichnet alle Speisen, die schnell zwischendurch verzehrt werden können: das belegte Brötchen vom Bäcker, den Salat aus dem Imbiss, die Fleischtasche aus der Metzgerei, den Hamburger aus dem Fast-Food-Restaurant. Tatsächlich meinen wir mit „Fast Food“ meist nur die typischen Speisen aus Fast-Food-Restaurants wie Pommes frites, Burger und Bratwurst. Diese enthalten oft viel Fett und Kochsalz, wenig Ballaststoffe, Vitamine und Mineralstoffe. Sie sättigen nur kurze Zeit, schnell tritt wieder ein Hungergefühl auf. Folglich werden insgesamt zu viel Kalorien aufgenommen.

Fast Food wird meist als „kleine“ Zwischenmahlzeit verzehrt. Viele Menüs enthalten aber mehr als 1 000 kcal (10- bis 11-Jährige brauchen etwa 500 kcal für eine Hauptmahlzeit).
Entsprechend muss bei den anderen Mahlzeiten ein Ausgleich stattfinden, z. B. ein frischer Salat als Abendessen.

Regelmäßiger Verzehr von Fast Food kann zu gesundheitlichen Störungen, z. B. Übergewicht, führen.
Kindern grundsätzlich Fast Food zu verbieten, sollte aber nicht das Ziel einer vernünftigen Ernährungserziehung sein. Kinder müssen lernen, bewusst mit den Angeboten unserer Konsumgesellschaft umzugehen. Bei einer ausgewogenen Ernährung sollte der Verzehr von Fast Food daher gelegentlich möglich sein.

Die Vorliebe von Kindern für kleine bunte Gerichte und ihr Bedürfnis, ab und zu ohne Teller und Besteck zu essen, kann mit kleinen Snacks und Finger Food auch zu Hause bei einem „Kinderessen" mit Freunden zufriedengestellt werden.

Selbst gemachtes Fast Food sollte viele Zutaten aus der Ernährungspyramide enthalten: Salat, Gemüse, Obst, Brot (möglichst aus Vollkorn), Kartoffeln, Käse. Milchprodukte usw. In dieser Form enthält es weniger Fett und Salz, keine Zusatzstoffe, wie Geschmacksverstärker, Konservierungs-, Aroma- und Farbstoffe, und ist reich an Ballaststoffen, Vitaminen und Mineralstoffen.

### Tipps für gesundes Fast Food!

- Selbst gemachte Pommes frites aus dick geschnittenen Kartoffeln
- Mit Kräuterquark oder Frischkäse gefüllte Backofenkartoffeln
- Pizza mit verschiedenen Gemüsen, Schinken und Käse belegt
- Hamburger mit Vollkornbrötchen, gebratenem Schweine- oder Geflügelfleisch, Gurken-, Tomatenscheiben, rotem Paprika und leckerer Joghurtsoße

## Aufgaben

1. Machen Sie eine Zusammenstellung verschiedener Fast-Food-Gerichte. Informieren Sie sich über ihren Nährstoffgehalt. Halten Sie Ihre Ergebnisse fest.
2. Auf einer Kinderparty in der Einrichtung soll gesundes Fast Food und Finger Food als Büfett angeboten werden. Sammeln Sie geeignete Rezepte und stellen Sie ein Büfett zusammen. „Das Auge isst mit" – achten Sie auf eine ansprechende Dekoration!
3. Besuchen Sie ein Fast-Food-Restaurant und informieren Sie sich über die Speisenangebote. Vergleichen Sie die angebotenen Gerichte, z. B. Nährwert, Sättigung.

**Gemüsemuffins** (12 Stück)

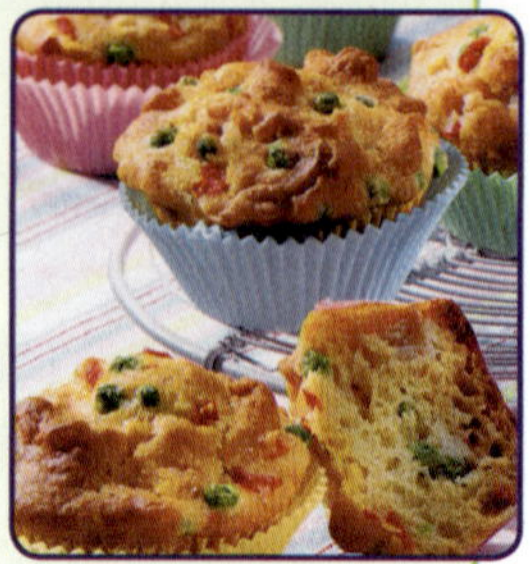

*Zutaten:*
1 grüne Paprika,
1 rote Paprika, 1 Zwiebel,
150 g Mais, 2 Eier,
100 g Naturjoghurt (1,5 % Fett)
2 EL Rapsöl,
100 g Weizenvollkornmehl,
1 TL Backpulver

*Zubereitung:*
Paprika und Zwiebeln in sehr feine Würfel schneiden. Mais in einem Sieb gut abtropfen! Eier, Joghurt und Öl mit dem Handrührgerät rühren. Mehl und Backpulver unter die Eimasse heben. Gemüse mit einem Rührlöffel unter den Teig mischen. Teig auf 12 Muffinpapierförmchen verteilen. Muffins 20–25 Minuten bei 180 °C backen (Gartest mit einem Schaschlikspieß).

**Gemüsewraps** (1 Portion)

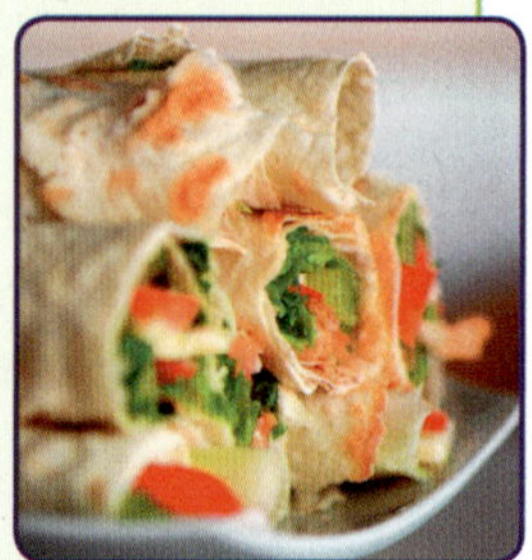

*Zutaten:*
- **Für die Füllung:**
  ½ Paprikaschote,
  30 g Kidneybohnen aus der Dose,
  40 g Eisbergsalat,
  ½ Tomate
- **Für den Currydip:**
  2 EL Naturjoghurt (1,5 % Fett), 2 EL saure Sahne, 1 TL (5 ml) Saft einer frischen Zitrone, 1 Msp Currypulver,
  1 TL frische Kräuter, je eine Prise Jodsalz, Zucker
- **Und außerdem:**
  100 g Tortillafladen, 1 Tasse (150 ml) Milch

*Zubereitung:*
Paprika und Tomate in sehr feine Würfel schneiden, Kidneybohnen dazugeben. Eisbergsalat waschen, in feine Streifen schneiden und mit dem Gemüse mischen. Alle Dip-Zutaten in einer Schüssel verrühren. Tortillafladen in der Pfanne ohne Fett von beiden Seiten warm machen. Sobald sich auf dem Fladen Blasen bilden, ist er fertig. Fladen mit dem Currydip bestreichen, das Gemüse darauf verteilen und den Fladen rollen oder falten.

# 3.2 Hygiene

Kurz vor den Sommerferien dürfen die zukünftigen Schulkinder mit ihrer Erzieherin im Kindergarten „Mäusekiste“ übernachten. Nach einer spannenden Nachtwanderung sollen sich die Kinder für die Nachtruhe fertig machen. Die Erzieherin beobachtet, dass Jana ungewaschen und ohne Zähne zu putzen in den Schlafsack schlüpft. Als sie Jana darauf anspricht, entgegnet das Mädchen, dass sie sich auch zu Hause vor dem Zubettgehen nicht waschen und die Zähne putzen müsse.

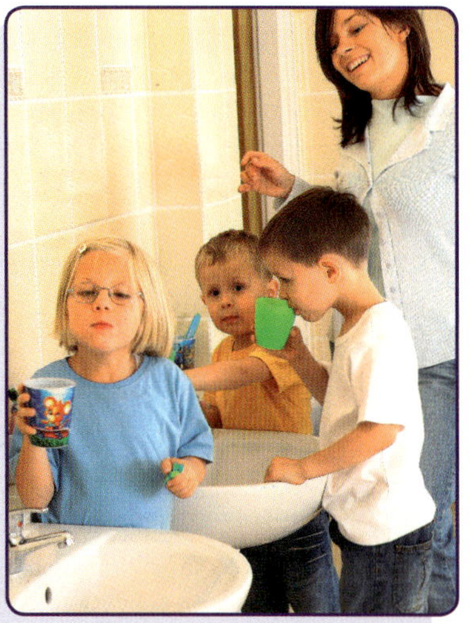

## Aufgaben

1 Wie würden Sie sich in der Rolle der Erzieherin verhalten?
2 Welche Aspekte der persönlichen Hygiene sollten nach Ihrer Meinung bei Kindern beachtet werden?
3 Wie kann die Einrichtung die Körperhygiene der Kinder fördern und unterstützen?

Die **Hygiene** (hygieinos = gesund) umfasst Maßnahmen, die das Auftreten von körperlichen, geistigen und seelischen Krankheiten und Störungen verhindern und die Leistungsfähigkeit und das Wohlbefinden des Menschen erhalten.

Bis Mitte des 19. Jahrhunderts forderten in Europa schwere Epidemien wie Cholera und Typhus Hunderttausende von Toten. Durch den Einsatz von Hygienemaßnahmen, z.B. Trennung von Kranken und Gesunden, Vernichtung von Krankheitserregern durch Sterilisieren und Desinfizieren, kann heute eine Übertragung von ansteckenden Krankheiten verhindert werden. Gesundheitliche Aufklärung, eine gute medizinische Versorgung, ausgewogene Ernährung und verbesserte Hygiene im Lebensumfeld des Menschen fördern die Gesunderhaltung des Einzelnen und der Gesellschaft.

### 3.2.1 Persönliche Hygiene und Körperpflege

Viele Erreger werden durch den Menschen, z.B. über Haut, Nägel, Haare, übertragen. Persönliche Hygiene schützt andere Menschen vor einer Übertragung und senkt das Risiko der eigenen Ansteckung.

#### Die Haut

Die **Haut** mit einer Oberfläche von 1,5–2 m² schützt den Körper vor Austrocknung und verhindert das Eindringen von Krankheitserregern. Sie reguliert die Körpertemperatur und enthält verschiedene Sinneszellen zur Wahrnehmung von z.B. Kälte-, Wärme-, Tast- und Schmerzempfindungen. Nur eine gesunde Haut kann diese Funktionen erfüllen. Dazu ist richtige Hautpflege erforderlich.

Die Haut besteht aus drei Hautschichten: Oberhaut, Lederhaut und Unterhaut.
Die **Oberhaut** wird ständig erneuert, abgestorbene Zellen werden als verhornte Schuppen abgestoßen. Schweiß- und Talgdrüsen, die Talgproduktion beginnt in der Vorpubertät, überziehen die Hautoberfläche mit einem Säureschutzmantel, der das Bakterienwachstum auf der Haut hemmt. Der Talg fettet die Haut ein und hält sie geschmeidig.

Durch ihren Fettgehalt wird die Hautoberfläche Wasser abstoßend. Ist die Haut fettarm, dringen feinste Wassertröpfchen ein und verursachen eine unerwünschte Quellung der Hornschicht. Gleichzeitig kommt es zu einer Austrocknung der Haut.

Häufiges Waschen mit alkalischen Seifen oder alkoholhaltigen Pflegeprodukten zerstört den Säureschutzmantel der Haut und begünstigt Infektionen. Körperpartien mit vermehrter Feuchtigkeit, wie Achselhöhle, Analfalte und die Zwischenräume zwischen den Zähnen, bilden „feuchte Kammern“, in denen sich bevorzugt Hautpilze ansiedeln (Hautpilzerkrankungen). Mangelhafte Körperpflege begünstigt die Entstehung von Infektionen und parasitären Erkrankungen.

#### Hautpflege

Eine gute **Hautpflege** erhält die natürliche Schutzfunktion der Haut. Dabei muss nicht täglich geduscht werden. Waschen mit einer hautverträglichen Reinigungsemulsion oder Seife und lauwarmem Wasser reicht aus. Häufige Wannenbäder trocknen die Haut aus und zerstören den Säureschutzmantel der Haut.

Viele Seifen, Duschmittel und Schaumbäder enthalten Alkalisalze. Sie laugen die Haut aus und entfetten sie. Einige Produkte enthalten Parfüme und Desinfektionsmittel, die zu Hautreizungen und Allergien führen können. Phneutrale, rückfettende Seifen (z. B. „Kinderseifen") und Waschlotionen, die mit einem pH-Wert von etwa 5,5 dem pH-Wert der Haut nahekommen, erhalten den Fettsäuremantel und pflegen die Haut.
Wannenbäder laugen die Haut aus, sie sollten nicht länger als 10 Minuten dauern. Zu heißes Wasser lässt die Haut aufquellen und fördert das Auslaugen. Die Wassertemperatur sollte zwischen 30 und 35 °C liegen. Seifenreste müssen gründlich mit warmem Wasser abgespült werden. Ein Nachduschen mit kaltem Wasser schließt die Hautporen und vermindert das Verdunsten weiterer Flüssigkeit. Zugleich regt es die Durchblutung an und fördert die „Abhärtung" des Körpers. Danach ist die Haut gründlich zu trocknen.

Die normale Haut braucht keine **Creme**, sie reguliert den Fett- und Feuchtigkeitsgehalt sowie den Säuremantel selbst. Die trockene Haut sollte nach der Reinigung regelmäßig eingecremt werden. Dabei ist eine fettigere Creme besser geeignet als eine Lotion – diese enthält viel Wasser und wenig Fett. Die Feuchtigkeit verdunstet im Tagesverlauf, trockene Haut bleibt zurück.
Besonders in der kälteren Jahreszeit sollte die Haut regelmäßig mit fetthaltigen Cremes gepflegt werden.

### Ohrenpflege

Die Ohren reinigen sich von selbst. Das **Ohrenschmalz** wird von Zellen des Gehörgangs gebildet. Es bindet den Schmutz aus der Außenwelt und schützt das Ohr vor Entzündungen. Daher sollte nur das Außenohr ab und zu mit einem Waschlappen oder Wattestäbchen gereinigt werden. Eine Reinigung des Gehörgangs (mit Wattestäbchen) kann zu Verletzungen des Trommelfells führen.
**Ohrentropfen**, die den Gehörgang reinigen, sind nicht zu empfehlen. Der enthaltene Alkohol löst das Schmalz, das Ohr ist so anfälliger für Entzündungen.
Im Gehörgang kann sich gelegentlich ein Schmalzpfropfen bilden, den man meist dadurch bemerkt, dass man schwerer hört. Ein Ohrenarzt kann diesen durch Spülen des Gehörgangs beseitigen.

### Haarpflege

Die Haare werden ein- bis zweimal in der Woche mit einem milden Shampoo gewaschen und gründlich mit warmem Wasser ausgespült (Haarpflege beim Säugling, vgl. Kapitel 3.2.2). Danach werden sie mit einem Handtuch getrocknet und mit einem Kamm oder einer Bürste ausgekämmt. Hat das Kind Kopfschuppen oder Verklebungen, werden diese vor der Haarwäsche eingeweicht (z. B. mit Pflanzenöl) und danach mit einem Kamm ausgekämmt.

Regelmäßiges Kämmen und Bürsten entfernt Staub- und Schmutzteilchen aus den Haaren und bringt sie wieder in Form.

### Nagelpflege

Die Finger- und Fußnägel werden regelmäßig – meist jede Woche – geschnitten. Der beste Zeitpunkt ist nach dem Bad, da dann die Nägel weicher sind. Die Fingernägel sollten rund, die Fußnägel gerade geschnitten werden. Bei Säuglingen und Kleinkindern verwendet man zur Vorbeugung von Verletzungen eine Kindernagelschere (vgl. Kap. 3.2.2).

### Fußpflege

Die Füße sollten täglich gewaschen werden. Milde Seifen, sparsam dosiert, schonen die Haut. Nach dem Waschen müssen besonders die Zehenzwischenräume („feuchte Kammer") gut abgetrocknet werden, sonst weicht die Haut auf und es kann sich ein Fußpilz bilden.

Das Eincremen der Füße nach dem Waschen hält die Haut geschmeidig. Die Zehenzwischenräume sollten dabei ausgespart werden.
Die Fußnägel werden regelmäßig (meist jede Woche) geschnitten. Für festere Nägel eignet sich eine Nagelzange, sonst genügt eine gut geschliffene, stabile Nagelschere. Die Nägel sollten an den Ecken nicht zu stark gekürzt werden, sonst kann der Nagel in die Haut einwachsen.

Luftdurchlässige **Fußbekleidung** fördert die Fußgesundheit. Die Socken sollten aus Naturmaterialien (Wolle oder Baumwolle) sein, die Schuhe aus weichem Leder oder atmungsaktiven Kunststoff-Materialien. Gummistiefel und billige Sportschuhe fördern die Bildung von Schweißfüßen. Die Schuhe müssen dem Fuß genügend Halt geben und der Fußform angepasst sein. Im Sommer sollten Sandalen bevorzugt werden. Barfuß oder in rutschfesten Socken laufen unterstützt die Fußgesundheit.

### Aufgaben

**1** Informieren Sie sich in der Drogerie oder im Supermarkt über das Angebot an Körperpflegemitteln für Säuglinge und Kinder. Stellen Sie geeignete Pflegeprodukte für die tägliche Körperpflege zusammen.

**2** Listen Sie bei verschiedenen Seifen, Duschbädern, Haarshampoos die jeweils enthaltenen Inhaltsstoffe auf und stellen Sie diese in einer Tabelle übersichtlich dar.
Wählen Sie aus Ihrer Liste geeignete Pflegeprodukte für Kinder mit empfindlicher Haut aus.

## 3.2.2 Persönliche Hygiene und Körperpflege des Säuglings

### Baden des Säuglings

Die Haut des Säuglings ist weich und sehr empfindlich. Die **Talgdrüsen** der Haut beginnen mit der Talgproduktion erst in der Vorpubertät. Daher fettet der Talg die Haut des Säuglings noch nicht ein und sie wird trocken. Der **Säureschutzmantel**, der durch die Schweiß- und Talgdrüsen gebildet wird und das Bakterienwachstum auf der Haut hemmt, ist noch nicht voll entwickelt. Die Haut des Säuglings ist daher besonders anfällig, z.B. gegen Pilze.
Der Säugling kann von Anfang an gebadet werden. Um die Haut nicht unnötig zu belasten, wird er während der ersten 6 Wochen nur mit warmem Wasser ohne Seifenzusatz gewaschen. Da die Haut des Säuglings noch sehr empfindlich ist, sollte er nicht jeden Tag gebadet werden, zwei- bis dreimal in der Woche reichen aus. An den anderen Tagen wird der Säugling mit einem Waschlappen auf der Wickelunterlage gewaschen. Um welche Uhrzeit der Säugling gebadet wird, hängt vom Familienrhythmus ab. Auf viele Säuglinge wirkt ein Bad am Abend als Teil des „Gute-Nacht-Rituals“ entspannend und macht ihn müde. Ist er nach dem Bad eher aufgedreht, sollte der Säugling am Morgen gebadet werden. Säuglinge mögen Regelmäßigkeit, die Tageszeit, wann er gebadet wird, sollte möglichst beibehalten werden. Der Säugling sollte nicht direkt nach einer Mahlzeit gebadet werden.

Der **Nabelbereich** wird, solange der Nabel nicht verheilt ist, bei der Reinigung ausgespart. Der Nabelrest wird mit einer Kompresse abgedeckt. Nach 3 bis 10 Tagen ist er ausgetrocknet und weist keine Krusten mehr auf. Der abgestorbene Nabelrest fällt ab – eine Hautfalte, der Nabel, entsteht. Heilt der Nabel nur schwer, ist gerötet oder nässt, muss der Kinderarzt aufgesucht werden.

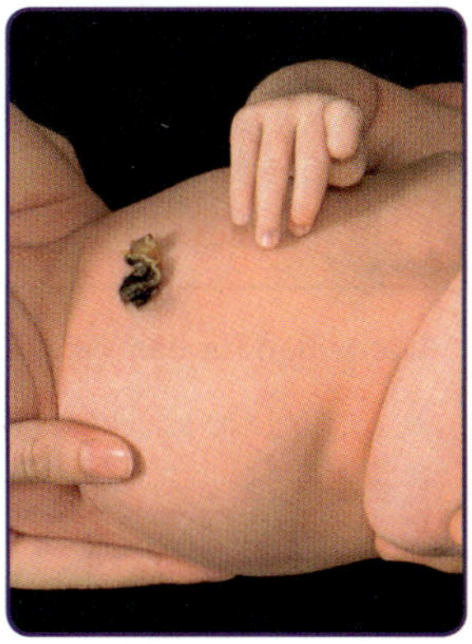

*Säugling mit einem eingetrockneten Nabelrest*

### Vorbereitung des Bades

Zum Baden eines Säuglings verwendet man eine **Badewanne** oder auch einen **Badeeimer**. Die Größe des Badeeimers ist so bemessen, dass der Säugling aufrecht in Hockhaltung darin Platz hat, dadurch kann er beim Baden nicht wegrutschen. Die Babywanne wird etwa hüfthoch aufgestellt. Es gibt Gestelle, die die Badewanne auf die richtige Höhe bringen. Die Wanne muss auf alle Fälle fest und sicher stehen, damit sie während des Badens nicht umstürzen kann. Eine in die Badewanne eingelegte Gummimatte lässt den Säugling während des Badens nicht wegrutschen.

**Utensilien für das Baden und Pflegen des Säuglings**

- Babybadewanne oder Badeeimer
- Badethermometer
- Angewärmtes Handtuch
- Waschschüssel, Waschlappen, Feuchttücher
- Weiche Babybürste mit Naturborsten und Kamm
- Gesichtscreme, Wundcreme
- Babyöl (gegen Milchschorf, für die Reinigung)
- Baby-Körpermilch (gegen trockene Haut)

**Baderegeln**

- Das Badewasser der etwa zur Hälfte gefüllten Wanne sollte 37°C warm sein (Badethermometer).
- Gegen auffallend trockene Haut wird ein rückfettender Badezusatz (oder ein Esslöffel gutes Olivenöl) ins Badewasser gegeben.
- Ist die Haut im Windelbereich gerötet, wird dem Wasser ein Kleie-Bad zugesetzt.
- Die ideale Raumtemperatur liegt bei 23° Grad. Türen und Fenster schließen, damit es nicht zieht.
- Alle Utensilien, die für das Baden und danach gebraucht werden, in Griffnähe bereitstellen, bevor der Säugling ausgezogen wird.
- In den ersten Monaten den Säugling nicht länger als fünf Minuten baden.
- Den Po vor dem Bad von Kotresten säubern.
- Waschlappen täglich wechseln.

Bei Hautproblemen sollte mit dem Kinderarzt abgeklärt werden, wie oft der Säugling baden darf und welche Zusätze sich dafür eignen.

### Badevorgang

**Der Säugling darf beim Baden nie alleine gelassen werden – auch dann nicht, wenn er sicher sitzt!**
Zuerst wird das Gesicht des Säuglings mit einem sauberen Waschlappen gereinigt. Dabei werden die Augen vorsichtig von außen nach innen ausgewischt, die Ohren werden nur im sichtbaren Bereich gereinigt. Im Anschluss wäscht man Bauch, Beine und Rücken, das Gesäß zum Schluss. Da sich in dem Nabel leicht Schmutz absetzt, muss er regelmäßig mit Wasser und Waschlappen gesäubert werden. Bei einem tief liegenden Nabel sind Wattestäbchen hilfreich. Der Genitalbereich des Mädchens wird von den Schamlippen aus in Richtung After gereinigt, da sonst Darmbakterien in die Scheide gelangen können. Das Glied des Jungen wird im 1. Lebensjahr nur von außen gewaschen, die Vorhaut ist oft noch zu eng und mit der Eichel verklebt.

Zum Waschen von Gesicht, Bauch und Beinen wird meist die Badehaltung **„Rückenlage“** eingesetzt - Anfänger kommen oft mit diesem Badegriff besser zurecht.

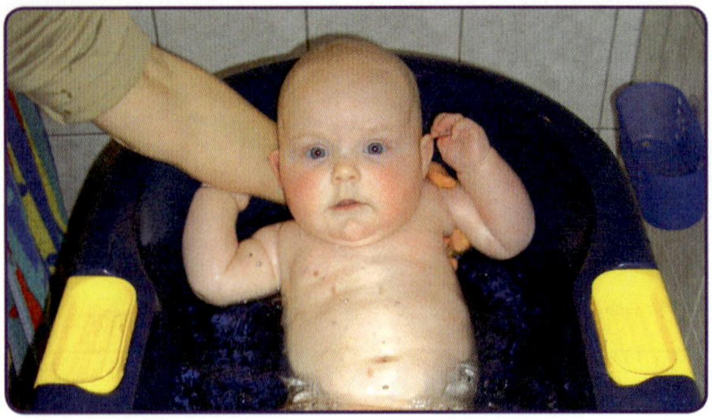

*Rückenlage*

Der Säugling wird mit den Füßen zuerst ins Wasser gehoben. Rechtshänder führen den linken Arm unter dem Nacken des Säuglings hindurch zu seiner Schulter. Die linke Hand umschließt den linken Arm des Säuglings so, dass er in der Achsel und am Oberarm gut und ohne Druck gehalten werden kann. Das Köpfchen des Säuglings ruht sicher auf dem Unterarm. Mit der rechten Hand fasst man unter den Po des Säuglings und kann ihn so sicher ins Wasser heben. Danach ist die rechte Hand wieder zum Waschen frei. Linkshänder greifen einfach umgekehrt.
In dem linken Arm ruhend, kann der Säugling das Bad genießen.

Mit der Badehaltung **„Bauchlage“** werden meist Rücken und Po gewaschen.

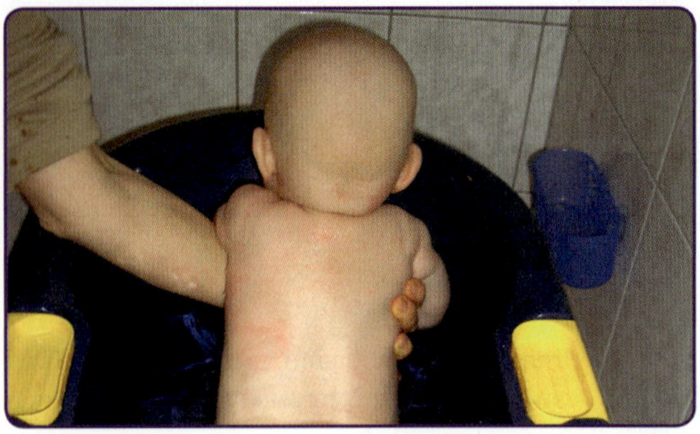

*Bauchlage*

Der Säugling wird mit der rechten Hand auf den Bauch gedreht. Dazu greift man mit dem linken Arm unter der Brust des Säuglings hindurch, die Hand umfasst den Rumpf in Höhe der Achselhöhle. Hals und Kinn des Säuglings werden durch den Unterarm gestützt.

Ein- bis zweimal die Woche werden die **Haare** mit einem feuchten Waschlappen oder während des Bades mit klarem Wasser gewaschen. Nur wenn die Haare verklebt sind, sollte Babyshampoo benutzt werden. Hat der Säugling **Milchschorf**, wird etwas Baby- oder als Ersatz Olivenöl in die Kopfhaut einmassiert. Nach kurzer Einwirkungszeit lassen sich die Milchschorfschuppen mit einer Babybürste mit leichter Massage herauskämmen. Danach wird das Öl mit einem Babyshampoo herausgewaschen.

Beim Baden sollte man den Säugling anlächeln, mit ihm sprechen oder ein wenig mit ihm spielen. Er erfährt so von Anfang an, dass Baden etwas Schönes ist und Spaß macht. Die meisten Säuglinge planschen, wenn sie ihre Unsicherheit abgelegt haben, gerne im Wasser.

Nach dem Baden wird der Säugling in ein warmes Handtuch gehüllt und sorgfältig abgetrocknet. Besonders die Haut hinter den Ohren, in den Achselhöhlen, zwischen den Fingern und Zehen, in den Leistenbeugen und Kniekehlen muss gut abgetrocknet werden, da sonst Hauterkrankungen entstehen können. Viele Säuglinge mögen es, in ein Handtuch mit Kapuze (oder eine Handtuchecke über das Köpfchen schlagen) gewickelt, noch ein wenig zu kuscheln. Dazu sollte man ein trockenes Handtuch nehmen, in einem feuchten Tuch kann es dem Säugling schnell kühl werden.
Bei Verwendung von rückfettenden Badezusätzen muss der Säugling normalerweise nicht eingecremt werden. Das Gesicht wird mit einer Gesichtscreme gepflegt. Im Winter eine wasserfreie fetthaltige Creme und im Sommer eine leichte Creme benutzen. Danach wird der Säugling angezogen.

## Wickeln des Säuglings

Normalerweise wird der Säugling nach jeder Mahlzeit gewickelt, da er meist nach dem Essen in die Windel macht. Zum Wickeln eignet sich jeder Platz, auf dem der Säugling bequem und sicher liegt. Meist wird auf einer Wickelkommode oder einer Wickelunterlage gewickelt. Die Raumtemperatur sollte angenehm sein (ca. 23 °C), Zugluft muss vermieden werden. Ein Heizstrahler über dem Wickelplatz sorgt für eine angenehme Temperatur, der Säugling kann seine Körpertemperatur noch nicht so gut halten und kühlt leicht aus.

### Utensilien für das Wickeln des Säuglings

- Waschbare Wickelunterlage
- Waschschüssel, Waschlappen, Handtuch
- Windeln, Feuchttücher
- Wundschutzcreme
- Frische Wäsche

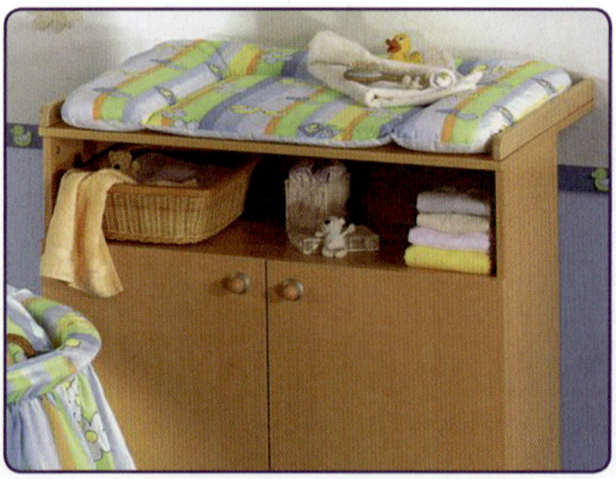

*Wickelplatz*

## Wickelvorgang

Der Säugling wird zum Wickeln auf den Rücken gelegt. Die linke Hand greift das rechte Bein des Säuglings am Oberschenkel, dies schont die empfindlichen Hüftgelenke. Die rechte Hand ist frei zum Wechseln der Windel.

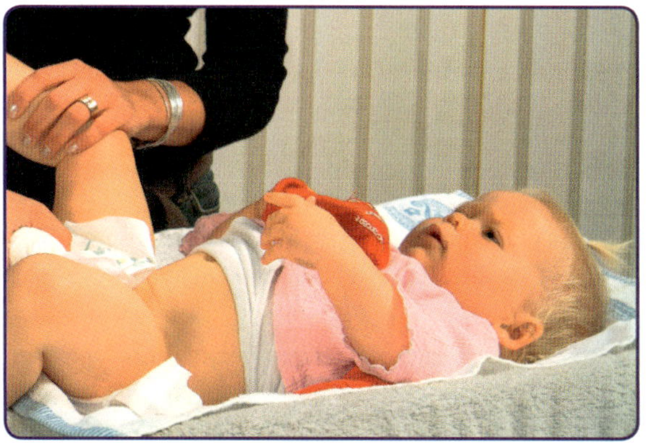

*Wickeltechnik*

Zunächst wird der Po gereinigt. Dazu verwendet man feuchte Zellstofftücher oder einen frischen Waschlappen mit warmem Wasser. Hartnäckige Kotreste lassen sich mit Babyöl gut entfernen. Bei **Mädchen** wird immer von der Scheide zum Po hin gewaschen. Bei **Jungen** wird das Hodensäckchen vorsichtig gesäubert, die Vorhaut darf bei der Reinigung nicht zurückgezogen werden, da sie noch mit der Eichel verklebt ist. Die Haut wird nach dem Waschen gründlich abgetrocknet, dabei muss besonders auf die Hautfalten geachtet werden. Nach dem Saubermachen den Säugling einige Minuten strampeln lassen, die Haut kann abtrocknen und auslüften, das beugt dem Wundwerden vor. Bei **Wundwerden** kann man als natürliches Hausmittel auf die betroffenen Hautpartien etwas Muttermilch auftragen und diese an der frischen Luft eintrocknen lassen oder man cremt die betroffenen Hautstellen mit Babycreme ein. Ist die Haut im Windelbereich nicht gereizt, muss nicht gecremt werden. Danach wird der Säugling frisch gewickelt.

**Bei der Auswahl der Windeln Folgendes beachten:**
Der Säugling muss sich in der Windel wohlfühlen und gut bewegen können, damit sich die Hüfte und die Beinmuskulatur gut ausbilden können. Die Windel muss hautverträglich sein. Sie muss gut sitzen und darf nicht auslaufen. Man unterscheidet zwei Windelarten:

- **Wegwerfwindeln/Einmalwindeln:** Sie sind praktisch, besonders für unterwegs. Immer ist eine frische Windel zur Hand, die man weder waschen noch trocknen muss, bevor man sie benutzt. Einmalwindeln halten länger dicht und trocken als Stoffwindeln. Ein Nachteil ist, dass sie zu einem hohen Müllaufkommen führen. Beim Kauf von Einmalwindeln muss auf die passende Größe, welche sich nach dem Gewicht des Säuglings richtet, geachtet werden.
- **Stoffwindeln:** Sie sind besonders in den ersten Lebenswochen hautschonender und produzieren wenig Müll. Bei Stoffwindeln muss jedoch häufiger gewickelt werden, da sonst ein Nässestau entstehen kann. Ein weiterer Nachteil ist, dass die Windeln regelmäßig gewaschen und getrocknet werden müssen.

Der Säugling darf niemals auf der Wickelauflage aus den Augen gelassen werden. Muss er – wenn auch nur für wenige Sekunden - alleine gelassen werden, muss der Säugling in sein Bett oder auf den Boden gelegt werden.

## Hauterkrankungen im Windelbereich

Das feuchtwarme Klima im Windelbereich beansprucht die zarte Haut und kann zu einer **Windeldermatitis**, in leichten Fällen auch als **Wundwerden** bezeichnet, führen. Die Haut in der Windelregion ist rot, juckt und nässt. Die Windeldermatitis ist schmerzhaft und kann sich bis auf Oberschenkel, Rücken und Bauch ausbreiten. In schweren Fällen können die betroffenen Hautpartien sogar bluten.

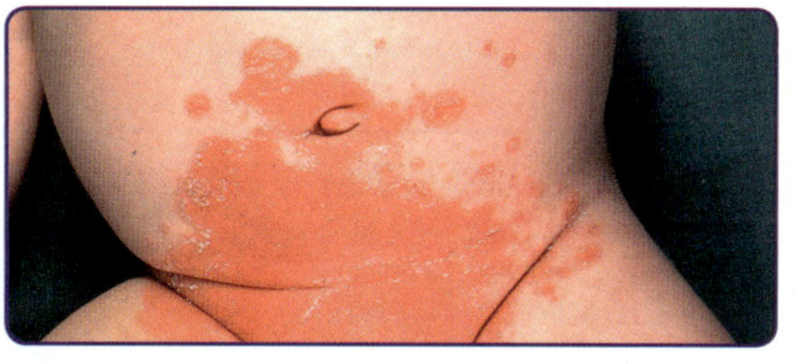

*Windeldermatitis*

Bei einer Windeldermatitis können kleine Hautverletzungen entstehen, die die Ansiedlung von Pilzen begünstigen. Es kommt zu einer Pilzinfektion (**Windelsoor**). Die Haut ist dann flächendeckend gerötet, schuppt sich und bildet oft nässende Bläschen. Ein Windelsoor entwickelt sich besonders schnell im feuchtwarmen Windelmilieu auf einer gereizten, wunden Haut (vgl. Kap. 5.4.8).

Bei Wundwerden oder Windeldermatitis müssen die Windeln häufiger gewechselt werden. Zur Reinigung des Windelbereiches dürfen keine Feucht- oder Öltücher, sondern nur warmes Wasser verwendet werden. Die Haut muss gut abgetrocknet werden. Der Säugling sollte so oft wie möglich während des Wickelns mit nacktem Po strampeln, dies lindert die Hautreizung. Die betroffenen Hautpartien werden mit einer Wundschutzcreme mit Zinkoxid eingecremt. Bei gestillten Säuglingen kann die Windeldermatitis auch durch bestimmte Lebensmittel in der Ernährung der Mutter verursacht werden, z. B. Fruchtsäfte, Zitrusfrüchte. In diesen Fällen muss die Ernährung umgestellt werden.

Bei **Windelsoor** gelten die gleichen Maßnahmen wie beim Wundwerden. **Auf alle Fälle muss der Arzt aufgesucht werden!** Auch die Nahrung kann hier eine große Rolle spielen, so sollten zuckerhaltige Getränke oder Breie und stark gewürzte oder gesalzene Speisen im Speisezettel des Kindes gestrichen werden.

Das Wickeln bietet Zeit und Raum für kleine Wahrnehmungsspiele mit dem Säugling.

Beispiele:

| | |
|---|---|
| Erst kommt die Schnecke und krabbelt um die Ecke. | mit den Fingern den Arm hinauf und dann über das Gesicht krabbeln |
| Dann kommt der Hase und zwickt Dich in die Nase. | an die Nase stupsen |
| Jetzt kommt der Zwerg, der klettert über'n Berg. | mit den Fingern über den Kopf krabbeln |
| Nun kommt der Floh, und der macht so! | mit den Finger über Bauch und Brust hüpfen |

## Aufgaben

**1** Informieren Sie sich im Fachhandel über Pflegeprodukte und Windeln für die Säuglingspflege.

**2** Sie wollen einen Säugling wickeln.
  a) Erstellen Sie eine Checkliste mit den benötigten Materialien.
  b) Richten Sie den Wickelplatz ein.
  c) Üben Sie das Wickeln des Säuglings mit einer Babypuppe.

**3** Im praktischen Unterricht führen Sie das Baden eines Säuglings durch.
  a) Bereiten Sie ein Bad vor.
  b) Beschreiben Sie und demonstrieren Sie mit einer Babypuppe, wie Sie den Säugling baden.

### Haarpflege beim Säugling

Die **Haarpflege** bei Säuglingen und Kleinkindern sollte sehr schonend sein, da die Kopfhaut empfindlich ist und die Talgdrüsen noch nicht richtig arbeiten. Die Haare werden 1- bis 2-mal in der Woche in der Badewanne, in den ersten Monaten nur mit lauwarmem Wasser, gewaschen. Säuglings- oder Kindershampoos können die Kopfhaut angreifen und werden erst bei dichterem Haarwuchs eingesetzt. Der Kopf des Säuglings wird zum Haarewaschen in die Armbeuge gelegt. Mit der freien Hand wird lauwarmes Wasser auf den Scheitel geschöpft, sodass es von der Stirn nach hinten abläuft. Der Säugling bekommt so kein Wasser in die Augen. Nach dem Waschen wird der Kopf trocken getupft (nicht rubbeln) und die Haare vorsichtig mit einer Haarbürste gekämmt.

Auf der Kopfhaut vieler Säuglinge bildet sich in den ersten Monaten ein schuppiger Belag, der **Milchschorf**. Um ihn zu entfernen, trägt man auf die betroffenen Stellen der Kopfhaut mit einem Wattepad Babyöl oder als Ersatz Olivenöl auf und lässt es ein bis zwei Stunden einwirken. Der aufgelöste Milchschorf wird mit einem Kamm, um den man eine Mullbinde wickelt, vorsichtig ausgekämmt. Die Haare werden im Anschluss mit einem milden Shampoo gewaschen.

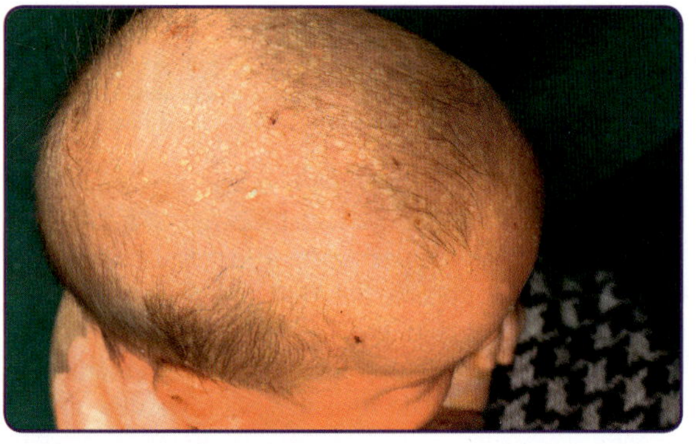

*Milchschorf*

### Nagelpflege beim Säugling

Die **Nagelpflege** ist in den ersten vier bis sechs Lebenswochen nicht nötig. Die Finger- und Fußnägel sind noch sehr weich und brauchen Zeit, um zu härten.

Sind die Nägel so lang, dass sich der Säugling damit verletzen kann, müssen die Nägel regelmäßig geschnitten werden. Dazu ist die Zeit nach einem Bad gut geeignet, da die Nägel dann aufgeweicht sind. Man verwendet spezielle Nagelscheren, sie haben gerundete Spitzen und liegen gut in der Hand. Die Fingernägel werden rund, der natürlichen Biegung folgend, geschnitten. Die Fußnägel werden dagegen gerade geschnitten, damit sie nicht einwachsen. Es besteht die Gefahr, dass die zarte Nagelhaut beim Schneiden verletzt wird!

Zappelt der Säugling stark, können die Nägel auch während des Schlafs geschnitten werden, oder der Säugling wird durch Fingerreime, lustige Mimik und Bewegung der kleinen Füße/Hände abgelenkt.
Beispiel: Hallo, ihr Füße, wie heißt ihr denn? – Ich heiße „Hampel", und ich heiße „Strampel", ich bin das Füßchen „Übermut" und ich das Füßchen „Tunichtgut".

### 3.2.3 Erziehung zu hygienischem Verhalten

#### Grundsätze der persönlichen Hygiene bei Kindern

- Jedes Kind braucht für die persönliche Körperpflege eigene Hygieneartikel wie Zahnbürste, Waschlappen, Handtücher, Kamm oder Bürste. Je ein Waschlappen und Handtuch sollten für die obere bzw. für die untere Körperhälfte benutzt werden.
- Vor den Mahlzeiten, nach dem Toilettengang, nach dem Spielen auf dem Spielplatz - ganz besonders im Sandkasten - sind die Hände gründlich mit Wasser und Seife zu waschen. Gerade auf Kindertoiletten und im Sandkasten gelangen viele Keime und häufig auch Wurmeier an die Kinderhände.
- Nach den Mahlzeiten sind Hände und Gesicht zu waschen und die Zähne zu putzen.
- Zur täglichen Körperpflege gehört eine gründliche Reinigung des Genitalbereichs. Jungen lernen, beim Waschen des Genitales die Vorhaut zurückzuziehen, Mädchen, von vorn nach hinten und auch zwischen den Schamlippen zu waschen. Nach dem Stuhlgang sollten sie, um Harnwegsinfekte durch Kotkeime zu vermeiden, den Po von vorn nach hinten abputzen.
- Die Füße schwitzen stärker als der übrige Körper, sie müssen jeden Tag gründlich mit Wasser und Seife gewaschen werden. Die Strümpfe sind jeden Tag zu wechseln, die Schuhe sollten regelmäßig gelüftet werden.
- Die Fingernägel sollten täglich gereinigt und einmal wöchentlich kurz geschnitten werden, da sich sonst unter den Nagelrändern viele Keime und oft auch Wurmeier ansammeln.
- Die Haare werden ein- bis zweimal in der Woche mit einem milden Shampoo gewaschen.
- Die Ohrmuschel und die Haut hinter dem Ohr werden täglich mit Wasser und Seife gewaschen. Die Gehörgänge reinigen sich normalerweise selbst. Sichtbares „Ohrenschmalz“ kann mit einem gedrehten Wattetupfer entfernt werden (keine Streichhölzer, Haarklemmen oder Ähnliches verwenden - Verletzungsgefahr des Trommelfells!).
- Bei Schnupfen sind Papiertaschentücher zu verwenden, die nach Gebrauch weggeworfen werden.
- Beim Niesen und Naseputzen sollte der Kopf abgewendet und beim Husten der Handrücken oder ein Tuch (Hände waschen!) vor den Mund gehalten werden.
- Tägliche Zahnpflege (vgl. Kap. 11.6).

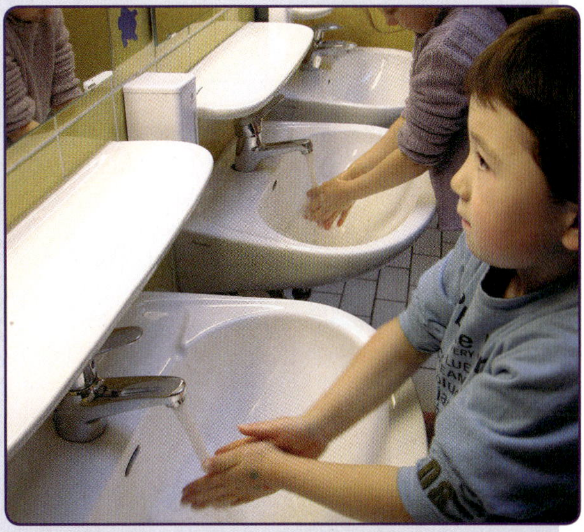

#### Aufgaben:

**1** Erarbeiten Sie in Arbeitsgruppen die Fragestellung: Welche hygienischen Fertigkeiten und Verhaltensweisen kann man in den verschiedenen Altersstufen (2 bis 4, 4 bis 5, 5 bis 7 Jahre) erwarten? Beziehen Sie dazu auch Ihr Wissen aus der Praxis/Fachpraxis mit ein. Stellen Sie Ihre Ergebnisse der Klasse vor.

**2** Welche hygienefördernden Rituale werden in Ihrer Einrichtung durchgeführt?

Kleine Kinder dürfen sich schmutzig machen. Mit etwa drei Jahren erlernen Kinder Fertigkeiten zur eigenen Körperpflege. Jetzt kann die Eigenverantwortung und Selbstständigkeit in der Körperpflege weiter gefördert werden.

Gesundheits- und Hygienebewusstsein erwirbt ein Kind durch Vorbilder und durch eigenes Erleben und Tun. Die Hygieneerziehung ist gemeinsame Aufgabe von Erzieherinnen und Eltern. Rituale und ein bewusster Umgang mit Hygiene in der Einrichtung unterstützen und ergänzen die Erziehung durch die Eltern.

Die „Sauberkeitserziehung“ sollte ohne Zwang erfolgen. Das gesunde Kind empfindet es in einer bestimmten Entwicklungsstufe selbst als unangenehm, Urin und Stuhl in die Windel zu machen. Viele Dreijährige benötigen am Tag keine Windeln mehr und gehen auf die Toilette oder das Töpfchen, nicht wenige sind aber erst mit vier Jahren auch nachts trocken. Regelmäßige Zeiten für den Toilettengang und anschließendes Loben hilft dem Kind, „sauber“ zu werden. Kritik und Strafen behindern es und können zu seelischen Konflikten führen.

### 3.2.4 Hygiene in Gemeinschaftseinrichtungen

Besonders für kleine Kinder können lebensmittelbedingte Erkrankungen lebensbedrohlich sein. Daher ist in Gemeinschaftseinrichtungen für Kinder, z. B. Kindergärten, Kinderheimen, Horten, die Einhaltung von Hygienevorschriften bei der Verpflegung besonders notwendig. Gesetzliche Grundlage hierfür ist vor allem die **Lebensmittelhygiene-Verordnung** (LMHV). Sie legt Regeln zur Mitarbeiter-, Küchen- und Lebensmittelhygiene fest.
Wichtig für die Lebensmittelhygiene ist eine schnelle und ausreichende Kühlung. Leicht verderbliche Lebensmittel müssen gekühlt gelagert werden. Gegarte Speisen sollten unmittelbar nach der Zubereitung verzehrt werden.

Für die **Hygiene der Mitarbeiter** gilt u. a.:
- Vor Arbeitsbeginn und nach jedem Toilettenbesuch die Hände waschen.
- Auf saubere Kleidung und ein gepflegtes Äußeres achten.
- Lange Haare zusammenbinden (Haarschutz).
- Infektionsschutzgesetz §42 und Meldepflicht bei ansteckenden Krankheiten.
- Wunden abdecken.

**Die Raumhygiene** in den Einrichtungen ist einzuhalten: Gemeinschaftshandtücher sind eine Brutstätte und Verteiler für Krankheitskeime, sie sollten durch Papierhandtücher ersetzt werden. Der Fußboden sollte täglich mit desinfizierenden Reinigungsmitteln feucht gewischt werden. Auch Toiletten und Waschbecken müssen täglich mit chemischen Reinigungsmitteln gesäubert werden.
Hygienefördernde Rituale in den Einrichtungen führen die Kinder an ein gesundheits- und hygienebewusstes Verhalten heran und unterstützen so die Gesundheitserziehung.

**Gesundheits- und hygienefördernde Rituale**, z. B.
- Hygienemaßnahmen bei der Speisenzubereitung und vor dem Essen
- Einüben von Selbstständigkeit beim Toilettengang
- Erlernen von Ritualen, z. B. Hand vorhalten beim Husten, Kopf abwenden beim Niesen, Naseputzen
- Tragen von Kleidung, die auf die Witterung abgestimmt ist

#### Aufgaben

1. Stellen Sie die in Ihrer Einrichtung geltenden Maßnahmen zur Lebensmittel-, Personal- und Betriebshygiene vor.
2. Beschreiben Sie hygienefördernde Rituale Ihrer Einrichtung und diskutieren Sie diese.

## 3.3 Bekleidung

Sonja macht eine Ausbildung zur Erzieherin in einem Hort, der die Ganztagsbetreuung von Schulkindern der 1. bis 7. Klasse durchführt. An einem regnerischen, kalten Novembertag kommt sie, bekleidet mit einem kurzen bauch- und rückenfreien Top, zur Arbeit. Erstaunt fragt ihre Kollegin: „Hoffentlich wird es dir nicht zu warm?“

#### Aufgaben

1. Nehmen Sie zu der Situation Stellung.
2. Nennen Sie Grundsätze für eine gesunde Bekleidung.

Die **Kleidung** unterstützt die Wärmeregulation des Körpers. Sie schützt die Haut vor Sonne und schädlichen UV-Strahlen. Kinder sollen sich in ihren Kleidern wohlfühlen. Die Kleidung muss luft- und schweißdurchlässig sein und darf die Spiel- und Bewegungsfreude nicht einschränken. Zweckmäßige Kleidung ist strapazierbar, leicht zu waschen oder zu reinigen.

Gesundheitsgefährdende Stoffe in der Kleidung können an der Haut Irritationen, Ausschläge und Neurodermitis hervorrufen. Immer mehr Kinder leiden unter **Allergien** und Neurodermitis. Eine gesunde und atmungsaktive Kleidung ist daher besonders wichtig.

Die **Bekleidung im Freien** muss den Außentemperaturen angepasst sein. Bei warmem Wetter ist eine leichte Bekleidung geeignet, Schultern und Arme sollten bei intensiver Sonneneinstrahlung zum Schutz gegen Sonnenbrand bedeckt sein. Der Kopf wird bei Hitze durch einen Sonnenhut geschützt. Bei Kälte sollte die Kleidung aus wärmenden Stoffen, z. B. Schafwolle und Baumwolle, bestehen. Kinder dürfen nicht zu warm angezogen werden, sie schwitzen sonst und reagieren leicht mit einer Erkältungskrankheit. Bewegen sie sich viel, brauchen sie über dem Hemd und Pullover oft nur einen Anorak. Die Füße sollen immer warm und vor Nässe geschützt sein. Ohren, Hände und die Nierengegend sind kälteempfindlich und müssen vor Zug und Kälte geschützt werden. Bei Regen ist Kleidung aus luftdurchlässigen Materialien (kein Gummimantel), z. B. imprägnierte Wollstoffe wie Loden oder Mikrofaser, geeignet. Säuglinge und Kleinkinder, die im Kinderwagen gefahren werden, brauchen zusätzlich zur warmen Bekleidung eine Decke und eine warme Unterlage, wie einen mit Wolle oder Daunen gefüllten Fußsack.

TEXTILES VERTRAUEN
Schadstoffgeprüfte Textilien
nach Öko-Tex Standard 100
Prüf-Nr. 00000000 FI Hohenstein

Achten Sie darauf, dass die Wechsel- und Winterkleidung für die Kinder vollständig ist!

Speziell hergestellte Sommertextilien enthalten UV-Filter und bieten der Haut einen guten Sonnenschutz. Das Prüfsiegel „UV-Proof“ kennzeichnet diese Textilien. Wo die Kleidung nicht die Haut bedeckt, ist diese mit einer Sonnencreme zu schützen.

### Kinderschuhe

Kinderfüße brauchen für eine gesunde Entwicklung Bewegungsfreiheit, Bodenkontakt und viele Reize. Wird die Fußmuskulatur nicht bewegt, verkümmert sie. Viele Kinder tragen ungeeignete Schuhe - zu klein, zu groß, steif, schwer, luftundurchlässig oder ausgetreten. Blasen, verunstaltete Fußnägel, Schweißfüße, deformierte Füße und Haltungsschäden sind die Folgen.
Der richtige Schuh passt sich der Fußbewegung an. Gesunde Füße brauchen kein Polster oder Fußbett - die Fußmuskeln sollen trainiert, nicht gestützt werden.
Kinderfüße wachsen schubweise. Die Füße sollten 1- bis 2-mal jährlich gemessen und zu kleine Schuhe sofort ersetzt werden. Kinderschuhe sollen leicht sein, schwere Schuhe belasten Gelenke und Wirbelsäule und erschweren das Abrollen des Fußes. Bei der Auswahl ist auf festen Halt, luftdurchlässiges Obermaterial und rutschfeste Sohlen zu achten.

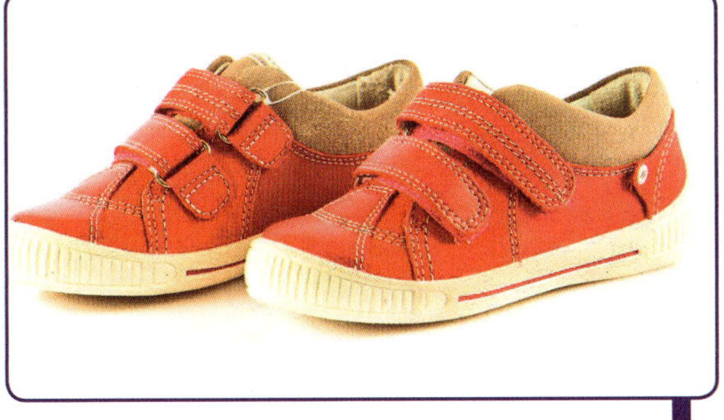

*Kinderschuhe müssen gut passen!*

### Aufgaben

1 Falsches Schuhwerk stört die gesunde Fußentwicklung. Informieren Sie sich über Anforderungen an gesunde Kinderschuhe.

2 Planen Sie in Ihrer Einrichtung eine Aktion „Gesunde Füße“ (z. B. Fußabdrücke, Sinnespfad, Fußgymnastik etc.).

## Aufgaben

1 Stellen Sie Grundsätze für eine „gesunde“ Bekleidung von Kindern zusammen.

2 Welche Kinderbekleidung ist für eine Waldwoche geeignet (vgl. Kap. 17.4.1)?

3 Informieren Sie sich genauer über die verschiedenen Gütesiegel für Textilien.

*Exkurs:*

### Gütesiegel und Öko-Standards für Textilien

Beim Kauf von Textilien kann der Verbraucher nicht immer erkennen, ob diese **fair** (z. B. menschenwürdige Arbeitsbedingungen, faire Löhne) und **ökologisch** produziert wurden. Auch ist oft unklar, welche Chemikalien (z. B. Farben, Aufheller, Pestizide) eingesetzt wurden.
Auch Naturtextilien (Wolle, Baumwolle, Seide) sind nicht immer gesundheitlich unbedenklich, da auch hier Chemikalien eingesetzt werden und als Rückstände verbleiben können.

Die folgende Übersicht gibt einen Einblick über einige aktuell gültige Textil-Siegel.

- **„Ökotex 100“:**

Die Textilien sind auf Schadstoffe geprüft, d. h., krebs- und allergieverdächtige Farbstoffe dürfen nicht verwendet werden, es gibt Grenzwerte für Pestizidrückstände, Formaldehyd und Schwermetalle. „Öko-Tex 100“ macht keine Aussage über Herstellungsbedingungen der Textilien.

- **„Öko-Tex 100 plus“**

Das Siegel ergänzt „Öko-Tex 100“. Es definiert soziale Mindeststandards und die Zahlung von Mindestlöhnen für die Verarbeitung.

- **„Fairtrade Certified Cotton“**

Das Siegel gekennzeichnet Textilien, die gentechnikfrei und unter Verzicht auf bestimmte Pestizide hergestellt wurden. Die Baumwollbauern erhalten einen Mindestpreis für die Baumwolle, für die Weiterverarbeitung der Baumwolle werden menschenwürdige Arbeitsbedingungen sichergestellt.

- **„GOTS“**

Das Siegel ist nur für Naturfaser-Textilien gültig und definiert Anforderungen entlang der ganzen Wertschöpfungskette, **z. B.** menschenwürdige Arbeitsplätze und Zahlung von Mindestlöhnen **in der** Textilverarbeitung.

- **„IVN Best“**

Bei dem Qualitätszeichen **„Naturtextil-IVN“** und **„Naturtextil-IVN BEST“** dürfen nur Naturfasern aus kontrolliert biologischem Anbau und unbedenkliche Farbstoffe verwendet werden. Der Nachweis sozialer Standards und das Verbot von Kinderarbeit müssen eingehalten werden.

## 3.4 Tagesrhythmus - Schlaf

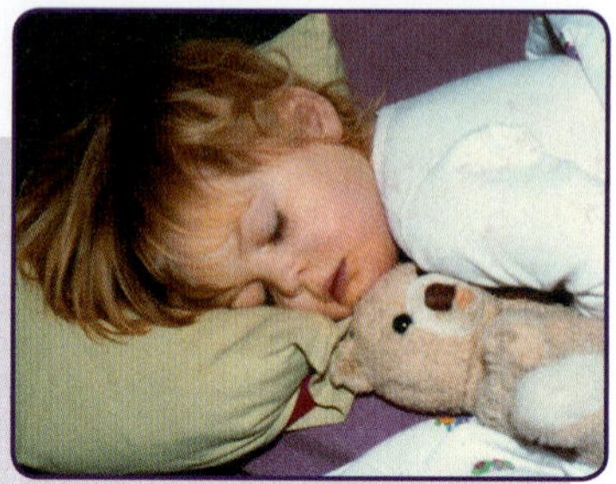

Anne, 4 Jahre alt, ist eine Langschläferin. Morgens um 8.00 Uhr wird sie von ihrer Mutter geweckt. Mehrmals ruft sie Anne, um endlich aufzustehen, doch das fällt Anne unsagbar schwer. Meist geht sie ohne Frühstück in den Kindergarten. Erst nach dem Frühstück im Kindergarten um 10.00 Uhr wird sie munter. Sie spielt mit ihrer Freundin in der Bauecke, später saust sie mit dem Roller auf dem Hof herum. Nach dem Mittagessen sitzt sie gähnend neben der Erzieherin, die ein Märchen erzählt. Um 14.00 starten alle Kinder zu einer Wald-Ralley mit Picknick. Als die Mutter Anne um 17.00 Uhr abholt, ist sie todmüde. Nach dem Abendessen geht sie um 19.00 Uhr ins Bett. Anne schläft sehr unruhig und kommt oft zu ihren Eltern ins Bett. Ihr Vater fühlt sich dadurch in seiner Nachtruhe gestört. Er ist der Meinung, dass das Kind endlich allein in seinem Bett durchschlafen müsste.

### Aufgaben

1 Was könnte der Grund für Annes morgendliche Müdigkeit sein?

2 Beschreiben Sie Ihren Tagesrhythmus. Wann sind Sie besonders leistungsfähig, wann haben Sie ein Leistungstief? Wann und wie lange schlafen Sie? Stellen Sie Ihren Tagesrhythmus grafisch dar.

3 Kinder benötigen einen gut abgestimmten Wechsel von Aktivität und Ruhe sowie regelmäßige Erholungszeiten. Wie gestalten Sie in Ihrer Einrichtung den Tagesablauf der Kinder?

### 3.4.1 Tagesrhythmus

Bei Kindern und Erwachsenen treten bestimmte **tagesperiodische Schwankungen** ihrer körperlichen und geistigen Leistungen auf. So tritt bei Kindern morgens nach einer Anlaufzeit zwischen 9 und 12 Uhr eine Phase hoher Leistungsfähigkeit auf, die mittags absinkt und zwischen 13 und 15 Uhr einen Tiefpunkt erreicht. Zwischen 16 und 18 Uhr steigt die Leistungsbereitschaft wieder an, ab 18 Uhr ermüdet der Körper zunehmend.
Je jünger das Kind ist, desto früher tritt das Leistungstief der Mittagszeit ein und umso eher wird der Nachmittagsgipfel erreicht.

Auch viele biologische Vorgänge des Organismus laufen nach einem 24-Stunden-Rhythmus ab. Das Tageslicht spielt als „Zeitgeber" für die **innere Uhr** eine wichtige Rolle. Es beeinflusst die Körpertemperatur, den Schlaf-Wach-Rhythmus und die Aktivität.
Obwohl die inneren Zyklen bei den meisten Menschen zeitlich sehr ähnlich sind, hat jeder seinen eigenen **Tagesrhythmus**. Diesem sollte der Tagesablauf angepasst sein und „Hochs" für leistungsintensive Arbeiten sowie „Tiefs" zur Erholung genutzt werden. Eltern und Erzieher sollten den Vormittag mit den Kindern mehr für kreative Arbeiten und sportliche Aktivitäten nutzen und während des Mittagstiefs Zeit zum freien Spiel, zur Entspannung oder zum Mittagsschlaf lassen.
Erholungspausen sollten rechtzeitig, bevor sich Ermüdungserscheinungen zeigen, eingelegt werden - so haben sie den größten Erholungswert. Eine Übermüdung ist zu vermeiden - die notwendige Erholungszeit dauert dann lange.
Der Erholungswert der Pausen wird durch ihre Gestaltung bestimmt. Bei Kindern werden Ermüdungserscheinungen besser durch eine „aktive Pausengestaltung" abgebaut.

Nach Phasen geistiger Anspannung haben entspannte Bewegungsspiele in kleinen Gruppen, Yoga oder ein kleiner Spaziergang einen guten Erholungswert.

***Exkurs:***

**Die innere Uhr in unserem Körper**

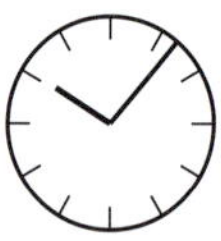

| | |
|---|---|
| - Vor dem Aufwachen: | Körpertemperatur steigt |
| - Morgens: | Verdauung läuft auf Hochtouren, ein gutes Frühstück ist angesagt |
| - Vormittags: | hohe geistige/körperliche Leistungsfähigkeit |
| - Mittags: | Verdauung ist aktiv, Körpertemperatur und Leistung sinken, Mittagspause |
| - Nachmittags: | geistige/körperliche Leistungsfähigkeit steigt wieder an |
| - Abends: | Blutdruck/Körpertemperatur sinken, der Magen arbeitet kaum noch (kleine Mahlzeiten), Körper braucht Erholung |

Der Körper passt sich den Gegebenheiten des Alltags, z. B. frühes Aufstehen, spätes Zubettgehen, an. Er braucht etwa eine Woche, um seine innere Uhr umzustellen.
Bei unregelmäßigen Einschlafzeiten oder einem häufigen Wechsel des Tagesrhythmus, z. B. bei Schichtarbeit mit Tag- und Nachtschicht oder bei Flugpersonal mit stetem Wechsel der Zeitzonen, kann es zu Störungen mit Schlafproblemen, Gereiztheit und Konzentrationsstörungen kommen.

### 3.4.2 Schlaf

**Täglicher Schlafbedarf in den verschiedenen Lebensaltern (in Stunden)**

| Alter | 1. Woche | 1.–6. Monat | 1 Jahr | 2–3 Jahre | 4–5 Jahre | 6–8 Jahre | 10 Jahre | 15 Jahre |
|---|---|---|---|---|---|---|---|---|
| Schlafstunden (Durchschnitt) | ca. 20 | 15–16 | 13–15 | 12–14 | 11–12 | 10–11 | 9–10 | 8–9 |
| Tagesschlafphasen (Durchschnitt) | 4 | 3 | 3 | 1–2 | 1 | – | – | – |

Eine Tagesmutter betreut mehrere 2- und 3-jährige Kinder an vier Tagen in der Woche. Um auch am Nachmittag noch konzentriert spielen zu können, ist ihr der Mittagsschlaf der Kinder wichtig. Sie beobachtet dabei häufig Einschlafstörungen.

**Aufgabe**

- Überlegen Sie mögliche Ursachen. Entwickeln Sie Vorschläge zu Einschlafritualen für einen guten Schlaf.

#### Schlafbedarf in den verschiedenen Lebensaltern

Im Schlaf erholt sich der Körper. Je jünger das Kind ist, umso größer ist der Schlafbedarf. Neugeborene schlafen durchschnittlich 18 bis 20 Stunden, in den ersten Lebenswochen liegt das Schlafbedürfnis bei etwa 16 Stunden. Der jüngere Säugling meldet sich meist einmal in der Nacht mit Hungergeschrei. Man sollte dem natürlichen Bedürfnis des Kindes nachgeben und ihm Nahrung geben. Vom 3. bis 4. Monat an schlafen die meisten Kinder durch. Am Ende des ersten Lebensjahres braucht das Kind etwa 13 bis 15 Stunden Schlaf. Mit zunehmendem Alter nimmt der Schlafbedarf ab, beim Kleinkind liegt er bei 12 bis 14, beim Kindergartenkind bei 11 bis 12 Stunden. Dabei reduziert sich vor allem der Tagesschlaf. Im zweiten Lebensjahr benötigen viele Kinder nur noch einen Mittagsschlaf oder sie ruhen sich aus, schauen ein Buch an oder hören eine Kassette.
Auch bei Kindern unterscheidet man verschiedene „Schlaftypen". Die sogenannten „Lerchen" kommen morgens leicht aus dem Bett, sind sofort fit, werden aber abends früh müde. „Eulen" schlafen morgens gerne lang und gehen abends spät ins Bett.

Eltern und Erzieher sollten sich bei den Schlafzeiten von dem Bedürfnis des Kindes leiten lassen. Wenn das Kind am Abend nicht einschlafen oder nachts nicht durchschlafen kann, müssen sie regulierend eingreifen, z.B. den Mittagsschlaf kürzen.

Viele Kinder wollen abends nicht ins Bett gehen. Sie wollen noch spielen, haben Angst, etwas zu verpassen. Regelmäßige Schlafzeiten und Rituale vermeiden abendliche Machtkämpfe.

*Exkurs:*

**Voraussetzungen für eine gute Nacht**

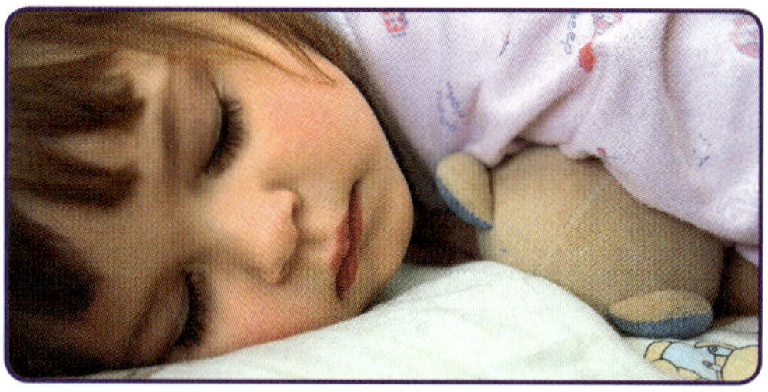

1. **Eigenständigkeit und Sicherheit am Tag**
Ein Kind, das sich auf Eltern/Erzieher verlassen kann und von diesen ermutigt wird, selbstständig zu werden, gewinnt Selbstvertrauen. Es fühlt sich auch nachts weniger allein und schläft besser.
2. **Anregung und Beschäftigung am Tag**
Anregende Beschäftigung und viel Bewegung an der frischen Luft sorgen für eine angenehme Müdigkeit.
3. **Regelmäßiger, strukturierter Tagesablauf**
Ein Tagesablauf mit festen Zeiten für Essen, Spielen und Schlafen bietet Kindern eine hilfreiche Orientierung.
4. **Einschlafrituale helfen beim Einschlafen**
Einschlafrituale wie Vorlesen, Singen, ein Gebet und Gute-Nacht-Kuss lassen Kinder zur Ruhe kommen und vermitteln ihnen ein Gefühl der Geborgenheit.
5. **Ein fester Schlafplatz schafft Sicherheit**
Kinder sollten immer im gleichen Bett schlafen und dort auch die ganze Nacht verbringen.
6. **Ein gutes Raumklima ist wichtig**
Eine Raumtemperatur von 15–17 °C und frische Luft helfen dem Kind, gut ein- und durchzuschlafen.

### 3.4.3 Schlafstörungen

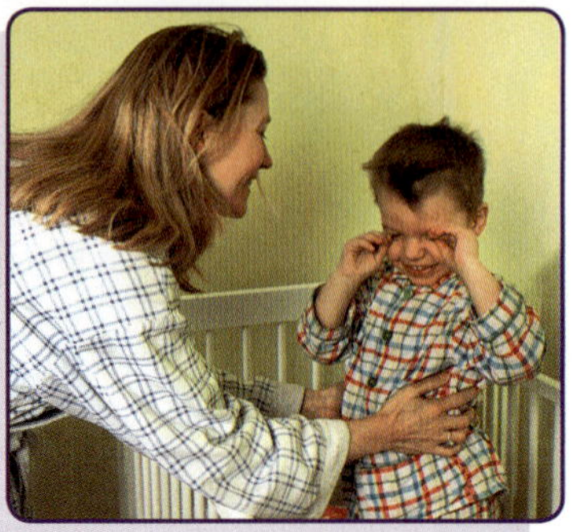

Im Freundeskreis von Mikes Eltern finden häufig samstags abends Partys statt. Ein Babysitter ist teuer und so wird Mike in der Regel mitgenommen. Auch am Sonntagabend wird gern noch mit Freunden zusammengesessen. Mike ist immer dabei. Die Eltern fragen sich, warum Mike tagsüber häufig so müde und schlecht gelaunt ist. Nachts liebt er es, im Bett der Eltern zu schlafen. Obwohl er todmüde ist, schläft er oft nur schwer ein.

**Aufgabe**

- Überlegen Sie mögliche Ursachen für die Schlafstörungen. Welche Lösungsmöglichkeiten sehen Sie für die Familie?

Viele Kinder leiden unter Schlafstörungen. Neben organischen Beeinträchtigungen, z. B. Asthma, Infekte der oberen Atemwege, sind vor allem psychische Belastungen, z. B. Ängste und Leistungsdruck, die Ursache. Auch falsche Erziehungsmuster wie fehlende Rituale und Grenzen, nächtliches Essen und Trinken und Verhaltensweisen der Eltern können zu Schlafstörungen führen.
Etwa jedes dritte **Kleinkind** hat Ein- bzw. Durchschlafstörungen. Viele Vier- bis Sechsjährige wachen nachts öfter auf oder haben Albträume.

Bei Schlafstörungen unterscheidet man
- Ein- und Durchschlafstörungen,
- exzessive Schläfrigkeit, Tagesmüdigkeit,
- sonstige Störungen, z. B. Sprechen im Schlaf, nächtliches Zähneknirschen, Schlafwandeln.

Oft führt Angst vor dem Alleinsein oder der Dunkelheit zu der Schlafstörung. Aber auch Entwicklungs- oder psychische Störungen wie Aufmerksamkeits-Hyperaktivitätssyndrom/ADHS, depressive Verstimmungen oder neurologische Erkrankungen, z. B. Epilepsie, können Ursachen sein. Ärztliche Hilfe ist hier meist erforderlich.
Bei **Schulkindern** und **Jugendlichen** sind häufig Schulstress, familiäre Konflikte, Probleme mit Freunden, aber auch übermäßiger Fernseh- oder Computerkonsum Auslöser von Schlafstörungen. Emotionale Belastungen führen zu inneren Konflikten und starker Anspannung, die Betroffenen kommen nicht mehr zur Ruhe.
In der Regel sind Schlafstörungen vorübergehend und nicht besorgniserregend. Anhaltende Schlafstörungen, die zu Tagesmüdigkeit, Reizbarkeit und Konzentrationsstörungen führen und sich auf das Allgemeinbefinden auswirken, müssen behandelt werden.

Bei der Behandlung von Schlafstörungen ist häufig eine genaue Untersuchung erforderlich. Neben der körperlichen Untersuchung wird eine biografische Anamnese durchgeführt und ein Schlafprotokoll erstellt, auch wird das Kind in Alltagssituationen beobachtet.

Bei **organisch bedingten** Schlafstörungen muss die Grunderkrankung behandelt werden.
Bei **psychisch** oder **sozial** bedingten Schlafstörungen wird häufig ein Familiengespräch geführt und mögliche familiäre Faktoren, die eine Schlafstörung hervorrufen, beleuchtet. Eine heilpädagogische Förderung beobachtet in Spieltherapien Erziehungsmuster und das Verhalten in der Mutter-Vater-Kind-Interaktion. Verschiedene Erziehungsbereiche wie Konfliktbewältigung und Durchsetzungsfähigkeit werden angesprochen, Fehlverhalten analysiert und Hilfestellungen im Alltag erarbeitet. Regeln und Rituale, welche das Kind auf das Schlafen vorbereiten, werden eingeführt und trainiert. Das oft belastete Verhältnis zwischen Kind und Eltern kann so nachhaltig verbessert werden. Eine Bewegungstherapie ermöglicht Entspannung und fördert das Selbstbewusstsein. Die Kinder lernen, emotionalen Stress durch Bewegung abzubauen und sich zu entspannen.

Ältere Kinder und Jugendliche überwinden ihre Schlafstörungen oft durch das Erlernen spezieller Techniken für ihr persönliches Stressmanagement.

Konflikte sollten nicht spätabends bearbeitet und negative Gedanken („wenn ich jetzt nicht einschlafe, schaffe ich die Arbeit nicht“) durch kognitives Training („ich bin auch erfolgreich, wenn ich nicht gut geschlafen habe“) verdrängt werden.

**Aufgaben**

1. Diskutieren Sie die These: „Jedes Kind kann schlafen lernen!“
2. Welche Folgen könnte länger anhaltender Schlafmangel für die Betroffenen haben?

## 3.5 Stress in der Kindheit

### Stress im Kindesalter
### Immer auf Augenhöhe mit dem Kind bleiben

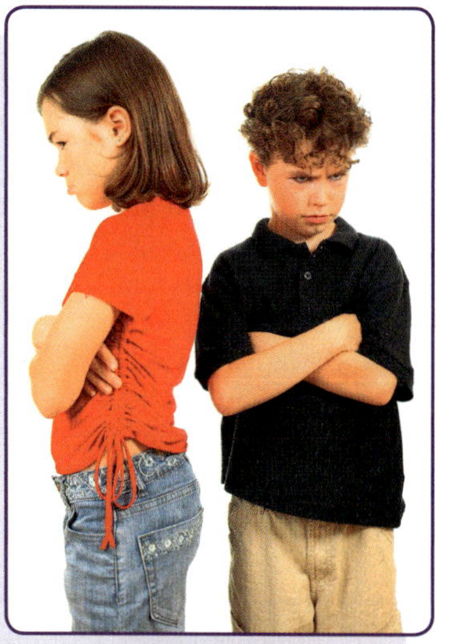

Leistungsdruck in der Schule, hohe Erwartungen zu Hause, Streit in der Familie, ein voller Terminkalender, diese Belastungen setzen Kindern heute immer mehr zu. Erziehungsexperten und Kinderärzte warnen vor einer steigenden Überforderung der Kinder, die Stress auslöst, und mahnen: „Kinder sind keine kleinen Erwachsenen!"

Kinder werden überfordert, meist unwissentlich, da Eltern und Lehrer vergessen haben, was ein Kind denkt und fühlt. Klassisches Beispiel ist der Stress des erstgeborenen Kindes nach der Geburt eines Geschwisterchens, auf das es mit großer Eifersucht reagiert. Ermahnungen wie „Du bist jetzt der große Bruder und musst doch verstehen, dass das Baby die Mama mehr braucht als du!", führen zu großen Verlustängsten des älteren Kindes, das Angst hat, jetzt nicht mehr geliebt zu werden.

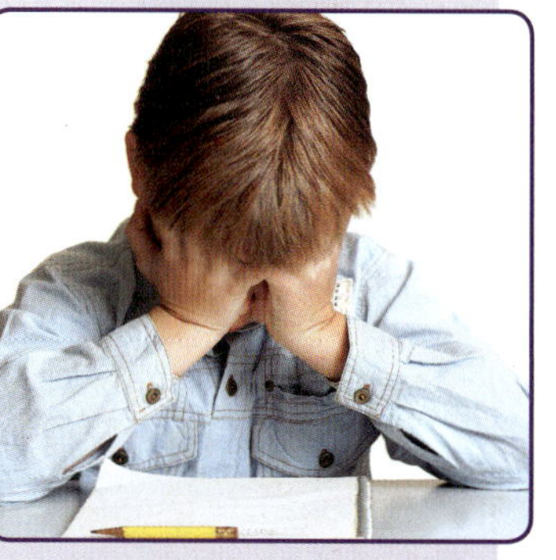

Gerade beim Schulkind gibt es Fehleinschätzungen von Eltern und Lehrern. Dies beginnt bei zu hohen Erwartungen an die Leistungsfähigkeit des Kindes und setzt sich über Unkenntnis des kindlichen Biorhythmus fort. So entspricht die Belastung eines Schultages inklusive Hausaufgaben häufig dem Arbeitstag eines Erwachsenen, Kinder werden hierdurch dauerhaft überfordert.

Erwachsene müssen sich mehr auf Augenhöhe mit dem Kind begeben, um seine Belastungsgrenzen wieder richtig einschätzen zu können.

Es gibt auch viele Ängste, die Kindern schwer zusetzen können, z. B. die Angst, ausgelacht zu werden, Erwartungen nicht zu erfüllen oder auch Trennungsangst. Nicht nur tiefe Einschnitte, wie die Scheidung der Eltern, auch ein Umzug oder die Krankheit eines Elternteils können große Unsicherheit auslösen.

### Aufgabe

Notieren Sie die wichtigsten Thesen in dem Text.
Vergleichen Sie diese Aussagen mit dem Alltag von Kindern in Ihrer Einrichtung.

In den letzten Jahren hat die Zahl unruhiger, aggressiver und unkonzentrierter Kinder stark zugenommen. Auswirkungen sind im Lernverhalten und sozialen Miteinander sowie in der Ausdauer beim Zuhören, Spielen oder Werken zu beobachten. Kinderärzte und Erziehungsexperten warnen: Immer mehr Kinder fühlen sich überfordert und sind dadurch gestresst, frustriert oder aggressiv.

**Stress** bei Kindern kann ganz unterschiedliche Ursachen haben: Streit in der Familie oder mit Freunden, Trennung der Eltern, Prüfungen und Klassenarbeiten in der Schule. Auch die Freizeit setzt Kinder unter Druck: Tennis, Ballett, Klavierunterricht, Reiten und Hausaufgaben stellen an viele Kinder zu hohe Anforderungen. Falsche Schönheitsideale führen bei vielen Kindern zu Essstörungen und Untergewicht.

Als Folge klagen immer mehr Kinder über Kopf- und Bauchschmerzen. Weitere Symptome sind Magenschmerzen, Nervosität und Schlafstörungen. Einige Kinder werden antriebslos, depressiv oder haben keinen Appetit. Gestresste Kinder und Jugendliche rauchen häufiger und konsumieren öfter Alkohol und Drogen.

### *Exkurs:*
### Was passiert bei Stress im Körper?

Das englische Wort „stress" bedeutet ursprünglich Druck, Belastung, Spannung. Unter Stress versteht man einen Alarmzustand des Körpers, mit Herzklopfen, beschleunigtem Puls und Atmung, erhöhter Muskeldurchblutung, durch den vermehrt Energiereserven im Körper bereitgestellt werden.

Die **Stressreaktion** ist ursprünglich eine natürliche Überlebensreaktion des Menschen zur Vorbereitung auf Kampf oder Flucht im Falle eines Angriffs. Sie richtet alle Körper- und Lebensfunktionen auf die Sicherung des eigenen Überlebens aus. Ist die Stresssituation bewältigt, entspannt sich der Körper normalerweise und die Energiereserven werden wieder aufgefüllt. Kann sich der Körper nach der Stresssituation nicht genug erholen, macht Stress krank.

**Positiver Stress – EUSTRESS – motiviert.**
**Negativer Stress – DISSTRESS – macht krank.**

Stress spornt den Menschen zu Leistungen an und ist eine wichtige Quelle für Erfolg, Zufriedenheit und Vitalität. Wachsen jedoch die Anforderungen „über den Kopf" und sieht man keine Möglichkeit, diese zu bewältigen, entsteht „negativer" Stress.

Heute wird der Alarmzustand „Stress" oft völlig nutzlos ausgelöst. Viele Stressfaktoren, z.B. Fernsehkrimis, Lärm, Hektik, Trennungsängste, bereiten den Organismus wie zu Urzeiten auf Angriff oder Flucht vor, also auf eine körperliche Leistung. Doch anstelle der vorbereiteten körperlichen Höchstleistung bleibt der Körper völlig reglos. Häufig halten stressauslösende Belastungen auch über einen langen Zeitraum an, der Körper wird also dauerhaft in Alarmbereitschaft gehalten. Dadurch kommt es zu Erschöpfungszuständen, die krank machen.

### Häufige Symptome bei Stress

**Körperlich-physiologisch**

- Beschleunigung von Puls und Atmung
- Blutdruckanstieg oder -abfall
- Schweißbildung
- Magen-Darm-Beschwerden
- Muskelverspannungen
- Verringerung der Immunabwehr

**Kognitiv-emotional**

- Unsicherheit
- Nervosität, Gereiztheit, Angst
- Niedergeschlagenheit
- Konzentrationsschwäche
- Beeinträchtigung des Denkens

**Verhaltensmäßig**

- Meiden der stressauslösenden Situation
- Gereiztes Verhalten
- Sozialer Rückzug
- Frustration

Auch Frustration, Ängste und Minderwertigkeitsgefühle stellen auf Dauer schädlichen Stress dar. Ebenso kann eine reizarme Umgebung ohne geeignete Beschäftigungsangebote, ausgeprägter Bewegungsmangel und andauernder Schlafmangel Stress auslösen.
Überhöhte Leistungsanforderungen rufen häufig Stress hervor. Einseitiges Leistungsdenken und schlechter werdende Berufsaussichten für Jugendliche schaffen in der Schule oft ein Klima, das vielen Kindern Angst macht und Stress erzeugt. Ehrgeizige Eltern verstärken häufig aus Sorge vor einem Schulversagen den Druck auf das Kind. Ein Abbau der durch den Stress angestauten Energien kann vor allem durch ausreichende körperliche Bewegung erreicht werden. Auch kreatives Arbeiten, z.B. durch handwerkliche oder künstlerische Beschäftigungsangebote, baut Stress ab. Günstig wirken sich Zuwendung und Zärtlichkeit der Bezugspersonen aus.

Zur **Stressvorbeugung** sollten Eltern ihren Kindern helfen, sich auf ihre Stärken zu besinnen. Ein persönlichkeitsschwaches und für seelische Störungen anfälliges Kind reagiert besonders empfindlich auf Stress. Eltern und Erzieher sollten auch auf bestehende Ängste eingehen und dem Kind helfen, mit Situationen, die es als „bedrohlich" empfindet, angstfrei umzugehen. Die Möglichkeit, über eigene Ängste zu sprechen, ohne ausgelacht zu werden, nimmt viel Druck und Stress. Kinder äußern ihre Ängste nur selten, das wäre „uncool" und sie würden vielleicht ausgelacht. Aus diesem Grund ist es für Kinder hilfreich zu erfahren, dass viele Gleichaltrige und auch Erwachsene Angst empfinden. Sie lernen, mit Problemen umzugehen, anstatt sich von ihnen verunsichern zu lassen.

### Jeder hat Angst

Es ist Nacht. Ich habe geträumt. Ein großer Sturm kommt. Ich kann den Wind hören. Ich sehe die weißen Wellen. Sie sind so hoch wie ein Haus und kommen auf mich zu. Ich sitze in einem Boot. Die Wellen sind viel größer. Sie kommen in mein Boot. Der Wind schüttelt das Boot fürchterlich. Ich kann mich nicht mehr festhalten. Ich habe große Angst. Da wache ich auf.

Ich rufe nach meinem Vater. Er schläft. Ich steige aus meinem Bett und gehe zu ihm hin. Ich wecke ihn auf und erzähle ihm den Traum. Ich sage ihm, dass ich schreckliche Angst habe.

Vater legt seinen Arm um mich. Ich bin ganz nahe bei ihm. Er sagt: „Es ist gut, dass du gekommen bist. Jetzt können wir miteinander sprechen und du kannst mir alles erzählen. Dann ist die Angst nicht mehr so schlimm."

Vater sagt: „Jeder hat Angst, nicht nur im Traum. Ich habe auch Angst." Ich frage meinen Vater: „Was machst du, wenn du Angst hast?" Er sagt: „Ich spreche darüber mit meinem Freund, der versteht mich und meine Angst."

Ich frage meinen Vater: „Ist die Angst dann weg?" Er sagt: „Die Angst ist nie ganz weg, aber sie ist nicht mehr so schlimm. Wer einen Freund hat, ist gut dran. Der kann sagen: „Hilf mir, ich habe Angst."

Ich frage meinen Vater: „Und wer keinen Freund hat, was macht der?" Er sagt: „Der ist mit seiner Angst allein und kann mit niemandem darüber sprechen. Jeder braucht einen Menschen, der ihn mag, der mit ihm spricht." Vater sagt: „Jetzt schlaf wieder ein. Du brauchst keine Angst mehr haben!"

*Steinwede D.: Vorlesebuch Religion 2, Kaufmann Verlag Lahr 1974*

### Entspannung und Stressausgleich

Kinder brauchen auch freie Zeit, um zu spielen oder selbst Verabredungen treffen zu können.
Ruhe und Entspannung, körperliche Aktivität und Geselligkeit im Familien- und Freundeskreis sollten die Freizeitgestaltung bestimmen.
Sportliche Aktivitäten leisten einen hohen Beitrag zum Stressausgleich. Dabei sollte der Spaß an der Bewegung und Geselligkeit im Vordergrund stehen, ehrgeizige sportliche Leistungen können wieder Stress verursachen. Bewegungs- und Ballspiele, Laufen, Radfahren und Schwimmen sind ein guter Ausgleich, besonders bei Schulkindern, die am Tag lange Zeit still sitzen müssen.

Bewegungs-, Entspannungs- und Atemübungen, z.B. Yoga und autogenes Training, unterstützen eine wirksame Entspannung. Volkshochschulen und Krankenkassen bieten verschiedene Entspannungstechniken an, die in Gruppen eingeübt und trainiert werden können

### Entspannung mit gelenkter Fantasie

„Fantasie haben heißt nicht, sich etwas auszudenken: Es heißt, sich aus den Dingen etwas zu machen." (Thomas Mann)

Fantasie und Realitätssinn helfen dem Menschen, sein Leben zu meistern. Im Alltag findet er durch kurze „Träume der Fantasie" Ruhe und kann neue Kräfte sammeln. Insbesondere jüngere Kinder leben noch in einer Welt voller Bilder und fantastischer Geschichten. Kleine Kinder nehmen sich die Zeit für Entspannung, wenn man sie in Ruhe lässt, automatisch im Spiel (Rollenspiel), beim Träumen, wenn sie „mit Blumen oder Steinen sprechen". Fantasievolle Kinder finden beim Heranwachsen eine gute Balance zwischen Anspannung und Ruhe und sind den Anforderungen des Alltags besser gewachsen.

Die Fantasie der Kinder lebendig zu halten, sodass sie durch sie mehr Lebensfreude und Entspannung erfahren, ist eine pädagogische Aufgabe in der heutigen leistungsorientierten und technisierten Zeit.

### Aufgaben

1. Informieren Sie sich über das Zusammenwirken von Hormon- und Nervensystem bei der Stressreaktion.
2. Nennen Sie Stresssituationen, die bei Kindern und Jugendlichen oft auftreten.
3. Schreiben Sie Stresssituationen aus Ihrem Alltag auf. Wie verhalten Sie sich in ihnen? Wie könnten Sie Ihren Stress abbauen?
4. Erarbeiten Sie in Gruppen verschiedene Entspannungstechniken. Stellen Sie diese in der Klasse vor. Leiten Sie Ihre Mitschüler bei den Übungen/Techniken an.

*Exkurs:*

### Traumreise für Kinder

#### Vorbereitung:

Die Kinder setzen oder legen sich bequem hin. Entspannungsmusik und ein Ruhetext stimmen auf die Traumreise ein:

Setze (Lege) dich bequem hin und wenn möglich, schließe deine Augen. Du spürst deinen Körper und atmest ruhig ein und aus. Deine Arme werden ganz schwer. Auch deine Beine werden ruhig und schwer. Dein Körper ist ganz entspannt. Du fühlst dich warm und wohl und vergisst alles, was um dich herum geschieht. Dein Kopf ist frei für eine ...

#### *Traumreise mit der kleinen Raupe*

Du sitzt am Rande einer Wiese. Dort stehen viele Brennnesseln. Unter einem Brennnesselblatt kleben winzig kleine, grüne Eier. Schwer hängt das Blatt nach unten, ganz ruhig und schwer. Manchmal weht der Wind sanft über die grüne Wiese und das schwere Blatt bewegt sich ganz leicht hin und her – hin und her.
Eines Morgens, an einem Sommertag, als die Sonne wohlig warm scheint, bewegt sich eines der kleinen grünen Eier. Auf einmal bekommt das Ei ein Loch und ein kleiner Kopf schaut neugierig heraus.
Ganz langsam, Stück für Stück, kriecht eine kleine Raupe aus dem Ei. Anstrengend und schwer ist das, ganz schwer. Die kleine Raupe atmet ruhig und gleichmäßig und ruht sich aus. Dann kriecht sie langsam weiter: den behaarten Stängel hinauf, über viele große und kleine Blätter.
Ein langer und schwerer Weg ist es, bis sie oben ankommt. Ganz ruhig sitzt die kleine Raupe nun auf dem obersten Blatt. Vor sich sieht sie die Wiese mit den vielen bunten Blumen, die in dem warmen Sonnenschein in allen Farben leuchten: rot und orange, gelb, grün und blau. Der Wind streicht sanft über die Gräser und bewegt die Blumen leicht, ganz leicht hin und her.
Die Augen werden der kleinen Raupe schwer und fallen zu. Wohlig warm und schwer liegt sie in der Sonne auf dem grünen Blatt.
Sie atmet ruhig und gleichmäßig ein und aus, ein und aus. Und die kleine Raupe schläft ein.
Ihr kleiner Körper wird auf einmal ganz leicht. So leicht, dass sie fliegen kann. Sie fliegt über die grüne Wiese in den blauen Himmel und die Blumen mit ihren bunten Köpfen nicken ihr zu.

*Gudrun Blumenhein (leicht verändert),*
*Hess. Arbeitsgemeinschaft für Gesundheitserziehung 1995*

*Exkurs:*

**Mit Bewegung verknüpfte Fantasiebilder**

Die pädagogische Fachkraft gibt den Kindern eine Anregung für ihre Fantasie und spricht dabei ganz langsam, damit die Kinder ausreichend Zeit für die Entstehung ihrer Fantasie haben:

**Beispiel 1:** ***Ein Besuch im Zoo***

Eine Entspannungsübung zu zweit. Stellt euch hintereinander. Der Hintermann erzählt einen „Besuch im Zoo" und massiert damit dem Vordermann den Rücken.

**Es ist Morgen im Zoo.**
**Der Zoowärter fährt mit dem Rechen über die Spazierwege.** Mit 10 Fingerspitzen auf dem Rücken Linien machen. Von oben nach unten, von rechts nach links.

**Dann öffnet er das Tor zum Zoo.**
Die Handkanten rechts und links von der Wirbelsäule aufsetzen und nach außen streichen.

**Die ersten Besucher kommen.**
Mit den 10 Fingern von oben nach unten über den Rücken laufen.

**Sie gehen zum Affenhaus und schauen zu, wie die Affen fröhlich herumspringen.**
Hände klatschen kurz und kräftig auf den Rücken, kreuz und quer.

**Daneben ist das Löwengehege. Gerade ist Fütterung und die Löwen fressen gierig Fleisch.**
Mit beiden Händen den Nacken und die Schultern kneten.

**Dann gehen die Besucher zu den Pinguinen, die lustig ins Wasser rutschen.**
Mit Handflächen von oben nach unten langsam den Rücken hinunter. Immer neben der Wirbelsäule bleiben, nicht auf der Wirbelsäule.

**Hier hört man schon die Känguruhs, wie sie wild herumhüpfen.**
Mit Fingern auf dem Rücken hüpfen.

**Daneben ist das Elefantenhaus.**
Kräftig und langsam mit den Fäusten auf den Rücken drücken.

**Jetzt besuchen die Leute das Schlangenhaus.**
**Die Schlangen schlängeln sich langsam durch den Sand.** Mit den Handflächen langsame Schlangenbewegungen auf dem Rücken machen.

**Da ist ja auch ein Krokodil, das gefährlich das Maul aufsperrt und schnappt.**
Kurz und kräftig in die Arme und Beine kneifen.

**Und da ist ein Kolibri, der schnell in sein Nest hüpft und es sich bequem macht.**
Den Kopf kraulen und an den Haaren leicht ziehen.

**Nun gehen die Besucher zum Ausgang und setzen sich auf eine Bank.**
Mit den 10 Fingerspitzen den Rücken entlanglaufen, dann beide Hände auf die Schultern legen.

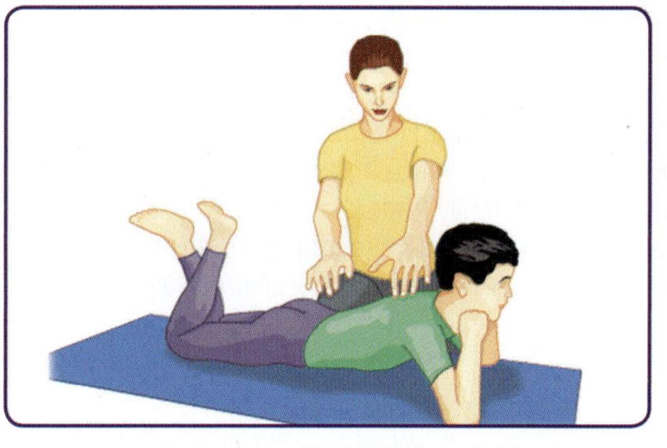

**Beispiel 2:** ***Wettermassage***

Man beginnt mit der Erzählung einer Geschichte, z. B. „Ein Junge zog einst in die weite Welt. Er lief meilenweit, bis er ganz erschöpft war. Da sah er plötzlich vor sich eine ganz grüne Wiese. Er legte sich auf die Wiese und schlief ein.
Dann fiel ein Regentropfen auf den Jungen (der Regentropfen wird durch festes Tippen mit dem Finger auf den Rücken erzeugt). Es fielen immer mehr Regentropfen (alle Finger trommeln auf den Rücken).
In der Ferne hört man ein leichtes Donnern und einen Blitz (der Donner wird durch leichtes Trommeln mit den Fäusten erzeugt, der Blitz ist eine schnelle, feste, zickzackartige Bewegung des Zeigefingers von oben nach unten über den Rücken). Es entsteht Wind (Streichen der ganzen Handfläche über den Rücken).

Donner und Blitz sind nun direkt über der Wiese (die Bewegungen, s. o., werden mit mehr Druck ausgeführt). Der Regen wird immer stärker, dann lässt er allmählich nach, bis nur noch vereinzelte Tropfen fallen (Bewegungen erst stark, dann langsam sanfter werdend).

Zuletzt fällt nur noch ein einziger Regentropfen, den der Wind hinwegbläst (Tippen mit dem Finger und sofortiges Wegwischen mit der Handfläche).
Nun tritt die Sonne hervor und wärmt den Jungen. Die Kleider des Jungen trocknen durch die Wärme der Sonne (Handflächen werden gegeneinandergerieben und auf den Rücken gelegt).

Der Junge wacht erfrischt und munter wieder auf."

## 3.6 Bewegung – Basis für Gesundheit und Wohlbefinden

Der 5-jährige Moritz hat zum Geburtstag den aktuellsten Gameboy mit einigen Spielen bekommen. Er hat sich dieses Spielzeug schon lange gewünscht, viele seiner Freunde haben dieses oder ein ähnliches Spielzeug. Seine Mutter hatte zwar Bedenken, ihm schon so früh einen Gameboy zu schenken, doch aus ihrem Bekanntenkreis hört sie, dass es in diesem Alter „normal" sei, einen Gameboy zu besitzen. Schon vor dem Frühstück spielt Moritz jetzt damit, ein Gespräch mit ihm ist kaum möglich. Heute erzählt die Erzieherin, dass er am Spielzeugtag sein neues Spielzeug mitgebracht hat. Daraufhin hat er kaum noch mit den anderen gespielt und auch die Zeit beim Spiel im Freien hat er nicht mit ihnen verbracht. Seine Mutter ist unglücklich über dieses Verhalten und möchte mit Moritz gemeinsam einen Zeitplan für die Benutzung des Gameboys aufstellen.

### Aufgaben

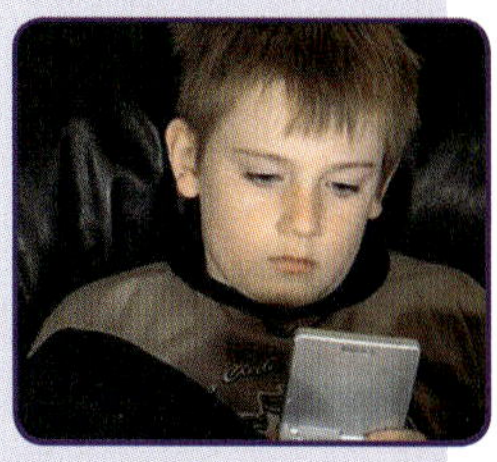

1. Erstellen Sie einen möglichen Zeitplan für die Benutzung elektronischer Geräte für fünf- bis sechsjährige Kinder und begründen Sie Ihre Planung.
2. Versuchen Sie, einen Tagesplan „Bewegung" aus Ihrer eigenen Kindheit zu erstellen.
3. Beobachten Sie die Motorik der Kinder im Alltag der Einrichtung. Beschreiben Sie Bewegungsdefizite, die Ihnen aufgefallen sind.
4. Ermitteln Sie das Freizeit- und Bewegungsverhalten der Kinder zu Hause. Überlegen Sie, welche gesundheitlichen Probleme sich hieraus möglicherweise ergeben können.

Viele Kinder leiden heute an einem Mangel an Bewegung. Die motorischen und koordinativen Fähigkeiten von Kindern und Jugendlichen haben in den vergangenen Jahren stark nachgelassen. In einer Studie haben Forscher rund 4 500 Kinder und Jugendliche getestet. Mehr als ein Drittel der 4- bis 17-Jährigen konnte nicht zwei oder mehr Schritte rückwärts auf einem Balken balancieren. 86 Prozent schafften es nicht, eine Minute auf einem Bein zu stehen. Auch Kraft und Kondition waren schlecht ausgeprägt. „Mindestens zwei bis drei Stunden Bewegung am Tag brauchen Kinder zum Aufbau ihrer organischen Funktionen", sagen Sportwissenschaftler. Mangelnde Bewegung führt zu Übergewicht, Haltungsstörungen, Wahrnehmungs- und Koordinationsproblemen, zu Bluthochdruck und Diabetes Typ 2 im frühen Alter bis hin zu emotionalen und Verhaltensstörungen.

Fast täglich lesen wir Meldungen in den Zeitungen, zum Beispiel dass ca. zwei Millionen Kinder in Deutschland zu dick sind und dass Bewegungsmangel eine Ursache ist. Es gibt verschiedene Fernsehshows, die dieses Thema aufgreifen, um die Problematik in der Öffentlichkeit bewusster zu machen und Lösungen aufzuzeigen.

Es zeigt sich, dass sich der Bewegungsanteil innerhalb eines Tages in den letzten Jahren immer weiter reduziert hat.

In Reflexionsgesprächen mit Erzieherinnen beschreiben diese eine große Anspannung in vielen Kindergartengruppen, die unter anderem darauf zurückzuführen ist, dass die Kinder wenig Bewegungszeit haben.

Über Handeln und Bewegung erschließen sich Kinder ihre Zugänge zur Welt und dafür sollten sie so viel Zeit wie möglich haben.

Die Gründe für den **Bewegungsmangel** sind vielfältig: eine **veränderte Umgebung**, da es heute weniger Freiflächen gibt als früher, die sogenannte **Verinselung**, Kinder werden mit dem Auto von „A" nach „B" transportiert, die **Spielart** hat sich verändert, die Kinder spielen heute nicht mehr so häufig Bewegungsspiele, sondern sitzen lieber vor dem Fernseher oder spielen am Computer.

Wenn Kinder sich bewegen und damit eigene Erfahrungen sammeln, dann in der Sporthalle oder beim Ballettunterricht, zu dem das Kind gefahren wird. Die Sinne und der Bewegungsapparat werden sehr einseitig gefördert.

Die sogenannten Nahsinne Schmecken, Riechen, Tasten, Bewegen und das Gleichgewicht werden im Gegensatz zu den Fernsinnen Hören und Sehen immer weniger gefördert (vgl. Kap. 3.6.5, 9.3). Dies ist die **veränderte Kindheit,** in der viele Kinder heute aufwachsen. In den letzten Jahren hat sich die Erfahrungs- und Erlebniswelt der Kinder geändert, sie erleben heute oft die Wirklichkeit nur noch aus zweiter Hand. Dieser Verlust der primären Wirklichkeit führt dazu, dass nur noch wenige eigene Erfahrungen gesammelt werden.

Es gibt jedoch inzwischen vielfältige Aktionen, um Kindern Bewegungsmöglichkeiten zu schaffen, z.B. die Aktion „Bewegte Schule" sowie verschiedene Initiativen der Krankenkassen und der Städte.

Viele, in der Kindheit „normale" Bewegungsabläufe, z.B. Balancieren, Klettern oder Hüpfen, sind für viele Kinder nicht mehr normal. Bewegung muss wieder erlernt werden.

### Aufgabe

- Erstellen Sie eine Tabelle zu den 7 Sinnen, erläutern Sie kurz ihre Organe, Aufbau und Funktion.

## 3.6.1 Die Bedeutung von Bewegung

Bewegung fördert eine gesunde körperliche, geistige und seelische Entwicklung.

**Bewegung stärkt die Knochen**
Die Bildung fester Knochensubstanz durch knochenbildende Zellen erfolgt im Kindes- und Jugendalter und wird durch Bewegung stimuliert. Dabei nimmt die Knochendichte und damit die Stabilität zu. Gesunde Ernährung und vielseitige Bewegung, wie Rennen, Hüpfen, Springen und Klettern, fördern die Knochengesundheit.

**Bewegung bessert die Haltung**
Viele Kinder haben bereits Haltungsschäden der Wirbelsäule, wie Hohl-, Rundrücken oder Skoliose (vgl. Kap. 8.2). Ursachen sind oft mangelnde Bewegung und zu häufiges Sitzen, wodurch die Bauch- und Rückenmuskeln, welche die Wirbelsäule aufrichten, zu gering belastet werden. Die Folge sind Fehlbelastungen, welche die Entstehung von Fehlhaltungen und Haltungsschäden begünstigen.

**Bewegung kräftigt die Muskeln**
Bei der Geburt sind alle Muskeln ausgebildet, aber nicht alle sind gleich stark. Während die Saug- und Greifmuskulatur sofort einsatzfähig sind, entwickeln sich z. B. Rücken-, Bein-, Fuß- und Bauchmuskeln erst später stärker. Bewegungsmangel stört die weitere Ausbildung dieser Muskeln.

Der Rücken wird von der Rückenmuskulatur, aber auch von den Bauchmuskeln aufrecht gehalten. Sind die Bauchmuskeln nicht trainiert oder durch Übergewicht überlastet, sinkt der Bauchinhalt nach vorn.

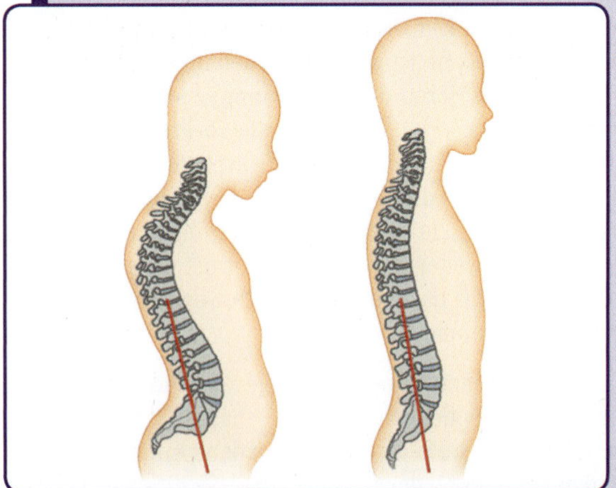

### Aufgaben

1. Informieren Sie sich über Haltungsschäden der Wirbelsäule und ihre Ursachen.
2. Wie rückenfreundlich ist Ihre Einrichtung? Wie könnten Sie das Bewegungsangebot ergänzen, um Haltungsschäden vorzubeugen?

**Bewegung fördert die Gesundheit**
Die Anzahl übergewichtiger und adipöser Kinder nimmt ständig zu. Krankheiten treten schon im Kindesalter auf. Es kann zu Stoffwechselstörungen kommen, z. B. Diabetes Typ 2, und damit verbunden auch zu Herz-Kreislauf-Risiken. Durch ausreichende Bewegung und gesunde Ernährung kann diesem Trend entgegengewirkt werden.

**Bewegung fördert die geistige Entwicklung**
In der Bewegung setzen sich Kinder aktiv mit ihrer Umwelt auseinander und entwickeln Strategien zur Problemlösung. Sie begreifen, indem sie „greifen". Beim Kleinkind entstehen durch die Sinnestätigkeit und körperliche Aktivität Reize, welche die Vernetzung der Nervenzellen fördern. Die Reifung und Differenzierung des Gehirns wird angeregt und gefördert. Bewegung in den ersten Lebensjahren ist daher enorm wichtig.

**Bewegung prägt den Lebensstil**
In Kindheit und Jugend werden Bewegungsmuster und -abläufe sehr schnell erlernt. Ob Fahrradfahren, Schwimmen oder Skaten, Erwachsenen fällt das Erlernen neuer Bewegungsarten schwerer. Erworbene Bewegungsmuster werden nie mehr vergessen. Auch der Lebensstil wird früh geprägt. Bewegung in der Kindheit fördert eine gesunde, vielseitige Freizeitgestaltung, die meist auch als Erwachsener beibehalten wird.

**Der heutige Lebensstil** ist durch Bewegungsarmut gekennzeichnet. Schon zum Kindergarten werden viele Kinder mit dem Auto gefahren. Kinderfreundliche Spielplätze, Wiesen oder Plätze, auf denen Kinder gefahrlos und spontan spielen, toben, rennen können, fehlen oft. Die Straßen sind durch den Verkehr zum Spielen ungeeignet. Die Kinder haben zudem immer weniger Spielgefährten in ihrer Nachbarschaft und werden oft von den Eltern komplett verplant, sodass sie keine Zeit für eigene Aktivitäten haben. Fernsehen, Video und Computer nehmen einen immer größeren Raum in ihrer Freizeit ein. Die Folge sind gesundheitliche Beeinträchtigungen. So ist etwa ein Drittel der Schulanfänger übergewichtig, 60 % haben Haltungsschäden und etwa 40 % Koordinationsprobleme. Auch aggressives Verhalten, Konzentrations- und Lernstörungen resultieren aus fehlender Bewegung.

### Aufgabe

Erstellen Sie im Klassenverband eine Mindmap zum Thema Bedeutung der Bewegung.

## 3.6.2 Wie viel Bewegung brauchen Kinder?

Kinder haben einen natürlichen Bewegungsdrang. In einer bewegungsfreundlichen Umgebung verschaffen sie sich die für ihre Entwicklung jeweils notwendige Bewegung.

**Das kleine Kind** (bis ca. 3 Jahre) begreift über die Bewegung Informationen über seine Umgebung und über sich selbst. Bewegen, Fühlen und Denken hängen eng miteinander zusammen. Durch die Bewegung wird die

Gesamtpersönlichkeit gefördert. Kinder brauchen dazu verschiedene Reize, akustische, optische, taktile, um vielseitige Bewegungserfahrungen machen zu können.

**Das Kindergartenkind** (3–6 Jahre) entwickelt durch Turnen und Bewegungsspiele Kraft, Ausdauer, Geschicklichkeit und Beweglichkeit. Selbstbewusstsein und Selbsteinschätzung reifen: „Kann ich das? Traue ich mir das zu und will ich das lernen? Das kann ich nicht!" Durch die Bewegung macht das Kind Körpererfahrungen, im Üben von Bewegungsabläufen harmonisiert es seine Bewegungen.

Kindern macht es Spaß, sich zu bewegen. Hüpfen, Klettern, Rennen, Balancieren sollten daher jeden Tag eingeplant werden.

Das Kindergartenkind eignet sich bereits Fertigkeiten im Umgang mit Kleingeräten wie Trampolin, Ball, Hüpfseil oder Klettergerüst an und lernt verschiedene Spielformen. Anregungen und Vorbild von Erziehern und Eltern sind von entscheidender Bedeutung. Vielfältige sportliche Aktivitäten sollten den Kindern im Kindergarten, zu Hause und in Vereinen angeboten werden.

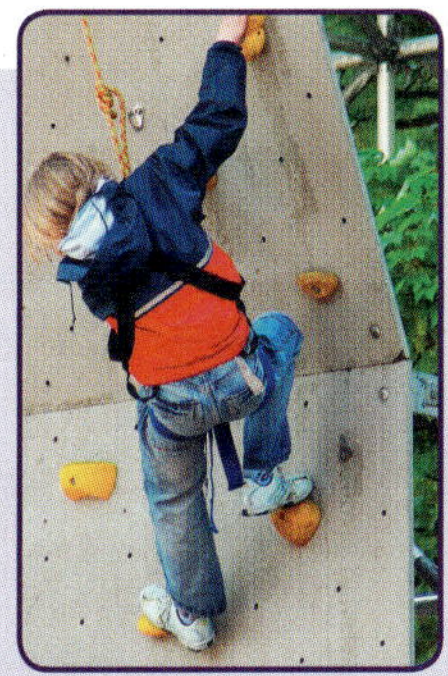

In der „Mäusekiste" wird einmal in der Woche für jede Gruppe die „Bewegungsbaustelle" angeboten. Dabei turnen und bewegen sich die Kinder unter Anleitung mit wöchentlich neuen Sportmaterialien und -geräten. Hier werden sie auch auf mögliche Gefahren hingewiesen und lernen Sicherheitsregeln kennen. Wenn sie alles kennengelernt und ausprobiert haben, dürfen sie paarweise oder in kleinen Gruppen die Bewegungsbaustelle nach ihren eigenen Bedürfnissen verändern.

## Übungen

1. Planen Sie in Kleingruppen eine Bewegungsbaustelle. Stellen Sie Ihre Ergebnisse in der Klasse vor.
2. Überlegen Sie zusammen mit Ihren Kindern, welche Bewegungsbausteine Ihnen Freude machen, und planen Sie gemeinsam eine „Bewegungsbaustelle". Stellen Sie diese in der Klasse vor und probieren Sie gemeinsam die Bewegungsbaustelle aus.

**Schulkinder** brauchen verschiedene Bewegungsräume, z. B. Fußballplätze, Plätze zum Skateboardfahren oder Inlineskaten, Turnhallen. Sie mögen meist große Geräte, bevorzugen Wettkämpfe, z. B. Laufen, Weitsprung, aber auch Mannschaftsportarten wie Volleyball und Handball. Immer mehr Kinder haben infolge von Übergewicht und Bewegungsmangel wenig Selbstvertrauen und Ängste bei sportlichen Aktivitäten. Der Schul- und Vereinssport sollte gerade für diese Heranwachsenden attraktiver werden. Spaß an der Bewegung sollte Vorrang haben, nicht nur die sportliche Leistung.

**Bei Jugendlichen** hat der Sport neben den genannten Gründen eine große Bedeutung in der sozialen Integration und in der Gewalt- und Drogenprävention.

Sport und Bewegungsspiele fördern **soziales Lernen**. Die Kinder müssen Regeln einhalten und sich auf ihre Mitspieler einstellen. Da die Zahl der Einzelkinder in Deutschland zunimmt und Kinder heute wenig spontane Kontakte mit anderen Kindern außerhalb der Einrichtungen haben, sondern allein zu Hause spielen, kommt diesen Aktivitäten eine hohe Bedeutung zu. Ohne Gegensteuerung verkümmern soziale Kompetenzen.

**Bewegungsmöglichkeiten** gibt es für Kinder überall. Das Spiel auf dem **Außengelände**, der Spaziergang in Wald und Feld oder auf der Spielwiese bieten viele Ansätze für die Wahrnehmungs- und Bewegungsförderung der Kinder. Sie geben Raum für Bewegungsspiele, aber auch Zeit und Raum, um in Ruhe Tiere und Pflanzen in der Natur zu beobachten und Entdeckungen zu machen. Die Kinder können hier vielfältige Bewegungsarten ausführen, z. B. Fußball spielen, Laufen und Rennen. Sie trainieren Kraft und Kondition oder balancieren und klettern, um die Koordination zu fördern.

Im **Bewegungsraum** sollten Materialien und Geräte vorhanden sein, um alle motorischen Bereiche und die Körpersinne anzuregen und zu schulen: Bälle, Matten, Kissen, Bänke, Hüpfseile, Trampolin, Kletterwand, Chiffontücher etc. Auch die übrigen Räume der Einrichtung sollten bewegungsfreundlich gestaltet sein, z. B. ausreichend Platz, Kletterseile, Rutschen oder Treppen, die zu einer zweiten Ebene führen, Kriechtunnel zwischen den Spielbereichen, verschiedene Sitzgelegenheiten, wie Sitzbälle, Hocker, Sitzkissen, unterschiedlich hohe Arbeitsflächen wie Wandtafeln, Tische, Bauteppich.

**Bewegungserziehung** sollte fester Bestandteil im Tagesablauf der Einrichtung und der Familie sein. Die Umsetzung im Alltag ist durch verschiedene Bewegungsbausteine möglich.

Im **Freispiel** dürfen die Kinder in vielen Einrichtungen alle Gruppenräume, bei gutem Wetter auch das Außengelände nutzen. Sie spielen nach ihren Bedürfnissen. Im Turnraum springen sie von niedrigen Kästen auf Matten und Kissen, hüpfen auf dem Trampolin und im Bällchenbad, werfen sich Bälle zu. Einige Kinder falten Papierflieger und werfen diese in die Luft. Stühle werden hintereinandergestellt, um zu klettern. Bei der „Schatzsuche" ertasten die Kinder Gegenstände, die zwischen Baumrinde, Sand, Kastanien, Stroh und anderen Materialien versteckt sind. Auf dem Freigelände wird gerannt, geklettert, Roller gefahren, Tunnel und Burgen im Sand gebaut oder auf Stämmen balanciert.

Möglichst den Kindern Ball- und Bewegungsspiele, Rutschbahn, Klettergerüst und Schaukel anbieten. Alle Sinne, die Wahrnehmung und die Fein- und Grobmotorik werden dadurch gefördert.

**Feste Bewegungsangebote** sollten mindestens ein- bis zweimal in der Woche stattfinden, z. B. wöchentlich ein Turn- und Waldtag.

Zusätzlich könnten verschiedene Bewegungsangebote, wie Tanz-, Yoga-, Fußball-AG, in Zusammenarbeit mit Vereinen durchgeführt werden. Hier können die Kinder selbst ein Angebot für sich auswählen.

Kinder erleben so, dass Bewegung zum Alltag gehört, sie üben Bewegungsabläufe und Geschicklichkeit, entwickeln Kraft, Kondition und Spaß an körperlicher Aktivität.

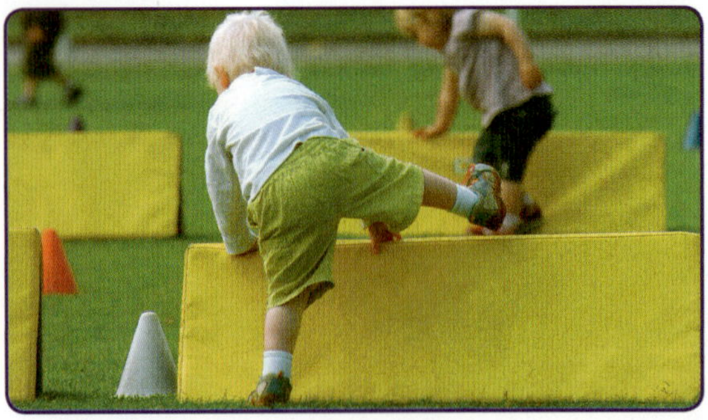

## Aufgabe

Sie wollen
a) einen Bewegungsraum,
b) ein Außenspielgelände gestalten.
- Welche Zielsetzungen haben Sie dabei jeweils für die Bewegungserziehung?
- Planen Sie den Materialeinsatz und die Ausgestaltung des Raumes/des Geländes.
- Errechnen Sie – soweit möglich – die Kosten für Geräte und Ausstattung.

**Bewegungsprojekte**, wie Fahrradrallyes, Fußballturniere, Inlinerkurse oder Waldrallyes fördern Kondition, Geschicklichkeit und Teamgeist. Eine „Verkehrsrallye" mit eigenen mitgebrachten Fahrzeugen (Dreirad, Roller, Fahrrad) wird in vielen Einrichtungen ein- bis zweimal im Jahr durchgeführt. Dabei erfahren die Kinder auch, was zur Ausrüstung beim „sicheren" Radfahren gehört. Am Ende des Projektes erhalten die Teilnehmer eine Urkunde.

Die Landesverkehrswacht bietet ein Bewegungsprojekt mit der „move-it-box". Sie enthält Spiele, die die Bewegungssicherheit der Kinder und damit ihre Verkehrssicherheit fördern.

**Eltern-Kind-Angebote**

Viele Eltern stehen sportlichen Aktivitäten sehr distanziert gegenüber. In ihrer Freizeitgestaltung hat die Bewegung oft keine Bedeutung. Daher sollten die Eltern in sportliche Aktivitäten mit einbezogen werden, um ihr Interesse an der Bewegung zu wecken und neue Perspektiven für die Freizeitgestaltung in der Familie aufzuzeigen.

Als Eltern-Kind-Angebot bieten sich eine Fußball-AG mit den Vätern, Waldrallyes mit der ganzen Familie, Yoga, Radtouren, ein Schwimmbadbesuch etc. an. Wenn die Kinder miterleben, dass sportliche Aktivitäten auch ihre Eltern begeistern können, werden sie Bewegungsangebote besser annehmen.

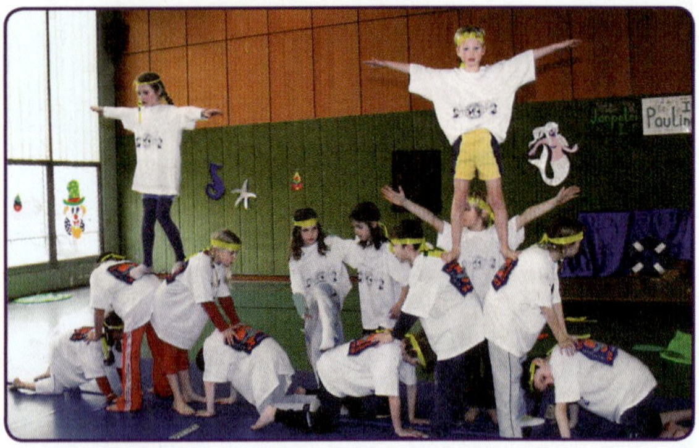

## Aufgabe

Beschreiben Sie 2 Bewegungsangebote in Ihrer Einrichtung.
- Welche Zielsetzungen liegen jeweils vor?
- Vergleichen Sie die Bewegungsaktivitäten.
- Welche Körpererfahrungen und Bewegungsabläufe werden dabei angesprochen?

Kinder haben Freude an der Bewegung. Die Bewegungsangebote sollten sich daher immer an den Kindern orientieren. Ängstliche, bewegungsarme oder übergewichtige Kinder sind besonders mit einzubeziehen.

Bewegung schult alle Sinne sowie die Ausbildung und Koordination der verschiedenen Bewegungsabläufe. Sie unterstützt eine bewusste Wahrnehmung des eigenen Körpers, fördert Entspannung, Selbstbewusstsein sowie Konzentration und wirkt aggressivem Verhalten entgegen.

**Sport**, z.B. Radfahren, Klettern und Schwimmen, baut auf erlernten Bewegungsabläufen auf. Sportliche Aktivitäten sollten daher an die Fähigkeiten des Kindes in der jeweiligen Altersstufe angepasst sein. Ein vielfältiges Angebot an Geräten und Spielmöglichkeiten regt Neugier, Motivation und Freude an sportlichen Aktivitäten an.

## Aufgaben

1 Beschreiben Sie die Bewegungen, die die Kinder auf diesem Teil der Bewegungsbaustelle ausführen könnten. Beachten Sie, dass nicht nur die dargestellten Abläufe durchgeführt werden können.

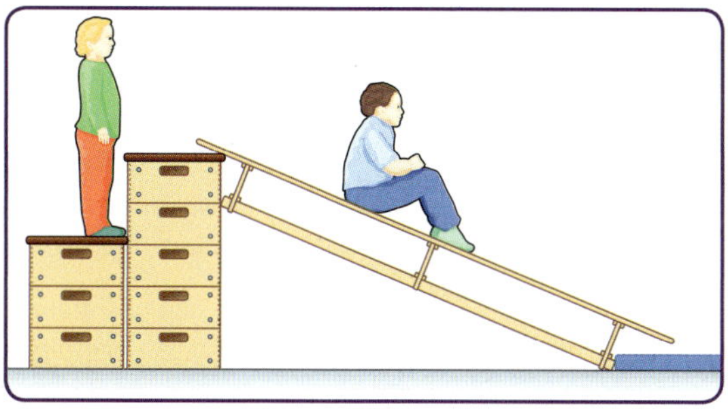

2 Beobachten Sie das Bewegungsverhalten von Mädchen und Jungen im Freien. Welche Unterschiede stellen Sie fest?

3 Planen Sie eine Bewegungsbaustelle zum Thema „Schwingen mit den Kindern". Beobachten Sie die Kinder. Was fällt Ihnen dabei auf?

4 Machen Sie eine Aufstellung von sportlichen Aktivitäten zur Förderung
- der Körperwahrnehmung
- des Gleichgewichts
- der Ausdauer/Kondition
- der Geschicklichkeit
- der Teamfähigkeit

5 Maike weigert sich, bei der Turnstunde mitzumachen. Sie sagt, sie habe Angst. Wie gehen Sie damit um?

6 Erstellen Sie ein Infoblatt „Bedeutung der Bewegung in der Kindheit", das die Eltern für Bewegung sensibilisieren soll.

7 Überlegen Sie Bewegungsübungen, die die Rücken- und Fußmuskulatur stärken und somit Rücken- und Fußschäden vorbeugen.

### 3.6.3 Organleistungsschwächen

Ungenügend trainierte Organe können sich nicht voll entwickeln und bleiben leistungsschwach. Atmungs- und Kreislaufsysteme können sich bei mangelnder Beanspruchung nicht optimal ausbilden, auch Haltungsschwächen können entscheidend die Entstehung einer **Organleistungsschwäche** begünstigen. Wenn der Mensch einatmet, erweitert er mithilfe der Atemmuskulatur (Zwischenrippenmuskeln) durch Heben der Rippen den Brustkorb. Wenn der Mensch tief einatmet, um genügend Sauerstoff aufnehmen zu können, muss dabei die Wirbelsäule gestreckt werden. Nur so kann sich der Brustkorb voll erweitern. Beim Vorliegen einer Haltungsschwäche ist jedoch das Aufrichten der Wirbelsäule nur für kurze Zeit möglich. Bei den so häufigen Haltungsschwächen vom Typ des Rundrückens hängen zudem die Schultern nach vorn, sodass es zu einer Einengung des Brustkorbs kommen kann. Durch die Verflachung der Atmung kann die Lunge nicht mehr genügend Sauerstoff aufnehmen. Die Folge ist eine mögliche Minderversorgung des Blutes mit Sauerstoff. Dies führt zu einer Herabsetzung der Verbrennungsprozesse und damit der Energiegewinnung in den Körperzellen, welche Voraussetzung für jede Leistung, jeden Erholungsprozess und für die Gesundheit überhaupt ist.

Die Atemwege des leistungsschwachen Kindes sind für Infekte anfälliger als bei anderen Kindern.

**Kennzeichen der Organleistungsschwäche** ist ein bei Belastung frühzeitiger allgemeiner Leistungsabfall aufgrund des Sauerstoffmangels. Er ist erkennbar an einem im Vergleich zu leistungsfähigen gleichaltrigen Kindern raschen Puls (Normalwerte bei 2- bis 6-jährigen Kindern: 105–90 Schläge pro Minute in Ruhe) schon bei geringer körperlicher Belastung und einer längeren Erholungszeit nach Beendigung der Belastungsphase.

Durch ausreichendes altersgemäßes, ungehemmtes Bewegungsspiel an frischer Luft, auch manchmal unterstützt durch spielerische Bewegungsübungen, kann Organleistungsschwächen entgegengewirkt werden. Auf diese Weise wird auch das Wachstum des Brustkorbes zu größerer Breite und Tiefe gefördert, sodass sich eine leistungsfähige Lunge mit tiefer Atmung entwickeln kann, die eine wesentliche Voraussetzung für die allgemeine Leistungsfähigkeit des Kindes und Jugendlichen ist.

### 3.6.4 Koordinationsschwächen

Unter **Koordination** versteht man das Zusammenspiel willkürlicher Bewegungen, die durch Einschaltungen des Willens gesteuert werden, und unwillkürlicher Bewegungen zu einem harmonischen Bewegungsablauf. Gesteuert wird dieser Vorgang durch das Zentralnervensystem. Beim Kleinkind sind die Funktionen der Gehirnzellen und Nervenbahnen noch nicht voll entwickelt, sodass die Koordination und die Qualität der Willkürbewegungen noch schlecht ausgebildet sind. Typisch für dieses Alter sind die ungelenken, unharmonischen, teilweise scheinbar unkontrollierten Bewegungen. Die Verfeinerung der Koordination wird erst im Laufe der Kindheit allmählich erworben. Der erste Höhepunkt dieser Entwicklung wird zwischen dem 8. und 10. Lebensjahr erreicht (sogenanntes Geschicklichkeitsalter: geeignetes Lernalter für differenziertere Bewegungstechniken).

Durch häufiges Wiederholen einer Bewegung (Willkürbewegung) werden die Wege der Nervenimpulse eingeübt oder „gebahnt", sodass sich nach einer gewissen Zeit ein Bewegungsmuster ausbildet, das gekonnte, koordinierte Bewegungen erlaubt, die gleichermaßen von selbst (automatisch) ablaufen.

Je früher und je mehr Bewegungserfahrungen gesammelt werden, desto geringer ist die Gefahr einer Koordinationsschwäche.

**Koordinationsschwächen** zeigen sich in Bewegungsleistungen, die dem jeweiligen Lebensalter nicht entsprechen. Die motorische Anpassungsfähigkeit an wechselnde Bewegungssituationen (bei intensiven Bewegungsspielen); die Reaktionsfähigkeit, das Halten des Gleichgewichts sowie die motorische Geschicklichkeit und Gewandtheit sind eingeschränkt. Die betroffenen Kinder fallen durch ungeordnete, weit ausholende Bewegungen auf, die häufig von zu viel Mitbewegungen begleitet werden, oder durch bewegungsarme, schwerfällige, eckige Bewegungsformen mit wenig Mitbewegungen. Beides weicht vom durchschnittlichen Reifungszustand ab.

Als eine häufige Ursache für Koordinationsschwächen erweist sich immer wieder die umweltbedingte Einschränkung des natürlichen Bewegungsdrangs des Kindes, die **veränderte Kindheit** (vgl. Kap. 2.5, 3.6).

Zur Überprüfung der Koordinationsleistung bieten sich verschiedene **Testübungen** an: Gleichgewichtsübungen; Übungen mit schnell wechselnden Bewegungssituationen, die eine schnelle motorische Anpassung erfordern; Übungen der Doppelkoordination.

**Testübungen:**

**Gleichgewicht:** Einbeinstand, Ausbalancieren des Körpers über 10 Sekunden.
**Schnelle motorische Anpassungsreaktion:** Ballspiel, wobei das zielsichere Fassen und Fangen des Balles entscheidend sind.
**Doppelkoordination:** Hampelmann, 6- bis 10-malige Wiederholung.
**Koordination Arme und Beine:** Seilspringen.

**Aufgaben**

1. Beschreiben Sie, welche Spiele Sie früher auf der Straße oder im Garten gespielt haben.
2. Was war Ihr Lieblingsspiel? Warum?

### 3.6.5 Sinnesschwächen

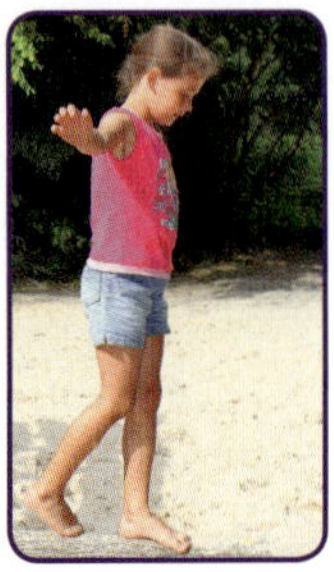

*Das Gleichgewicht ist Basis für die körperliche und geistige Entwicklung*

Nur wenn alle Sinne gleich gut ausgebildet sind, ist die optimale Basis einer gesunden Entwicklung gelegt. Sie vermitteln dem Gehirn wichtige Informationen aus der Umgebung. Durch gut ausgebildete Sinne kommt es zu einer harmonischen geistigen und körperlichen Entwicklung. In der **Psychomotorik** werden sieben Sinne unterschieden: Schmecken (gustatorisch), Riechen (olfaktorisch), Tasten (taktil), Gleichgewicht (vestibulär), Bewegen (kinästhetisch), Sehen (visuell) und Hören (auditiv). Ziel der Psychomotorik ist es, diese Sinne alle gleich gut zu fördern, um eine gute Entwicklung zu ermöglichen. In der veränderten Umwelt werden jedoch die Fernsinne (Hören und Sehen) mehr gefördert und die Nahsinne verkümmern (vgl. Kap. 3.6, 9.3). Das funktionierende Gleichgewicht bildet die allgemeine Grundlage für das harmonisierende Funktionieren der anderen Sinne. Ein Kind, das sich stark darauf konzentriert, im Gleichgewicht zu bleiben, hat weniger Kräfte für andere Wahrnehmungsleistungen übrig.

Die Psychomotorik ist ein Bereich, der sich besonders um die Förderung der Ganzheitlichkeit bemüht, sie versteht Bewegung als ein Mittel der Entwicklungsförderung. Durch vielseitige Bewegungen und die Förderung möglichst vieler Sinne wird die Grundlage für eine harmonische Persönlichkeitsentwicklung geschaffen, in der Psyche und Motorik vereint sind. Hierbei wird an den Stärken der Kinder angesetzt und durch ihre freiwillige Teilnahme die Motorik gefördert. Die bei vielen Kindern vorkommenden Sinnesschwächen werden durch Aktivitäten, die alle Sinne schulen, spielerisch gefördert.

Zur Überprüfung der verschiedenen Fähigkeiten der Kinder gibt es eine Anzahl von **Beobachtungsverfahren** sowie motorische Tests. Sie sind in kindgerechte Zusammenhänge eingebettet, sodass sie spielerisch durchgeführt werden können. Diese Tests verdeutlichen sowohl Stärken als auch Schwächen der Teilnehmer. Als Beispiel sei das Diagnostikverfahren „Die Abenteuer der kleinen Hexe" von Schönrade und Pütz erwähnt (s. Anhang).

**Aufgaben**

1. Planen Sie in Gruppenarbeit ein Bewegungsangebot mit dem Schwerpunkt der Förderung der vestibulären Wahrnehmung. Führen Sie es – wenn möglich – in der Klasse durch und reflektieren Sie es.
2. Diskutieren Sie mit Ihrem Nachbarn die Thesen „Pfützen schützen" und „Schafft die Stühle ab" von R. Zimmer.

# 4 Das kranke Kind

Paul, 4 Jahre, besucht den Kindergarten. Er ist ein sehr zierliches und blasses Kind, das häufig krank ist. Er hat oft keinen Appetit und ist häufig müde.

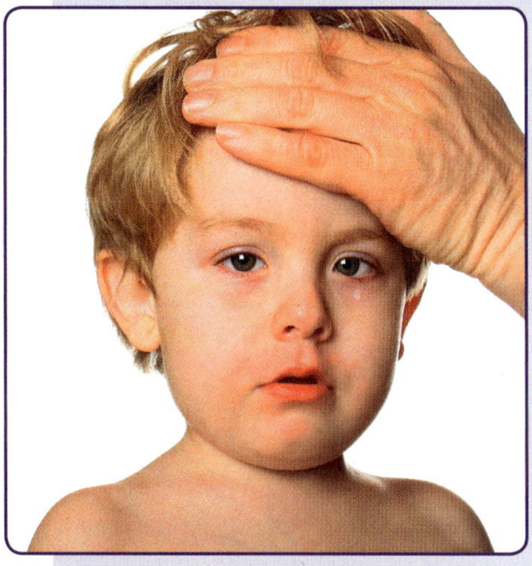

Im Kindergarten sind in der letzten Zeit mehrere Kinder an Scharlach erkrankt. Als Paul heute von seiner Mutter abgeholt wird, klagt er über starke Kopf- und Halsschmerzen und will nur noch ins Bett. Im Laufe des Nachmittags bekommt Paul hohes Fieber. Seine Mutter ruft den Hausarzt an. Dieser stellt bei der Untersuchung die Diagnose „Scharlach". Paul erhält ein Antibiotikum. Nach 2 Tagen ist er nicht mehr ansteckend. Eine Woche später darf er den Kindergarten wieder besuchen.

### Aufgaben

1 Überlegen Sie Maßnahmen, die nun in der Einrichtung getroffen werden sollten.

2 Jüngere Kinder und alte Menschen erkranken häufiger an Infektionskrankheiten. Wie erklären Sie die höhere Krankheitsbereitschaft dieser Personengruppen?

3 Berichten Sie einander, welche Kinderkrankheiten Sie hatten.

## 4.1 Entstehung von Krankheiten

Oft sind Krankheiten auf Ursachen zurückzuführen, die aus dem Lebensumfeld des Menschen stammen. Damit diese Faktoren tatsächlich zu einer Erkrankung führen, muss eine Krankheitsbereitschaft des Organismus hinzukommen.

### 4.1.1 Krankheitsursachen

Äußere (exogene) und innere (endogene) Krankheitsursachen können Krankheiten auslösen (vgl. Kap. 1.1.2). **Exogene Ursachen** stammen aus der jeweiligen Lebensumwelt und wirken von außen auf den Menschen ein, z. B. Krankheitserreger, Hitze, Kälte, Giftstoffe, mechanische Einwirkungen wie Zug oder Druck. Auch Störungen der **sozialen Umwelt,** wie Vereinsamung, ständige Frustrationen und andere psychische Dauerbelastungen, können Krankheiten zur Folge haben. Falsche Lebensgewohnheiten, wie Fehlernährung, Rauchen, Alkohol oder Drogenmissbrauch und Bewegungsmangel, sind ebenso Risikofaktoren für die Entstehung vieler Krankheiten.

Zu den **endogenen Ursachen** gehören Fehler im Erbgut. Diese können bereits bei den Eltern vorliegen oder sie entstehen spontan während der vorgeburtlichen Entwicklung (Mutation), z. B. Trisomie 21, Mukoviszidose. Bei vielen Krankheiten, z. B. Diabetes mellitus, Allergien oder Asthma, spielen endogene Faktoren, wie Erbanlagen, und exogene Faktoren, wie Ernährung eine Rolle.

Auch die persönliche **Krankheitsbereitschaft** (Disposition) beeinflusst die Krankheitsanfälligkeit.

### 4.1.2 Krankheitsbereitschaft

Menschen reagieren individuell sehr unterschiedlich auf die Einwirkung von Krankheitsursachen. Zum Beispiel erkranken während einer Grippewelle nicht alle Menschen, die mit dem Krankheitserreger in Kontakt kommen. Es sind vor allem Kinder, alte oder durch andere Erkrankungen geschwächte Menschen, die erkranken, da sie eine hohe Krankheitsbereitschaft haben.

Die **Krankheitsbereitschaft (Disposition)** ist eine angeborene Empfänglichkeit des Organismus für Erkrankungen. Sie wird teilweise durch die Lebensführung eines Menschen beeinflusst, z. B. Ernährungszustand, seelische Verfassung, und kann sich daher im Verlauf des Lebens ändern.

| | |
|---|---|
| **Natürliche Disposition** | z. B. Alter, Geschlecht |
| **Vorübergehende Disposition** | Ernährungszustand, seelische Verfassung, Jahreszeit, Klima |
| **Pathologische Disposition** | eine Grundkrankheit bedingt eine höhere Anfälligkeit |
| **Erbliche Disposition** | genetische Faktoren bedingen eine höhere Anfälligkeit |

*Beispiele für Dispositionsarten*

## 4.2 Pflege und Versorgung des kranken Kindes

Sie arbeiten als Erzieherin in einer Krabbelstube. Der einjährige Sebastian wird morgens von seiner berufstätigen Mutter, die sehr in Eile ist, abgegeben. Sie teilt Ihnen mit, dass Sebastian sehr unruhig sei, er habe auch noch nichts essen wollen und fühle sich etwas warm an. Sie glaube aber nicht, dass er krank sei. Sie geben Sebastian etwas zu essen, er hat kaum Appetit, und spielen mit ihm. Da er quengelig ist und müde wirkt, legen Sie ihn ins Bett. Als Sie wenig später nach ihm schauen, fühlt er sich heiß an und krampft am ganzen Körper. Sie holen Sebastian aus seinem Schlafsack und nehmen ihn auf den Arm. Sie streicheln ihn, sprechen mit ihm, er reagiert nicht. Erschrocken bitten Sie Ihre Kollegin, sofort die Mutter und den Notarzt zu verständigen.

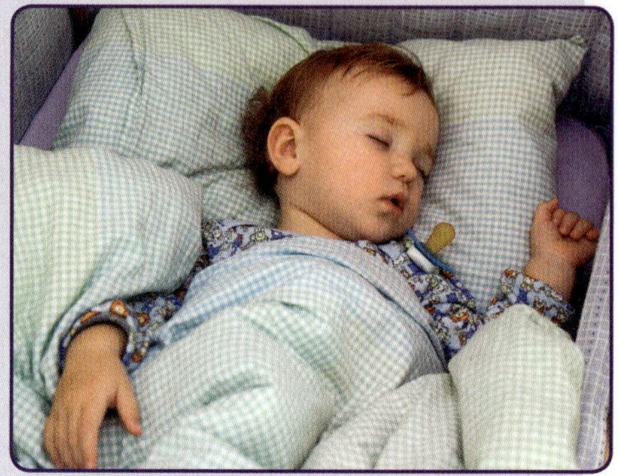

### Aufgaben

1 Wie hätten Sie in dieser Situation reagiert?
2 Informieren Sie sich über die Vorgänge im Körper und die Symptome bei einem Fieberkrampf sowie über die Maßnahmen, die getroffen werden müssen.
3 Informieren Sie sich beim Deutschen Roten Kreuz über Kursangebote zum Thema „Pflege und Erste Hilfe bei Kindern“.

Die meisten Erkrankungen treten nicht plötzlich auf. Sie kündigen sich meist durch Veränderungen im Allgemeinbefinden an. Aufmerksame Eltern und Erzieher bemerken die Anzeichen einer beginnenden Krankheit.

### 4.2.1 Körpertemperatur – Fieber

Bei einer Erhöhung der Körpertemperatur über 38 °C spricht man von Fieber, vgl. Tabelle. Fieber ist keine Krankheit, sondern meist eine natürliche Reaktion des Körpers auf eine Infektion. Die Krankheitserreger können sich bei hohen Temperaturen schlechter vermehren und sterben ab. Fieber geht mit Allgemeinsymptomen wie Mattigkeit, Appetitlosigkeit, Unruhe sowie einer Belastung des Kreislaufs, mit erhöhter Puls- und Atemfrequenz, manchmal auch mit Übelkeit und Erbrechen einher.

Ein fiebriger Patient durchläuft drei Stadien: Die Temperatur steigt an (**Fieberanstieg**), bleibt dann für eine gewisse Zeit auf einer Höhe (**Fieberhöhe**) und fällt wieder auf den Normalwert ab (**Fieberabfall**). Hohes Fieber geht oft mit Schüttelfrost einher.

Bereits ab 38 °C treten bei manchen Kindern **Fieberkrämpfe** auf. Daher sollte ein fieberndes Kind immer gut beobachtet werden. Starre Augen, Muskelzuckungen und unregelmäßige flache Atmung, ebenso Bewusstlosigkeit sind typische Zeichen. Während des Krampfanfalls darf das Kind nicht festgehalten werden, bei Bewusstlosigkeit bringt man es in die stabile Seitenlage (vgl. Kap. 16.4.2). Um Verletzungen zu vermeiden, müssen umliegende Gegenstände entfernt oder abgepolstert werden. Bei einem Fieberkrampf sollte sofort der Notarzt gerufen werden.

Bei einem gesunden Kind schwankt die Körpertemperatur in einem Bereich von 36,5 °C bis 37,5 °C, beim Toben kann sie bis auf 37,7 °C ansteigen. Abends steigt die Körpertemperatur an. Vor allem Säuglinge sind noch nicht in der Lage, wie ältere Kinder die Körpertemperatur ausreichend zu regulieren. Bei zu warmer Bekleidung oder intensiver Sonnenbestrahlung steigt ihre Körpertemperatur an, bei starker Abkühlung sinkt sie unter den Normalwert. Auch ein Durstzustand kann bei Säuglingen und Kleinkindern Fieber auslösen (Durstfieber).

| Körpertemperatur | Bewertung |
|---|---|
| 36–37,5 °C | normale Temperatur |
| 37,5–38,0 °C | erhöhte Temperatur |
| 38,0–39,0 °C | Fieber |
| über 39,0 °C | hohes Fieber |

*Tabelle: Wann hat ein Mensch Fieber?*

#### Pflege bei Fieber

Ein fieberndes Kind benötigt ausreichend Flüssigkeit, es sollte daher viel trinken (mind. 2 l). Die Kranken sollten nicht zu warm abgedeckt werden und in einem ruhigen und gut gelüfteten Raum untergebracht sein.

**Fiebersenkende Medikamente** (Fieberzäpfchen) sollten erst bei Temperaturen über 39 °C oder wenn das Kind unter dem Fieber leidet (Schlaflosigkeit, Glieder-, Muskelschmerzen) verabreicht werden (ärztliche Anordnung beachten!).
Ein wirksames Hausmittel zur Fiebersenkung sind **Wadenwickel**.

**Durchführung der Wadenwickel:**

- Leinentücher in kühles Wasser (Zimmertemperatur) tauchen, auswringen.
- Feuchte Tücher um Unterschenkel wickeln.
- Ein Frottiertuch locker darüberschlagen.
- Evtl. Socken anziehen (warme Füße!).
- Hautfarbe, Puls kontrollieren.
- Wickel nach 10 bis 15 Minuten erneuern (3- bis 4-mal).
- 30 Minuten nach der Anwendung die Körpertemperatur wieder messen.

Bei stabilem Kreislauf (Puls, Blutdruck) kann die Anwendung im Tagesverlauf wiederholt werden.

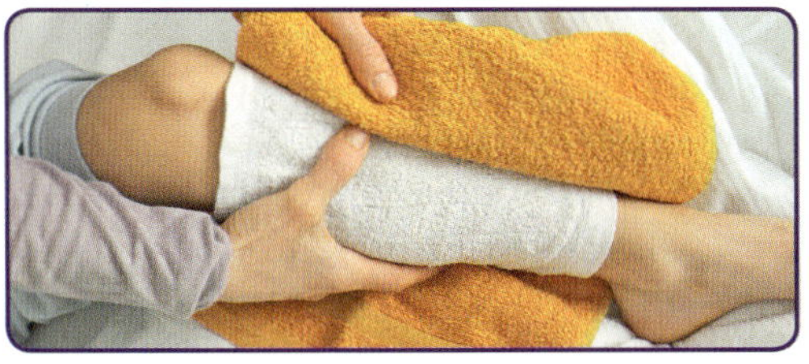

*Wadenwickel*

Bei Fieberkrämpfen reichen Wadenwickel nicht aus. Das Fieber kann durch Zäpfchen, bei älteren Kindern durch fiebersenkenden Saft, zusätzlich durch **abkühlende Bäder** gesenkt werden. Die Wassertemperatur sollte zu Beginn nicht mehr als 2 °C unter der Körpertemperatur liegen. Durch Zugießen kalten Wassers wird das Bad langsam abgekühlt. Nach dem Bad wird das Kind mit warmen Handtüchern trocken gerieben und in das vorgewärmte Bett gelegt. Auf keinen Fall darf dem Kind das Aspirin der Eltern gegeben werden.

## Fieber messen

Die Körpertemperatur kann an verschiedenen Körperstellen gemessen werden:

- unter der Achsel (axillare Messung)
- im Enddarm (rektale Messung)
- unter der Zunge (sublinguale Messung)
- im Gehörgang
- an der Stirn

Bei Kindern bis zum 6. Lebensjahr ist **die rektale Messung** am einfachsten und genauesten. Die Spitze des Thermometers wird mit etwas Vaseline oder Creme bestrichen und vorsichtig in den After eingeführt. Dabei liegt das Kind entweder in Seitenlage mit angezogenen Beinen oder in Rückenlage, wobei die Beine hochgehalten werden. Beim Säugling und Kleinkind ist das Thermometer locker festzuhalten.

Bei älteren Kindern kann die Temperatur auch unter der Zunge oder axillar gemessen werden. Bei der **axillaren Messung** wird die Thermometerspitze in die trockene Achselhöhle gelegt und mit dem Arm fest eingeklemmt. Das Messergebnis liegt ca. 0,5 °C unter der rektal gemessenen Temperatur. Bei der **sublingualen Messung** wird das Thermometer unter die Zunge geschoben und der Mund geschlossen. Das Messergebnis liegt 0,4 °C unter der rektal gemessenen Temperatur.

Infrarotthermometer werden am Eingang des **Gehörgangs** (sehr zuverlässige Werte) sowie an der **Stirn** aufgesetzt. Sie zeigen den Wert schon nach wenigen Sekunden an und werden daher gerne bei Kindern eingesetzt.
Dem Arzt sollte neben der gemessenen Körpertemperatur die Art der Messung mitgeteilt werden. Ist die Temperatur zwei Tage unter 38 °C geblieben, kann das Messen beendet werden.

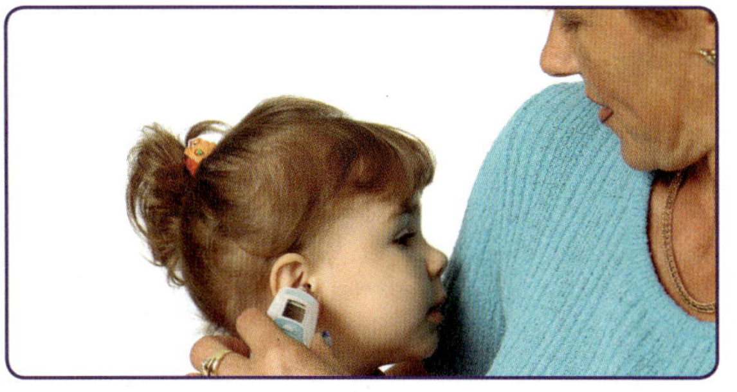

Zur Messung der Körpertemperatur gibt es verschiedene Thermometer:
Das **Digitalthermometer (A)** ermittelt über einen Sensor an der Spitze innerhalb von 2 Minuten die Temperatur. Das Ende der Messung wird über ein Signal angezeigt, der Wert kann auf einem Display abgelesen werden.
Bei dem **Maximalthermometer (B)** (mit Quecksilber oder mit anderen nicht giftigen Flüssigkeiten) dauert die Messung ca. 3 Minuten.
Das **Infrarotthermometer (C)** misst sekundenschnell die Wärmestrahlen des Trommelfells oder an der Stirn.

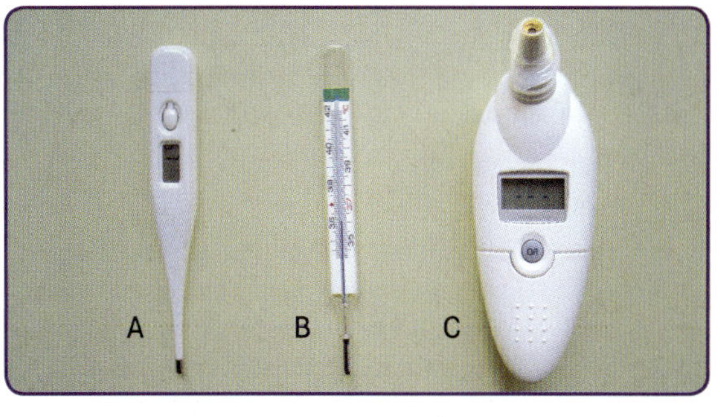


## Aufgaben

**1** Dürfen Sie in der Einrichtung bei Kindern Fieber messen?

**2** Warum ist hohes Fieber so gefährlich?

**3** Überlegen Sie in Gruppen mögliche Ursachen für die hohe Krankheitsbereitschaft von Paul (vgl. S. 65). Leiten Sie daraus Maßnahmen zur Stabilisierung des Immunsystems ab.

## 4.2.2 Atmung

Die vierjährige Lisa schläft etwa 12 Stunden, trotzdem ist sie müde. Den ganzen Tag über ist sie lustlos und hat keinen Appetit. Ihre Mutter beobachtet, dass Lisa beim Schlafen schnarcht und Atemaussetzer hat. Die Eltern besuchen mit Lisa ein Schlaflabor, in dem Kinder mit nächtlichen Atmungsstörungen betreut werden. Hier wird Lisas Schlaf beobachtet und gemessen, wie lang ihre Atemaussetzer sind und ob sie genügend Sauerstoff bekommt.

### Aufgaben

1 Erarbeiten Sie die Aufgaben der Atmung im menschlichen Organismus.
2 Überlegen Sie Ursachen für Lisas Müdigkeit.

Durch die **Atmung** werden die Zellen des menschlichen Körpers mit Sauerstoff versorgt und Kohlendioxid abtransportiert. Die Atmung des gesunden Menschen erfolgt in einem gleichmäßigen Rhythmus ohne Geräusche und erfordert keine Anstrengung. **Bauchatmung**, Kontraktion und Entspannung des Zwerchfells, und **Brustatmung**, Heben und Senken des Brustkorbs, werden dabei kombiniert. Die Anzahl der Atemzüge, **Atemfrequenz**, hängt vom Lebensalter ab:

- Säuglinge: 40–45 Atemzüge/min
- Kleinkinder: 25–30 Atemzüge/min
- Jugendliche: 16–20 Atemzüge/min
- Erwachsene: 16–20 Atemzüge/min

Eine beschleunigte Atmung wird u. a. bei Fieber, körperlicher Anstrengung und Erregung beobachtet. Im Schlaf oder im Entspannungszustand ist die Atemfrequenz niedriger.
„Krankhafte" Veränderungen der **Atemqualität** werden durch erschwerte Atmung (Atemnot), flache Atmung und Atemgeräusche wie Pfeifen, Rasseln und Zischen angezeigt. Bei der Atemnot haben die Betroffenen das Gefühl, keine oder nicht genug Luft zu bekommen. Körperliche Anstrengung erhöht die Atemnot.

Zeichen einer beginnenden **Atemnot** ist eine schnelle und angestrengte Atmung. Eine sich verstärkende Atemnot macht sich zusätzlich durch bewegte Nasenflügel beim Einatmen, leicht bläuliche Lippen und Unruhe bemerkbar. Bei den ersten Anzeichen einer Atemnot sollte der Arzt verständigt werden.

Der normale **Atemrhythmus** besteht aus einer regelmäßigen Abfolge von Einatmung und Ausatmung. Bei einigen Krankheiten treten Atemaussetzer auf. Erkrankungen der Atemwege führen oft zur Absonderung von Sekreten - **Auswurf**.

| Farbe des Auswurfs | Beimengungen | Konsistenz | Mögliche Erkrankung |
|---|---|---|---|
| gelblich | Eiter | schleimig, eitrig | akute Bronchitis, Mandelentzündung |
| rostfarben | Blut, Eiter | zähflüssig | Lungenentzündung |
| farblos | evtl. Blut | zähflüssig | Asthma bronchiale |

*Tabelle: Krankhafte Veränderungen des Auswurfs*

### Erkältungskrankheiten

Schnupfen und Husten sind Erkältungskrankheiten, meist **Virusinfekte**, die oft mit Heiserkeit und Halsschmerzen auftreten. Der Aufenthalt in geheizten Räumen mit niedriger Luftfeuchtigkeit führt zu einer Austrocknung der Schleimhäute. Diese können ihre Abwehraufgaben nicht mehr wahrnehmen, die Entstehung der Erkältung wird so begünstigt. Intakte Schleimhäute brauchen eine Luftfeuchtigkeit zwischen 40 und 60 %. Regelmäßiges Lüften der Räume, Luftbefeuchter, eine Schale mit Wasser auf der Heizung erhöhen die Luftfeuchtigkeit im Raum.

**Schnupfen**, eine Entzündung der Nasen- und Rachenschleimhaut, ist meist harmlos, wenn das Kind lebhaft und fieberfrei ist. Säuglinge haben oft durch die Anschwellung der Nasenschleimhaut Atemprobleme sowie Trinkprobleme. Die Entzündung der Atemwege kann sich auf Mittelohr und Bronchien ausbreiten. Das Kind sollte daher genau beobachtet und gegebenenfalls einem Arzt vorgestellt werden.

Betrifft die Entzündung nicht nur die oberen Atemwege, sondern Luftröhre bzw. Bronchien, tritt **Husten** auf.

**Pflege bei Erkältungskrankheiten**

- Regelmäßiges Inhalieren
- Abschwellende Medikamente
- Kochsalzlösung zur Abschwellung
- Als Getränk warmer Tee mit Zitrone
- Warme Hals-, Brustwickel

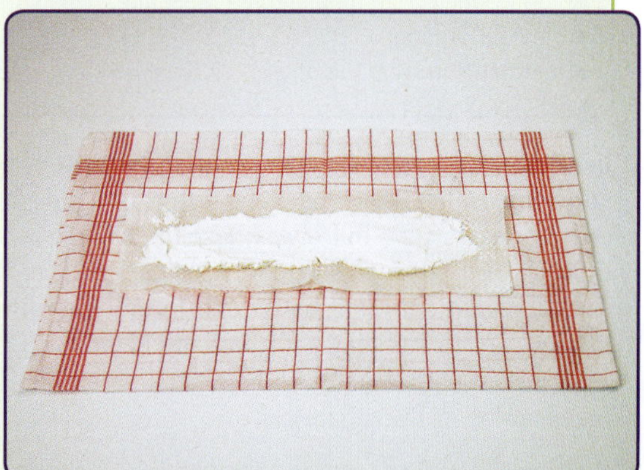

*Vorbereitung eines Brustwickels*

## 4.2.3 Kreislauf (Puls und Blutdruck)

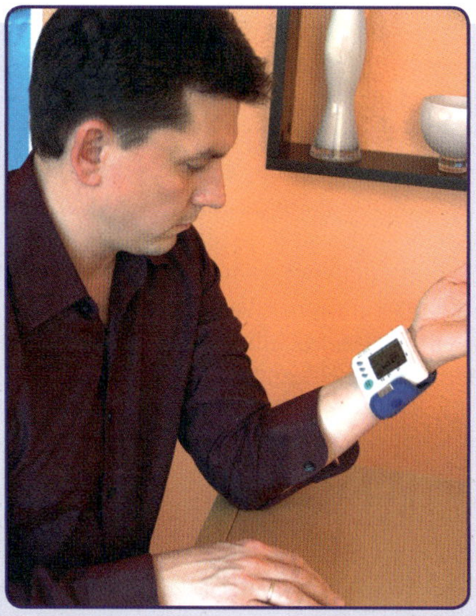

### Aufgaben

1 Messen Sie Ihren Puls und Blutdruck nach 3 Minuten Sitzen. Dann machen Sie 35 Kniebeugen und messen erneut. Schreiben Sie die Werte auf.
Welche Schlussfolgerungen ziehen Sie aus den ermittelten Werten?

2 Vergleichen Sie Ihren Ruhepuls mit den Normalwerten auf S. 21.

Mit einer Kontrolle von Puls und Blutdruck kann die Herz- und Kreislauftätigkeit überprüft werden.

### Der Puls

Jedes Mal, wenn sich der Herzmuskel zusammenzieht (**Systole**), wird Blut in alle Körperbereiche gepumpt. In den Gefäßen breitet sich eine Pulswelle aus, die besonders dort, wo Gefäße an der Hautoberfläche verlaufen, zu tasten ist. Der Puls kann am besten an der Unterarmschlagader oder an der Halsschlagader getastet werden.

Bei der Pulsmessung muss der Patient ruhig sitzen oder liegen. Der Puls wird mit dem Zeige- und Mittelfinger an der Handgelenksinnenseite in Verlängerung des Daumens getastet und die Pulsschläge 15 Sekunden lang gezählt. Um die Pulsfrequenz für eine Minute zu erhalten, wird das Ergebnis mit 4 multipliziert.
Die **Pulsfrequenz** ist von verschiedenen Faktoren wie Alter, Stoffwechsel und körperlicher Aktivität abhängig. Sie sinkt im Schlaf. Krankhafte Veränderungen, wie Herzfehler oder Vergiftungen, können zu einer zu niedrigen Pulsfrequenz (**Bradykardie**) führen. Aufregung, Angst, körperliche Anstrengung und übermäßiger Genuss von Kaffee und Nikotin, aber auch krankhafte Ursachen wie Fieber, Schock oder Überfunktion der Schilddrüse können zu einer zu hohen Pulsfrequenz (**Tachykardie**) führen.

### Der Blutdruck

**Bluthochdruck** kommt schon bei Kindern und Jugendlichen vor. Bei Säuglingen und Kleinkindern ist meist eine organische Erkrankung Ursache des Bluthochdrucks. Mit zunehmendem Alter wird er eher durch das Zusammenspiel verschiedener primärer Ursachen wie Bewegungsmangel, Übergewicht und Stress ausgelöst.
Ohne Gegenmaßnahmen steigt das Risiko, dass das Kind als Erwachsener Folgeerkrankungen wie Schlaganfall, Herzinfarkt oder Nierenschäden davonträgt. Daher sollten Vorsorgeuntersuchungen wahrgenommen werden. Eine gesunde cholesterin- und salzarme Ernährung, ausreichend Bewegung und die Vermeidung von Übergewicht, helfen Bluthochdruck zu vermeiden.

Bei der **Blutdruckmessung** werden zwei Werte ermittelt: Der **systolische Wert** (oberer Wert) entsteht, wenn sich die Herzkammern zusammenziehen, das Blut wird mit hohem Druck in die großen Arterien gedrückt; der **diastolische Wert** (unterer Wert) entsteht, wenn sich die Herzkammern entspannen.

Der Blutdruck wird mit einem Blutdruckmessgerät und einem Stethoskop (Hörrohr) ermittelt.

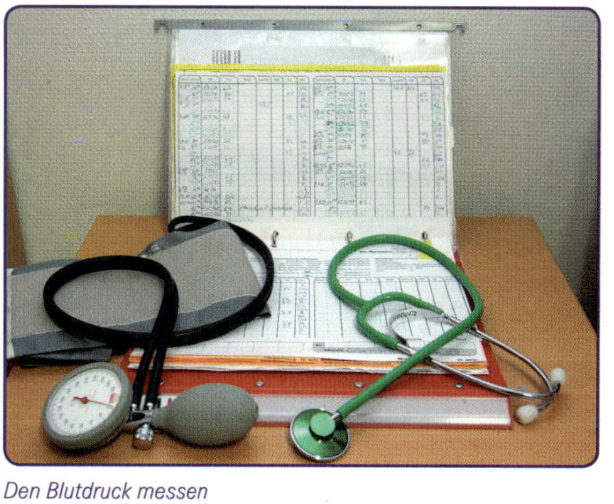

*Den Blutdruck messen*

### Aufgaben

1 Informieren Sie sich über die Funktion des Körper- und Lungenkreislaufs.

2 Informieren Sie sich über das richtige Vorgehen beim Blutdruckmessen.
Erstellen Sie dazu eine Arbeitsanweisung und üben Sie in Kleingruppen das Messen des Blutdrucks.

3 Begründen Sie, warum Stress und Übergewicht einen Bluthochdruck auslösen können.

## 4.2.4 Ausscheidungen

Mit dem Stuhl und Urin werden Stoffwechselendprodukte und Giftstoffe aus dem Körper ausgeschieden. Die Blasen- und Darmentleerung erfolgt beim Gesunden willkürlich und kontrolliert. Vergiftungen und verschiedene Erkrankungen können zu auffälligen Veränderungen der Ausscheidungen führen. Für die Beurteilung der Gesundheitsstörung bzw. des Krankheitszustandes ist oft eine genaue Beobachtung der Körperausscheidungen wichtig.

### Stuhl

Der Stuhl besteht aus Wasser (75 %), unverdaulichen Nahrungsresten, Schleim, Bakterien, Verdauungssäften, abgestorbenen Zellen der Darmschleimhaut, Salzen und Gallenfarbstoffen. Bei der Beobachtung ist auf Farbe, Stuhlmenge, Konsistenz (z. B. fest, wässrig) und Beimengungen wie Blut zu achten.

Die **Stuhlmenge** ist abhängig von der Ernährungsweise: Ballaststoffreiche Kost wie Gemüse, Vollkornprodukte, Obst, Salate führt zu einer großen Stuhlmenge. Am Tag werden je nach Alter 150 bis 300 g Stuhl ausgeschieden.

Die **Konsistenz** des Stuhls ist bei ballaststoffreicher Kost weich. Ballaststoffarme Kost, stopfende Nahrungsmittel wie Schokolade und hart gekochte Eier, geringe Trinkmengen und Bewegungsmangel können zu einem harten Stuhl führen. Bei Durchfall und Resorptionsstörungen des Darms kommt es zu großen Mengen wässrigen Stuhls.

Die normale **Stuhlfarbe** ist hell- bis dunkelbraun. Eisenhaltige Medikamente, Spinat, Heidelbeeren, aber auch verschlucktes Blut oder Blutungen im Magen und in den oberen Dünndarmabschnitten führen zu einem dunklen bis schwarzen Stuhl (Teerstuhl). Nach dem Verzehr von Roten Rüben kann die Farbe rot sein, nach einer überwiegenden Milchnahrung und bei Gelbsucht ist der Stuhl gelblich weiß.

**Beimengungen**, z. B. hellrotes Blut im Stuhl, stammt aus den untersten Darmabschnitten (bei Hämorrhoiden, Schleimhautriss am After). Schleimauflagerungen weisen auf Reizungen der Darmschleimhaut oder Darmentzündungen hin, Beimengungen von Eiter auf Abszesse oder Darmentzündungen.

> Veränderungen des Stuhls können auf Krankheiten hinweisen und sollten ärztlich abgeklärt werden.

### Verstopfung

Wenn weniger als dreimal wöchentlich Stuhl abgesetzt wird, liegt meist eine Verstopfung (Darmträgheit) vor. Dem Stuhl wird durch die lange Verweilzeit im Dickdarm sehr viel Flüssigkeit entzogen, er trocknet aus. Bei Verstopfung werden oft nur kleine Mengen harten Stuhls unter starkem Pressen ausgeschieden. Eine ballaststoffarme Ernährung, zu geringe Flüssigkeitszufuhr und Bewegungsmangel sind oft die Ursache. Auch bei fieberhaften Erkrankungen kann es durch zu geringe Nahrungsaufnahme zu einer Verstopfung kommen, die bei der Genesung wieder abklingt.
Ausreichende Flüssigkeitszufuhr, ballaststoffreiche Kost und Bewegung beugen der Verstopfung vor bzw. „heilen“ diese. Auch der Verzehr von eingeweichtem Trockenobst (Pflaumen, Feigen, Aprikosen), Leinsamen, rohem Sauerkraut und Sauermilchprodukten hat sich bewährt.
Bei bestehender Verstopfung kann die Darmentleerung auch mithilfe von Klistieren, Zäpfchen oder Darmeinläufen herbeigeführt werden.

**Abführmittel** sind nur auf Anraten des Arztes einzunehmen. Über einen längeren Zeitraum steigern sie die Verstopfung und reizen die Darmschleimhaut oft mit der Folge einer chronischen Dickdarmentzündung. Der „Missbrauch“ von Abführmitteln kann zu einer Störung des Elektrolythaushaltes mit schweren gesundheitlichen Folgen führen.

Bei einem **Darmverschluss** (Ileus) wird der Darminhalt gar nicht mehr weitertransportiert. Starke Bauchschmerzen und Erbrechen von Darminhalt weisen auf eine akute Lebensgefahr hin, die sofortige ärztliche Hilfe erfordert.

### Durchfall

Werden mehr als drei dünnflüssige Stühle am Tag abgesetzt, spricht man von Durchfall. Hauptursachen dieser häufig bei Kindern vorkommenden Gesundheitsstörung sind Magen-Darm-Infektionen und der Genuss verdorbener oder unverträglicher (zu viel, zu fett, zu süß) Lebensmittel. Auch fieberhafte Infekte, wie grippaler Infekt, Mittelohr-, Lungenentzündung oder Bronchitis, ebenso Stress und Aufregung, können zu Durchfall führen. Auch die Einnahme von Antibiotika kann bei empfindlichen Menschen Durchfälle auslösen.

> Durch die wässrigen Stühle verliert der Körper sehr viel Wasser und Salze, die wieder ersetzt werden müssen (Mineralwasser, Schorlen, Colagetränke, Salzstangen). Wird Durchfall von Fieber und Erbrechen begleitet, sind besonders Kleinkinder akut gefährdet. Sie müssen ärztlich betreut werden.

## Urin

In Abhängigkeit von dem Lebensalter und der Trinkmenge werden täglich bis zu 1,5 Liter Urin ausgeschieden. Über Farbe, Aussehen und Beimengungen des Urins kann man Rückschlüsse auf gesundheitliche Störungen ziehen.

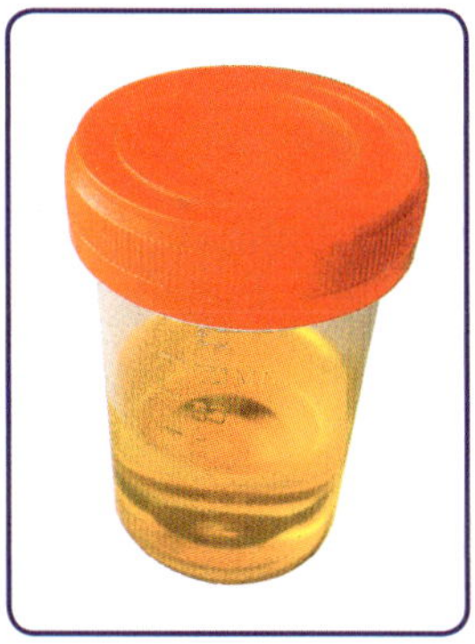

*Probe normaler Urin*

Das **Aussehen** von normalem Urin ist klar und hat eine hell- bis dunkelgelbe Farbe. Roter bis orangeroter Urin kann Blutbeimengungen enthalten, aber auch Rote Bete, Rhabarber oder die Einnahme bestimmter Medikamente, z.B. einige Schmerz- und Fiebermittel, können die Ursache sein. Bräunlicher Urin entsteht z.B. bei Fieber und Gelbsucht. Wolkig-trüber Urin enthält oft Beimengungen von Schleim und Eiter.

Andere Veränderungen, wie Zucker im Urin, können mithilfe von Schnelltests, die man in der Apotheke erwerben kann, festgestellt werden.

Normaler Urin riecht unauffällig. Übel riechender Urin weist auf Erkrankungen des Harnsystems hin. Auffälligkeiten sollten immer mit dem Arzt abgeklärt werden.

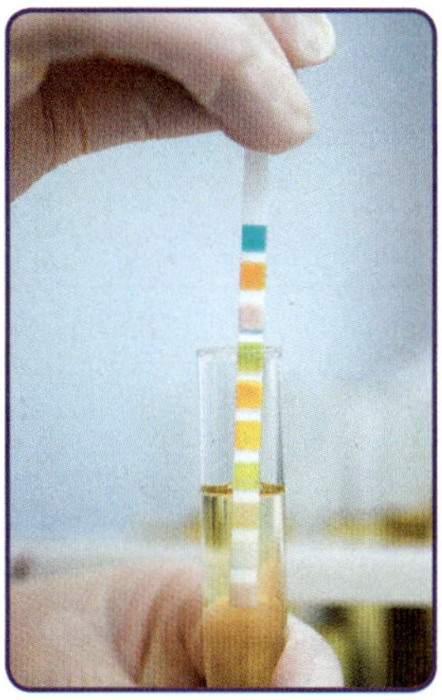

*Urinschnelltest zum Glucosenachweis*

## Erbrochenes

Das Erbrechen erfolgt meist als unwillkürliche Entleerung des Mageninhaltes als Folge einer gesundheitlichen Störung. Es ist ein Schutzreflex des Körpers, durch den schädigende Stoffe aus dem Magen entfernt werden sollen, damit sie nicht in den Körper aufgenommen werden. Aufregung, Angst, unverträgliche Nahrungsmittel, aber auch eine Gehirnerschütterung oder Migräne können ebenfalls Erbrechen auslösen.

Zeitpunkt und Häufigkeit des Erbrechens sowie Farbe, Aussehen und Geruch des Erbrochenen geben Hinweise auf die Ursachen und mögliche Erkrankungen. Bei Blutbeimengungen ist immer der Arzt hinzuzuziehen.

Bei häufigem Erbrechen muss der hohe Flüssigkeits- und Salzverlust ersetzt werden. Die Betroffenen müssen ausreichend trinken (häufiger, in kleinen Schlucken), z.B. klare Brühe, Mineralwasser. Oft ist der Kreislauf angegriffen, Hautfarbe, Puls, Blutdruck und Bewusstseinslage müssen beobachtet werden. Gegebenenfalls ist der Arzt zu rufen.

Bei Verdacht auf Vergiftungen, z.B. durch Medikamente, giftige Beeren oder Pilze, und andere unklare Ursachen sollte Erbrochenes für den Arzt aufgehoben werden.

| Beobachtung | Ursachen |
|---|---|
| Erbrechen nach dem Essen | Speisenunverträglichkeit, Magenschleimhautentzündung |
| Plötzliches Erbrechen ohne Übelkeit | Vergiftung, Gehirnerschütterung |
| Gelbgrüne Farbe | Beimengungen von Gallensaft |
| Rote, braune oder schwarze Farbe | Beimengungen von Blut (Magenblutungen) |

Kinder reagieren oft bei Infektionen aller Art mit Erbrechen.

## Schweiß

Bis zu 1,5 l Schweiß werden je nach Lebensalter am Tag gebildet. Die Schweißproduktion dient der Wärmeregulation des Körpers. Schweiß bildet außerdem zusammen mit Milchsäurebakterien den Säureschutzmantel der Haut, der krank machende Keime abwehrt.
Fieber, Schwäche, körperliche Anstrengung, Aufregung und Hitze führen zu einer vermehrten Schweißbildung. Der Schweiß ist meist warm und großperlig.

### Aufgaben

**1** Erstellen Sie eine Tabelle über die Körperausscheidungen des Menschen. Stellen Sie dar:
- die verschiedenen Ausscheidungen,
- ihre Bedeutung für den menschlichen Körper,
- auffällige Beobachtungen, die auf gesundheitliche Störungen hinweisen.

**2** Blähungen, Durchfall und Erbrechen treten bei jüngeren Kindern öfter auf. Informieren Sie sich über Ursachen dieser Verdauungsstörungen. Wie können die Beschwerden gelindert werden?

**3** Hanna, 5 Jahre, kommt vom Kindergeburtstag nach Hause. Sie klagt über Übelkeit und erbricht im Laufe des Abends mehrmals. Ermattet und bleich liegt sie in ihrem Bett und klagt über starke Kopfschmerzen. Ihr ist immer noch übel. Wie kann Hanna geholfen werden?

## 4.2.5 Schmerzen

Dominik, 9 Jahre, klagt über heftige Schmerzen im rechten Unterbauch. Die Bauchdecke ist angespannt, wird sie eingedrückt, entsteht ein stechender Schmerz.

### Aufgaben

1 Wie verhalten Sie sich?

2 Tauschen Sie sich über die verschiedenen Ursachen von Schmerzen aus. Bringen Sie Ihre eigenen Erfahrungen mit ein.

Schmerzen weisen auf Störungen des Wohlbefindens und auf Krankheiten hin. Bei Kindern sind Kopf-, Bauch- und Ohrenschmerzen besonders häufig anzutreffen.

### Kopfschmerzen

Fiebrige Infektionskrankheiten, besonders im Kopfbereich, wie Mittelohrentzündungen, Hals- oder Mandelentzündungen, Kiefer-, Stirnhöhlen- oder Hirnhautentzündungen, lösen häufig Kopfschmerzen aus.
Kopfschmerzen, die nicht mit Fieber einhergehen, werden meist durch Übermüdung, Stress, Aufregung, zu geringe Flüssigkeitszufuhr oder schlechte Luft ausgelöst. Auch zu viel Sonne kann ein Grund sein. Klagt ein Kind häufiger über Kopfschmerzen, kann ein bisher nicht erkannter Sehfehler die Ursache sein, eine Brille kann dann Abhilfe schaffen. Ebenso kann eine Migräne vorliegen. Hier sollte ein Arzt aufgesucht werden.
Kleinkinder sind bei Kopfschmerzen unruhig und reizbar, sie runzeln häufig die Stirn und greifen sich immer wieder in die Haare. Erst 3-jährige Kinder können den Ort des Schmerzes richtig angeben.

Bei Kleinkindern können Fieberzäpfchen, die auch gegen Schmerzen wirksam sind, eingesetzt werden, bei älteren Kindern und Erwachsenen Schmerztabletten.

### Bauchschmerzen

Bauchschmerzen haben verschiedene Ursachen. Kleine Kinder sind noch nicht in der Lage, Schmerzen genau zu lokalisieren. Sie empfinden Schmerzen im Oberbauch fast immer in der Nabelgegend. Oft klagen sie auch dann über Bauchschmerzen, wenn sich die Erkrankung gar nicht im Bauchraum abspielt.
Häufig erweisen sich die Schmerzen als Zeichen einer relativ harmlosen Störung. Oft steckt eine Verstopfung, eine Durchfallerkrankung oder eine Magenverstimmung dahinter. Auch übermäßiges, schnelles Trinken kalter kohlensäurehaltiger Getränke, besonders dann, wenn viel Obst dazu gegessen wird, kann zu Bauchschmerzen führen.

Auch Angstzustände, deren Ursachen oft familiäre oder schulische Probleme sind, können zu Bauchschmerzen führen. Ebenso grippale Infekte, Masern, Scharlach, Mandel- und Rachenentzündung sowie Harnwegserkrankungen.
Heftige kolikartige, in der Nabelgegend empfundene Bauchschmerzen treten häufiger bei jüngeren Schulkindern, seltener bei Kleinkindern auf. Nabelkoliken treten manchmal so heftig auf, dass sich die Kinder vor Schmerzen krümmen. Vor allem vegetativ labile Kinder sind davon betroffen.
Bei Schmerzen im Nabelbereich oder Druckschmerzen im rechten Unterbauch, leichtem Fieber und Erbrechen kann eine **Blinddarmentzündung** vorliegen. Der Arzt sollte sofort gerufen werden. Bis zu seinem Eintreffen dürfen keine schmerzstillenden oder fiebersenkenden Medikamente gegeben werden.

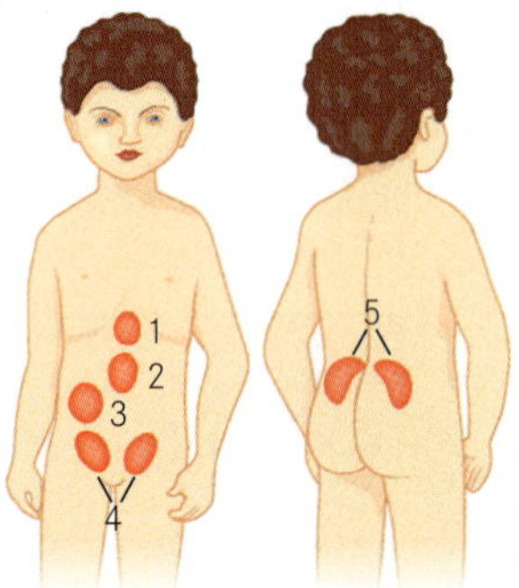


1 Magenverstimmung
2 Schmerzen in der Nabelgegend können verschiedene Ursachen haben, u. a. seelische Probleme und Angstzustände, aber auch Darmprobleme, grippale Infekte, Masern oder Harnwegserkrankungen
3 Blinddarmentzündung
4 Eingeweidebruch
5 Harnwegserkrankungen

*Schmerzpunkte am Bauch und am Rücken*

Die Ursachen von Bauchschmerzen sollten in Ruhe abgeklärt werden. Meist klingen die Schmerzen nach einiger Zeit ab (entspannt hinlegen, enge Kleidung lockern, Bauch im Uhrzeigersinn leicht massieren, beobachten).

### Ohrenschmerzen

Ohrenschmerzen bei Kindern sind meist Anzeichen für eine Mittelohrentzündung. Zur Schmerzlinderung kann trockene Wärme angewendet werden. Dazu kann man heiße Leinsamen oder zerdrückte heiße Kartoffeln in einen Leinenbeutel füllen und diesen auf das schmerzende Ohr legen. Auch ein warmes Zwiebelsäckchen kann die Schmerzen lindern. Dauern die Schmerzen an, sollte der Arzt aufgesucht werden.

### Aufgaben

1 Entwerfen Sie in Kleingruppen Lernstationen zu „Pflege und Versorgung des kranken Kindes“.

2 Sammeln Sie Anleitungen für die Selbsthilfe bei Kopf-, Ohren- und Bauchschmerzen. Wann sollte ein Arzt aufgesucht werden?

## 4.2.6 Die Ernährung des kranken Kindes

Denis, 6 Jahre, hat seit zwei Tagen heftigen Durchfall. Er liegt kraftlos und apathisch im Bett. Verzweifelt bemüht sich seine Mutter, ihm Honigtoast und Kamillentee einzuflößen.

### Aufgaben

1 Welche Folgen kann lang anhaltender Durchfall für Kinder haben?

2 Wie sollte sich die Mutter verhalten? Wie könnte die Ernährung von Denis aussehen?

Ein krankes Kind hat meist nur wenig oder keinen Appetit. Dieser Zustand ist nicht besorgniserregend. Ein Kind hat i. d. R. genügend Reserven, um ein bis zwei Tage ohne Nahrung auszukommen, Flüssigkeit muss zugeführt werden. Eine leicht verdauliche Kost unterstützt den Heilungsprozess. Säuglinge und Kleinkinder sind austrocknungsgefährdet. Flüssigkeitsverluste (bei Fieber, Durchfall) müssen ausgeglichen werden.

**Besonderheiten in der Ernährung kranker Kinder:**

- Kranke Kinder möchten bemuttert werden.
- Zwingen Sie das Kind nicht zum Essen.
- Bieten Sie leicht verdauliche Gerichte an, die das Kind mag, als kleine Portionen, verteilt auf mehrere Mahlzeiten.
- Bieten Sie regelmäßig ausreichend Getränke wie Mineralwasser, Tee, Saft-Schorlen und Brühe an. Strohhalme sind beliebt und animieren oft zum Trinken.
- Bei Halsschmerzen sollten möglichst kalte Getränke angeboten werden, z. B. Fruchtsaft mit Eiswürfeln, Eistee oder auch Fruchteis.

### Ernährung bei Fieber

Fiebernde Kinder haben keinen Appetit. Da sie durch das Fieber viel Flüssigkeit verlieren, muss ihr Wasser- und Elektrolytverlust unbedingt ausgeglichen werden - sie müssen viel trinken. Kann das Kind nicht selbst trinken, muss ihm die Flüssigkeit löffelweise verabreicht werden. Ein fieberndes zwei- bis fünfjähriges Kind sollte am Tag mindestens 1 Liter Flüssigkeit erhalten, ein Schulkind mit hohem Fieber sogar 2 bis 3 Liter, besonders dann wenn es nichts isst. Geeignete Getränke sind Mineralwasser, leicht gesüßter Früchte- und Kräutertee oder verdünnte Fruchtsäfte. Auch schwach gesalzene, fettarme Gemüse- oder Fleischbrühe ist geeignet. Nicht geeignet sind süße, kohlensäurehaltige Getränke wie Cola, Limonade. Älteren Kindern sollte man auch nachts ein Getränk auf dem Nachttisch stehen lassen.

Fieberhafte Erkrankungen schwächen den Körper sehr. Viele Kinder wollen im Akutstadium der Krankheit nichts essen. Sie sollten nicht zum Essen gezwungen werden. Der Appetit stellt sich bei Besserung wieder ein. Anfangs kann der Nährstoffbedarf durch geschlagene Banane, kleine Obststücke, geriebenen Apfel, gedünstetes Obst, Quarkspeise, später durch Milchbrei, Rührei und Kartoffelbrei oder mageres Fleisch gedeckt werden. Das Essen soll leicht zu schlucken, gut verdaulich und schmackhaft sein. Durch die Bettruhe ist der Energiebedarf reduziert. Das Kind hat sein normales Gewicht nach der Genesung rasch wieder erreicht.
Während der Genesung sollten Obst, Gemüse, Salate und Rohkost sowie Milchprodukte angeboten werden. Mehrere kleine Mahlzeiten am Tag, die auch die Wünsche des Kindes berücksichtigen, unterstützen die Genesung. Appetitlich angerichtete Speisen regen den Appetit an. Frische Kräuter liefern „Farbe“ sowie wichtige Vitamine und Mineralstoffe.

### Ernährung bei Schluckbeschwerden

Schluckbeschwerden bei Kindern können z. B. durch Husten, Erkältung, Mandelentzündung oder Scharlach verursacht werden. Schmerzen im Hals-Rachen-Bereich führen oft dazu, dass die Nahrungsaufnahme verweigert wird. Die Kinder müssen aber ausreichend trinken. Getränke wie Kräutertee, z. B. Salbei, Kamille, Anis, Spitzwegerich, Fenchel oder Huflattichblüten, sowie Milch oder Kakao sind geeignet. Bei Schluckbeschwerden hat sich Speiseeis durch die kühlende, abschwellende Wirkung bewährt. Bessern sich die Schluckbeschwerden, können vitaminreiche Fruchtsäfte, Obstspeisen und festere Nahrung aufgenommen werden. Feste Nahrung sollte in den ersten Tagen durch breiige Kost, z. B. Suppen, Süßspeisen, passierte Gemüse oder weiche Reis- und Nudelgerichte, ersetzt werden. Scharfe Gewürze wie Pfeffer, Paprika oder Curry reizen die entzündeten Schleimhäute schmerzhaft und sind daher zu meiden. Stattdessen sollten frische Kräuter verwendet werden.

### Ernährung bei Durchfall

Durchfall ist besonders für Kleinkinder und Säuglinge gefährlich. Sie verlieren viel Flüssigkeit und Mineralstoffe und trocknen schnell aus. Ziel ist die Normalisierung des Wasser- und Salzhaushaltes sowie die Entlastung und Ruhigstellung von Magen und Darm.

In der akuten Phase ist es daher wichtig, dem kranken Kind viel Flüssigkeit zu geben. Geeignet ist Tee, z. B. Kamillen-, Fenchel- oder Heidelbeertee, aber auch Mineralwasser sowie leicht gesalzene, fettarme Brühe. Bei schweren Durchfällen erhalten die Kinder auf ärztliche Verordnung eine Glucose-Elektrolyt-Lösung. Säuglinge erhalten ihre Muttermilch bzw. ihre Milchersatznahrung weiter. Nach der „Teepause“ erfolgt der Kostaufbau mit leicht verdaulicher, fettarmer Nahrung.

Hier können kleine Mengen abgelagertes Weißbrot, Knäckebrot oder Zwieback gegessen werden. Auch geriebener Apfel mit Schale und ohne Kerngehäuse hilft bei Durchfall. Leicht gesalzene Hafer- und Reisschleimsuppen sowie fettfreie Fleisch- oder Gemüsebrühe führen neben Flüssigkeit die benötigten Mineralstoffe zu. Wird der Stuhl fester und seltener, können kleine Portionen Reis, Kartoffeln oder Nudeln, Karotten, zerdrückte Banane oder Joghurt verzehrt werden. Wird die Schonkost nicht vertragen oder reagiert das Kind wieder mit Durchfall, muss der Arzt gerufen werden. „Alles essen" darf das Kind, wenn es mindestens drei Tage keinen Durchfall mehr hat.

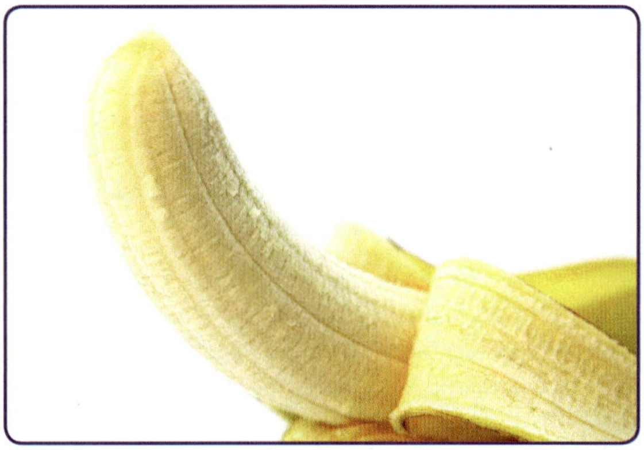

*Bananen sind ideal bei Durchfall*

> **Bananen-Nuss-Aufstrich**
>
> 1 Banane und 1 Esslöffel Zitronensaft mit einer Gabel zerdrücken; mit 1 Esslöffel Birnensaft, 20 g Butter, 100 g Haselnusskernen und 50 g ungeschwefelten Rosinen (evtl. Zitronenschale) im Mixer zu Mus pürieren. Frisch zubereitet essen!

## Ernährung bei Blähungen

Viele Säuglinge leiden in den ersten 3 Monaten unter Blähungen, die heftige krampfartige Bauchschmerzen auslösen (**Dreimonatskolik**). Man vermutet, dass während des Trinkens oder durch das Schreien größere Mengen Luft geschluckt werden, die die Darmkolik auslösen. Das Essverhalten (zu viel, zu schnelles Trinken, falsche Milchsauger) kann Ursache sein.

Außerdem ist bei kleinen Kindern der Verdauungstrakt noch nicht ausgereift und sie können nicht alle Speisen richtig verdauen. Mit dem Zufüttern der Beikost, wie Vitamin-C-reichem Saft, Obstmus, Gemüse, Brei, soll bei Säuglingen daher nicht vor dem 4.-6. Monat begonnen werden. Das Zufüttern erfolgt langsam und die Mengen werden nach und nach gesteigert, bis die Verdauung gut damit fertig wird. Anfangs können leichte Blähungen auftreten. Solange der Säugling keinen Durchfall bekommt, sind diese aber nicht gefährlich.

Auch ältere Kinder und Erwachsene reagieren auf manche Nahrungsmittel mit Blähungen. Eine blähende Wirkung haben z. B. Zwiebeln, Lauch, Rettich, Kohl und Hülsenfrüchte, Sauerkraut, frisches Hefegebäck, kerniges Vollkornbrot und kohlensäurehaltige Getränke.

Blähungen können unterschiedlich stark sein. Durch den Druck der Darmgase können z. T. heftige Bauchkrämpfe entstehen. Durch das Schreien zeigen die Kinder die Schmerzen an, sie versuchen dadurch auch, den Spannungszustand des Bauches, der durch die Blähungen entsteht, abzubauen.

Um die Beschwerden der Blähungen zu lindern, sollte einengende Kleidung entfernt und das Kind zur Bewegung angeregt werden. Durch eine Massage des Bauches (mit der Hand dem Verlauf des Dickdarms folgen, unter dem Nabel von rechts nach links) kann das Abgehen der Darmgase unterstützt werden. Auch eine Wärmflasche auf dem Bauch des Kindes lindert Blähungen. Zwischendurch verabreichte zuckerfreie Tees, die Kümmel, Anis, Fenchel und/oder Kamille enthalten, helfen ebenso.

## Ernährung bei Verstopfung

Eine einseitige ballaststoffarme Ernährung und zu geringe Flüssigkeitszufuhr führen auch bei Kindern häufig zu Darmträgheit/Verstopfung (Obstipation) (vgl. Kap. 4.2.4). Es werden meist zu viel zuckerreiche Nahrungsmittel und Fast-Food-Gerichte verzehrt, während Obst, Salate, Gemüse und Vollkornprodukte eher unbeliebt sind. Darmträgheit wird durch Bewegungsmangel verstärkt. Auf Dauer kann dies zu einer chronischen Verstopfung führen.

Ballaststoffreiche Kost und ausreichend Flüssigkeit sind bei Verstopfung meist erfolgreich.
Getrocknete und pürierte Pflaumen, Feigen oder Äpfel sowie Leinsamen und Weizenkleie, in Joghurt angerührt, „kurbeln" die Verdauung an. Auch saure Milchprodukte, Joghurt, Kefir oder Buttermilch, regen durch ihren Milchzucker- und Milchsäuregehalt die Darmtätigkeit an und fördern die Verdauung. Die tägliche Kost sollte viel Salate, Gemüse, frisches Obst enthalten. Auch Kartoffeln, Vollkornreis und -nudeln liefern Ballaststoffe. Leckere Müslis mit Milch oder Joghurt und Getreideflocken runden die Ernährung ab, die durch Fleisch, Fisch und Eier ergänzt wird.

> Der Verzehr von viel Weißmehl und Zucker enthaltenden Lebensmitteln wie Gebäck, Weißbrot und Süßigkeiten sowie von stark verarbeiteten Lebensmitteln wie Fertiggerichte, Fast Food sollte eingeschränkt werden.

### Joghurt-Fruchtmilch

200 g Joghurt mit einer Tasse Milch und mit im Mixer zerkleinerten Früchten sowie ½ Teelöffel Zucker (oder ½ Esslöffel Maltodextrin) verrühren – fertig.

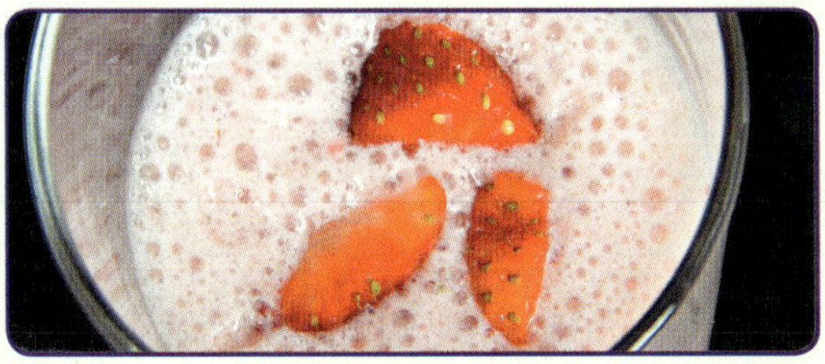

Unregelmäßige Mahlzeiten, Stress und Hektik beim Essen bringen den Darm aus dem Rhythmus. Auch häufiges Einhalten des Stuhlgangs, z. B. während des Spiels oder Unterrichts oder weil keine Zeit ist, können auf Dauer zur Verstopfung führen. Eine Erziehung zur regelmäßigen Stuhlentleerung ohne Zeitdruck sorgt dafür, dass der Darm reibungslos funktioniert.

### Aufgaben

1 Stellen Sie schmackhafte, nicht zu kau- und schluckintensive Gerichte zusammen, die man einem kranken Kind in der Genesungszeit anbieten kann.

2 Erstellen Sie in Gruppen eine Wandzeitung für die Ernährung des kranken Kindes (Fieber, Erbrechen, Durchfall, Verstopfung).

## 4.2.7 Das Kind im Krankenhaus

In der offenen Ganztagsschule erleben die Kinder mit, wie der achtjährige Tim mit starken Bauchschmerzen ins Krankenhaus gebracht wird. Am anderen Tag erfahren sie, dass Tim einen akut entzündeten Blinddarm hatte und sofort operiert werden musste. Die Kinder sind sehr betroffen. Das Thema „Krankheit – Krankenhaus" bewegt sie sehr. Die Erzieherinnen beschließen deshalb, ein Projekt zu diesem Thema durchzuführen.

### Aufgaben

1 Überlegen Sie Themen zu dem Projekt „Krankheit – Arztbesuch – Krankenhaus", die Sie mit den Kindern bearbeiten können.

2 Machen Sie Vorschläge für Aktivitäten, die in diesem Projekt umgesetzt werden können.

Ein Arztbesuch oder ein Krankenhausaufenthalt löst bei Kindern oft Furcht aus und ist mit vielen Ängsten verbunden. Oft verlassen sie zum ersten Mal die Geborgenheit ihrer Familie. Ihre Ängste sind ernst zu nehmen. Sie müssen behutsam auf die neue Situation vorbereitet werden.

Neben der Beeinträchtigung durch die Krankheit sind die **Reife des Kindes** (Lebensalter) und die **Begegnung im Krankenhaus** (Ärzte, Pflegepersonal, Kontakt zu anderen kranken Kindern, Besuchsregelung, Räumlichkeiten) für die kindlichen Reaktionen von Bedeutung.

Kinder bis etwa 3 oder 4 Jahre haben noch kein Krankheitsbewusstsein und verstehen die Notwendigkeit medizinischer Maßnahmen nicht. Sie reagieren oft mit massiven Ängsten auf einen Krankenhausaufenthalt. Als Folge kann es vorübergehend zu einem Stillstand in der Entwicklung kommen, auch ungewohnte Verhaltensweisen wie Schlafstörungen, Ängstlichkeit oder Einnässen können auftreten.
In diesem Lebensalter besteht eine besonders enge Beziehung zur Mutter. Schon eine kurze Trennung führt zu Trennungsängsten und einem Gefühl des Verlassenseins. Die Mutter oder eine andere Bezugsperson sollte daher so oft wie möglich in der Nähe des Kindes sein. In vielen Krankenhäusern können die Eltern Tag und Nacht bei ihrem Kind bleiben. Persönliche Dinge von zu Hause, z. B. Kuscheltier, Fotos oder Bilderbücher, erhalten die Verbindung zur Familie, schaffen Vertrauen und gestalten die fremde Umgebung für das Kind freundlicher.

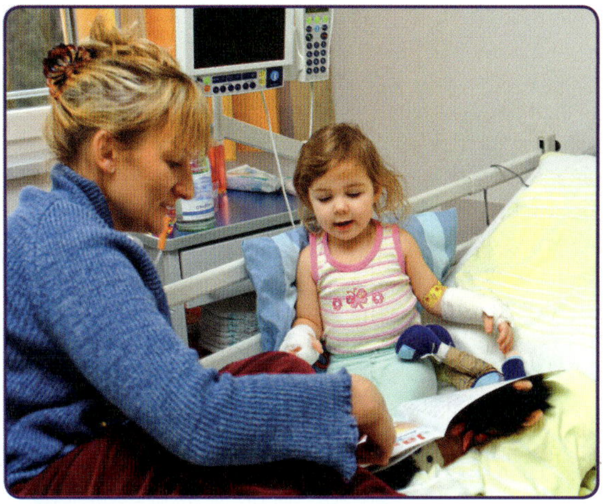

Einem Kindergartenkind kann man schon erklären, dass es krank ist. Ältere Kinder beginnen über die „Krankheit" nachzudenken. Sie begreifen, dass Krankheiten nicht nur Unwohlsein und Beschwerden erzeugen, sondern auch gefährlich und unter Umständen lebensbedrohlich sein können. Die Angst vor der Trennung von der Familie tritt bei ihnen mehr in den Hintergrund, aber auch ältere Kinder leiden unter der Trennung von ihren Eltern.

Kinder sollten behutsam auf das Krankenhaus vorbereitet werden. Durch den Besuch eines Krankenhauses, Rollenspiele im Kindergarten und Gespräche wird den Kindern die Angst genommen. Ein „Doktorkoffer" eignet sich bei jüngeren Kindern für den spielerischen Einstieg. Zum Thema passend gibt es gute Kinderbücher für jede Altersstufe.

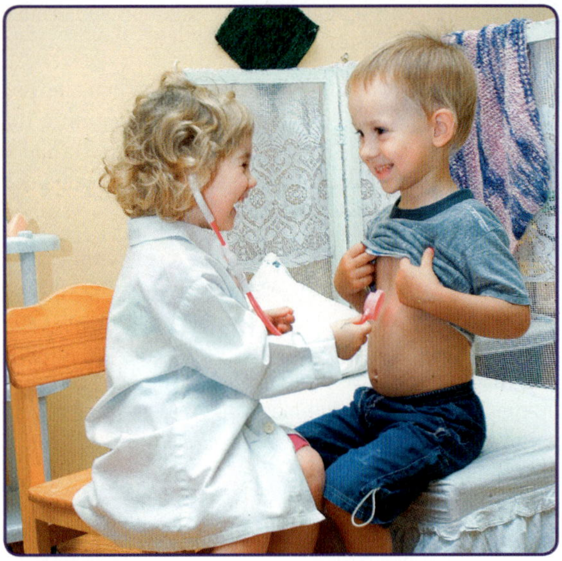

*Kranksein im Rollenspiel erfahren*

Ist ein Krankenhausaufenthalt geplant, sollten die Eltern rechtzeitig mit ihrem Kind darüber sprechen. Das Kind muss wissen, warum es ins Krankenhaus kommt. Nicht nur das Alleinsein macht dem Kind Angst, sondern auch der Alltag im Krankenhaus mit seinen Untersuchungen und medizinischen Anwendungen. Daher ist es wichtig, dass die Eltern ihr Kind, evtl. mit dem Arzt, auf die anstehenden Untersuchungen vorbereiten. Sie sollten ihm erklären, was mit ihm im Krankenhaus passiert, damit es sich darauf einstellen kann. Dabei sollten sie sich Zeit nehmen, die Fragen ihres Kindes ehrlich und offen zu beantworten. Wichtig ist, dass sie ihm Ruhe und Zuversicht vermitteln.
Während des Aufenthalts braucht das Kind die Aufmerksamkeit und Liebe seiner Eltern. Regelmäßige Beschäftigung wie Spielen und Vorlesen helfen ihm, die Erlebnisse zu verarbeiten. Durch Berichte vom Alltag in der Familie fühlt sich das Kind einbezogen und findet, wenn es wieder nach Hause kommt, schneller Anschluss. Auch Besuche von Freunden lenken das Kind ab. Mit einem Besuchsplan kann dies organisiert werden. Wichtig für ein krankes Kind ist eine Ruhe und Zuversicht vermittelnde Pflegeperson, die dem Kind Sicherheit vermittelt und den Willen, gesund zu werden, stärkt.

Schwer und chronisch kranke Kinder sind besonders hohen Belastungen ausgesetzt. Ein zu besorgtes Behüten der Eltern oder Erzieher macht diese Kinder jedoch unselbstständig und führt zur Ausbildung von Verhaltensauffälligkeiten. Eltern sollten vielmehr ihre Selbstständigkeit fördern, sie in den Alltag einbinden und ihnen ein distanziertes Verhältnis zu ihrer Krankheit vermitteln, damit sie nicht auf diese fixiert werden.

Der Abschied von den Eltern im Krankenhaus fällt Kindern immer schwer. Die Eltern sollten ihn daher einige Minuten vorher ankündigen. Das Kind muss auch wissen, wann die Eltern wiederkommen; diese Termine müssen eingehalten werden.

Berufstätige Eltern kranker Kindern (unter 12 Jahren), die in der gesetzlichen Krankenversicherung sind, haben Anspruch auf Freistellung von der Arbeit. Pro Jahr, Kind und Elternteil können sie 10 Tage (bei mehreren Kindern maximal 25 Tage) freigestellt werden. Alleinerziehende können pro Jahr und Kind 20 Tage (bei mehreren Kindern maximal 50 Tage) zur Pflege ihres Kindes freigestellt werden.

### So erleichtern Eltern ihrem Kind den Aufenthalt im Krankenhaus

- Erklären, dass der Arzt ihm hilft, wieder gesund zu werden.
- Fragen des Kindes ehrlich beantworten.
- Mit dem Kind das Krankenhaus ansehen, mit Arzt und Pflegepersonal sprechen.
- Am Aufnahmetag die zuständige Pflegekraft über Besonderheiten des Kindes informieren; das Kind selbst ins Bett bringen.
- Verständnisvoll sein, wenn das Kind bei der Untersuchung heftig reagiert.
- Am Operationstag das Kind selbst (wenn möglich) vor dem Eingriff betreuen. Beim Aufwachen aus der Narkose da sein.
- Dem Kind Mitgefühl zeigen, wenn es Schmerzen hat, es aber nicht bedauern.
- Dem Kind Ruhe und Sicherheit vermitteln.
- Das Kind regelmäßig im Krankenhaus besuchen und die gemeinsame Zeit auf die Bedürfnisse des Kindes ausrichten.

## Aufgaben

1. Wie können Eltern ihr Kind auf den Aufenthalt im Krankenhaus vorbereiten? Wie kann der Kindergarten sie hierbei unterstützen?
2. Sammeln Sie Ideen für die Beschäftigung eines 5- und eines 10-jährigen Kindes, das nach einer OP Bettruhe einhalten soll.
3. Wie können Eltern für ihr Kind das Umfeld im Krankenhaus freundlich gestalten?
4. Lea, 5 Jahre, leidet darunter, dass ihre kranke Schwester so oft ins Krankenhaus muss. „Die Mama ist so oft weg!" Welche Maßnahmen sind zu treffen?

# 4.3 Die Hausapotheke

### Grundausstattung:

- 1 Verbandtuch (40 × 60 cm)
- 1 Verbandtuch (60 × 80 cm)
- 1 Verbandpäckchen, mittel
- 1 Verbandpäckchen, groß
- 2 elastische Binden (4 m × 6 cm)
- 2 elastische Binden (4 m × 8 cm)
- 1 Wundschnellverband (10 × 4 cm)
- 1 Wundschnellverband (10 × 6 cm)
- 1 Wundschnellverband (10 × 8 cm)
- Sterile Kompressen (10 × 10 cm)
- 1 Fingerverband
- Heftpflaster
- Sicherheitsnadeln, Verbandsklammern
- 1 Splitterpinzette, 1 Zeckenzange
- 1 Verbandsschere
- 3 Dreiecktücher
- Fieberthermometer
- Moltontücher für Wickel und Umschläge
- Kalt-warm-Packs

### für den Kindergarten zusätzlich:

- Schiene
- Wunddesinfektionsmittel
- Einmalhandschuhe
- Netzverband für Extremitäten
- Augenkompresse
- „Anleitung zur Ersten Hilfe bei Unfällen“
- Rettungsdecke (160 × 220 cm)
- Beatmungsgerät
- Inhaltsverzeichnis
- Telefonnummer „Notruf“
- Telefonnummer des Kinderarztes

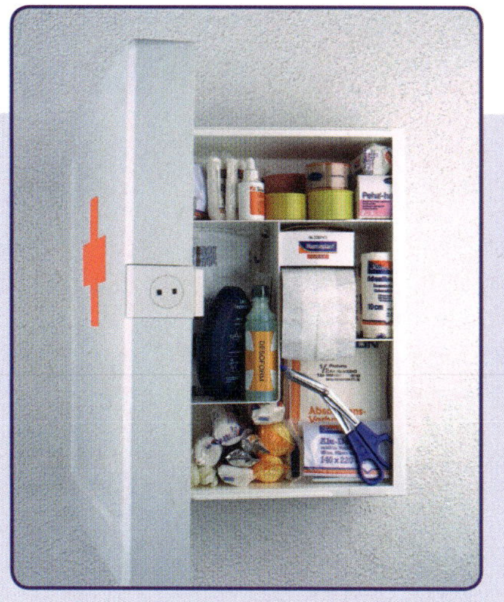

### Arzneimittel:

- Brandwunden-Verbandpäckchen
- Salbe für Insektenstiche/Sonnenbrand/Prellung/Verstauchung
- Wundheilsalbe
- Desinfektionsmittel für kleine Verletzungen
- Schmerz- und fiebersenkende Medikamente

### Aufgaben

**1** Überprüfen Sie die Ausstattung der „Hausapotheke“ in Ihrer Einrichtung. Listen Sie fehlende Bestandteile auf.

**2** Überlegen Sie, wie man Medikamente vor Kindern sicher aufbewahren kann. Stellen Sie Regeln für die Sicherung der Hausapotheke auf.

**3** Informieren Sie sich über die Ausstattung einer „alternativen Hausapotheke“.

**4** Stellen Sie Regeln für die Einrichtung einer Hausapotheke auf.

Die **Hausapotheke** enthält eine Grundausstattung mit Medikamenten und Hilfsmitteln für die häuslichen Krankenpflege und Erste Hilfe. Für den Kindergarten bzw. Heimeinrichtungen muss sie zusätzlich ausgestattet werden. Eine Übersicht gibt Auskunft über den aktuellen Bestand. Alles, was aus der Hausapotheke entnommen wird, muss wieder ersetzt werden. Die Hausapotheke ist an einem kühlen und trockenen Ort kindersicher unterzubringen. Hinweise zur Haltbarkeit und Aufbewahrung der Medikamente müssen beachtet werden.

Regelmäßige Kontrollen sind notwendig. So sollten eingetrocknete Salben nicht mehr verwendet werden. Angebrochene Verbandsmaterialien sind nicht mehr steril und dürfen nicht auf eine offene Wunde gelegt werden. Medikamente dürfen im Kindergarten nicht verabreicht werden und gehören nicht in die Hausapotheke einer solchen Einrichtung.

In die Hausapotheke gehört eine Übersicht **lebenswichtiger Telefonnummern:**

| | | | |
|---|---|---|---|
| Polizei | 110 | Ärztlicher Notdienst | 116 117 |
| Feuerwehr | 112 | Rettungswagen/Notarzt | 112 |
| Kinderarzt | 12345678 | | |

Erste-Hilfe-Maßnahmen müssen regelmäßig durch Kurse trainiert werden. Das Deutsche Rote Kreuz, Johanniter und Malteser-Hilfsdienst bieten Erste-Hilfe-Kurse an.

Eine Übersicht der Gift-Notrufzentralen befindet sich auf Seite 196.

# 5 Infektions- und Kinderkrankheiten

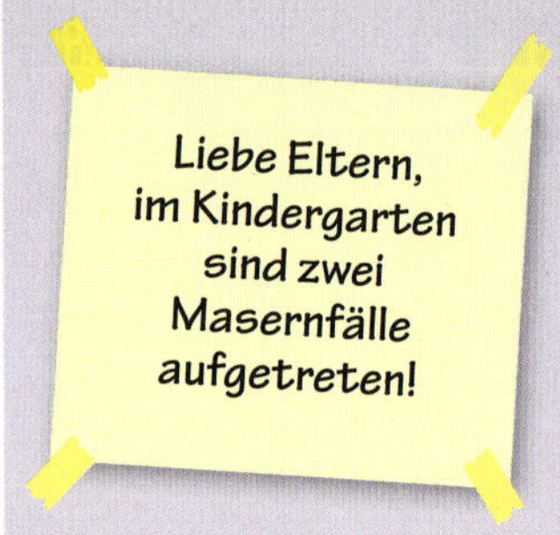


Die Eltern sind über die Mitteilung an der Info-Wand beunruhigt - sie haben gehört, dass Masern keine harmlose Kinderkrankheit ist.
Frau W. und Frau S. haben ihre Töchter nicht gegen Masern impfen lassen und wenden sich an die Erzieherin. „Wie verhalten wir uns jetzt am besten? Sollen wir unsere Mädchen zu Hause lassen, bis die Masern vorbei sind, oder sollten sie jetzt vorsorglich geimpft werden?“

### Aufgaben

1 Wie würden Sie die Eltern beraten?

2 Entwickeln Sie Ideen für eine Informationsveranstaltung zum Thema „Kinderkrankheiten und Schutzimpfungen“.

## 5.1 Grundlagen

Täglich kommt der Mensch mit Millionen von Krankheitserregern in Kontakt. Trotzdem wird er nicht gleich krank, sein Immunsystem schützt ihn. Kinder müssen ihr Immunsystem erst aktivieren und ihre körpereigene Abwehr selbst aufbauen. Der Säugling erhält seine Abwehrstoffe in den ersten Lebensmonaten noch von seiner Mutter. Danach muss sich der kindliche Organismus selbstständig schützen.

### 5.1.1 Infektion und Übertragungswege

Bei einer Infektion dringen Krankheitserreger in den Körper ein und vermehren sich in ihm. Die Erreger gelangen über Körperöffnungen, wie Mund, Nase, Verletzungen der Haut, Ausscheidungs- und Geschlechtsorgane, in das Körperinnere. Gelingt es der **körpereigenen Abwehr** nicht, die Erreger zu vernichten, vermehren sich diese und die Infektionskrankheit bricht aus. Die Zeit zwischen dem Eindringen des Erregers und dem Auftreten der ersten Krankheitssymptome nennt man **Inkubationszeit**. Sie dauert je nach Krankheit unterschiedlich lange und geht in ein **Krankheitsvorstadium** mit uncharakteristischen Symptomen wie Fieber, Kopfschmerzen, Müdigkeit, Bauchschmerzen, Übelkeit oder Erbrechen über. Treten die ersten typischen Symptome auf, beginnt das **Symptomstadium**. Die körpereigene Abwehr arbeitet nun „auf Hochtouren“, um die Erreger zu bekämpfen. Wenn diese vernichtet sind, beginnt die **Genesung** (Rekonvaleszenz). Die Krankheitssymptome bilden sich zurück, der Mensch wird wieder gesund. Bei bestehenden Infektionskrankheiten ist der Mensch danach immun gegen den Erreger, d.h., er erkrankt nicht mehr an dieser Krankheit.

Bei einer Infektionskrankheit können aber auch Komplikationen auftreten, die zu bleibenden Schäden, z.B. Verminderung der geistigen Leistungsfähigkeit nach einer Gehirnhautentzündung, oder auch zum Tod führen können. Bei Infektionskrankheiten sollte immer rechtzeitig ein Arzt hinzugezogen werden.

Die Übertragung von Infektionskrankheiten erfolgt über unterschiedliche **Infektionswege**. Die häufigsten Ansteckungsquellen sind Ausscheidungen, wie Stuhl, Urin, Auswurf, erkrankter Menschen und Tiere. Auch über den direkten Kontakt von Mensch zu Mensch, z.B. Hände, können Erreger übertragen werden. Schwangere können über den Mutterkuchen Erreger auf das ungeborene Kind übertragen (Rötelnembryopathie).

| Infektions- oder Übertragungsweg | Übertragung durch |
|---|---|
| Lebensmittelinfektion (z.B. Salmonellose, Typhus) | Aufnahme verunreinigter Nahrungsmittel, Trinkwasser |
| Schmierinfektion (z.B. Hepatitis A, Magen-Darm-Infekt) | Benutzung verunreinigter Handtücher, Toiletten, Türgriffe, Geld u.a. |
| Tröpfcheninfektion (z.B. Masern, Grippe, Mumps) | Einatmen von erregerhaltigen Tröpfchen (Husten, Niesen) |
| Austausch von Körperflüssigkeiten (AIDS, Hepatitis B + C) | Geschlechtsverkehr, im Mutterleib über Blut, infizierte Kanülen |
| Schmutz in offenen Wunden (Tetanus) | verletzte Haut |

Schlechte Ernährung, mangelnde Hygiene, Stress und seelische Anspannung schwächen die körpereigene Abwehr. Die Krankheitsbereitschaft steigt. Die Erreger können sich ungehindert im Körper vermehren.

## 5.1.2 Krankheitserreger

Infektionen werden vor allem durch **Bakterien** und **Viren** hervorgerufen. Auch **tierische Einzeller** und bestimmte **Pilzarten** sowie **Parasiten** (vgl. Kap. 5.7) können übertragbare Krankheiten auslösen.

### Bakterien

Bakterien sind Einzeller. Sie treten in verschiedenen Formen (Kugel-, Stäbchen-, Schraubenbakterien etc.) auf. Ihr Grundaufbau ist jedoch gleich. Außen sind sie durch eine **Zellwand** geschützt. Die darunterliegende **Zellmembran** übernimmt den Stoffaustausch mit der Umwelt. Bakterien haben keinen Zellkern, die **Erbanlagen** liegen als Faden im Zellplasma.

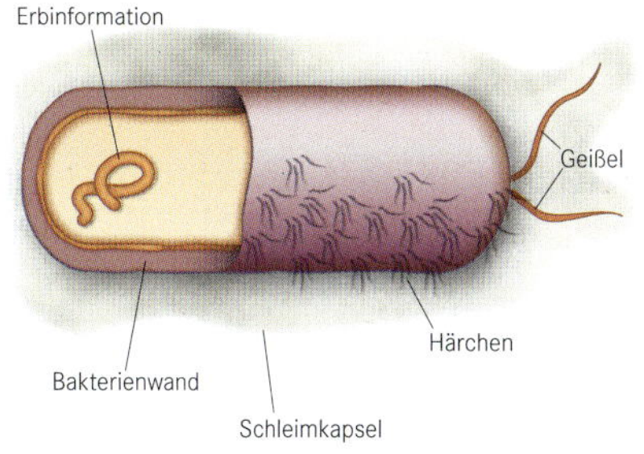


*Schematischer Aufbau von Bakterien*

Bakterien vermehren sich durch Zellteilung. Dabei bilden sich aus einer Bakterienzelle zwei neue Tochterzellen. Bei günstigen Bedingungen (Nahrung, Feuchtigkeit, Wärme) teilen sich Bakterien je nach Art alle 20 bis 30 Minuten.

Bakterien leben überall, z. B. in Erde, Luft, Wasser und im menschlichen Körper. Nicht alle Bakterienarten lösen Krankheiten aus. Einige übernehmen wichtige Aufgaben, z. B. bei der Produktion von Lebensmitteln (Käse, Sauermilchprodukte) und Medikamenten (Insulin), sowie bei dem Abbau von abgestorbenen Tieren und Pflanzen in der Natur. Bei ihrer Vermehrung im Körper bilden einige Bakterien hochgiftige Stoffwechselprodukte (Toxine), die den Organismus schädigen und sogar töten können (z. B. Tetanustoxin). Durch Bakterien verursachte Infektionskrankheiten sind z. B. Wundstarrkrampf, Scharlach, Diphtherie, Keuchhusten und Salmonellose. Viele bakterielle Infektionskrankheiten können mit Antibiotika behandelt werden.

### Viren

Sie sind ganz kleine Krankheitserreger und konnten erst durch das Elektronenmikroskop sichtbar gemacht werden. Viren bestehen aus einer **Eiweißhülle**, welche die Erbinformation umgibt. Viren sind keine echten Lebewesen. Sie haben keinen eigenen Stoffwechsel und können sich nur in lebenden Zellen eines anderen Organismus (Wirt) vermehren. Dazu dringen sie in eine geeignete Wirtszelle ein und programmieren deren Stoffwechsel typischerweise so um, dass diese nur noch neue Viren bildet. Dabei stirbt die Wirtszelle ab. Die frei werdenden Viren befallen weitere Zellen, der Mensch erkrankt. Masern, Mumps, Windpocken, Röteln, Grippe (Influenza) und Kinderlähmung sind Beispiele für virusbedingte Infektionskrankheiten.

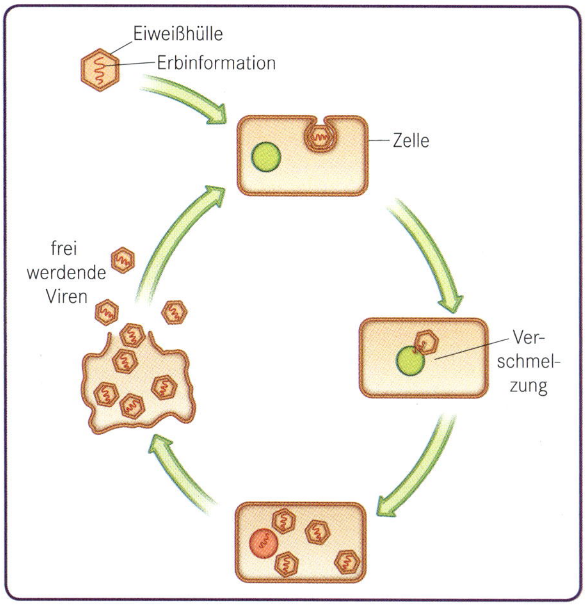


*Vermehrung von Viren*

### Pilze

Pilze besitzen eine feste Zellwand und einen echten Zellkern. Sie bevorzugen eine feuchte und warme Umgebung. Einige **Schimmelpilze** bilden für den Menschen gefährliche Gifte (Aflatoxin). Bestimmte **Hefen** lösen Pilzerkrankungen der Haut (z. B. Füße, Hände) und der Schleimhäute (Mund, Darm, Genitalbereich) aus. Menschen mit einer geschwächten Abwehr sind besonders häufig betroffen.

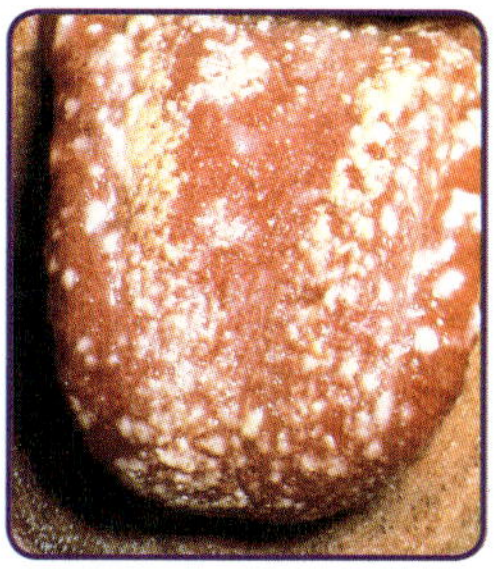

*Pilzbefall/Mundsoor*

### Tierische Einzeller

Einzeller (Protozoen = Urtierchen) bestehen aus einer einzigen Zelle mit einem echten Zellkern. Sie vermehren sich durch Zellteilung. Der Erreger der **Malaria** wird über den Stich von infizierten Stechmücken, der Erreger der **Toxoplasmose** durch den Kontakt mit Katzen, Hunden und den Verzehr von rohem Fleisch übertragen. Toxoplasmose in der Schwangerschaft führt beim Ungeborenen häufig zu schweren Gehirnschäden.

### Aufgaben

1. Erarbeiten Sie die Unterschiede von Bakterien und Viren.
2. Informieren Sie sich in Fachbüchern, z. B. im Pschyrembel, über tierische mehrzellige Parasiten, z. B. Würmer.

### 5.1.3 Körpereigene Abwehr

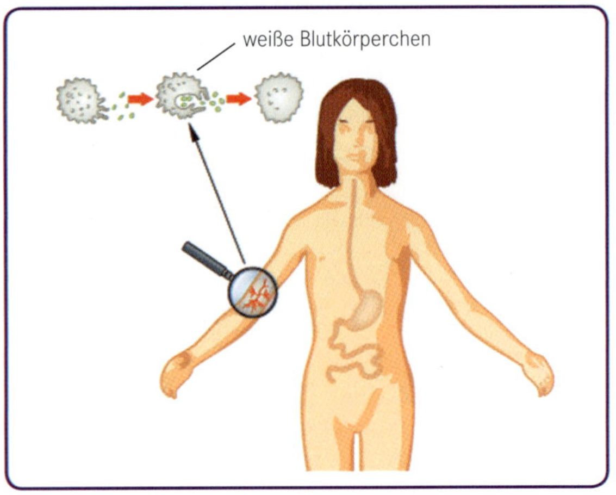


*Die unspezifische Abwehr*

Die **körpereigene Abwehr** entwickelt sich erst nach der Geburt. Durch Kontakt mit Erregern und körperfremden Stoffen baut der kindliche Organismus seinen Schutz auf. Verschiedene Mechanismen stehen ihm hier zur Verfügung.

#### Die unspezifische Abwehr

Beim Versuch, in den Körper einzudringen, stoßen die Mikroben auf viele Abwehrsysteme.

- Die unverletzte **Haut** mit ihrem Säureschutzmantel verhindert das Eindringen von Erregern (s. Abb. oben).
- Die **Schleimhäute** der **Atemwege** bilden Sekrete, die eingedrungene Erreger und Fremdkörper einhüllen. **Flimmerhärchen** transportieren diese Partikel zurück in den Nasen-Rachen-Raum, wo sie über den Husten und Niesreiz ins Freie gelangen.
- Die **Sekrete** in der **Mundschleimhaut** und die Tränenflüssigkeit wirken antibakteriell.
- Im Magen-Darm-Trakt werden Erreger von der **Magensalzsäure** und anderen **Verdauungssekreten** abgetötet.
- Die Ansiedlung **nützlicher Bakterien** im Darm und in der Scheide verhindert eine Vermehrung krank machender Mikroben.
- Gelingt es Fremdkörpern oder Erregern, in den Körper einzudringen, werden sie von **weißen Blutkörperchen** (Leukozyten) aufgefressen und verdaut. Diese sogenannten Fresszellen gehen dabei selbst zugrunde und bilden den Eiter; der Heilungsprozess läuft an.

Haben die „Eindringlinge" diese Schutzbarriere überwunden, treffen sie auf die spezifische Abwehr.

#### Die spezifische Abwehr

Sie erkennt Fremdkörper und Erreger an ihrer Oberflächenstruktur als körperfremde Stoffe. Dringen z. B. Masernviren in den Körper ein, so lösen sie die Bildung von Abwehrkörpern aus, die spezifisch gegen das Masernvirus gerichtet sind. Diese sogenannten **Antikörper** passen genau zu der Erregeroberfläche wie ein Schlüssel zum Schloss und sind immer nur gegen eine Erregerart wirksam. Sie heften sich an die Eindringlinge und machen sie unschädlich. Antikörper werden in den Mandeln, im Knochenmark, Lymphknoten und in der Milz gebildet.
Beim ersten Kontakt mit einem Erreger erfolgt die Antikörperbildung nur langsam, sodass die Krankheit zum Ausbruch kommt. Der Bauplan für die spezifischen Antikörper wird gespeichert - **Immungedächtnis.** Bei einem erneuten Kontakt mit demselben Erreger kann der Körper sofort Antikörper bilden. Der Betroffene ist **immun** und erkrankt nicht mehr.

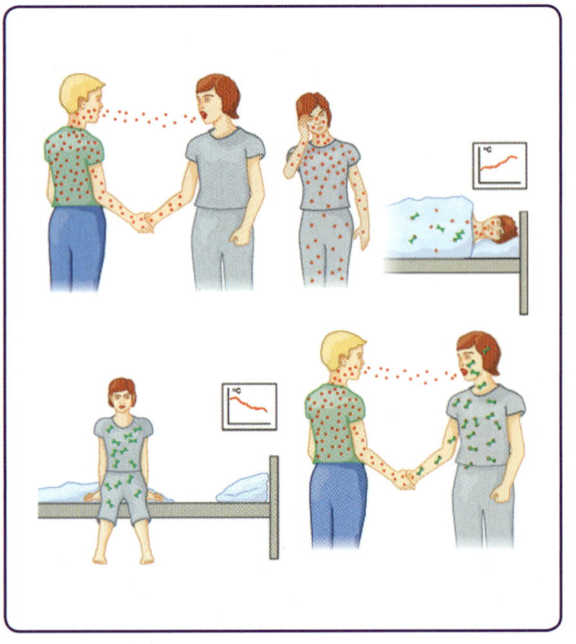


*Die spezifische Abwehr*

Durch eine **Schutzimpfung** erwirbt der Körper ebenso eine Immunität. Diese hält je nach Krankheit Monate, Jahre, eventuell ein Leben lang an.
Bestimmte Antikörper werden von der Mutter über die Plazenta auf das ungeborene Kind übertragen. Neugeborene sind so in den ersten Lebensmonaten vor einigen Infektionen geschützt.

#### Aufgaben

1. Nennen Sie unspezifische und spezifische Krankheitszeichen.
2. Erörtern Sie Möglichkeiten, um die körpereigene Abwehr zu verbessern. Machen Sie dazu einen Aktionstag in der Einrichtung.
3. Unterscheiden Sie die „aktive und passive Immunisierung".
4. Erläutern und beschriften Sie die Abbildung.

### 5.1.4 Infektionsschutzgesetz

**Plakat an Kindergartentür:**

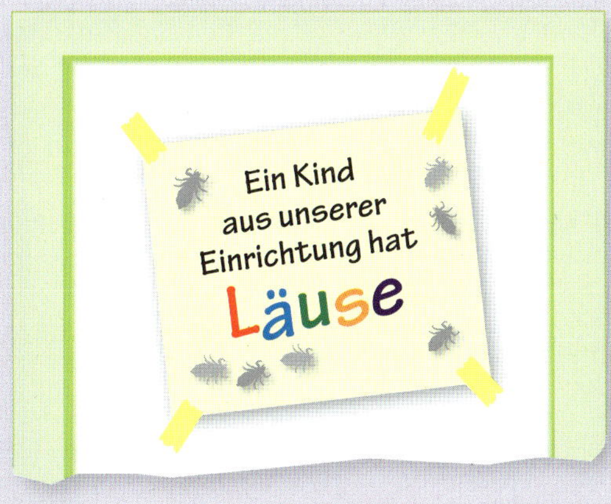


Erläutern Sie in Kleingruppen, durch welche Hygienemaßnahmen in Ihrer Einrichtung einer Übertragung von Krankheitserregern oder Parasiten wie Läusen vorgebeugt wird. Stellen Sie Ihre Ergebnisse dar.

Das Bundesseuchengesetz wurde 2001 durch das **Infektionsschutzgesetz** (IfSG) abgelöst. Das IfSG legt fest, welche Krankheiten bei Verdacht, Erkrankung oder Tod und welche labordiagnostischen Nachweise von Erregern meldepflichtig sind. Weiterhin regelt das Gesetz, welche Angaben von den Meldepflichtigen gemacht werden müssen. Das IfSG gibt **Meldewege** und Muster der **Meldebögen** vor. Zweck des Gesetzes ist, übertragbaren Krankheiten beim Menschen vorzubeugen, Infektionen frühzeitig zu erkennen und ihre Weiterverbreitung zu verhindern. Die Verantwortung des Einzelnen sowie der Träger, Leiter und Mitarbeiter von Einrichtungen bei der Prävention übertragbarer Krankheiten soll dabei gefördert werden.

Ein enger Kontakt vieler Menschen begünstigt die Übertragung von Krankheitserregern. Der § 34 des IfSG enthält Vorschriften für Schulen und Einrichtungen wie Kindergärten und Heime.

**§ 34 IfSG, 6. Abschnitt:**

(1) „Personen, die an Cholera, Diphtherie, Enteritis durch enterohämorrhagische E. coli (EHEC), virusbedingtem hämorrhagischem Fieber, Borkenflechte, Keuchhusten, Masern, Haemophilus influenzae Typ-b-Meningitis, ansteckungsfähiger Lungentuberkulose, Mumps, Meningokokken-Infektion, Paratyphus, Pest, Poliomyelitis, Krätze, Scharlach oder sonstigen Streptococcus-pyogenes-Infektionen, Shigellose, Typhus abdominalis, Virushepatitis A und E, Windpocken erkrankt oder dessen verdächtigt oder die verlaust sind, dürfen in den unter § 33 (u. a. Kindergärten, Schulen, Heime) genannten Gemeinschaftseinrichtungen keine Lehr-, Erziehungs-, Pflege-, Aufsichts- oder sonstigen Tätigkeiten ausüben, bei denen sie Kontakt zu den dort Betreuten haben, bis nach ärztlichem Urteil eine Weiterverbreitung der Krankheit oder der Verlausung durch sie nicht mehr zu befürchten ist."

**(1)** „gilt entsprechend für die in der Einrichtung Betreuten mit der Maßgabe, dass sie die Räume der Gemeinschaftseinrichtung nicht betreten, Einrichtungen der Gemeinschaftseinrichtung nicht benutzen und an Veranstaltungen der Einrichtung nicht teilnehmen dürfen (...)."

**(6)** „Werden Tatsachen bekannt, die das Vorliegen einer der in Absätzen 1, (...) aufgeführten Tatbestände annehmen lassen, so hat die Leitung der Gemeinschaftseinrichtung das zuständige Gesundheitsamt unverzüglich zu benachrichtigen und krankheits- und personenbezogene Angaben zu machen (...)."

§ 36 IfSG verpflichtet Gemeinschaftseinrichtungen, Maßnahmen zur Infektionshygiene in Hygieneplänen festzuschreiben. Der Hygieneplan muss jährlich aktualisiert werden und sollte für alle Mitarbeiter zugänglich sein. Musterpläne des IfSG unterstützen bei der Erstellung.

Träger, Leiter und Mitarbeiter der Einrichtung müssen dafür sorgen, dass die Richtlinien des Infektionsschutzgesetzes eingehalten werden. Besucht ein Kind mit einer ansteckenden Krankheit oder einer Verlausung den Kindergarten, muss dieses umgehend wieder nach Hause geschickt werden. Ist dies nicht möglich, muss das Kind von den anderen Kindern isoliert werden, notfalls im Leiterinnenzimmer. Die Eltern müssen über die geltenden Richtlinien und mögliche Folgen ihres Verhaltens aufgeklärt werden. Die Informationen sollten den Eltern frühzeitig, z. B. bei einem Elternabend, gegeben werden. Die Erziehungsberechtigten müssen darauf hingewiesen werden, dass sie den Arzt hinzuziehen müssen. Dieser entscheidet, wann das kranke Kind wieder in die Einrichtung gehen darf. Der behandelnde Arzt muss bei bestimmten Infektionskrankheiten die Gesundheitsbehörde informieren, z. B. bei Mumps, Windpocken und Scharlach, um das Risiko einer Weiterverbreitung zu minimieren. Es ist sinnvoll, wenn die Eltern nach Abklingen der Krankheitszeichen beim Besuch der Einrichtung ein Attest des behandelnden Arztes vorlegen.

#### Aufgaben

1. Welche Krankheiten müssen dem Gesundheitsamt gemeldet werden?
2. Erstellen Sie einen möglichen Hygieneplan, wenn ein Kind in der Einrichtung Masern hat.
3. Stellen Sie den Zusammenhang zwischen Hygiene und Allergien heraus und Ihrer Klasse in einem Vortrag vor.

## 5.2 Klassische Kinderkrankheiten

Kinderkrankheiten sind Infektionskrankheiten, die gehäuft im Kindesalter auftreten. Die entsprechenden Erreger sind in der Bevölkerung weit verbreitet. Kinder erkranken aufgrund ihres noch unreifen Immunsystems häufig an diesen Infektionskrankheiten. Dann produzieren ihre Abwehrzellen Antikörper, die den Körper mehrere Jahre, eventuell ein Leben lang vor einer erneuten Erkrankung schützen. Diese Erkrankungen treten daher nur einmal im Leben im Kindesalter auf. Auch Erwachsene können erkranken, wenn sie wegen fehlendem Kontakt mit dem Erreger noch keine Immunität besitzen. Säuglinge erkranken selten an Kinderkrankheiten, da sie in den ersten Lebensmonaten noch über Abwehrstoffe ihrer Mutter verfügen (Ausnahme: Keuchhusten), vorausgesetzt, die Mutter hatte mit dem Erreger früher bereits Kontakt.
Schwere Erkrankungen, z. B. Diphtherie oder Kinderlähmung, kommen dank der Impfprogramme in Deutschland kaum noch vor (vgl. aktuelle Impfempfehlungen unter www.rki.de).

| Infektions-Krankheiten | Erreger/Übertragung | Inkubationszeit | Symptome/Verlauf |
|---|---|---|---|
| Masern<br>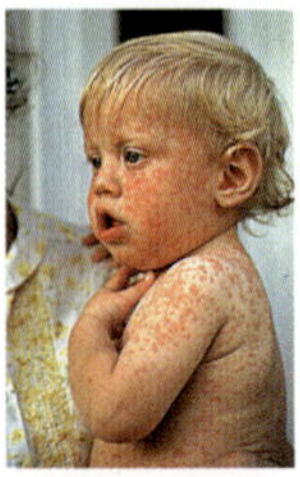 | Masernviren<br><br>Tröpfcheninfektion (sehr ansteckend), beim Sprechen oder Husten übertragen<br><br>lebenslange Immunität | ca. 1-2 Wochen (am höchsten ansteckend mit Beginn des Fiebers) | Beginn mit Fieber (39 °C), Husten, Schnupfen, Bindehautentzündung des Auges (lichtscheu) und allgemeinem Krankheitsgefühl; Auftreten weißer Flecken auf der Wangenschleimhaut im Mund; nach 3-7 Tagen beginnt der Hautausschlag (rötliche Flecke vom Ohr über das Gesicht absteigend am ganzen Körper), das Fieber steigt wieder über 40 °C an. Die Halslymphknoten sind geschwollen, Hals- und Augenschmerzen, Appetitlosigkeit und Apathie. Der Ausschlag klingt nach etwa 5 Tagen ab, das Fieber fällt. Oft verbleiben braune Flecken (bis zu 14 Tagen). |
| Mumps<br>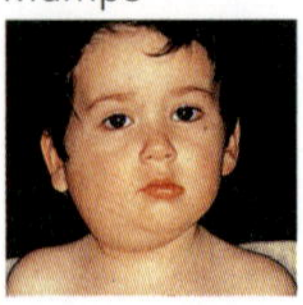 | Mumpsviren<br><br>Tröpfcheninfektion, beim Sprechen oder Husten übertragen<br><br>lebenslange Immunität | 2-3 Wochen | Beginn mit allgemeinem Krankheitsgefühl, Fieber, meist einseitiger schmerzhafter Schwellung der Ohrspeicheldrüse (dicke Backe!), Schmerzen beim Kauen, in den Ohren und beim Bewegen des Kopfes, zwei Tage später oft Schwellung der anderen Seite. Erhöhte Temperatur (bis 38 °C).<br>Die Schwellung geht nach einigen Tagen zurück, die Krankheit ist überstanden. |
| Diphtherie<br>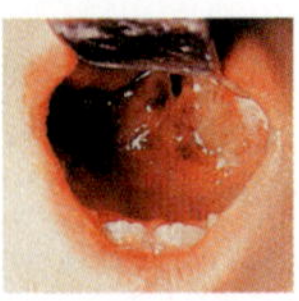 | Diphtherie-Bakterien<br><br>Tröpfcheninfektion (sehr ansteckend), beim Sprechen oder Husten übertragen<br><br>lebenslange Immunität | 2-5 Tage | Sitz der Infektion können Rachen, Kehlkopf oder Nase sein. Auf den Schleimhäuten der betroffenen Organe entsteht ein weißlich grauer Belag, der beim Abstreifen zu Blutungen führt. Typisch ist ein süßlicher Mundgeruch. Die Temperatur ist leicht erhöht. Die Kranken sind müde und stark geschwächt. |
| Kinderlähmung (Poliomyelitis)<br>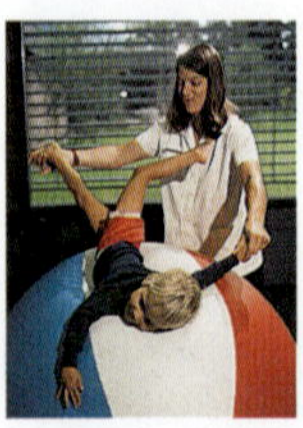 | Polioviren<br>Schmierinfektion | 4-14 Tage | Grippeähnlicher Beginn (2-3 Tage) mit plötzlichem Fieber, Kopfschmerzen, Hals- und Bauchschmerzen, oft auch Erbrechen. Häufig schließt sich eine fieberfreie Phase (2-3 Tage) an. Danach Fieberanstieg mit erneuten Symptomen wie Erbrechen, Steifigkeit des Nackens und der Wirbelsäule, Berührungsempfindlichkeit der Haut und Muskelschmerzen. Schlaffe Lähmungen der Beine können auftreten. Die Erkrankung kann in jedem der geschilderten Stadien stehen bleiben, oft verläuft sie unerkannt wie eine Grippe. |

Ein Platz bleibt frei: Im Krankheitsfall müssen die Kinder zu Hause bleiben. Berufstätige Eltern haben Anspruch auf Freistellung von der Arbeit, (s. S. 76).

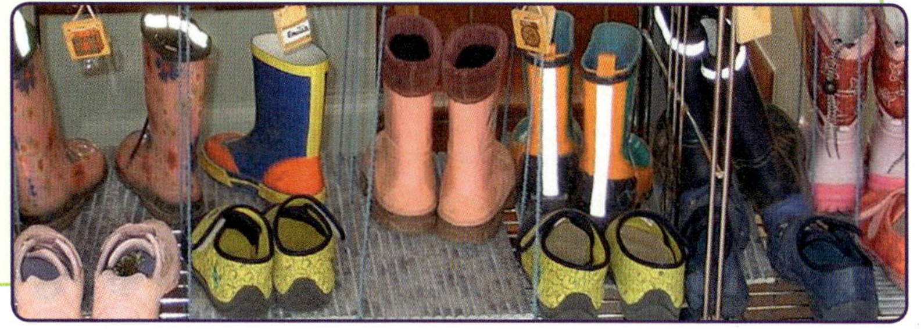

| Komplikationen | Behandlung/Pflege | Vorbeugung |
|---|---|---|
| Mittelohr- und Lungenentzündung häufiger, Gehirnentzündung und Masern-Krupp selten.<br>Bei einer Infektion in der Frühschwangerschaft besteht das Risiko einer Missbildung des Kindes. | Bettruhe bis zum Abklingen des Ausschlags.<br>Krankenzimmer abdunkeln und gut lüften.<br>Reichlich Flüssigkeit zuführen; evtl. fiebersenkende Maßnahmen.<br>Ca. 2 Wochen nach Krankheitsbeginn kann bei komplikationslosem Verlauf der Kindergarten/die Schule wieder besucht werden. | Masern-Schutzimpfung |
| Gefahr einer Hirnhautentzündung (mit Gefahr einer Hörstörung), Gehirnentzündung sowie Bauchspeicheldrüsenentzündung. Bei Jungen (ab der Pubertät) Gefahr einer Hodenentzündung (Gefahr der Unfruchtbarkeit!). Bei Mädchen Gefahr einer meist gutartig verlaufenden Eierstockentzündung, welche aber zu Verletzungen der Eileiter führen kann. | Kind bis 1 Woche nach Abschwellen der Drüsen isolieren, damit sich andere Kinder nicht anstecken. Schwellung mit Umschlägen kühlen; breiige Kost (erleichtert das Kauen), reichlich Flüssigkeit; fiebersenkende Maßnahmen. | Mumps-Schutzimpfung |
| Die Infektion des Kehlkopfes kann zum lebensbedrohlichen Diphtherie-Krupp (massive Atemnot mit Gefahr des Erstickens) führen.<br>Toxine der Diphtherie-Bakterien können zu Schäden am Herz und an den Nerven führen. | Bei Verdacht **sofort** den Arzt hinzuziehen! Absolute Bettruhe.<br>Neben den allgemeinen Maßnahmen Kind „isolieren“, um andere nicht zu gefährden.<br>Bei Fieber reichlich Flüssigkeit, gegebenenfalls fiebersenkende Medikamente. | Diphtherie-Schutzimpfung<br><br>Bei Diphtherieverdacht wird ein Antitoxin (Antikörper gegen das Bakterientoxin) gespritzt. |
| Lebenslange Lähmungen. Besonders schwere Verläufe können zum Tod führen. | Verdacht auf Kinderlähmung bei schlaffer Lähmung ohne Ursache, sofort den Arzt rufen! | 95 % der Kinder in Deutschland sind gegen Polio geimpft. Die Impfung ist für Kinder allgemein empfohlen, für Erwachsene nur bei Gefährdung/Reisen. |

| Infektions-Krankheiten | Erreger/ Übertragung | Inkubations-zeit | Symptome/Verlauf |
|---|---|---|---|
| Röteln 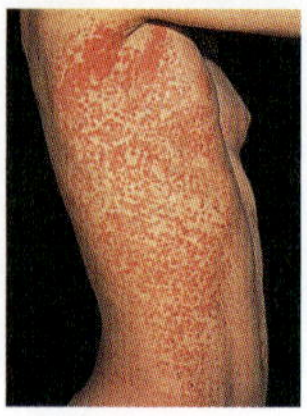 | Rötelnviren Tröpfcheninfektion, beim Sprechen oder Husten übertragen<br><br>lebenslange Immunität | 14–21 Tage | Häufig stummer oder unscheinbarer Verlauf. Die Erkrankung beginnt mit leichtem Fieber, Schnupfen und Husten. Nach etwa 2 Tagen beginnt der Hautausschlag (hellrote, linsengroße Flecken) hinter den Ohren und im Gesicht, er greift rasch auf den Körper über. Die Lymphknoten hinter den Ohren, am Hals und am Hinterkopf sind geschwollen. Der Ausschlag klingt nach wenigen Tagen ab. |
| Windpocken 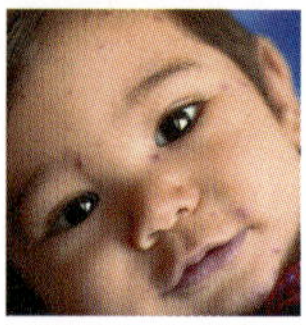 | Windpockenviren<br><br>Kontaktinfektion, Tröpfcheninfektion, (sehr ansteckend), bei Sprechen oder Husten übertragen<br><br>lebenslange Immunität | 14–21 Tage | Beginn mit allgemeinem Unwohlsein, dann plötzliches Auftreten eines juckenden Hautausschlags (rote, linsenförmige Flecken und Knötchen) am ganzen Körper, im Gesicht und auf der Kopfhaut – diese verwandeln sich schnell in Bläschen (v. a. der Bläscheninhalt ist infiziert), die aufplatzen und Krusten bilden, die nach einer Woche ohne Narbenbildung abfallen. Leichtes Fieber (bis 38 °C) ist möglich. Solange noch Krusten auf der Haut sind, ist die Krankheit ansteckend! |
| Scharlach 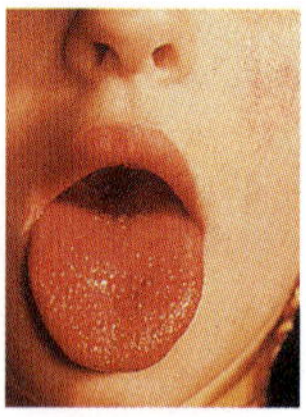 | Streptokokken-Bakterien<br><br>Kontaktinfektion, Tröpfcheninfektion | 2–4 Tage | Plötzlicher Beginn mit hohem Fieber, Kopfschmerzen, Erbrechen und starken Halsschmerzen. Die Rachenschleimhaut ist stark gerötet, die Mandeln eitrig entzündet, die Lymphknoten im Kieferwinkel schmerzhaft geschwollen. Stark gerötete Zunge mit stark vergrößerten Geschmacksknospen (Himbeerzunge), blasses Munddreieck. Ab dem 2. Krankheitstag tritt ein kleinfleckiger Ausschlag am Rumpf und an den Innenflächen der Oberschenkel auf. In der 2. Woche schält sich die Haut. |
| Keuchhusten 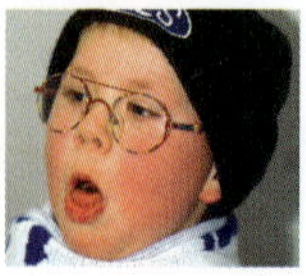 | Keuchhusten-Bakterien<br><br>Tröpfcheninfektion, beim Sprechen oder Husten übertragen<br><br>lebenslange Immunität | 7–21 Tage | Am häufigsten erkranken Kinder zwischen 2 und 5 Jahren. Zu Beginn besteht ein leichter trockener Husten, der stärker wird und auch nachts zu massiven Hustenanfällen führt. Im zweiten Stadium treten plötzliche heftige Hustenattacken auf, in deren Verlauf das Gesicht des Kindes rot anläuft, als würde es ersticken. Die Anfälle werden von einer lauten, ziehenden Einatmung unterbrochen und enden in einem erlösenden Herauswürgen zähen Schleims. Es besteht kein Fieber. Das Stadium kann 4 bis 6 Wochen dauern. Im dritten Stadium (Dauer: etwa 3 Wochen) werden die Hustenanfälle seltener und leichter. Ansteckungsgefahr besteht vom ersten Husten an. |

Jede Infektionskrankheit trainiert das Immunsystem – der Kontakt mit Krankheitserregern führt zur Bildung von Antikörpern, die zum Teil zu einem lebenslangen Schutz vor dem jeweiligen Erreger führen.
Kranke Kinder brauchen noch mehr Zuwendung als gesunde. Sie benötigen auch seelischen Beistand, um mit den Belastungen der Krankheit fertig zu werden, und die richtige Pflege, um wieder gesund zu werden.

| Komplikationen | Behandlung/Pflege | Vorbeugung |
|---|---|---|
| Bei einer Infektion in der Frühschwangerschaft (1.–4. Monat) besteht die Gefahr einer Missbildung beim Kind (Rötelnembryopathie). | Kind „isolieren", damit sich andere nicht anstecken. Symptombehandlung (Linderung des Juckreizes)<br><br>Bei Fieber ausreichend zu trinken geben. | Röteln-Schutzimpfung bei Jungen und Mädchen dringend empfohlen!<br><br>Schutzimpfung |
| Durch Zerkratzen der juckenden Bläschen kann es zu einer bakteriellen Zusatzinfektion kommen, die Narben hinterlässt.<br><br>Im Allgemeinen treten keine besonderen Komplikationen auf. In seltenen Fällen kann es zu einer Lungenentzündung oder Hirnhautentzündung kommen. | Linderung des Juckreizes durch juckreizstillende Lotionen. Überwärmung vermeiden, lockere, weiche Kleidung tragen (mildert Juckreiz); kurze Fingernägel. | Schutzimpfung |
| Früher häufige Komplikationen an Herz und Nieren, treten heute praktisch nicht mehr auf.<br>Die Behandlung mit Penicillin ermöglicht in der Regel einen milden Krankheitsverlauf. | Arztbehandlung erforderlich. Behandlung mit einem Antibiotikum, bei antibiotischer Behandlung ist Scharlach nur in den ersten 24 bis 48 Stunden nach Beginn der Therapie ansteckend, sonst mehrere Wochen. Solange Ansteckungsgefahr besteht, darf das Kind keinen Besuch bekommen. Scharlachkranke Kinder dürfen nicht in den Kindergarten bzw. in die Schule (Verbot gilt schon bei Verdacht). Ruhe, für kühle und feuchte Raumluft sorgen. | Frühzeitige Antibiotikum-Behandlung der Kontaktperson verhindert die weitere Ausbreitung der Krankheit.<br>Mehrfache Erkrankungen sind möglich.<br>Keine Schutzimpfung! |
| Komplikationen treten besonders bei Kindern unter einem Jahr auf, für Säuglinge lebensgefährlich, da Atemstillstand möglich. Selten kommt es zu einer Schädigung des Gehirns, öfter treten Lungen- und Mittelohrentzündungen auf. | Ruhe, frische Luft, häufige kleine vollwertige Mahlzeiten fördern die körpereigene Abwehr.<br>Heiße Brustwickel lindern den Hustenreiz. Durch die Behandlung mit einem Antibiotikum werden die Bakterien abgetötet. Die seelische Verfassung des Kindes kann durch die Erziehung und Betreuung stabilisiert werden. | Keuchhusten-Schutzimpfung (Immunität nur 10 bis 15 Jahre)<br><br>Säuglinge in Familien mit einer Keuchhustenerkrankung sollten vorbeugend Antibiotika erhalten. |

## Aufgaben

1 Beschreiben Sie Einzelheiten einer Kinderkrankheit, an der Sie selbst erkrankt waren.

2 Wie sind Ihre Eltern mit der Vermeidung von Infekten umgegangen?

3 Kennen Sie „Mumpspartys"? Diskutieren Sie das Verhalten mit Ihren Nachbarn.

## 5.3 Erkrankungen der Atemwege

### Aufgaben

1 Informieren Sie sich über den Krankheitsverlauf der Grippe und über die Grippe-Impfung. Tragen Sie Ihre Ergebnisse vor.

2 Welche anderen Erkrankungen der Atemwege kennen Sie? Tauschen Sie Ihr Wissen über Entstehung, Symptome, Behandlung in Kleingruppen aus.

3 Tauschen Sie sich in den Kleingruppen auch darüber aus, wer welche Krankheiten hatte.

Berger Stadtanzeiger 04.11.09

**Grippewelle überrollt Deutschland**

Deutschland wird von einer zweiten Welle Influenza A/H1N1 überrollt. Seit April 2009 reist das Virus A/H1N1 um die Welt. In Mexiko gestartet, stieg in dieser Woche die Zahl der gemeldeten Fälle auf über 3000 Personen in Deutschland. Davon mehr als die Hälfte in Bayern. Der Süden ist also derzeit stärker betroffen als der Norden. Kindertageseinrichtungen und einigen Schulen wurde eine Schließung empfohlen. Neben plötzlich auftretendem hohem Fieber nach anfänglichen Kopfschmerzen sind vor allem die Atemwege betroffen. Alle, die schniefen, husten und fiebern sollten also ein paar Tage Auszeit nehmen. Eher als die Erreger üblicher Grippeepidemien kann dieses Schweinegrippenvirus eine Lungenentzündung hervorrufen, so vermutet die Weltgesundheitsorganisation.

Staub, Abgase und Krankheitserreger gelangen mit der Atemluft in die Atmungsorgane und können dort Erkrankungen hervorrufen. Infektionen der Atemwege, von der Nase über Rachen und Bronchien bis in die Lungenbläschen, sind die mit Abstand häufigsten Erkrankungen im Kindesalter.

| Krankheit | Verlauf/Symptome | Behandlung/Pflege |
|---|---|---|
| **Grippaler Infekt** | Durch Viren (Tröpfcheninfektion) ausgelöst, tritt die Erkrankung gehäuft bei kleinen Kindern in der kühlen Jahreszeit auf. Begünstigende Faktoren wie „Erkältung“ (Unterkühlung, Durchnässung), Übermüdung, Stress und trockene Raumluft begünstigen den Virusinfekt. **Symptome:** allgemeines Unwohlsein, Schnupfen, Husten, Halsschmerzen, Rötung des Rachens, Anschwellen der Gaumenmandeln, Fieber (bis 39 °C). | Reichlich trinken, leichte vitaminreiche Kost, bei hohem Fieber (> 39 °C) fiebersenkende Zäpfchen oder Säfte. |
| **Bronchitis** | Entzündung der Luftröhre und ihrer Verästelungen (Bronchien) oft durch Infektion mit Viren bei schweren Erkältungen, Grippe, Masern und Keuchhusten. Seltener als bakterielle Infektion. **Symptome:** Husten, erhöhte Temperatur, schleimiger, manchmal eitriger Auswurf. | Schleimlösende Medikamente, Inhalationen mit Kamillenextrakt, heiße Milch mit Honig, Brustwickel, viel trinken, bei hohem Fieber fiebersenkende Medikamente. Bei bakterieller Bronchitis ggf. Antibiotika (Arzt!) |
| **Lungenentzündung (Pneumonie)** | Die bakterielle Pneumonie beginnt plötzlich. **Symptome:** starker Husten mit Brustschmerzen, hohes Fieber, Schüttelfrost, Atmung und Puls beschleunigt und Atemnot (schnelle Atmung, bewegte Nasenflügel, leicht bläuliche Lippen, Unruhe). Die sog. atypische Pneumonie wird meist durch Viren ausgelöst und beginnt langsam mit Kopf-, Muskelschmerzen und Fieber sowie einem trockenen Reizhusten. | Bettruhe, viel trinken, leichte vitaminreiche Kost, bei hohem Fieber (> 39 °C) fiebersenkende Zäpfchen oder Säfte, ggf. Antibiotika (Arzt!). |

| Krankheit | Verlauf/Symptome | Behandlung/Pflege |
|---|---|---|
| **Mittelohrentzündung** | Oft als Folge eines Schnupfens oder einer Erkältungskrankheit (die Luftwege stehen über die Ohrtrompete mit dem Mittelohr in Verbindung, eine Infektion der oberen Luftwege kann in das Ohr aufsteigen). Vergrößerte Rachenmandeln begünstigen die Erkrankung.<br>**Symptome:** Ohrenschmerzen, Fieber, Kopfschmerzen. Ist durch die Infektion ein Loch im Trommelfell entstanden, fließt eine gelbliche, trübe, übel riechende Flüssigkeit aus dem Gehörgang ab, die Schmerzen lassen nach. | Greift die Entzündung auf das Innenohr über, kann das Hörvermögen eingeschränkt werden;<br>die Entzündung kann auch auf benachbarte Knochen übergreifen. Immer den Arzt aufsuchen! |
| **Mandelentzündung (Angina)** | Bakterielle (Streptokokken-Angina) oder virale Erkrankung der Gaumenmandeln.<br>**Symptome:** gerötete, geschwollene, mit eitrigen Stippchen bedeckte Mandeln, angeschwollene Halslymphknoten, der Hals ist gerötet und schmerzt beim Schlucken, die Zunge ist belegt; starker Mundgeruch, selten Erbrechen und Bauchschmerzen, Fieber.<br>Eine immer wiederkehrende (chronische) eitrige Mandelentzündung führt zu einer Vergrößerung der narbigen und Eiter enthaltenden Mandeln. | Kalte, feuchte Halswickel, Mundspülungen und Gurgeln mit Kamillen- oder Pfefferminztee. Leicht zu schluckende Nahrung (breiig bis flüssig). Den Arzt aufsuchen! Bei einer unbehandelten eitrigen Mandelentzündung können schwere Folgeerkrankungen an Herz, Gelenken und Nieren auftreten. Bei einer chronischen Mandelentzündung sollten die Mandeln operativ entfernt werden. |
| **Grippe (Influenza)** | Durch verschiedene Grippeviren ausgelöst mit 1- bis 3-tägiger Inkubationszeit.<br>**Symptome:** schnell ansteigendes Fieber bis 40 °C, Schüttelfrost, Glieder- und Rückenschmerzen, Halsschmerzen und trockener Husten, etwa 1 Woche.<br>Bei schwerem Verlauf kann es v. a. zu Lungen- oder Mittelohrentzündung kommen. | Reichlich trinken, leichte vitaminreiche Kost, bei hohem Fieber (> 39 °C) fiebersenkende Zäpfchen oder Säfte.<br>Bei schwerem Verlauf frühzeitig den Arzt aufsuchen! |
| **Rhinitis** | Entzündung der Nasenschleimhaut mit Schleimhautschwellung, verlegte Nasenatmung, evtl. Fieber. | Bei Bedarf abschwellende Nasentropfen. |
| **Sinusitis** | Entzündung der Nasennebenhöhle mit Anschwellung der Schleimhaut, verlegter Nasenatmung, Kopfschmerzen, evtl. Fieber. | Inhalation mit Kamille, abschwellende Nasentropfen. |
| **Pseudokrupp** | Sonderform der virusbedingten Kehlkopfentzündung mit Schwellung der Schleimhaut von Kehlkopf und Trachea beim Kleinkind oder Kindergartenkind. Nachts bellender Husten, Atemnot meist leicht bis mäßig. Selten kommt es zu einer Einengung der Atemwege mit schwerer Atemnot mit schneller Atmung, laut pfeifende Geräusche beim Einatmen (Lebensgefahr - Arzt rufen!). | Abschwellende Medikamente, Atemluft durch feuchte Tücher (Vernebeln von Wasser) anfeuchten, Arzt |
| **Epiglottis** | Bakterielle Entzündung des Kehldeckels mit Halsschmerzen, Schluckstörungen, Atemnot und hohem Fieber. Bei zunehmender Atemnot (blaue Lippen) besteht Lebensgefahr - sofort den Notarzt rufen! | Ärztliche Beobachtung und Behandlung (Erstickungsgefahr!) |

## 5.4 Andere erregerbedingte Erkrankungen

### Rechtzeitig vor Zecken schützen

Wird es wärmer als sieben Grad, werden die Zecken wieder aktiv. Durch die milden Winter passiert dies immer zeitiger. Damit nimmt auch das Infektionsrisiko für die beiden durch Zecken übertragenen Erkrankungen - Borreliose und Frühsommer-Meningoenzephalitis - zu. Eigentlich sind Zecken ungefährlich, es sei denn, sie sind mit krank machenden Bakterien oder Viren infiziert. Bislang war v. a. der Süden Deutschlands betroffen, doch die infizierten Zecken sind auf dem Vormarsch nach Norden. Bei einem Zeckenbiss drohen Krankheiten, die das Nervensystem, die Gelenke und das Gehirn befallen.
Schutz gegen die gefährliche FSME bietet nur eine Impfung, die frühzeitig im Frühling durchgeführt werden muss. Ein Impfschutz ist nach etwa drei Wochen erreicht. Empfohlen wird die Impfung allen, die beruflich oder in der Freizeit in den gefährdeten Gebieten in der Natur unterwegs sind.

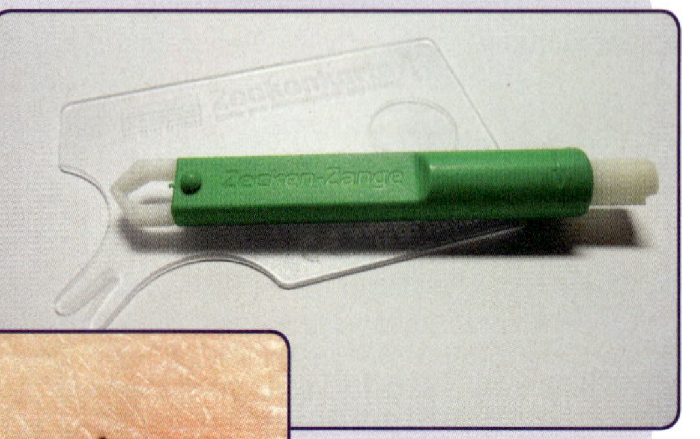


*Zeckenzange und Zeckenkarte*

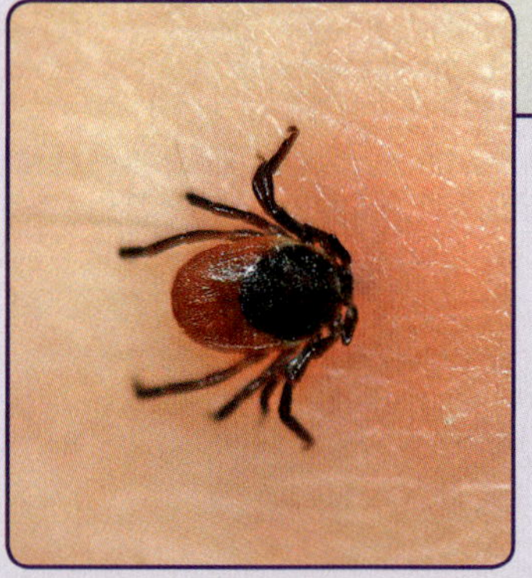

*Saugende Zecke*

Zecken lauern nicht etwa auf Bäumen, sondern im Gebüsch, in hohem Gras und im Unterholz. Beim Vorbeigehen gelangen sie auf die Haut. Der dann folgende Zeckenbiss wird meist nicht wahrgenommen. Die Zecke nimmt ein Vielfaches ihres Gewichts an Blut auf. Wenn sie sich mit Blut vollgesogen hat, fällt sie ab. Kinder sollten immer nach dem Aufenthalt in der Natur nach Zecken abgesucht werden, insbesondere Achselhöhlen, Kniekehlen, Hals und die Kopfhaut.
Bei einem Biss sollte die Zecke sofort entfernt werden. Dabei wird sie mit einer Pinzette, einer Zeckenkarte oder einer speziellen Zeckenzange so nahe wie möglich an der Haut gegriffen und vorsichtig nach hinten herausgezogen. Es dürfen keine Rückstände in der Wunde bleiben. Auf die Drehbewegung beim Entfernen der Zecke sollte man verzichten, da hierbei der Kopf der Zecke abreißen und in der Wunde hängen bleiben kann. Nach dem Entfernen der Zecke sollte die Einstichstelle desinfiziert werden, um Entzündungen zu vermeiden. Falls Körperteile der Zecke in der Wunde verbleiben, kann es zu lokalen Entzündungen kommen. Die Reste sollten durch einen Arzt vollständig entfernt werden. Eine Quetschung des Zeckenleibes ist zu vermeiden, damit Krankheitserreger nicht aus dem Darm der Zecke in die Wunde gepresst werden.
Alte Hausmittel wie Öl sollten nicht angewendet werden (Zecke gibt Krankheitserreger in die Wunde ab).

### Aufgaben

1 Informieren Sie sich, welche Regionen Risikogebiete sind.
2 Diskutieren Sie in Kleingruppen, ob im Frühjahr und Sommer wegen der Zeckengefahr auf Naturerlebnistage in Kindertagesstätten verzichtet werden sollte. Listen Sie „Pro- und Kontra"-Argumente auf. Einigen Sie sich in der Gruppe auf eine Empfehlung für Einrichtungen.
3 Informieren Sie sich über die Zecken-Schutzimpfung.

### 5.4.1 Frühsommer-Meningoenzephalitis (FSME)

Die durch Viren ausgelöste **Frühsommer-Meningoenzephalitis (FSME)** verläuft bei Kindern meist relativ mild (grippeähnliche Symptome).

Die Inkubationszeit beträgt etwa 5 bis 14 Tage. Die erste Phase der Erkrankung mit Fieber, Schnupfen und Kopfschmerzen dauert bis zu einer Woche (Arzt aufsuchen!). Es schließt sich eine beschwerdefreie Phase (etwa eine Woche) an, auf die bei etwa jedem dritten Patienten ein zweiter Krankheitsschub folgt. Diese zweite Krankheitsphase beginnt oft abrupt mit heftigen Kopfschmerzen und einem deutlichen Fieberschub. Der Erreger kann zu Entzündungen der Hirnhaut, des Gehirns und des Rückenmarks führen. Häufig treten neurologische Störungen auf. Es kann zu dauerhaften Schäden wie Lähmungen, Koordinationsstörungen und psychischen Veränderungen kommen. Etwa 1 % der Erkrankten mit ZNS-Beteiligung stirbt. Eine überstandene Erkrankung bewirkt einen mehrjährigen Immunschutz.

Da es keine spezifischen Medikamente gegen das Virus der FSME gibt, kann die Erkrankung nicht medikamentös geheilt werden. Es ist nur eine Linderung einzelner Symptome möglich. Der sicherste Schutz gegen FSME ist eine **Impfung**. Der FSME-Impfstoff enthält abgetötete, nicht mehr vermehrungsfähige FSME-Viren. Eine Erkrankung kann folglich durch die Impfung nicht ausgelöst werden. Der Impfstoff wird in den Muskel (intramuskulär) gespritzt.
Die Ständige Impfkommission (STIKO) empfiehlt die FSME-Schutzimpfung für alle Personen, die in einem Risikogebiet leben oder dorthin reisen und so der Gefahr von Zeckenstichen ausgesetzt sind. FSME-Impfstoffe gibt es für Erwachsene und für Kinder, um den besonderen Anforderungen der entsprechenden Altersgruppe gerecht zu werden.

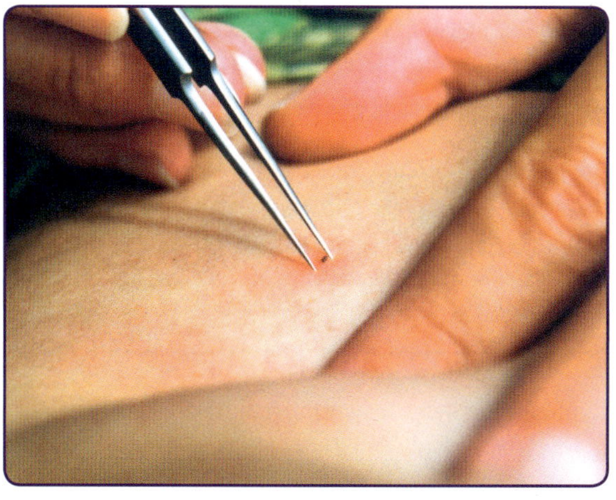

*Entfernung einer Zecke*

## Aufgaben

1. In Ihrer Einrichtung soll ein Elternabend zum Thema „Naturtage - Zeckenschutz" durchgeführt werden. Planen Sie den Ablauf und die inhaltliche Gestaltung.
2. Erstellen Sie Informationsplakate für die Eltern zu dem Themenkomplex „Zecken - Frühsommerenzephalitis - Zeckenimpfung".

## 5.4.2 Borreliose

Die **Borreliose** wird durch Bakterien (Borrelien) ausgelöst, die durch einen **Zeckenbiss** übertragen werden. Die Infektion kann von März bis Oktober erfolgen, ein Gipfel besteht in den Monaten Juni und Juli. Aber nicht jeder Zeckenbefall ruft eine Borreliose hervor!
Nach einem Zeckenbiss sollte die Stichstelle regelmäßig auf Veränderungen untersucht werden. Bei Hautveränderungen an der Einstichstelle muss der Arzt aufgesucht werden.

Die Krankheit verläuft in drei Stadien. Zu Beginn der Erkrankung bildet sich im Umkreis des Einstichs eine ringförmige Hautrötung aus, „wandernde Röte", die größer wird und in der Mitte oft blass gefärbt ist. Vorübergehend können Fieber, Bindehautentzündung, Kopf- und Muskelschmerzen, Gelenkentzündung und Lymphknotenschwellungen auftreten.
Wochen bis Monate nach dem Zeckenstich kommt es zu brennenden **Nervenschmerzen**, oft in der Nähe der Zeckenstichstelle. Häufig treten Lymphknotenschwellungen, Lähmungen und Gefühlsstörungen, seltener Herzmuskel- oder Herzbeutelentzündung auf.
Im Spätstadium kann Monate bis Jahre nach der Infektion eine **Gelenkentzündung** auftreten. Häufig sind die Kniegelenke betroffen. Die schmerzhaften Schwellungen dauern ein bis vier Wochen, sie können sich nach Monaten oder Jahren wiederholen. Nur sehr selten kommt es zu einer Entzündung des Gehirns, v. a. mit Lähmungen.

Die Borreliose auslösenden Bakterien werden durch Antibiotika in ihrer Vermehrung gehindert. Das Risiko einer Nerven- oder Organerkrankung kann hierdurch gesenkt werden. Eine **Antibiotikabehandlung** ist in der Frühphase am erfolgreichsten, sie kann aber auch in späteren Krankheitsstadien erfolgen. Es ist nicht empfehlenswert, nach jedem Zeckenstich vorbeugend Antibiotika zu geben.

Eine überstandene Borreliose-Erkrankung führt zu keinem Immunschutz. Der Biss einer infizierten Zecke kann erneut eine Borreliose auslösen.

### Richtiger Zeckenschutz vermeidet Zeckenbefall!

- Zweckmäßige Kleidung, z. B. lange Hosen, langärmelige Hemden und feste Schuhe.
- Hohes Gras, Gebüsch, Unterholz beim Aufenthalt im Freien meiden.
- Beim Aufenthalt im Freien Insektenabwehrmittel (Repellents) anwenden (wirken auch gegen Zecken).
- Nach dem Aufenthalt im Freien den Körper sorgfältig nach Zecken absuchen.
- Bei Zeckenbefall die Zecke umgehend entfernen und die Wunde sorgfältig desinfizieren.
  **Achtung:** Der Zeckenkörper darf dabei nicht gequetscht werden, sonst gelangt der borrelienhaltige Inhalt in den menschlichen Körper.

## Aufgaben

1. Informieren Sie sich, wie man eine Zecke nach einem Biss entfernen kann. Welche Hilfsmittel stehen hier zur Verfügung?
2. Holen Sie weitere Informationen über Borreliose und Frühsommerenzephalitis in der Fachliteratur, beim Gesundheitsamt oder im Internet ein.

### 5.4.3 Hirnhautentzündung (Meningitis)

**Hirnhautentzündung (Meningitis)** ist eine Entzündung der Hirnhäute (Meningen). Sie kann als Fortleitung einer bakteriellen Entzündung (Meningokokken) im Kopfbereich, z. B. Mittelohrentzündung, oder einer Viruserkrankung (Mumps, Masern, Grippe, Windpocken) auftreten. Häufig kommt es auch zu einer Entzündung des Gehirns (Meningoenzephalitis). Die Krankheit beginnt meist plötzlich mit hohem Fieber, heftigen Kopfschmerzen und Erbrechen. Typisch ist eine schmerzhafte Nackensteife. Jede Kopfbewegung tut weh. Die Erkrankten können mit dem Mund die angezogenen Knie nicht erreichen (Kniekuss-Versuch). Säuglinge und Kleinkinder reagieren oft mit Krämpfen und Berührungsempfindlichkeit. Auffallend beim Säugling ist eine vorgewölbte Fontanelle.

Bei Verdacht sollte sofort ein Arzt hinzugezogen werden. Wird die Diagnose „Meningitis" gestellt, muss der Erkrankte in ein Krankenhaus eingewiesen werden.

Eine bakterielle Meningitis wird mit Antibiotika behandelt. Eventuell müssen alle Personen, die engen Kontakt mit dem Patienten hatten, Antibiotika einnehmen, um die Verbreitung des Erregers zu verhindern. Nicht selten bleiben im Anschluss Folgeerkrankungen des Nervensystems, z. B. epileptische Anfälle, Seh- oder Hörstörungen, Lähmungen oder Koordinationsstörungen, zurück. Unbehandelt verläuft die **bakterielle Meningitis** häufig tödlich. Der begründete Verdacht auf eine Meningokokken-Meningitis ist **meldepflichtig**.

Virale Hirnhautentzündungen verlaufen meist weniger dramatisch. Auch Folgeerkrankungen treten seltener auf.

### 5.4.4 Erkrankungen der Nieren und Harnwege

Bakterielle Erkrankungen von Harnröhre, Blase und Nierenbecken fasst man unter dem Begriff „Harnwegsinfektionen" zusammen. Diese Erkrankungen sind nicht übertragbar.

Mädchen erkranken häufiger als Jungen (4:1), was auf ihre kürzere Harnröhre zurückzuführen ist. Bakterien (meist Darmbakterien) können dadurch leichter in die Harnblase aufsteigen und zu einer Entzündung führen. Eine Unterkühlung des Unterleibes durch nasse Füße oder dünne Kleidung oder ein zu langer Aufenthalt im Wasser begünstigt die Erkrankung.

Eine Harnblasenentzündung (Zystitis) macht sich bemerkbar durch:

- Schmerzen, Brennen beim Wasserlassen,
- Probleme bei der Blasenentleerung,
- häufigen Drang zum Wasserlassen,
- Schmerzen in der Blasengegend.

Bei Auftreten eines Harnwegsinfektes muss:

- ein Arzt aufgesucht und
- viel getrunken werden.

Ein Aufsteigen der Erreger führt zu einer Nierenbeckenentzündung oder einer Entzündung der Nieren mit hohem Fieber, schwerem Krankheitsgefühl und Schmerzen. Bei unvollständiger Ausheilung der Infektion oder immer wiederkehrenden Harnwegsinfekten (mit Entzündung der Nieren) besteht die Gefahr einer Nierenschädigung, die sogar zum Verlust der Nierenfunktion führen kann.

Harnwegsinfektionen kann man vorbeugen!

- Reichlich trinken (Keime werden ausgeschieden).
- Blase regelmäßig entleeren.
- Füße und Unterleib warm halten.
- Nach dem Schwimmen trockene Kleidung anziehen.

Häufig ist die Gabe eines Antibiotikums, meist über 1 bis 3 Tage (bei unkompliziertem Verlauf), erforderlich. Bei einem Harnröhren- oder Blaseninfekt ist keine Bettruhe erforderlich. Die Kinder können normal am täglichen Leben teilnehmen und den Kindergarten bzw. die Schule besuchen.

#### Aufgaben

1. Stellen Sie Empfehlungen zusammen, wie man bei Kindern Harnwegsinfekten vorbeugen kann.
2. Informieren Sie sich über die Anwendung von Antibiotika in der häuslichen Pflege.
3. Viele Kinder trinken zu wenig. Wie sorgen Sie in Ihrer Einrichtung für eine ausreichende tägliche Flüssigkeitszufuhr?
4. Erstellen Sie ein Merkblatt zum Umgang mit Harnwegsentzündungen bei Kleinkindern für eine Kindertagesstätte.

### 5.4.5 Magen-Darm-Infektionen (Gastroenteritis)

#### Salmonelleninfektion durch rohe Eier

Nach dem Schulfest an einer Chemnitzer Grundschule waren im Sommer gehäuft Fälle einer akuten Gastroenteritis aufgetreten. 26 von 63 Erkrankten mussten sogar stationär behandelt werden. Die vom Gesundheitsamt angeordnete Stuhluntersuchung bei Patienten und Kontaktpersonen ergab bei 49 von 84 Proben den Nachweis von Salmonella enteritis. Bei der anschließenden Kontrolle von Speiseresten des Schulfestes wurde in den Überresten des Stockbrot-Teiges der Keim gefunden.
Die Ursache: Der Teig war von einer Firma aus Mehl, Hefe, Salz, Zucker, Wasser und 45 Roheiern hergestellt und trotz sommerlicher Temperaturen auf dem Fest ohne Kühlung aufbewahrt worden. Es hatte keine ausreichende Hygiene-Belehrung stattgefunden. (Ärztezeitung 15.02.2008)

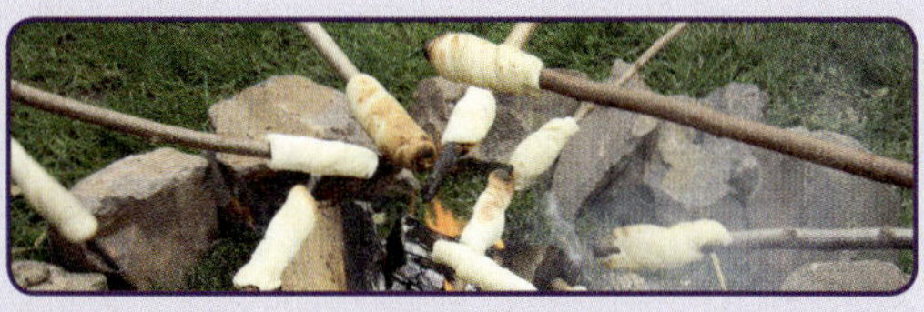

*Stockbrotgrillen – ein riesiger Spaß für Kinder*

#### Aufgaben

1. Informieren Sie sich über mögliche Ursachen von Salmonelleninfektionen. Wie kann man einer Salmonelleninfektion vorbeugen?
2. Nimmt Ihre Einrichtung an Hygiene-Belehrungen teil? Wie werden diese durchgeführt? Tauschen Sie sich in Gruppen aus.

**Magen-Darm-Infektionen (Gastroenteritis)** werden durch Erreger sowie infizierte oder verdorbene Lebensmittel verursacht. Insbesondere in der Gemeinschaftsverpflegung können plötzlich, nach einer Inkubationszeit von 4 bis 48 Stunden, viele Menschen erkranken.
Die Erkrankung beginnt spontan mit starkem Erbrechen, Bauchschmerzen sowie häufigen dünnen bis wässrigen Durchfällen, eventuell Fieber.

Magen-Darm-Infektionen werden am häufigsten durch Tröpfcheninfektion oder Schmierinfektion mit dem **Norrovirus**, ca. 110 000 Fälle pro Jahr, ausgelöst. Bereits nach wenigen Stunden setzen schwallartiges Erbrechen und heftiger Durchfall ein. Aufgrund der hohen Flüssigkeitsverluste kann es besonders bei alten Menschen, Säuglingen und Kleinkindern zu einer gefährlichen Austrocknung kommen. Es muss daher reichlich Flüssigkeit zugeführt werden. Die Erkrankung ist nach wenigen Tagen überstanden.

Die durch die Bakterien **Salmonellen** verursachte Magen-Darm-Erkrankung **Salmonellose** oder **Salmonella enteritis** wird vor allem durch verunreinigte Lebensmittel ausgelöst. Die Erreger kommen besonders in Eiern und Ei-Produkten wie Mayonnaise und Süßspeisen, in Geflügel, Fisch und rohem Fleisch vor. Sie können mehrere Monate überleben, Einfrieren tötet sie nicht ab. In ungekühlten Lebensmitteln vermehren sie sich schnell, die meisten Krankheitsfälle treten im Sommer auf.

Salmonellen können auch durch Menschen, die selbst an einer Salmonelleninfektion erkrankt sind und Bakterien mit dem Stuhl ausscheiden, übertragen werden. Bei fehlender Hygiene geben sie die Erreger an andere weiter. **Der Verdacht auf eine Salmonelleninfektion muss beim Gesundheitsamt gemeldet werden.** Mitarbeiter im Gesundheitswesen, in Lebensmittel verarbeitenden Betrieben, in Betreuungseinrichtungen und Schulen dürfen nach einer Salmonellose-Erkrankung erst dann wieder ihre Arbeit aufnehmen, wenn in ihren Stuhlproben keine Salmonellen mehr nachgewiesen werden.

Eine Salmonelleninfektion heilt meist schnell (2–5 Tage) und folgenlos aus. Für Kleinkinder, alte Menschen und Personen mit einem geschwächten Immunsystem kann die Infektion gefährlich werden. Die wässrigen Durchfälle führen zu hohen Wasser- und Salzverlusten des Körpers (Achtung: Kreislaufkollaps!). Flüssigkeit muss gegebenenfalls zusätzlich über Infusionen zugeführt werden. Ein Arzt sollte unbedingt hinzugezogen werden.

Auf Essen kann vorübergehend verzichtet werden. Die Kost sollte leicht und ballaststoffarm sein, z. B. Tee, Mineralwasser ohne Kohlensäure, Zwieback, Reis- oder Haferschleim, Salzstangen, Kartoffelbrei. Schwere Infektionen müssen zusätzlich mit Antibiotika behandelt werden.

Bei wenigen Menschen werden Salmonellen auch noch nach der Erkrankung im Stuhl nachgewiesen (> 6 Monate: **Dauerausscheider**). Sie sind zwar nicht mehr krank, können aber die Erreger weiterverbreiten.

Bakterielle Durchfallerkrankungen können auch durch **Campylobacter** aus verunreinigten Lebensmitteln, meist Geflügel, ausgelöst werden. Nach einer Inkubationszeit von 2 bis 5 Tagen treten anfangs oft Kopfschmerzen und Fieber, später Bauchschmerzen und Durchfall auf.

Gastroenteritis kann auch durch eine Lebensmittelvergiftung, meist mit **Staphylokokken**, die über eitrige Entzündungen in die Lebensmittel gelangen, ausgelöst werden. Diese Bakterien geben Giftstoffe (Toxine) ab, die an der Darmwand eine Entzündung auslösen. Es kommt zu Durchfällen.

#### Aufgaben

1. Sie planen ein Sommerfest in der Einrichtung. Welche Regeln sind bei der Verköstigung zu beachten, um einer Salmonelleninfektion vorzubeugen?
2. Informieren Sie sich über Salmonellosen.
3. Erstellen Sie einen Kostplan (3 Tage) für ein 5-jähriges Kind mit Gastritis.

## 5.4.6 Blinddarmentzündung (Appendicitis)

Bei einer **Blinddarmentzündung (Appendicitis)** kommt es zu einer bakteriellen Entzündung des **Wurmfortsatzes** (Appendix) des Blinddarms.
Der **Blinddarm** ist der blind endende Anfangsteil des aufsteigenden Dickdarms unterhalb der Einmündung des Dünndarms, der Wurmfortsatz ein wurmartiges Anhängsel (2–20 cm lang) des Blinddarms im rechten Unterbauch. Die Blinddarmentzündung tritt bevorzugt zwischen dem 10. und 30. Lebensjahr auf, Kleinkinder erkranken selten.

Die **Blinddarmentzündung** beginnt meist mit Übelkeit (selten Erbrechen), Durchfall oder Verstopfung und bohrenden Schmerzen in der Umgebung des Bauchnabels und der Magengegend, die sich innerhalb von acht bis zwölf Stunden in den rechten Unterbauch verlagern. Beim Husten und Lachen verstärkt sich der Schmerz. Im Liegen wird oft das rechte Bein oder beide Beine angezogen, der Schmerz lässt dadurch etwas nach. Übt man mit der Hand Druck auf die Bauchdecke des rechten Unterbauches aus, werden die Bauchwandmuskeln reflektorisch angespannt (Abwehrspannung). Die Körpertemperatur ist erhöht (bis 39 °C).

Die Entzündung kann sich auf die Umgebung ausbreiten. Gefährlich ist der Durchbruch eines vereiterten Wurmfortsatzes, der zu einer lebensbedrohlichen **Bauchfellentzündung** (Peritonitis) und zu Abszessen führen kann.

> Bei Verdacht auf eine Blinddarmentzündung ist sofort der Arzt zu rufen. Schmerz- oder Beruhigungsmittel dürfen nicht gegeben werden, da sie das Krankheitsbild verschleiern. Dem Kind sollte nichts mehr zu essen oder zu trinken gegeben werden.

Der Betroffene wird zunächst unter Nahrungsentzug im Krankenhaus beobachtet. Erhärtet sich der Verdacht, muss der **Wurmfortsatz operativ entfernt** werden (Appendektomie). Je früher das geschieht, umso besser können Komplikationen vermieden werden. Anstatt der **offenen** Operation mit Bauchschnitt wird heute häufiger die Operation mit einem **Endoskop** (Laparoskopie) durchgeführt. Dabei werden die Instrumente durch drei winzige Schnitte in der Bauchdecke eingeführt. Der Eingriff ist für den Betroffenen schonender und dieser kann meist schneller und mit weniger Komplikationen entlassen werden.

## 5.4.7 Mundfäule (Stomatitis aphtosa)

> Anna, 3 Jahre, hat seit 2 Tagen keinen Appetit und trinkt nur ungern. Ihre Mutter misst 40 ° Fieber. Anna klagt über Schmerzen im Mund. Auf der Mundschleimhaut beobachtet ihre Mutter kleine weiße Bläschen, der Mundgeruch ist faulig. Sie ruft den Kinderarzt. Er diagnostiziert Mundfäule.
>
> **Aufgabe**
>
> - Informieren Sie sich über Symptome und Verlauf der Mundfäule. Wie verhalten Sie sich, wenn ein Kind mit Mundfäule die Einrichtung besucht?

Die **Mundfäule** betrifft meist Kinder im Alter von 10 Monaten bis 3 Jahren. Auslöser ist das **Herpes-simplex-Virus Typ 1** (HSV 1), das durch Kontaktinfektion (z. B. Liebkosen, durch Besteck, Geschirr, Spielzeug) von Mensch zu Mensch übertragen wird.

Viele Erwachsene tragen das Virus im Körper, ohne krank zu sein. Durch verschiedene Faktoren, z. B. zu viel Sonne, leichte Erkrankung, kann das Virus wieder aktiv werden, im Mundbereich bilden sich dann Herpesbläschen aus.

Hat ein kleines Kind mit dem Erreger Kontakt, entsteht oft die Mundfäule. Nach einer Inkubationszeit von 3 bis 7 Tagen bilden sich auf der Mund- und Rachenschleimhaut viele Bläschen, die sich rasch zu kleinen Geschwüren entwickeln. Unangenehm ist ein fauliger Mundgeruch. Da die Geschwüre schmerzhaft sind, bereitet die Nahrungsaufnahme erhebliche Schmerzen. Die Kinder wollen meist nichts essen oder trinken. Häufig tritt hohes Fieber auf. Die Lymphknoten im Halsbereich schwellen an. Nur in seltenen Fällen treten Komplikationen auf, z. B. können die Viren die Augen befallen und die Hornhaut schädigen. Bei Neugeborenen kann eine Hirnhautentzündung entstehen. Ein Arzt sollte daher frühzeitig aufgesucht werden. Die Behandlung besteht darin, wenn nötig, das Fieber zu senken und die Schmerzen durch ein betäubendes Gel oder eine Creme zu lindern. Auf ausreichende Flüssigkeitszufuhr muss geachtet werden, z. B. kalter Kamillentee (entzündungshemmend), Wasser, Milch, keine sauren Säfte. Weiche, milde (kühle) Speisen, z. B. Pudding, Joghurt, Eiscreme, Nudeln, Reis, Milch- oder Gemüsebrei, sind zum Verzehr geeignet.

Nach etwa 7 Tagen trocknen die Bläschen aus und heilen ohne Narbenbildung ab. Erst wenn alle Bläschen trocken sind, besteht keine Ansteckungsgefahr mehr. Der Erreger kann im Körper verbleiben und immer wieder aufflackern.

### 5.4.8 Candida-Mykosen (Soor)

Bei **Candida-Mykosen (Soor)** handelt es sich um eine Infektion, ausgelöst durch einen Hefepilz, der natürlicherweise auf Haut und Schleimhaut vorkommt. Die Hefepilze nehmen bei einem Soor überhand und zerstören die gesunde Bakterienflora.

Die Candida-Infektion wird von verschiedenen Faktoren begünstigt: etwa durch ein **feuchtes, abgeschlossenes Milieu**, z.B. im Windelbereich von Säuglingen, oder durch eine **Abwehrschwäche**, z.B. bei einer **Antibiotika-Behandlung**.

Bei Säuglingen treten im 1. Lebensjahr häufig **Mundsoor** und **Windelsoor** auf.

Candida-Mykosen der **Mundschleimhaut** (Mundsoor) lassen sich bei dem Säugling an weißen, an Milchreste erinnernden, nicht abwaschbaren Belägen auf Wangenschleimhaut und Zunge erkennen. Werden sie entfernt, bleiben oft kleine blutende Wunden zurück. In schweren Fällen kann der Pilzbefall auf die Schleimhaut der Speiseröhre, des Darmes oder der Bronchien übergreifen.

Ein **Hautsoor** (z.B. Windelsoor) entwickelt sich bevorzugt in der **Genital-** und **Analregion** in den **Hautfalten**. Es bilden sich dicht nebeneinanderstehende rotbraune, stecknadel- bis linsengroße entzündliche Pusteln, die am Rand schuppig auslaufen. Bei Jungen entsteht an der Eichel eine Rötung, später ein weißer, schuppiger Belag. Zusätzlich treten Juckreiz und Brennen auf.

Die Behandlung erfolgt mit Medikamenten, die das Pilzwachstum hemmen (Tabletten, Lösungen zum Einpinseln).

### 5.4.9 Wundstarrkrampf (Tetanus)

**Wundstarrkrampf (Tetanus)** ist eine lebensgefährliche Infektionskrankheit, die durch das **Tetanusbakterium** (Chlostridium tetani) hervorgerufen wird. Der Erreger des Wundstarrkrampfs befindet sich in der Erde, im Straßenstaub sowie in Pferdemist und dringt über kleinste Wunden der Haut in den Körper ein, wo er sich bei günstigen Bedingungen vermehrt.
Das vom Erreger gebildete Gift führt nach einer Inkubationszeit von meist 3 Tagen bis 3 Wochen nach kurzem Vorstadium zu ausgeprägten Dauerkrämpfen, die im Gesicht beginnen und sich über den ganzen Körper ausbreiten. In vielen Fällen kommt es zu Krämpfen der Atemmuskulatur, der Mensch erstickt.
Für ein bereits im Körper gebundenes, wirkendes **Tetanustoxin** gibt es keine Gegenmittel, trotz intensivmedizinischer Behandlung ist die Sterblichkeitsrate hoch.
Die Erkrankung führt zu keiner Immunität. Einen sicheren Schutz vor einer Erkrankung bietet eine **Tetanusschutzimpfung** (s. S. 9).

Bei einer Verletzung ist die Auffrischimpfung nach 5 Jahren durchzuführen. Wurde der Betroffene noch nie gegen Tetanus geimpft, muss sofort nach der Verletzung eine passive Impfung zusammen mit der ersten aktiven Impfung verabreicht werden. Die aktive Impfung wird nach 4 Wochen und 6–12 Monaten wiederholt.

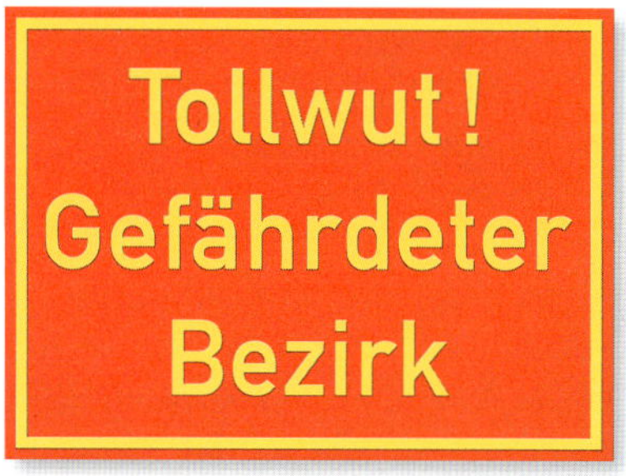


### 5.4.10 Tollwut

Die Infektionskrankheit wird durch das **Tollwut-Virus** ausgelöst, das durch Bisse, Kratzen oder Berühren eines infizierten Tieres (mit dem infektiösen Speichel) auf den Menschen übertragen wird. Füchse sind die Hauptvirusträger. Sie übertragen das Virus auf Haustiere, die wiederum eine Infektionsquelle für den Menschen sind.

Die Erkrankung beginnt mit allgemeinen Beschwerden wie Fieber und Kopfschmerzen. Später treten Krämpfe auf. Beim Schlucken von Speichel kann es zu Krämpfen der Schlundmuskulatur kommen, deshalb lassen Erkrankte den Speichel aus dem Mund fließen. Die Erkrankung verläuft immer tödlich.

Schon beim geringsten Kontakt mit einem möglicherweise tollwütigen Tier muss sofort geimpft werden. Ebenso müssen mit zutraulichen Waldtieren spielende Kinder schnellstens geimpft werden, da sie sich infiziert haben können.

Die vorbeugende **Tollwutimpfung** wird allen dringend empfohlen, die häufig mit möglicherweise erkrankten Wildtieren, Hunden oder anderen Tieren in Kontakt kommen. Der Impfstoff besteht aus abgetöteten Tollwut-Viren, die die Krankheit nicht mehr auslösen können. Nach einer Verletzung durch ein tollwütiges Tier wird eine kombinierte aktive und passive Impfung durchgeführt, bei der auch Antikörper gegen das Virus verabreicht werden (vgl. Kap. 1.4).

#### Aufgaben

**1** Viele sozialpädagogische Einrichtungen im Elementarbereich informieren die Eltern über aktuell auftretende Infektionskrankheiten.
Tauschen Sie sich in Gruppen über die gängige Praxis in den Einrichtungen aus. Präsentieren Sie Ihre Ergebnisse.

**2** Notieren Sie alle Infektionskrankheiten, an denen Sie bisher erkrankt sind. Überprüfen Sie Ihren persönlichen Impfschutz.

**3** Welche Infektionskrankheiten kommen in Einrichtungen im Elementarbereich häufiger vor?

# 5.5 AIDS geht alle etwas an

AIDS ist eine Schwäche des körpereigenen Abwehrsystems, die durch das HIV (= Human Immunodeficiency Virus) verursacht wird. AIDS steht für die englische Bezeichnung „Acquired Immune Deficiency Syndrome" und heißt übersetzt „erworbene Immunschwäche". Gelangt das HI-Virus in den menschlichen Körper, greift es bevorzugt die T-Helferzellen an, die für die körpereigene Abwehr von Krankheitserregern zuständig sind, und zerstört sie. Die körpereigene Abwehr bricht zusammen.

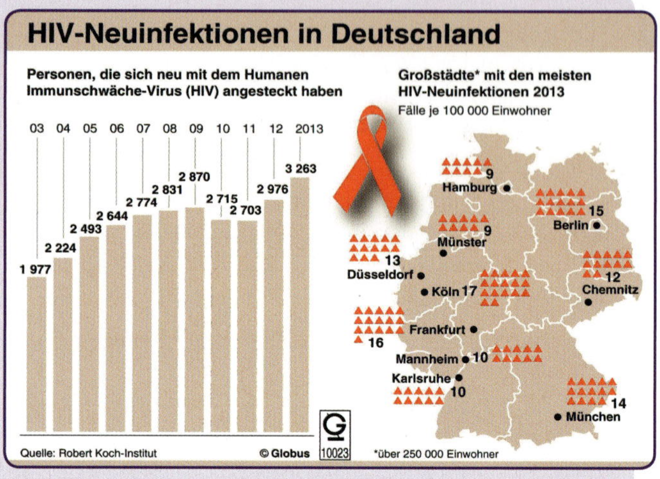


## Aufgaben

**1** Stellen Sie den Verlauf der AIDS-Epidemie anhand der Welt-AIDS-Bilanz dar. Wie erklären Sie den enormen Anstieg von HIV-Infektionen und AIDS-Neuerkrankungen in den letzten Jahren?

**2** „AIDS, was geht das mich an?" – viele Menschen sind der Meinung, dass AIDS nur ein Problem von Fixern und Homosexuellen ist. Informieren Sie sich und nehmen Sie zu der Frage Stellung.

**3** Jedes Jahr wird am 1. Dezember der Welt-AIDS-Tag veranstaltet. Überlegen Sie, wie Sie in der Schule/Einrichtung diesen Tag besonders gestalten können.

Weltweit leben zurzeit etwa 33 Millionen Menschen mit dem HI-Virus. In Deutschland wurden bisher insgesamt ca. 70 000 Menschen mit HIV infiziert. Die Zahl steigt seit Jahren. So wurden 2010 2918 Menschen neu infiziert. Dies zeigt, dass Prävention nötig ist. Die meisten Infektionen kommen in Schwarzafrika (über 26 Mio.) und in Asien (ca. 7 Mio.) vor. Die Dunkelziffer der HIV-Infizierten wird auf 100 bis 200 % geschätzt.

Zu Beginn der AIDS-Epidemie in Deutschland waren HIV-infizierte Kinder meist Bluter oder Blutspendeempfänger, die durch HIV-verseuchte Blutkonserven infiziert wurden. Durch hohe Sicherheitsstandards ist die Infektionsrate hier gesunken. Heute trifft AIDS meist Kinder HIV-infizierter Mütter, die während der Schwangerschaft oder bei der Geburt infiziert wurden. Die Mütter waren häufig drogenabhängig oder Sexualpartner infizierter (drogenabhängiger) Männer. In Deutschland konnte durch medizinische Verfahren das Risiko der Übertragung von der Mutter auf das Kind im Vergleich zu früher gesenkt werden.

### 5.5.1 Übertragungswege

HIV gehört zu den **schwer übertragbaren** Krankheitserregern. Das empfindliche HI-Virus kann außerhalb des menschlichen Körpers nicht überleben (außer in Blutresten). Die Krankheit wird daher durch den Kontakt mit infiziertem Blut, Sperma und Scheidenflüssigkeit übertragen. Eine Infektion mit HIV ist möglich, wenn es in die Blutbahn oder auf die Schleimhäute von Scheide, After oder Harnröhre oder in offene Wunden gelangt. Die Übertragung erfolgt insbesondere durch ungeschützten Geschlechtsverkehr, gemeinsames Benutzen von infizierten Spritzen bei Drogenabhängigen, aber auch von einer infizierten Mutter auf das neugeborene Kind bei der Schwangerschaft oder Geburt. Ein geringes Risiko besteht auch bei Bluttransfusionen, vor allem, wenn die Mutter nicht behandelt wird. Eine Übertragung über die Muttermilch beim Stillen des Säuglings wurde nur selten nachgewiesen.

Auch in Urin, Kot, Speichel, Schweiß und Tränenflüssigkeit wurden HIV nachgewiesen, allerdings zu wenige, um eine Infektion auszulösen. Eine Ansteckung kann also nicht über Händedruck, Umarmung, Anhusten oder Anniesen erfolgen. Auch beim Küssen kann HIV nicht übertragen werden, solange sich im Mund keine Wunden befinden. Das Arbeiten und Wohnen mit HIV-Infizierten oder AIDS-Kranken stellt in der Regel kein Risiko dar.

**Keine Übertragung** erfolgt über:

- Essgeschirr, Lebensmittel, Getränke
- Atemluft, Husten, Niesen
- Benutzen von Toiletten, Bädern usw.
- Stechmücken oder Fliegen

Übliche Hygienemaßnahmen reichen aus, um das HI-Virus im Alltag unschädlich zu machen.

## 5.5.2 Krankheitsverlauf

Das HI-Virus benötigt zu seiner Vermehrung wie alle Viren eine Wirtszelle (vgl. Kap. 5.1.2). Nach seinem Eindringen in den menschlichen Organismus befällt das HI-Virus gezielt die T-Helferzellen und vernichtet diese. Die ganze Immunabwehr bricht dadurch zusammen.

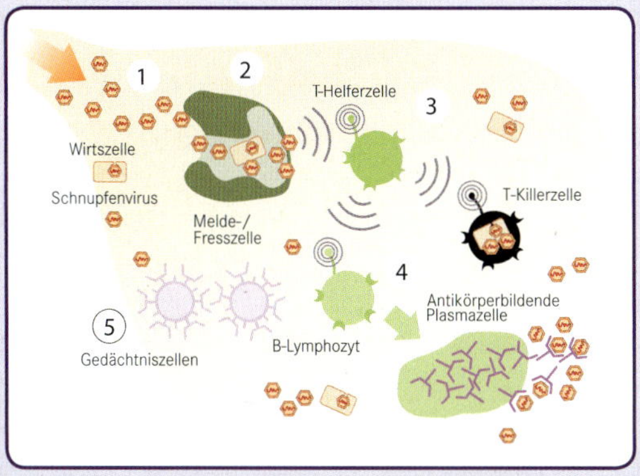


*Immunsystem eines gesunden Menschen am Beispiel Schnupfenviren*

① *Krankheitserreger gelangen ins Blut.*

② *Melde-/Fresszellen erkennen und „fressen" (Teile) der Erreger und/oder infizierten Zellen und aktivieren weitere Abwehrzellen, u. a. T-Helferzellen.*

③ *T-Helferzellen aktivieren B-Lymphozyten und Fresszellen, T-Killerzellen vernichten Erreger/infizierte Zellen.*

④ *B-Lymphozyten werden zu antikörperbildenden Plasmazellen. Mithilfe der Antikörper kann das Abwehrsystem die Erreger weiter bekämpfen.*

⑤ *Gedächtniszellen sorgen für länger dauernden Schutz gegenüber dem gleichen Erreger.*

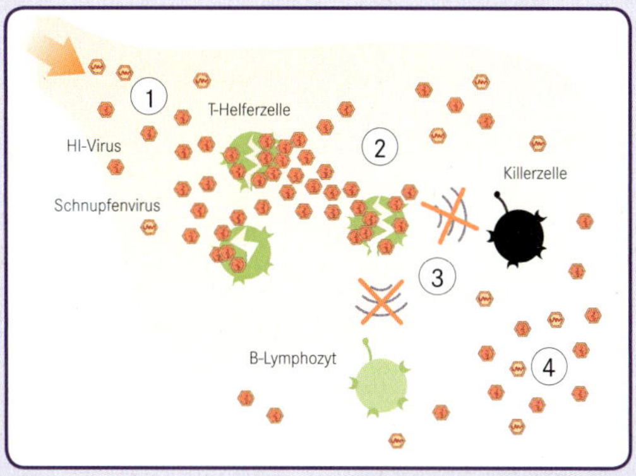


*Immunsystem bei AIDS*

① *HI-Viren befallen Abwehrzellen, v. a. T-Helferzellen.*

② *T-Helferzellen produzieren neue HI-Viren und werden zerstört. Die freigesetzten Viren infizieren weitere Abwehrzellen. Schließlich sinkt die Zahl der T-Helferzellen.*

③ *T-Helferzellen können ihre Unterstützungsfunktionen für andere Abwehrzellen nicht mehr erfüllen, das Immunsystem wird stark eingeschränkt.*

④ *Eindringende Erreger können weniger gut oder nicht mehr bekämpft werden.*

### Aufgaben

**1** Informieren Sie sich in Fachbüchern und im Internet über die Vorgänge bei der Immunabwehr des Menschen.

**2** Stellen Sie die Unterschiede im Immunsystem des Gesunden/AIDS-Kranken anhand der Abbildungen dar.

Die **HIV-Infektion** verläuft meist in 4 Stadien.

Die **Inkubationszeit** dauert mehrere Wochen bis Monate - in dieser Zeit beginnt die Bildung von Antikörpern gegen das HIV. Meist nach ca. 6 bis 12 Wochen sind die ersten Antikörper nachweisbar, der Mensch ist **HIV-positiv**.

Die Betroffenen zeigen jetzt meist noch keine Symptome. Sie können aber bereits andere Menschen mit dem HI-Virus anstecken.

Die **akute HIV-Erkrankung** kann schon mehrere Wochen nach der Ansteckung auftreten. Die Symptome wie Fieber, Gelenk- und Gliederschmerzen, Müdigkeit und Lymphknotenschwellung sind unspezifisch und ähneln einem grippalen Infekt. Die Symptome klingen nach etwa 2 Wochen wieder ab. Es folgt ein krankheitsfreies Intervall von mehreren Monaten bis Jahren.

Das **LAS** (Lymphadenopathiesyndrom) oder **ARC** (Aids Related Complex) zeigt Krankheitssymptome wie Fieber und Lymphknotenschwellung an mehreren Körperregionen, wässrige Durchfälle, Müdigkeit und Schwellung von Leber und Milz, die über mehrere Monate anhalten.

**Vollbild AIDS** - die körpereigene Abwehr ist fast vollständig zusammengebrochen. Häufige Magen-Darm-Infektionen und Durchfälle führen zu Gewichtsverlusten und körperlichem Verfall. Eigentlich harmlose Infekte wie Pilzerkrankungen und Atemwegsinfekte werden lebensbedrohlich. Lungenentzündung, Hirnhautentzündung sowie das Kaposisarkom, eine Krebserkrankung der Haut, führen bei den Erkrankten im Endstadium der Krankheit zum Tod.

### 5.5.3 Behandlung

Die Virusvermehrung führt zu einer Zerstörung infizierter Abwehrzellen. Dadurch kommt es zu einer Schädigung des Immunsystems, in dessen Folge AIDS auftreten kann.

Die medizinische Behandlung ist lebensverlängernd, führt aber auch zu Nebenwirkungen und Einschränkungen. AIDS-Medikamente hemmen die Vermehrung der HI-Viren. Sie sollten frühzeitig nach der Infektion eingesetzt werden und müssen regelmäßig und lebenslang eingenommen werden. Trotzdem bleiben noch Viren im Körper. Die Krankheit wird nicht geheilt, sondern nur unterdrückt.

Die Lebensweise beeinflusst den Krankheitsverlauf. Ausgewogene Ernährung, Sport, Entspannung und ausreichend Ruhe stärken das Immunsystem und wirken sich positiv auf den Körper aus.

Viele AIDS-Kranke leben isoliert und vereinsamen. Wohnprojekte für Menschen mit HIV und AIDS helfen den Betroffenen, ein normales Leben zu führen. Eine psychosoziale Beratung unterstützt sie bei der Gestaltung ihres Tagesablaufs, der Haushaltsführung und der Wiederaufnahme sozialer Beziehungen.

### 5.5.4 Vorbeugung

Am häufigsten werden HI-Viren beim ungeschützten Geschlechtsverkehr übertragen. Ein konsequenter Schutz kann nur über **Safer Sex** erfolgen, das heißt, Samen-, Scheidenflüssigkeit und Blut (auch Blutspuren) dürfen nicht in den Körper des Sexualpartners gelangen.

Beim Sexualverkehr mit Partnern, von denen man nicht weiß, ob sie infiziert sind, sollte man sich durch ein **Kondom** schützen (vor HIV und anderen sexuell übertragbaren Krankheiten).

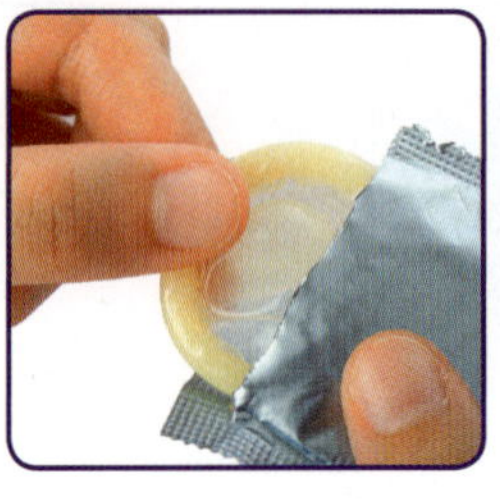

*Safer Sex beugt AIDS vor*

Obwohl viele Menschen über entsprechende Schutzmaßnahmen gut informiert sind, ist die Benutzung des Kondoms für viele problematisch. Eine Verständigung über die Benutzung eines Kondoms ist aber für die AIDS-Prophylaxe wichtig.

Bei Verdacht auf eine HIV-Infektion wird ein **HIV-Test** durchgeführt. Der Test ist ein **Antikörpertest.** Er sucht nicht nach dem HI-Virus, sondern weist Antikörper, die sich gegen HIV bilden, nach. Bei den meisten Menschen sind diese ca. 6 bis 12 Wochen nach der Infektion nachweisbar. In neueren Tests kann auch eine Virusbestimmung nach p24 Antigen erfolgen (prüft, nach wie vielen Wochen wie viel Prozent positiv sind).

- Beim Kauf von Kondomen sollte auf das **CE-Prüfzeichen** und das **Haltbarkeitsdatum** geachtet werden. Die Packung darf nicht beschädigt sein.
- Kondome müssen kühl, lichtgeschützt und trocken gelagert werden.
- Im Alltag sollten grundsätzlich Gegenstände, die mit Blut verunreinigt sein können, z. B. Zahnbürste, Rasierapparat, Nagelschere oder Nagelfeile, nicht mit anderen Personen gemeinsam benutzt werden.

Ein Test liefert daher erst nach etwa drei Monaten ein zuverlässiges Ergebnis. Ein positives Ergebnis muss immer durch einen zweiten Test bestätigt werden. Ist auch dieser positiv, geht man davon aus, dass der Organismus mit dem Virus in Kontakt gekommen und HIV-infiziert ist. Ob und wann ein infizierter Mensch an AIDS erkranken wird, bleibt ungewiss.

#### Aufgaben

1. Nennen Sie Übertragungswege des HI-Virus und leiten Sie daraus vorbeugende Maßnahmen ab.
2. Diskutieren Sie die Frage: Wie würden Sie reagieren, wenn Sie erfahren, dass eine Mitarbeiterin/ein Kind aus Ihrer Einrichtung HIV-infiziert ist?

### 5.5.5 AIDS bei Kindern und Jugendlichen

Das Leben HIV-infizierter Kinder wird maßgeblich von ihrem sozialen Umfeld bestimmt. Erhalten die Kinder wenig Unterstützung von ihren Familienangehörigen, die oft durch ihre Drogenabhängigkeit und AIDS-Erkrankungen körperlich sowie psychisch entkräftet sind, hat dies schwere Auswirkungen auf den Krankheitsverlauf. Organisationen wie die **Elterninitiative HIV-kranker Kinder** (EHK) helfen betroffenen Familien. Ihr Ziel ist, betroffene Kinder so lange wie möglich in ihrem familiären Umfeld zu belassen.

Solange es der Gesundheitszustand zulässt, kann ein HIV-infiziertes oder AIDS-krankes Kind ein ganz normales Leben führen. Es gibt keinen Grund, diese Kinder aus Kindergärten und Schulen auszuschließen. Durch ihre Immunschwäche sind sie jedoch stärker als gesunde Kinder gefährdet. So können eigentlich harmlose Atemwegs- oder Kinderkrankheiten für ihren Gesundheitszustand eine massive Bedrohung werden. Für HIV-infizierte Kinder ist daher die Unterbringung in kleinen Gruppen wichtig. Hier können die Betreuer besser das Kind beobachten und es vor möglichen Gefahren schützen. Die Einrichtung sollte über die Infektion des Kindes informiert sein.

*Exkurs:*

## HIV-Infektion und AIDS bei Kindern und Jugendlichen

### AIDS bedroht Kinder in der ganzen Welt – täglich sterben ca. 800 Kinder an AIDS

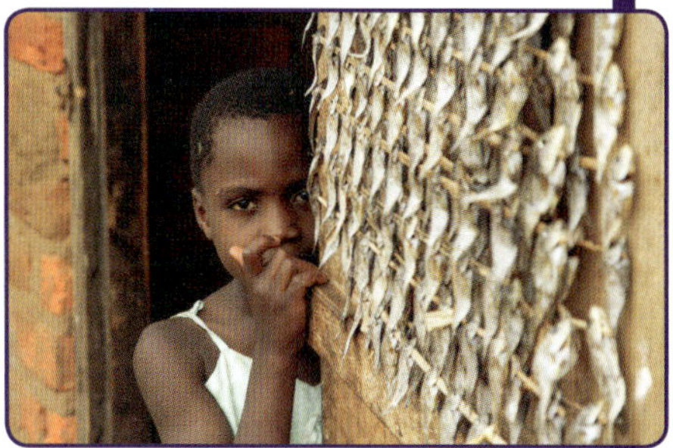

Schätzungsweise 16 Millionen Kinder in Afrika haben 2010 einen oder beide Elternteile verloren, Tendenz steigend. Diese Situation begünstigt die ökonomische, politische und soziale Instabilität auf Jahrzehnte hinaus. In den schwerstbetroffenen Regionen ist mit dem Verlust des jahrzehntelangen Entwicklungsfortschritts oder gar mit dem Zusammenbruch der zivilen Gesellschaft zu rechnen. Dabei geht es nicht nur darum, die individuelle und gesellschaftliche Not zu lindern. (Aids-Focus.ch. - verändert)

### AIDS-kranke Kinder in Kindergarten und Schule diskriminiert

Die 5-jährige Svenja wurde von ihrer AIDS-kranken Mutter bei der Geburt mit AIDS infiziert. Svenja sieht blass und mit einem Gewicht von nur 15 kg sehr dünn und schmächtig aus. Sie ist ein kontaktfreudiges Mädchen, das in der Kindertageseinrichtung gerne mit anderen Kindern zusammen spielt. Oft sitzt sie aber alleine – die anderen lassen sie nicht mitspielen. Sie sagen zu ihr: „Du hast eine gefährliche Krankheit und kannst uns anstecken!“ Manche Kinder sagen sogar: „Meine Mutter hat mir verboten, mit dir zu spielen!“ Svenja ist darüber sehr traurig, manchmal weint sie sogar oder läuft zu ihrer Erzieherin und fragt diese ratlos und enttäuscht: „Warum wollen die anderen Kindern nicht mit mir spielen? Warum verbieten ihre Eltern ihnen, mit mir zusammen zu sein?“
Wie Svenja stoßen HIV-infizierte Kinder in unserer Gesellschaft auf große Ablehnung. Beim AIDS-Zentrum des Bundesgesundheitsamts in Berlin waren vor 2 Jahren rund 1 500 HIV-Infektionen bei Kindern bis zu 14 Jahren registriert. Man schätzt jedoch, dass über 2 000 Kinder infiziert sind, denn oft wird die Krankheit geheim gehalten. Wird sie bekannt, müssen die jungen Patienten mit sozialer Diskriminierung rechnen.

### Aufgabe

- Planen Sie einen Aktionstag zum Thema **„HIV und AIDS bei Kindern und Jugendlichen“**. Beziehen Sie das Gesundheitsamt, Jugendamt und Selbsthilfegruppen mit ein.

### Aufgabe

„HIV-infizierte Kinder brauchen unsere Unterstützung. Wir dürfen sie nicht anlügen, wir müssen ehrlich zu ihnen sein,“ sagt Raimund Fürst, Gründer der in Düsseldorf ansässigen Elterninitiative HIV-infizierter Kinder. „Sie zeigen uns, wie man mit schweren Lebenssituationen umgeht, und wir dürfen sie nicht allein lassen!“ Seinem neunjährigen Sohn Tobi hat er erklärt „manche Kinder haben kranke Augen, du hast krankes Blut!“

- Erarbeiten Sie Ziele in der Arbeit mit diesen Kindern unter Berücksichtigung der verschiedenen Kompetenzen.

Hilfe und Aufmerksamkeit, aber keine Ausgrenzung sind Verhaltensweisen, die dem HIV-infizierten Kind im Alltag eine normale Entwicklung ermöglichen.
Der normale Umgang infizierter und gesunder Kinder kann nicht zu einer Ansteckung führen. Infektionsgefahren, z.B. durch Verletzungen beim Sport und bei Naturtagen, kann durch Schutzmaßnahmen entgegengewirkt werden.

Eine HIV-Infektion hebt nicht die Schulpflicht auf, das Recht auf Beschulung bleibt erhalten. Für HIV-Infektionen und AIDS besteht zurzeit eine nicht namentliche **Meldepflicht**. In manchen Kindergärten und Schulen sind Eltern durch den Aufnahmeantrag verpflichtet, Krankheiten anzugeben, das gilt auch für HIV-Infektionen. Diese Information eröffnet die Chance, dass die Betreuer oder Lehrer im Umgang mit dem Kind vermittelnd, aufklärend und integrativ wirken.

Um sich gegenseitig zu unterstützen und für die Rechte dieser Kinder zu kämpfen, haben Eltern und Betreuer AIDS-kranker Kinder in vielen Städten Selbsthilfegruppen gebildet und zu einem bundesweiten Netzwerk zusammengeschlossen.

### Projekt

**Der tägliche Umgang mit einem chronisch erkrankten Kind am Beispiel HIV**
Planen Sie den Ablauf eines Elternabends zu diesem Thema mithilfe einer Mind-Map in der Klasse. Erproben Sie den Ablauf in der Klasse.

## 5.6 Geschlechtskrankheiten

Hannah und Sophia sitzen auf dem Schulhof der offenen Ganztagsschule und unterhalten sich. Ein Junge geht schimpfend an ihnen vorbei mit dem Ausspruch in die andere Richtung rufend: „Du holst dir noch 'nen Tripper!". „Ist das was Schlimmes?", fragen die Mädchen sich. Sie beschließen, gleich in der nächsten Pause den Computerraum aufzusuchen und im Internet zu recherchieren.

### Aufgaben

1 Erstellen Sie auf einer Wandzeitung einen Überblick über Geschlechtskrankheiten.

2 Finden Sie Gründe heraus, die in den letzten Jahren wieder zu einem Anstieg der Geschlechtskrankheiten geführt haben.

Es gibt vier **meldepflichtige Geschlechtskrankheiten**:

- Tripper (Gonorrhoe)
- Syphilis (Lues, harter Schanker)
- Ulcus molle (weicher Schanker)
- Venerische Lymphknotenentzündung

Diese Krankheiten werden fast ausschließlich beim Geschlechtsverkehr übertragen. Das Ulcus molle und die venerische Lymphknotenentzündung kommen in Deutschland selten vor, daher wird auf eine Darstellung verzichtet. Syphilis und Tripper haben in den letzten Jahren sehr stark zugenommen, auffallend ist der hohe Anteil bei Jugendlichen. Das Erkrankungsrisiko lässt sich nur durch „Safer Sex" reduzieren. Wird die Erkrankung früh erkannt und behandelt, sind die Heilungschancen gut. Für den behandelnden Arzt besteht bei **Geschlechtskrankheiten** eine **Meldepflicht** (ohne Namensnennung). Zur Namensnennung ist er nur verpflichtet, wenn sich der Erkrankte nicht der ärztlichen Behandlung unterzieht.

### 5.6.1 Tripper (Gonorrhoe)

Der **Tripper (Gonorrhoe)** wird durch Bakterien (Gonokokken) ausgelöst. Schon bevor die ersten Krankheitssymptome auftreten, kann ein infizierter Mensch seinen Geschlechtspartner anstecken.

Beim **Mann** kommt es etwa 2 bis 3 Tage nach der Ansteckung zu einer Entzündung der vorderen Harnröhre mit Juckreiz und Brennen, besonders beim Wasserlassen, und zu einem eitrigen, gelblich rahmigen Ausfluss.

Bei der **Frau** verläuft der Tripper meist milder als beim Mann. Die Infektion wird daher oft übersehen, dehnt sich auf Gebärmutter und Eileiter aus und entwickelt aufsteigende Entzündungen, die später zu Unfruchtbarkeit führen können. Zu Beginn kann es zu gelblich rahmigem Ausfluss kommen. Erst nach etwa 2 Wochen treten auffälligere Symptome wie vermehrter Harndrang und Brennen beim Wasserlassen (Befall der hinteren Harnröhre) auf. Wegen des zu Beginn beschwerdearmen Verlaufs wird die Krankheit von infizierten Frauen oft – ohne es zu wissen – auf ihre Geschlechtspartner übertragen. Der Tripper wird mit **Penicillin** wirkungsvoll behandelt. Erkrankte müssen bis zur vollständigen Heilung Geschlechtsverkehr meiden.

Der Tripper wird auch durch infizierte Waschlappen oder Handtücher übertragen. Er kann in seltenen Fällen auch bei kleinen Mädchen auftreten. Neugeborene können bei der Geburt durch ihre kranke Mutter infiziert werden und eine Tripperinfektion der Augenbindehaut bekommen. Diese führte noch vor 60 Jahren zur Erblindung. Heute wird den Neugeborenen vorbeugend ein Tropfen 1 %ige Silbernitratlösung in die Augen geträufelt.

### 5.6.2 Syphilis (Lues)

Ein neugeborenes Mädchen weist ein „schiefes Schreigesicht" und Lähmungen des linken Armes auf. Die Schwangerschaft verlief unauffällig. Laboruntersuchungen deuten auf Entzündungen im Körper des Säuglings hin. Weitere Untersuchungen ergeben die Diagnose **Syphilis**, die sich während der Schwangerschaft entwickelt hat, die Mutter war an Syphilis erkrankt. Unter Penizillintherapie erfolgt eine vollständige Heilung.

Die Syphilis ist wegen ihrer Spätfolgen die gefürchtetste Geschlechtskrankheit. Der Erreger (Treponoma pallidum) dringt durch feinste Haut- und Schleimhautrisse beim Geschlechtsverkehr in das Gewebe ein und setzt sich in den Lymphknoten, auf der Haut, im Gehirn und in den Gefäßen fest. Die Krankheit verläuft in vier Stadien. Sie beginnt 3 Wochen nach der Ansteckung mit einem schmerzlosen, harten und sehr ansteckenden Geschwür an der infizierten Stelle – meist an den Geschlechtsteilen, gelegentlich auch an After, Lippen oder Mund. Im zweiten Stadium (ca. 8 Wochen nach der Ansteckung) tritt ein fleck- oder knötchenförmiger, nicht juckender Hautausschlag, der über den ganzen Körper verteilt ist, auf. Die Lymphknoten sind geschwollen. Die Symptome bilden sich nach einiger Zeit wieder zurück und es folgt eine beschwerdefreie Zeit (Monate bis Jahre). Im 3. Stadium entstehen Organgeschwüre, im 4. Stadium kann es zu Rückenmarksschwindsucht und zu Hirnerweichung mit schweren Nervenschädigungen kommen.

Durch eine (wenige Wochen dauernde) Behandlung mit **Penicillin** ist die Krankheit frühzeitig zu heilen.

Syphilis kann von einer kranken Mutter auf das ungeborene Kind übertragen werden, das Neugeborene hat dann eine Syphilis.

### Aufgaben

1 Informieren Sie sich beim Gesundheitsamt über die Geschlechtskrankheiten und das „Gesetz zur Bekämpfung der Geschlechtskrankheiten".

2 Wie können Sie sich vor Geschlechtskrankheiten schützen?

3 Informieren Sie sich in Fachbüchern und im Internet über „Papillomaviren" und „Clamydien".

# 5.7 Parasitäre Erkrankungen

Parasiten überleben nur, wenn sie regelmäßig von ihrem Wirt, dem Menschen, Blut saugen. Der häufigste Parasit bei Kindern ist die Kopflaus.

## 5.7.1 Die Kopflaus

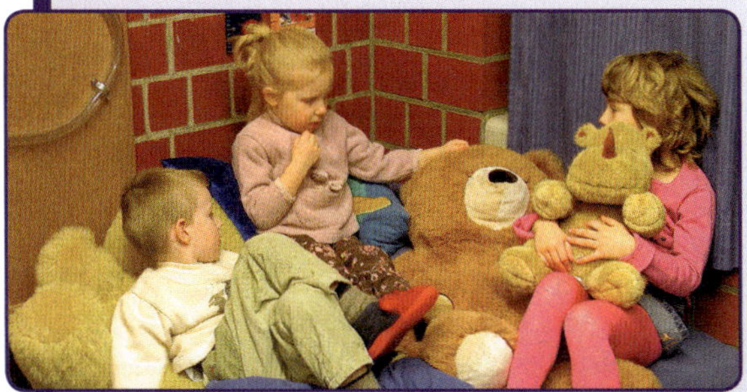

### Kopfläuse breiten sich wieder aus!

Kopfläuse sind flügellose, blutsaugende Insekten. Sie leben auf der Kopfhaut des Menschen. Beim Stechen verursachen sie lästiges Jucken. Das Läuseweibchen legt täglich mehrere Eier, die Nissen, ab. Diese werden an die Haare geklebt. Nach gut 1 Woche schlüpfen die Larven, die nach weiteren Tagen zu ausgewachsenen Läusen heranreifen und selbst wieder Eier legen können.
Kopfläuse haben nichts mit schlechter Hygiene zu tun. Jeder Mensch kann Kopfläuse bekommen.

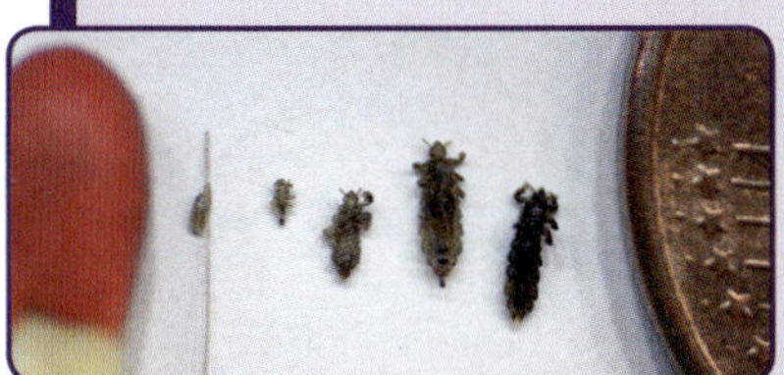

*Nisse* *Laus*

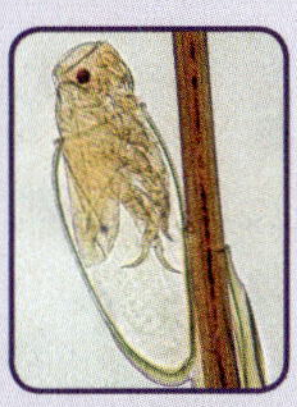

*Nisse - vergrößert*

### Aufgaben

1. In der Einrichtung ist ein Fall von Kopfläusen aufgetreten. Was ist alles zu desinfizieren?
2. Erstellen Sie einen Elternbrief zum Thema „Kopfläuse“.

**Kopfläuse** werden von Mensch zu Mensch übertragen, etwa durch direkten Kontakt von Kopf zu Kopf beim Spielen oder Kuscheln, seltener durch Gegenstände, z. B. gemeinsam benutzte Kämme, Decken, Kissen, Kuscheltiere, Mützen und Jacken, die nebeneinander an der Garderobe hängen. Kinder sind besonders gefährdet.

Nach § 34 Infektionsschutzgesetz muss die Einrichtung den Läusebefall melden.

Wenn der Kopf eines Kindes juckt, sodass es ständig kratzen muss, sollten Eltern oder Erzieher nachsehen, ob Läusebefall vorliegt.

Daran erkennt man Kopflausbefall:
- Die Kopfhaut juckt ständig.
- Auf der Kopfhaut sind rote Einstichstellen.
- Beim Scheiteln der Haare zeigen sich Nissen und krankhafte Entzündungen am Haaransatz sowie hinter den Ohren.

Treten in der Einrichtung oder im Bekanntenkreis Kopfläuse auf, sollte man die Kinder und sich selbst genau untersuchen. Hierzu wird das Haar Strich für Strich gescheitelt und bei guter Beleuchtung mit einer Leselupe nach den Läusen (bis 3 mm) und ihren Eiern (weißlich gelb, stecknadelkopfgroß) untersucht. Der Bereich hinter den Ohren, die Schläfen und der Nacken sind besonders zu beachten, denn hier halten sich die Läuse gerne auf. Je früher ein Befall mit Läusen entdeckt wird, desto einfacher ist die Behandlung.

### Was muss getan werden, wenn Läuse aufgetreten sind?

Das Waschen der Haare allein reicht nicht aus! Der Kopf muss mit speziellen Mitteln gegen Kopfläuse (aus der Apotheke) behandelt werden. Die Behandlung ist nach 8 bis 10 Tagen (Packungsbeilage beachten!) zu wiederholen, dann haben sich aus den verbliebenen Lauseiern erneut Larven gebildet. Die Nissen werden am besten mit einem Nissenkamm entfernt. Mit Essigwasser gespültes Haar lässt sich leichter von Nissen befreien.

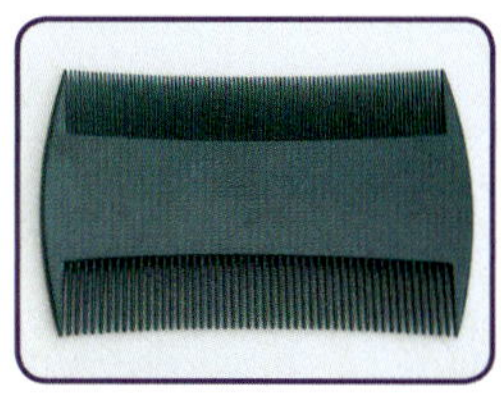

*Nissenkamm*

In den ersten Tagen nach der Behandlung müssen Haare und Haaransatz täglich auf Läuse und Nissen kontrolliert werden, danach noch mehrmals im Wochenabstand. Benutzte Kämme und Bürsten müssen nach dem Gebrauch entlaust werden (10 Minuten in kochend heißes Wasser legen und reinigen!). Mützen, Decken und Kissen, Kuscheltiere und Wäsche müssen bei 60 °C gewaschen oder in einem fest verschlossenen Plastiksack mind. 4 Wochen aufbewahrt werden. Ein Tiefgefrieren der gefährdeten Textilien und Kuscheltiere bei -18 Grad über 2 Tage bewirkt ebenso das Absterben der Läuse und Nissen. Absaugen der Polster (höchste Leistung) und sofortige Entsorgung des Staubsaugerbeutels ist nötig.

Kopfläuse bei Kindergarten- oder Schulkindern müssen sofort den Erziehern/Lehrern und Eltern gemeldet werden, um eine Ausbreitung auf andere Kinder zu verhindern!
Falsche Scham ist fehl am Platz!

### 5.7.2 Krätze (Scabies)

**Krätze** wird durch **Milben** hervorgerufen und ist eine stark juckende und ansteckende Hauterkrankung. Die winzigen Milbenweibchen (0,3-0,4 mm) legen ihre Eier in Gängen (etwa 1 cm lang) ab, die sie in die Haut bohren. Bevorzugt befallen ist die Haut in Körperfalten - zwischen den Fingern und Zehen, Handgelenk, Achselfalten, Bauchnabel und der Genitalbereich. Vor allem bei kleinen Kindern treten die Milben auch an anderen Körperstellen, z. B. Rücken oder Bauch, auf. Die Krätze tritt vor allem in Gemeinschaftsunterkünften auf und breitet sich schnell aus. Zu Beginn verursacht die Krätze nur geringe Hautveränderungen. Zum Nachweis muss gezielt nach Milbengängen gesucht werden. Die leicht gewundenen Gänge weisen am Ende einen dunklen Punkt (die Milbe) auf, den man mit bloßem Auge gerade noch erkennen kann.
Öffnet man die Milbengänge und mikroskopiert den Ganginhalt, kann man die Milben sichtbar machen.

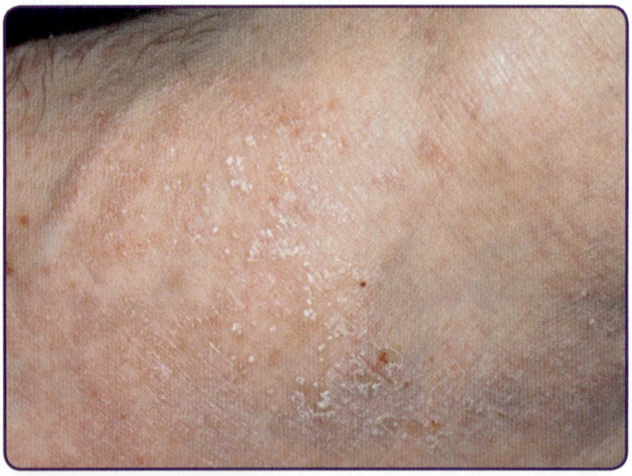

*Milbengänge in der Haut*

Nach ca. 4 Wochen treten durch Zerfall- und Ausscheidungsprodukte der Milben allergische Reaktionen auf. Der Juckreiz, der in der Bettwärme besonders intensiv ist, führt dazu, dass man kratzt. Dadurch kommt es zu Infektionen mit Pilzen und Bakterien, die zu Hautausschlag und eitrigen Pusteln führen.

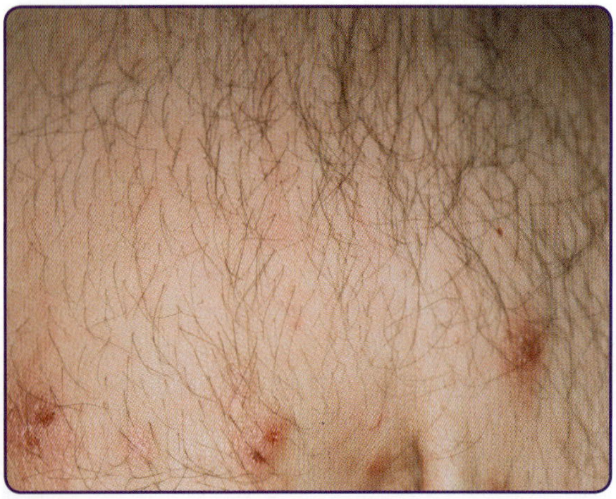

*Sekundärinfektion mit Entzündungen*

Die Krätze wird bei engem körperlichen (Haut-)Kontakt mit infizierten Personen, d. h. von Mensch zu Mensch übertragen. Familienangehörige und enge Kontaktpersonen sollten mitbehandelt werden.
Neben der medikamentösen Behandlung muss die Hygiene beachtet werden: Bett- und Körperwäsche muss täglich gewechselt und bei hohen Temperaturen gewaschen werden. Benutzte Oberbekleidung und Schuhe sollten mindestens 1-2 Wochen nicht getragen werden.

Spezielle Milbenmittel beseitigen die Milben in wenigen Tagen (Hinweise des Arztes beachten!). Die Mittel werden über die Haut aufgenommen und wirken neurotoxisch (nervenschädigend). Bei vorgeschädigter Haut und bei Kindern muss vorsichtig behandelt werden.
Krätzemilben überleben etwa 3 Tage außerhalb des menschlichen Körpers. In der Kälte (Gefrierschrank) sterben sie nach etwa 12 Stunden ab.

Mit Krätze infizierte Beschäftigte in Gemeinschaftseinrichtungen wie Kindertageseinrichtungen dürfen nach § 33 und 34 des Infektionsschutzgesetzes nicht tätig sein (Meldepflicht). Erkrankte Mitarbeiter und Kinder dürfen nur mit einer ärztlichen Bescheinigung der Milbenfreiheit wieder in die Einrichtung.

### 5.7.3 Wurmerkrankungen

Beim Menschen kommen vor allem Maden-, Spul- und Bandwürmer vor.

**Madenwürmer** sehen wie kurze (1 cm) weiße Fäden aus, die sich auf dem frisch abgesetzten Stuhl bewegen. Sie leben im Dickdarm des befallenen Menschen und kriechen nachts zum Ablegen der Wurmeier aus dem After. Dabei lösen sie starken Juckreiz aus, der zum Kratzen veranlasst. Hierdurch gelangen Wurmeier unter die Fingernägel. Kommen die ungereinigten Finger in Kontakt mit dem Mund, gelangen die Wurmeier in den Körper und führen zu einer erneuten Ansteckung. Wurmeier können auch durch gemeinsam benutzte Handtücher, Waschlappen, Bettwäsche oder Badewasser übertragen werden. Eine Übertragung in der Familie oder in Wohngemeinschaften ist daher leicht möglich. Der Befall mit Madenwürmern führt bis auf das unangenehme Afterjucken zu keinen Beschwerden. Ein Wurmmittel beseitigt den Wurmbefall. Gleichzeitig müssen Hygieneregeln eingehalten werden: gründliche Reinigung der Hände und Fingernägel (Nagelbürste) nach dem Toilettengang, Kurzschneiden der Fingernägel, täglicher Wäschewechsel und regelmäßiger Wechsel der Bettwäsche.

**Spulwürmer** sehen wie Regenwürmer (20 bis 30 cm lang) aus und leben im Dünndarm des Menschen. Sie werden durch ungenügend gereinigtes Gemüse übertragen. Beim Verzehr gelangen die Eier in den Darm, in dem sich die Larven entwickeln. Die Larven durchbohren die Darmwand und gelangen mit dem Blutstrom in die Lunge. Über Bronchien und Luftröhre werden sie bis hoch zum Kehlkopf befördert und schließlich verschluckt. Im Dünndarm entwickeln sich die Larven zu fertigen Spulwürmern.
Der Wurmbefall wird meist erst beim Abgang von Würmern mit dem Stuhl bemerkt. Nach einer Wurmkur (Einnahme eines Medikaments gegen die Würmer) verschwinden sie.

**Bandwürmer** leben als Parasit im Darm und können mehrere Meter lang werden. Beim Menschen kommen besonders der **Rinder**- und **Schweinebandwurm** vor. Die bandnudelartig aussehenden Bandwurmglieder und die darin enthaltenen Eier werden mit dem Kot ausgeschieden. Mit der Jauche werden sie auf Wiesen und Äckern ausgebracht und mit den Futterpflanzen von Rind oder Schwein, die Zwischenwirte sind, aufgenommen. In deren Darm reifen die Eier zu Larven heran. Diese bohren sich durch die Darmwand und verteilen sich über den Blutkreislauf im Körper. In Leber, Muskeln und Lunge setzen sie sich fest und bilden sogenannte **„Finnen“** (Jugendform des Bandwurms). Über rohes (z. B. Hackfleisch) oder ungenügend erhitztes Fleisch gelangen die Finnen in den Darm des Menschen, wo sie sich zu Bandwürmern entwickeln.
Erste Anzeichen einer Infektion beim Menschen sind weißliche Bandwurmglieder (Proglottiden) im Stuhl.

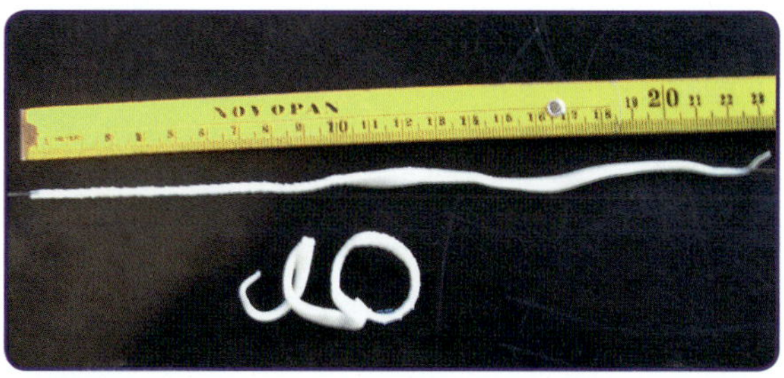

*Bandwurm*

Bauchschmerzen, Durchfall, Heißhunger sowie Appetitlosigkeit und allgemeine Schwäche weisen auf einen Befall mit Bandwürmern hin. Infizierte Kinder nehmen deutlich an Gewicht ab. Durch eine Wurmkur werden die Bandwürmer ausgeschieden.

Der **Fuchsbandwurm** ist ein Dünndarmparasit und verursacht Leberschäden sowie Zysten in Nieren und Lunge. Die Eier des Fuchsbandwurms werden von befallenen Tieren mit dem Kot ausgeschieden. Sie werden mit dem Staub verweht und gelangen auf Blätter, Waldbeeren, Kräuter und Pilze. Die Eier sind winzig (1/3 mm Durchmesser), lange lebensfähig und infektiös. Waldfrüchte, Fallobst und Kräuter sollten nicht einfach in den Mund gesteckt werden. Sie müssen vor dem Verzehr gründlich gewaschen werden. Die Eier des Fuchsbandwurms werden nur durch Erhitzen über 60 °C abgetötet, nicht durch Einfrieren. Vor allem aber ist ein höheres Maß an häuslicher Hygiene erforderlich bei Tieren, die sich draußen frei bewegen können wie Katzen und Hunde.
Die Infektion mit einem Bandwurm kann auch durch **Haustiere** übertragen werden. Kleine Kinder, die sehr engen Kontakt mit Hunden oder Katzen haben, sind besonders gefährdet. Eine regelmäßige Wurmkur des Haustieres und Überprüfung auf eine Infektion wird empfohlen.

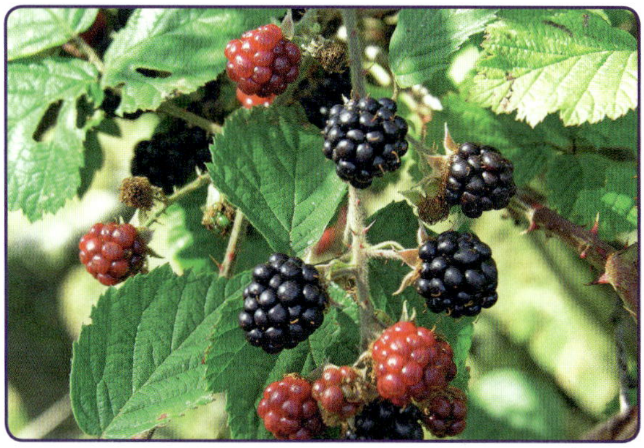

*Achtung! Waldfrüchte können Träger von Fuchsbandwurmeiern sein!*

Um einer Wurminfektion vorzubeugen, sollte man Schweine- und Rindfleisch immer genügend erhitzen. Würmer, Eier und Larven werden durch längeres Einfrieren oder Durchgaren (Kerntemperatur 56 °C) des Fleisches/Fisches (Fischbandwurm) abgetötet. Waldfrüchte, Pilze und Fallobst sollten vor dem Verzehr sorgfältig gewaschen werden (Fuchsbandwurm!).

Kinder sollten sich die Hände waschen, wenn sie mit Haustieren oder im Freien gespielt haben.

## Aufgaben

**1** Entwickeln Sie Regeln für die Hygiene im Alltag, die einem Befall mit den genannten Parasiten vorbeugen. Berichten Sie.

**2** Informieren Sie sich beim Gesundheitsamt oder im Internet über die gesetzlichen Vorschriften (Meldepflicht) bei parasitären Erkrankungen.

**3** Sie planen eine Informationsveranstaltung „Parasitäre Erkrankungen“.
Erarbeiten Sie dazu in Kleingruppen
- Ihr spezifisches Thema der Veranstaltung,
- einen Ablaufplan,
- das Informationsmaterial,
- Ideen zur Präsentation der Materialien.

Stellen Sie Ihre Ergebnisse der Klasse vor.

# 6 Stoffwechselkrankheiten

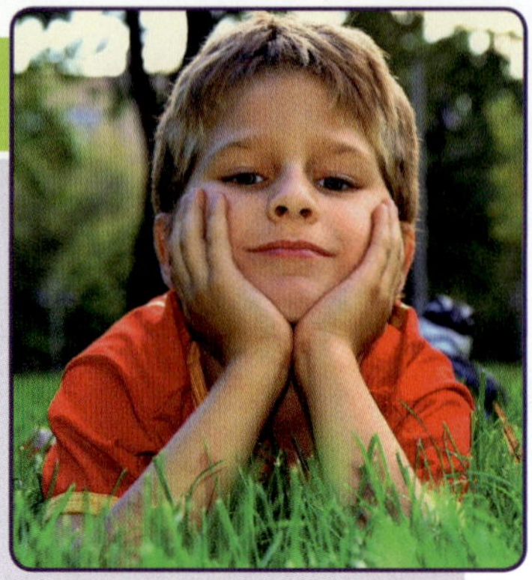

**Hallo PKU-Freunde und Interessierte!**

Ich heiße Lukas, bin am 6.9.2002 geboren und habe Phenylketonurie, eine Stoffwechselkrankheit. Die Krankheit wurde glücklicherweise sofort nach meiner Geburt entdeckt. Ich bin deswegen nicht krank, werde es nur, wenn ich zuviel Phenylalanin - das ist eine Aminosäure, die in vielen Lebensmitteln steckt - aufnehme.
Damit alle in meinem Umkreis Bescheid wissen, haben meine Eltern eine Liste der Lebensmittel zusammengestellt, die ich nicht oder nur wenig essen kann. Diese Liste hatte ich schon mit im Kindergarten und jetzt im Hort und nehme sie zu jeder Einladung wie Kindergeburtstag oder so mit. Dann wissen alle Bescheid.
Solltet ihr Interesse an der Liste haben oder wissen wollen, wie es mir geht, weil jemand in eurer Familie auch diese Krankheit hat, dann schreibt mir in mein Gästebuch oder nehmt am PKU-Forum teil, ich freu mich drauf.

## 6.1 Stoffwechsel, der Motor des Lebens

Der Stoffwechsel ist der Motor für das Wachstum und die Körperfunktionen. Aufgenommene Nahrung wird in körpereigene Substanzen und Energie umgewandelt. Überschüssige Stoffwechselprodukte werden ausgeschieden. Hormone und Nervensystem steuern den Stoffwechsel.

Der **Baustoffwechsel** ermöglicht Wachstum und Regeneration. Jede Minute sterben etwa 300 Millionen Körperzellen ab und werden durch neue ersetzt. Besonders Eiweiß dient dem Körper als Baustoff. Im Baustoffwechsel wird aus dem Nahrungseiweiß körpereigenes Eiweiß für Muskeln, Blut und andere Gewebe hergestellt. Kinder und Jugendliche benötigen zusätzlich Eiweiß zum Aufbau neuer Körperzellen beim Wachstum.

Der **Energiestoffwechsel** stellt Energie für verschiedene Prozesse, z. B. Bewegung, Erhaltung der Körpertemperatur, zur Verfügung. Fette, Kohlenhydrate und Eiweiß werden „verbrannt" und die dabei frei werdende Energie zur Verfügung gestellt.
Körperliche Aktivität steigert den **Energiebedarf**. Entsprechend dem Energieverbrauch muss energiereiche Nahrung aufgenommen werden. Gleichzeitig verwertet der Körper Energiereserven, die er als Fett und als Glykogen (Leber und Muskeln) gespeichert hat. Das Glykogen wird dabei zu Glucose abgebaut, die zur Energiegewinnung dient.

Alle Stoffwechselprozesse sind auf **Wasser** und die in ihm enthaltenen Salze angewiesen. Ein erwachsener Mensch mit einem guten Ernährungszustand kann etwa 30 Tage ohne Nahrung, aber nur 2–3 Tage ohne Wasser auskommen. Wasser ermöglicht den Zellstoffwechsel, ist ein wichtiger Bestandteil der Körperzellen und übernimmt in Blut und Lymphe Lösungs- und Transportaufgaben, z. B. für Nährstoffe, Schlackenstoffe und Hormone. Die **Schweißbildung** bei körperlicher Arbeit führt zu Wasser- und Mineralstoffverlusten, die wieder ausgeglichen werden müssen.

**Hormone** steuern die Stoffwechselvorgänge. Sie sind körpereigene Botenstoffe, die Informationen an die Körperzellen weitergeben. Sie werden in verstreut im Körper liegenden speziellen Zellen (Hormondrüsen) gebildet und meist direkt an das Blut abgegeben (s. S. 20). Mit dem Blutkreislauf gelangen sie zu den Körperzellen, wo sie spezifische Reaktionen auslösen. Jedes Hormon wirkt nur an den Zellen, die einen Empfänger, **Rezeptor**, für die Botschaft dieses Hormons besitzen (Schlüssel-Schloss-Prinzip). Wenn es an die Zielzelle gebunden ist, löst es in ihr eine bestimmte Stoffwechselwirkung, die Hormonwirkung, aus. So bewirkt z. B. das Hormon Insulin, dass vermehrt Glucose aus dem Blut in die Körperzellen einströmt.
Hormone beeinflussen in kleinsten Mengen Stoffwechselvorgänge und Organfunktionen. Die Hormonausschüttung muss daher genau geregelt werden. Messfühler registrieren den Hormonspiegel im Blut und melden ihn an das Gehirn, das die Hormonausschüttung reguliert.

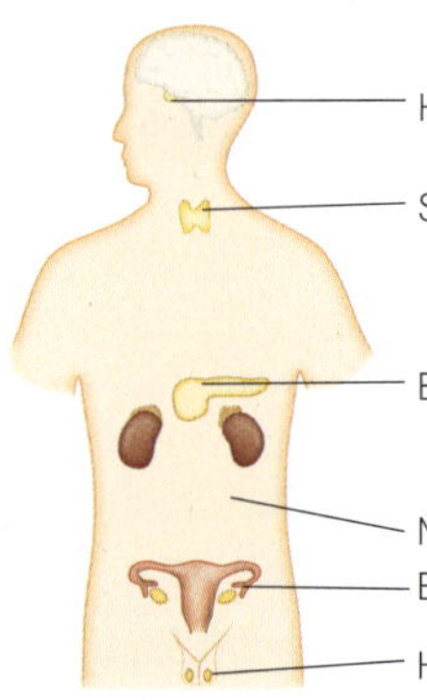


*Hormonbildende Drüsen und Organe*

### Aufgabe

- Erarbeiten Sie einen Arbeitsplan für dieses Kapitel. Was wissen Sie schon? Welche Fragen haben Sie?

# 6.2 Übergewicht und Adipositas

Jonas, 8 Jahre alt, besucht die Grundschule. Seine Eltern sind berufstätig und oft bis abends unterwegs. Frühstück und Abendessen nimmt die Familie gemeinsam ein, oft wird das Essen schnell zubereitet und verzehrt, weil die Eltern wenig Zeit haben. Das Mittagessen in der Woche nehmen die Eltern meist im „Schnellimbiss“ ein, Jonas isst in der Schule. Am Wochenende kocht die Familie manchmal zu Hause, lieber gehen sie essen „da gibt es etwas Ordentliches“. Schnitzel und Pommes frites oder deftige Hausmannskost stehen dann auf dem Speiseplan.

Auf eine ausgewogene und gesunde Ernährung legen die Eltern keinen Wert, „Es soll schmecken!“. Nur selten wird frisches Gemüse, Obst, Fisch und Geflügel eingekauft. Unbewusst greifen sie immer wieder auf Fertiggerichte, Konserven, Softdrinks und Snacks zurück.

Jonas ist übergewichtig. Er leidet sehr unter den Hänseleien seiner Mitschüler.

### Aufgaben

1. Überlegen Sie Veränderungen in der Lebensweise, die es Jonas ermöglichen, abzunehmen.
2. Spielen Sie eine mögliche Konfliktsituation in einem Rollenspiel nach.

Übergewicht entsteht immer dann, wenn dem Körper mehr Energie in Form von Nahrung und Getränken zugeführt wird, als er benötigt. Die überschüssige Nahrungsenergie wird in körpereigenes Fett umgewandelt und in Unterhautfettgewebe und Bauchraum gespeichert. Anfangs werden die Fetteinlagerungen kaum wahrgenommen, bei länger anhaltender Überernährung bildet sich jedoch deutlich sichtbares Übergewicht.

Meist wird das Übergewicht durch **falsche Ernährung** und **Bewegungsmangel** verursacht, seltener durch eine **körperliche Störung** wie eine Schilddrüsenunterfunktion. Gerade Bewegungsmangel ist in unserer Gesellschaft eine Gefahr für die gesunde Entwicklung der Kinder. Anstatt zu Fuß zum Kindergarten oder in die Schule zu gehen, werden sie mit dem Auto oder Bus gefahren. Viele Kinder verbringen ihre Freizeit mit Fernsehen, Computer- oder Gameboyspielen, dabei konsumieren sie unkontrolliert Kekse, Chips und Limonadengetränke. Schon 100 Kalorien zu viel am Tag führen in zwei Monaten zu einer Gewichtszunahme von ca. 650 g.

Häufig sind **seelische Belastungen**, wie Einsamkeit, Langeweile, Mangel an Zuwendung, Schulstress, ein Auslöser, dass Kinder Trost im Essen suchen. Auch falsche familiäre Essgewohnheiten und Erziehungsfehler – z. B. bekommt ein Kind zur Belohnung Schokolade oder wird, wenn es traurig ist, mit einem Eis getröstet – führen dazu, dass Kinder „zu viel“ essen. Das Essen ersetzt emotionale Zuwendung. Aus dieser Ersatzbefriedigung entsteht in vielen Fällen Übergewicht, das sich negativ auf die Psyche der Kinder auswirken kann. Wegen ihrer Figur und der Ungeschicklichkeit bei Sport und Spiel geraten dicke Kinder schnell in die Rolle eines Außenseiters. Sie werden träge, haben keine Lust, mit anderen Kindern herumzutoben und ziehen sich immer mehr zurück. Suchen sie dann noch Trost beim Essen, ist der Teufelskreis geschlossen.

Auch die Fettzellen des Körpers übernehmen bei der Entstehung von Übergewicht eine wichtige Rolle. Wird schon im Kindesalter, z. B. durch Überernährung, die Aufnahmefähigkeit der Fettzellen erreicht, vermehren sich diese. So steigt das Risiko für Übergewicht.

### Wann ist ein Kind übergewichtig?

Als Richtwert für die Bewertung des Körpergewichts wird bei älteren Kindern, Jugendlichen und Erwachsenen der **Body-Mass-Index** (BMI) zugrunde gelegt.

Der BMI berechnet das Verhältnis von Körpergewicht in Kilogramm zu Körpergröße in Meter zum Quadrat.

$$\text{BMI} = \frac{\text{Körpergewicht in kg}}{(\text{Körpergröße in m})^2}$$

$$\text{Beispiel: } \frac{74\ \text{kg}}{(1{,}76)^2}$$

**Body-Mass-Index-Normogramm**

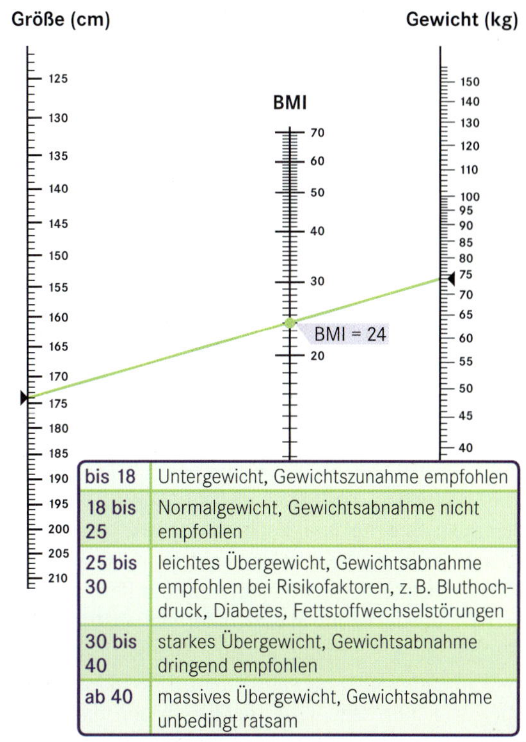


| | |
|---|---|
| **bis 18** | Untergewicht, Gewichtszunahme empfohlen |
| **18 bis 25** | Normalgewicht, Gewichtsabnahme nicht empfohlen |
| **25 bis 30** | leichtes Übergewicht, Gewichtsabnahme empfohlen bei Risikofaktoren, z. B. Bluthochdruck, Diabetes, Fettstoffwechselstörungen |
| **30 bis 40** | starkes Übergewicht, Gewichtsabnahme dringend empfohlen |
| **ab 40** | massives Übergewicht, Gewichtsabnahme unbedingt ratsam |

Der normale BMI ist stark altersabhängig. Deshalb gibt es für Kinder bis 18 Jahren je nach Geschlecht Referenzwerte, die in Form von sogenannten **Perzentilkurven** (vgl. Abb.) dargestellt werden.

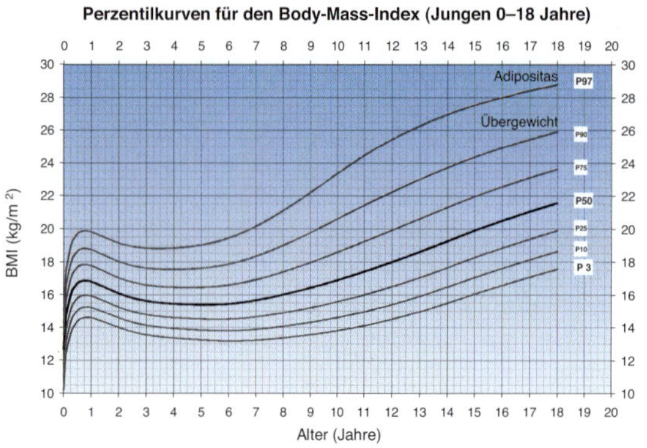


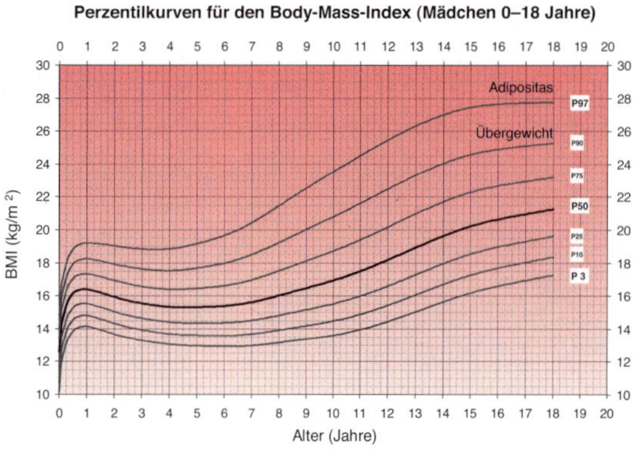


K. Kromeyer-Hauschild, M. Wabitsch, D. Kunze et al.: Monatsschr. Kinderheilk. 149 (2001) 807–818.

Die körperlichen Proportionen des Kindes verändern sich während des Längenwachstums insbesondere in den Phasen der Wachstumsschübe. Daher ist es wichtig, die Entwicklung des Kindes über eine längere Zeit zu beobachten. Eine geringe Abweichung des Gewichts nach oben ist unproblematisch. Sie wird bei Kindern oft durch das Längenwachstum in einem Wachstumsschub ausgeglichen, das „normale Gewicht" pendelt sich wieder ein.

Übergewichtige Kinder sind oft auch als Erwachsene dick und erkranken häufiger an ernährungsbedingten Gesundheitsstörungen. Im Erwachsenenalter treten bei ihnen häufiger Herz- und Kreislauferkrankungen (Herzinfarkt, Schlaganfall, Bluthochdruck) und Diabetes auf. Übergewicht belastet den Halte- und Bewegungsapparat. Schon früh entstehen Schäden an Wirbelsäule, Hüft- und Kniegelenken.

Übergewicht beeinträchtigt die Beweglichkeit und Reaktionsfähigkeit. Viele übergewichtige Kinder haben motorische Defizite und Koordinationsstörungen. Sie sind dadurch einer erhöhten Unfallgefahr ausgesetzt. Übergewicht wirkt sich auch negativ auf die Bewegungsbereitschaft aus, es ist für diese Kinder viel anstrengender, zu laufen und zu springen als für schlanke. Dadurch haben sie weniger Spaß an sportlichen Aktivitäten und bewegen sich nur selten. Hänseleien führen dazu, dass sie sich noch weniger bewegen.

Eltern übergewichtiger Kinder müssen rechtzeitig begreifen, dass Übergewicht ein gesundheitliches Risiko darstellt, das nur mit einer veränderten Lebensweise in den Griff zu bekommen ist.

Die Ernährung des übergewichtigen oder zu Übergewicht neigenden Kindes muss auf eine **energiereduzierte Mischkost** umgestellt werden, die vollwertige energiearme Nahrungsmittel bevorzugt:

- Lebensmittel mit niedrigem Energie- und hohem Nährstoffgehalt, z. B. Gemüse, Obst, Vollkornprodukte, fettarme Milchprodukte, mageres Fleisch und Fisch.
- Bevorzugung ballaststoffreicher Lebensmittel wie Vollkornprodukte, Gemüse und Obst.
- Maßvoller Konsum von Süßigkeiten, Backwaren, Knabbergebäck.
- Anstatt Limonade und Colagetränke Saftschorlen, Mineralwasser oder ungezuckerte Früchtetees anbieten.
- Auf versteckte Fette achten, z. B. Fertiggerichte, Fast Food, Feinkostprodukte.
- Schonende und fettarme Garverfahren wählen, z. B. Dünsten, Grillen, Garziehen.

Da häufig familiäre Essgewohnheiten an der Entstehung des Übergewichts beteiligt sind, ist eine konsequente Umstellung der Ernährung für die ganze Familie erforderlich. Hierzu bieten die Krankenkassen Ernährungsberatung, Einkaufstraining und Kochkurse speziell für Familien an.
Eine Gewichtsreduktion und das Halten des Gewichts ist nur möglich, wenn im Alltag auf ausreichende Bewegung geachtet wird. Förderlich ist, wenn sich die ganze Familie bei den sportlichen Aktivitäten beteiligt, z. B. Radfahren, Ballspielen, Schwimmen, Wandern. Hilfreich ist die Anmeldung in einem Sport- oder Schwimmverein. Das Kind sollte selbst wählen, welche Sportart ihm gefällt.

Bei ausgeprägtem Übergewicht (Adipositas) muss das Kind einem Arzt vorgestellt werden, um organische Störungen als Ursache ausschließen zu können. Mit ihm sollten alle weiteren Maßnahmen abgestimmt werden.
Bei **Adipositas** kann als Einstieg eine Kur in einer Spezialklinik helfen. Neben einer gesunden Ernährung wird das Kind psychotherapeutisch betreut und in seiner Persönlichkeit stabilisiert. Durch Bewegung erfährt das Kind ein positives Verhältnis zu seinem Körper und baut Ängste und Hemmungen ab.

## Aufgaben

1. Wie nehmen Sie das durchschnittliche Gewicht der heutigen Kinder wahr?
2. Sammeln Sie Fragen, die Sie noch zum Thema haben.
3. Ermitteln Sie Ihren persönlichen BMI.

## *Exkurs:*

### Essstörungen sind Symptome einer Erkrankung

Monika ist schon immer etwas fülliger gewesen. In der Schulzeit hat sie mit ihren Freundinnen zur coolen Clique gehört, die lustigen vier waren der Mittelpunkt der Klasse. Es ärgerte diese schon immer, dass sie nicht so figurbetonte Kleidung wie ihre Freundinnen tragen konnte. Wenn sie die Probleme mit ihrer Mutter besprechen wollte, so antwortete diese meist, dass es doch süß sei, wenn ein Mädchen ein paar Pfunde mehr hätte. Monikas Mutter hatte genug mit sich selbst zu tun, die Beziehung zum Vater war schon seit Längerem schwierig.
Nach dem zehnten Schuljahr hat Monika eine Ausbildung zur Einzelhandelskauffrau in einer anderen Stadt angefangen. Neue Freundschaften aufzubauen, fiel ihr jedoch schwerer als erwartet. Sie ist abends oft allein und fühlt sich einsam, dann chattet sie mit ihren Freundinnen. Ihre beste Freundin Jutta will mit ihrem Freund ein Jahr in Südamerika ein soziales Jahr machen.
Deshalb wollen alle vier in diesem Sommer gemeinsam in den Urlaub fahren. Schon im letzten Jahr war der Urlaub mit den anderen sehr gut. Dass ihre Freundinnen schlanker sind, hat sie am Strand gestört. Wahrscheinlich wird alles besser, wenn sie abnimmt.
Bestimmt ist auch ihr Aussehen Schuld daran, dass sie keinen Freund hat, denkt Monika.
An einem Tag, an dem sich Monika besonders einsam fühlt, beginnt sie eine Diät. Zu Beginn bekommt sie viel positives Feedback: „Du siehst aber gut aus.“ „Hast du abgenommen?“ Das spornt Monika an, nach einiger Zeit denkt sie kaum noch an andere Dinge. Nicht zu essen ist toll, man fühlt sich den anderen überlegen.
Manchmal isst sie in Gesellschaft etwas, um nicht immer die nervigen Kommentare zu hören. Geht dann aber schnell auf die Toilette, um sich zu übergeben.
Nach einem Jahr ist sie viel zu dünn, kann sich nur noch schwer konzentrieren. Eines Morgens bricht sie auf der Arbeit zusammen und wird ins Krankenhaus gefahren. Sie wiegt noch 40 Kilogramm bei einer Größe von 174 cm.
Die behandelnde Ärztin sagt ihr, dass eine Psychologin mit ihr sprechen will.

## Aufgaben

**1** Essstörungen treten in den letzten Jahren immer häufiger auf. Erstellen Sie eine Mind-Map zu den möglichen Ursachen!

**2** Kennen Sie jemanden mit einer Essstörung? Berichten Sie!

Ess-Brech-Sucht (Bulimie) und Magersucht sind die häufigsten Essstörungen.
Bei der **Magersucht** kommt es zu extremen Gewichtsabnahmen, die durch streng kontrollierte und eingeschränkte Nahrungsaufnahme erreicht werden. Die extreme Angst, an Gewicht zuzunehmen, verfolgt die Betroffenen auch noch, wenn sie bereits extrem untergewichtig sind. So hungern sich Magersüchtige teilweise sogar zu Tode.
**Bulimiekranke** wollen schlank sein. Sie sind nicht in der Lage, ihr Essverhalten zu kontrollieren. In unkontrollierten Fressanfällen nehmen sie große Mengen kalorienhaltiger Nahrung zu sich, nach den Essattacken erbrechen sie, nehmen Abführmittel ein, um eine Gewichtszunahme zu verhindern. Oft schämen und ekeln sich die Betroffenen vor sich selbst. Vom äußeren Erscheinungsbild sind Bulimiekranke meist unauffällig.
Das Leben der Betroffenen gerät aus der Balance. Freunde und Bekannte haben oft Probleme, mit der Situation umzugehen. Essstörungen sind Suchterkrankungen mit vielfältigen Ursachen in der Persönlichkeit und im Lebensumfeld der Betroffenen. Vor allem Störungen in der seelischen Entwicklung, familiäre Probleme, soziale Störungen oder biologisch-genetische Faktoren sind zu nennen. Auch der gesellschaftliche Druck, fit, schlank, schön und erfolgreich zu sein, kann eine Rolle spielen. Oft können Kinder ihre Gefühle schlecht ausdrücken und tun dies durch ihre Essstörung. Der kontrollierte Umgang mit Essen gibt ein Gefühl von Sicherheit, welches oft ein Ersatz für fehlende Geborgenheit im familiären und sozialen Umfeld ist.
**Eine Essstörung ist immer multifaktorell bedingt.** Wichtig ist, die Störung als **Erkrankung** zu erkennen, und nicht primär das Essverhalten zu kritisieren, sondern es als ein Symptom für ein tiefer liegendes Problem zu sehen. Nur therapeutische und medizinische Hilfe kann den Betroffenen helfen.

## *Unterrichtsprojekte zum Thema:*

### Projekt: Die eigene Ernährung überprüfen

- Protokollieren Sie Ihr Ernährungsverhalten in einer Woche.
- Tragen Sie Ihre Ergebnisse vor. Decken Sie Ihren Nährstoffbedarf größtenteils ab?
- Suchen Sie sich einen für Sie wichtigen Aspekt aus und halten Sie eine maximal fünfminütige freie Rede dazu.

Erstellen Sie eine **Bildcollage** zu einem Thema, welches Sie interessiert, z. B.:

- *Schlanksein – die Diktatur unserer Zeit*
- *Männer müssen stark, Frauen schlank sein*

Entwickeln Sie ein **Planspiel** zu dem Thema. Spielen Sie ein Treffen einer Selbsthilfegruppe nach.
Mögliche Teilnehmer: Eltern, mehrere Betroffene mit unterschiedlichen Essstörungen, Mediziner, Psychologen und ein Gruppenleiter.
Denken Sie daran, möglichst eindeutig Position zu beziehen.

Suchen Sie im Internet nach Pro-Anorexie-Seiten und nehmen Sie dazu Stellung.

## 6.3 Diabetes mellitus

Sabine, 9 Jahre, ist Typ-I-Diabetikerin. Als sie 6 Jahre war, fiel ihrer Mutter auf, dass etwas nicht stimmte. Sie war immer durstig und musste ständig zur Toilette. In der Schule schlief sie oft ein. Manchmal roch sie aus dem Mund – wie Nagellackentferner. Ein Besuch beim Arzt ergab die Diagnose Diabetes Typ I. Danach änderte sich der Alltag völlig. Die Ernährung wurde umgestellt – Weißmehlprodukte und Zucker im Essen wurden reduziert, Gemüse, Salate kamen mehr auf den Tisch. Sabine muss täglich Insulin spritzen. In einer Diabetikerschulung lernte sie gemeinsam mit ihren Eltern, ihren Alltag neu zu organisieren.
Ernährungsfehler spürt Sabine sofort – ihr Blutzuckerspiegel steigt dann in die Höhe und sie fühlt sich nur noch schlecht. Wenn man sie sieht, glaubt man nicht, dass sie krank ist. Sie wirkt „kerngesund" und ist ein lebhaftes Mädchen. Sabine weiß, dass sie ihren Diabetes nicht mehr los wird, aber sie hat gelernt, mit ihm zu leben.

### Aufgaben

1. Tauschen Sie sich in der Klasse aus: Was wissen Sie über Diabetes mellitus (Zuckerkrankheit)?
2. Informieren Sie sich über die Krankheit Diabetes mellitus und erarbeiten Sie in Arbeitsgruppen verschiedene Lernstationen (Informationen und Aufgaben), z. B. zu:
   - Krankheitsentstehung/Ursachen
   - Behandlung/Ernährung
   - Spätschäden bei Diabetes mellitus
   - Diabetes mellitus bei Kindern und Jugendlichen

In Deutschland waren 2010 ca. 15 000 Kinder und Jugendliche im Alter bis zu 14 Jahren an Diabetes mellitus Typ I erkrankt. Jährlich werden etwa 2100 Neuerkrankungen registriert. Die Bauchspeicheldrüse des Diabetikers produziert zu wenig oder gar kein Insulin. Mithilfe des Insulins werden die mit der Nahrung aufgenommenen und in das Blut gelangten Kohlenhydrate (Blutzucker in Form von Glucose) in die Körperzellen aufgenommen und verwertet (als Brennstoff für die Energiegewinnung oder als Glucosespeicher in den Leber- und Muskelzellen). Bei Insulinmangel ist der Zuckerstoffwechsel gestört. Es kommt zu ausgeprägten Krankheitssymptomen:

- Häufiges Wasserlassen (Polyurie)
- Starker Durst
- Müdigkeit und Leistungsminderung
- Gewichtsverlust
- Schlecht heilende Wunden, Juckreiz

Der Blutzuckerspiegel ist erhöht (Normalwert: 80–120 mg/dl) und es kommt zu einer Überzuckerung (**Hyperglykämie**). Ab 180 mg/dl Blutglucose wird Glucose über den Urin ausgeschieden.

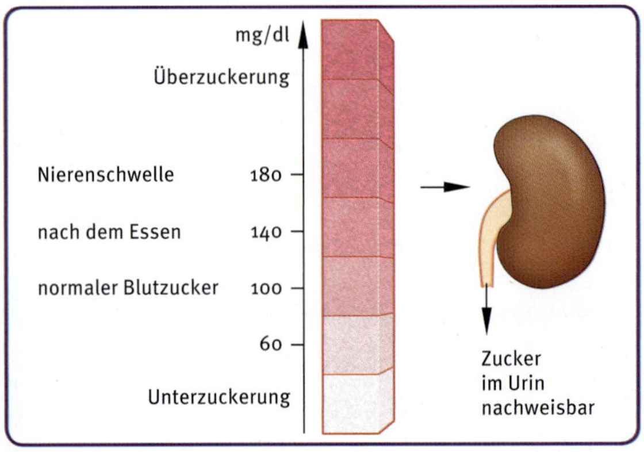

*Blutzuckerspiegel*

Der **Zuckerbelastungstest** und andere Laborbefunde wie **Harnzucker** oder **Aceton im Urin** bestätigen die Diagnose Diabetes mellitus.

Die zwei Hauptformen des Diabetes sind:
- Typ-I-Diabetes (früher: Jugenddiabetes)
- Typ-II-Diabetes (früher: Altersdiabetes)

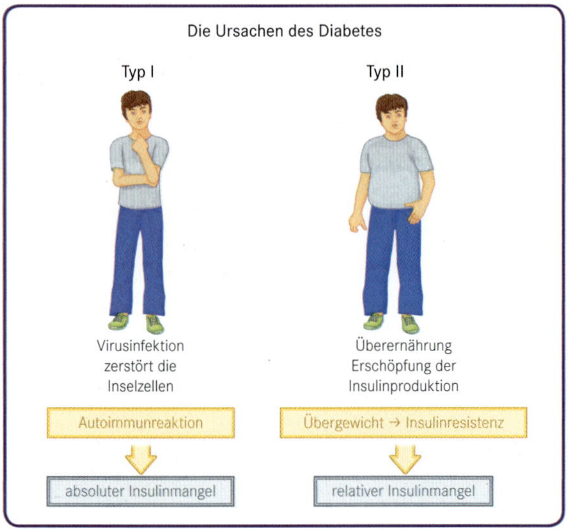

*Diabetes-Typen*

**Typ-I-Diabetes** tritt oft schon bei Kindern und Jugendlichen auf. Die Insulin bildenden Zellen sind zerstört und produzieren kein Insulin mehr. Es liegt lebenslang ein **absoluter Insulinmangel** vor, der nur durch regelmäßiges Spritzen von Insulin ersetzt werden kann. Der Typ-I-Diabetiker ist insulinpflichtig. Autoimmunbedingte Vorgänge im Körper (evtl. nach Virusinfektionen) können bei genetisch disponierten Personen einen Diabetes Typ I auslösen.

**Typ-II-Diabetes** betrifft nicht nur ältere Menschen, sondern auch zunehmend übergewichtige Jugendliche und sogar Kinder. Durch Überernährung, Übergewicht und fehlende körperliche Aktivität reagieren die Gewebe weniger auf das Insulin. Die Bauchspeicheldrüse muss ständig vermehrt Insulin bilden, um den Blutzucker normal zu halten. Die Insulin produzierenden Zellen ermüden. Die ausgeschüttete Insulinmenge ist im Verhältnis zum Blutzuckerspiegel zu gering, **relativer Insulinmangel**. Der Typ-II-Diabetes lässt sich durch Diät und Gewichtsreduktion behandeln. Auf Insulin kann meist verzichtet werden.

Viele Diabetiker wissen nichts von ihrer Krankheit. Oft wird sie erst durch das Auftreten des diabetischen Komas bemerkt. Das **diabetische Koma** ist eine lebensgefährliche Stoffwechselentgleisung mit hohen Blutzuckerwerten (bis 1000 mg/dl), die durch falsche Ernährung, Unterdosierung von Insulin und Infektionen ausgelöst wird. Der stark erhöhte Blutzucker führt zu einer **Dehydration** (Wasserentzug) der Nervenzellen. Da den Zellen keine Glucose zur Verfügung steht, wird Fett zur Energiegewinnung abgebaut. Dadurch reichert sich im Blut schädliches Aceton an, was zu Erbrechen, Blutdruckabfall und Bewusstlosigkeit führen kann.

## Die Diabetes-Behandlung

Nach der Diagnose erfolgt die Ersteinstellung und Schulung in einer Klinik mit dem Ziel, die Diabetiker und ihre Familien für ein „normales Leben" fit zu machen.
Regelmäßige Blutzuckerkontrolle, vollwertige, an den Diabetes angepasste Ernährung, Bewegung und Medikamente ermöglichen eine gute Blutzuckereinstellung.

| Unterzuckerung (< 50 mg %) | Überzuckerung (> 140 mg %) |
|---|---|
| **Ursachen:** Kohlenhydratverzehr ist in Relation zur Insulindosis/Tablettendosis und zur körperlichen Aktivität zu niedrig, Alkoholgenuss | **Ursachen:** Verzehr zuckerreicher Lebensmittel; zu niedrige Insulin-/Tablettendosis, Infektionen, Stress |
| **Symptome:** Schweißausbruch, Unruhe, Heißhunger, Zittrigkeit, weiche Knie, Ohnmacht treten sofort auf. | **Symptome:** Durst, trockene Haut, vermehrter Harndrang, Apathie, Übelkeit, Bewusstlosigkeit treten langsam auf. |
| **Erste Hilfe:** Traubenzucker, Apfelsaft, Arzt rufen | **Erste Hilfe:** Insulin, Flüssigkeitszufuhr, Arzt rufen |

Regelmäßige **Kontrolle** des **Blutzuckers** mehrmals am Tag kann der Diabetiker selbst durchführen (Teststäbchen). Anhand der Messwerte kann er seinen Blutzucker überprüfen und die Insulindosis und Kohlenhydratzufuhr an den Stoffwechselbedarf anpassen.

Die **Ernährung des Diabetikers** ist eine vollwertige Mischkost, die auf Zucker oder Honig und damit gesüßte Lebensmittel weitgehend verzichtet. Vollkornprodukte, Gemüse und Salate werden empfohlen.

Die Kohlenhydrate in der Nahrung erhöhen den Blutzuckerspiegel. Der Diabetiker sollte daher wissen, welche Menge anrechenbarer Kohlenhydrate seine Kost enthält. Die Kohlenhydratmenge wird in **Kohlenhydrateinheiten** (KE), selten in der alten **Broteinheit** (BE) berechnet.
**1 KE = 10 g Kohlenhydrate** oder 1 BE = 12 g Kohlenhydrate
So kann er entsprechend der zugeführten Kohlenhydratmenge seine blutzuckersenkenden Medikamente richtig dosieren.

| Kohlenhydrataustauschtabelle |
|---|
| Diese Nahrungsmengen entsprechen 1 BE |
| 20 g Haferflocken |
| 50–60 g Nudeln, Spaghetti, gekocht |
| 250 g Joghurt, 3,5 % Fett |
| 250 g Dickmilch, 1,5 % Fett |
| 25 g Brötchen |
| 20 g Knäckebrot |
| 30 g Roggenbrot (Schwarzbrot) |
| 30 g Weizenvollkornbrot |

Sechs bis sieben kleinere Mahlzeiten anstatt drei großer ermöglichen eine gleichmäßige Kohlenhydrataufnahme, die starke Blutzuckerschwankungen vermeidet. Viele Salate und Gemüsesorten können in beliebiger Menge verzehrt werden. Sie sind in der **„Freien Liste"** aufgeführt.

### Medikamente

Der Typ-I-Diabetiker erhält **Insulin**. Die Insulindosis wird auf die Kohlenhydratzufuhr abgestimmt.

**Typ-I-Diabetiker** spritzen mehrmals täglich (Basis-Bolus-Prinzip), letztlich hängt dies aber vom Alter des Kindes etc. ab. Die meisten Insulinpräparate werden ca. 30 Minuten vor der Mahlzeit gespritzt.

**Typ-II-Diabetiker** sind i. d. R. übergewichtig und müssen ihr Gewicht reduzieren. Meist nehmen sie Tabletten (regen die Insulinproduktion an) ein.

> Diabetiker sollten einen **Diabetikerausweis** mit ihrem Namen und ihrer Adresse sowie der Adresse des behandelnden Arztes und Traubenzucker bei sich tragen.

### Bewegung

Regelmäßige Bewegung senkt den Insulinbedarf. Die sportlichen Aktivitäten dürfen nicht zu einer körperlichen Erschöpfung führen, da sonst die Gefahr einer **Unterzuckerung** (Hypoglykämie: Blutglucose < 50 mg/dl) besteht.

Bei sportlichen Aktivitäten kann eine **Hypoglykämie** auftreten. Bei den ersten Anzeichen, vgl. Tab., muss das Kind sofort Kohlenhydrate, z. B. Traubenzucker, Apfelsaft oder Schokolade, zu sich nehmen.

Diabetische Kinder können meist ohne große Einschränkungen am alltäglichen Leben teilnehmen. Sie sollten früh lernen, eigenverantwortlich mit ihrer Krankheit umzugehen. Sechsjährige können bereits die Spritztechnik erlernen, Schulkinder mit Austauschtabellen und Schnelltests vertraut gemacht werden. Ein konsequenter und liebevoller Umgang der Eltern und Erzieher hilft den Kindern, die Krankheit zu akzeptieren und zu bewältigen.

Nur eine frühzeitige konsequente Diabetes-Behandlung vermeidet **diabetische Spätschäden**, z.B. Netzhaut-, Nierenschäden, Durchblutungsstörungen.

### Aufgaben

1. Ein an Diabetes erkrankter Schüler der offenen Ganztagsgrundschule zeigt nach dem Mittagessen Symptome einer Überzuckerung: Vermehrter Harndrang, starker Durst, Müdigkeit und Azetongeruch in der Ausatmung. Was ist zu tun?
2. Informieren Sie sich bei betroffenen Eltern über den Alltag (Freizeit, Essen, Medikamente etc.) mit einem diabeteskranken Kind. Berichten Sie.
3. Beschaffen Sie Zuckeraustauschtabellen und stellen Sie ein Frühstück (3 BE) und eine Zwischenmahlzeit (2 BE) zusammen.
4. Der Diabetes Typ II („Altersdiabetes") tritt heute zunehmend schon bei Kindern auf. Überlegen Sie Gründe für diese Zunahme.
5. Schreiben Sie (jeder) ein wichtiges Stichwort dieses Kapitels auf einen Zettel. Danach zieht jeder Schüler einen Zettel und erklärt den genannten Begriff.
6. Ein Kind in der Einrichtung zittert, schwitzt und ist sehr blass. Sie wissen, dass es an Diabetes Typ I erkrankt ist. Welche Maßnahmen ergreifen Sie?

## 6.4 Mukoviszidose

Inga, 6 Jahre, leidet an der unheilbaren Erbkrankheit Mukoviszidose. Sie hustet ständig und hat starke Verdauungsprobleme. Täglich inhaliert sie mehrmals Antibiotika und Kochsalzlösung. Krankengymnastik und Atemübungen lösen den zähen Schleim in der Lunge und verhindern, dass sie eine Lungenentzündung bekommt. Vor dem Kindergarten hat sie schon eine Stunde Atemübungen und Inhalationen hinter sich. Um ihr Essen verdauen zu können, nimmt sie Tabletten ein. Für Inga ist dieser Ablauf normal, sie kennt nichts anderes.

**Mukoviszidose** stellt die häufigste angeborene Stoffwechselkrankheit dar (1 Fall auf 2500 Geburten). Die Krankheit ist nicht heilbar und besteht von Geburt an, sie wird aber oft erst später erkannt. Eine pränatale Diagnose ist möglich. Etwa 5 % der Deutschen trägt die genetische Anlage der Mukoviszidose in sich. Der Gendefekt führt aber nur dann zu einer Krankheit, wenn beide Elternteile diese Anlage vererben (autosomal-rezessive Vererbung).

Die Sekrete aller Körperdrüsen, vor allem der Bronchien, Bauchspeicheldrüse und der Leber, sondern einen zähen Schleim ab, der die Drüsengänge verstopft und schließlich zu einer Zerstörung der Organe führt. Die Bronchien sind mit zähem Schleim verstopft, der zu Atemproblemen, quälendem Husten und einer immer wiederkehrenden **Bronchitis** führt. Nicht abgehusteter Schleim ist ein idealer Nährboden für Krankheitskeime, chronische Nasennebenhöhlenentzündung, Bronchitis und **Lungenentzündung** treten auf.
Der Befall der Bauchspeicheldrüse führt zu **Verdauungsstörungen** mit kolikartigen Bauchschmerzen, Blähungen und Durchfällen, die zu einer Mangelversorgung des Körpers führen. Trotz guten Appetits und Heißhungeranfällen kommt es zu Abmagerung und Minderwuchs.

Kinder mit Mukoviszidose müssen ständig ärztlich beobachtet und betreut werden. Sie müssen lernen, mit der Krankheit umzugehen. Krankengymnastik, Inhalationen und Medikamente gehören zu ihrem Alltag. **Inhalieren** erweitert die Bronchien, der Schleim kann leichter abgehustet werden. Die **Atemtherapie** ermöglicht, dass zäher Schleim aus der Lunge entfernt wird, und beugt einer Lungenentzündung vor. Frühzeitig eingenommene Antibiotika beugen bakteriellen Infektionen vor.

**Betroffene Kinder benötigen einen besonderen Schutz** vor Infektionskrankheiten, wie Masern oder Grippe (impfen lassen!). Diese können den Zustand des Kindes erheblich verschlechtern und sogar tödlich sein.
Die Ernährung sollte eiweiß- und energiereich und mit Vitaminen und Mineralstoffen ergänzt sein.

### Aufgaben

1. Tauschen Sie sich aus, welche anderen Stoffwechselerkrankungen es noch gibt. Jeder Schüler erstellt für eine Krankheit eine Folie mit wichtigen Informationen und stellt diese der Klasse vor.
2. Erstellen Sie eine Lernkartei zum Kapitel „Stoffwechsel".
3. Sehen Sie sich gemeinsam den Film „Lorenzos Öl" an, in dem ein Junge an Mukoviszidose erkrankt ist, und besprechen Sie ihn im Anschluss daran.
4. Informieren Sie sich über die Arbeit des Vereins „Mukoviszidose". Organisieren Sie in Ihrer Schule eine Aktion „Mukoviszidose", vgl. S. 218 „Schutzengel-Lauf".

# 7 Allergische Erkrankungen

Mia, 5 Jahre, hat eine Nahrungsmittelallergie und weiß, dass sie auf Nüsse allergisch reagiert. Mias Mutter beachtet dies bei der Nahrungszubereitung. Als sie Mia eines Tages aus dem Kindergarten abholt, juckt ihre schon gerötete Haut und es bilden sich Quaddeln. Mia berichtet, dass ein Kind im Kindergarten einen Gugelhupf als Geburtstagskuchen bekommen und diesen mit allen Kindern zusammen gegessen hätte. „Aber es war doch nur ein Gugelhupf, keiner hat was von einem Nusskuchen gesagt", sagt Mia empört zu ihrer Mutter.

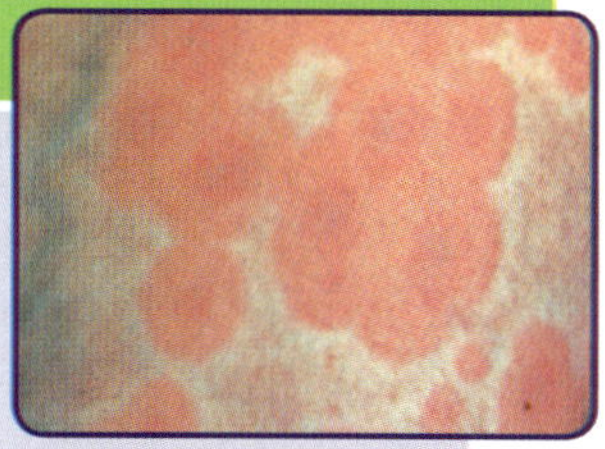

*Quaddelbildung*

### Aufgaben

**1** Erfragen Sie in Ihrer Klasse/Einrichtung, welche Allergien auslösenden Stoffe bekannt sind. Wie äußern sich die Allergien? Welche Auswirkungen haben sie auf den Alltag der Betroffenen? Halten Sie die Ergebnisse schriftlich fest.

**2** Erstellen Sie in Gruppenarbeit eine Liste aller Lebensmittel, die Nüsse oder Spuren von Nüssen enthalten. Welche Auswirkungen hätte diese Allergie für Sie?

## 7.1 Grundlagen allergischer Reaktionen

Eine **Allergie**, „Überempfindlichkeit", ist eine übersteigerte Reaktion des Immunsystems.

Die Abwehrreaktion richtet sich dabei nicht gegen eingedrungene Krankheitserreger, sondern gegen eigentlich harmlose Stoffe aus der Umwelt, die sogenannten **Allergene**. Grundsätzlich kann jede Substanz zum Auslöser einer Allergie werden. Von Bedeutung sind Inhalations- (z. B. Blütenpollen, Hausstaub), Nahrungsmittel- (z. B. Kuhmilch, Hühnereiweiß), Kontaktallergene (Nickel, Silber) und Allergene in Medikamenten.

In den letzten Jahren haben Allergien deutlich zugenommen, immer mehr Kinder sind betroffen. Der Anstieg von Gift- und Fremdstoffen in der Umwelt, aber auch veränderte Ernährungs- und Lebensgewohnheiten (Hygiene, medizinischer Fortschritt) können Ursache dafür sein. Stadtkinder leiden etwa 15-mal häufiger an Allergien als Kinder, die auf dem Land aufwachsen und früh dem Einfluss von z. B. Baum-, Gras- und Getreidepollen oder Tierhaaren ausgesetzt sind.

Die Allergiebereitschaft wird oft vererbt, prinzipiell kann jeder zum Allergiker werden.

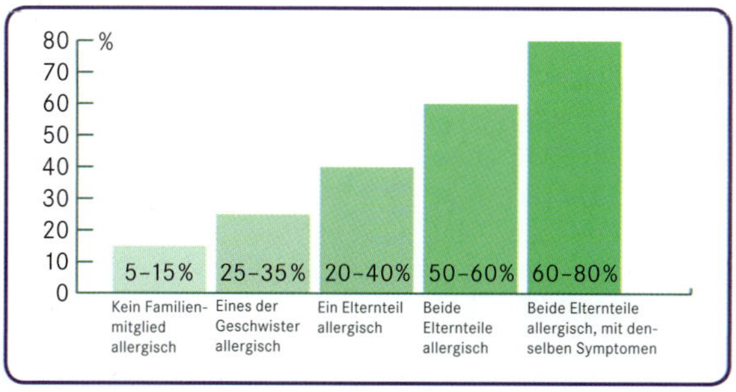


*Die Allergiebereitschaft wird von der familiären Konstellation beeinflusst*

Das Immunsystem wehrt sich normalerweise nur gegen Krankheitserreger oder Giftstoffe mit der Bildung spezifischer Abwehrzellen und Antikörper. Diese machen die eingedrungenen Fremdstoffe unschädlich – der Körper wird **immunisiert** und erkrankt bei einem weiteren Kontakt mit dem Krankheitserreger nicht mehr (vgl. Kap. 5.1.3). Entzündliche Reaktionen, wie der verstärkte Übertritt weißer Blutkörperchen in die Gewebe, unterstützen die Abwehr. **Histamin**, welches von den Mastzellen ausgeschüttet wird, macht die Wände der Blutgefäße dafür durchlässiger. Als Folge kommt es zu einer Ansammlung von Gewebsflüssigkeit (Schwellung) und zu einer Rötung der Haut.

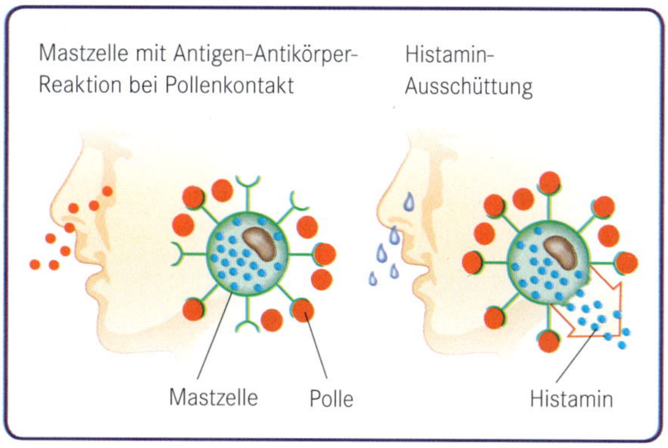


*Verlauf einer allergischen Reaktion*

Bei einer Allergie laufen durch eine Fehlregulation und überschießende Abwehr des Immunsystems dieselben Reaktionen ab. So führt z. B. bei einer Allergie gegen Haselnusspollen der erste Kontakt mit dem Allergen zur Bildung **spezifischer Antikörper (IgE)**, die sich auf die Oberfläche der Mastzellen setzen. Diese sind mit Histamin gefüllt. Bei einem erneuten Kontakt mit dem Allergen kommt es zu einer allergischen Reaktion. Dabei wird das Allergen an die spezifischen Antikörper gebunden. Durch diese Antigen-Antikörper-Reaktion platzen die Mastzellen und setzen Histamin frei, das die typischen allergischen Symptome auslöst.

Die Symptome von allergischen Reaktionen sind unterschiedlich. An der Haut als juckender Hautauschlag, die Atemwege sind durch Heuschnupfen oder Bronchialasthma mit starken Atembeschwerden beeinträchtigt, im Magen-Darm-Trakt können Erbrechen, Durchfall und krampfartige Bauchschmerzen auftreten.

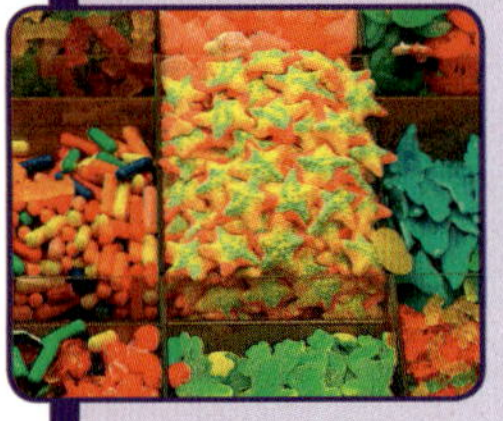

Thomas kommt vom Kindergeburtstag. Es gab grüne Brause und viele Süßigkeiten. Kurze Zeit später ringt er nach Luft und hat Atemnot. Seine Haut ist mit großen, juckenden Quaddeln übersät.

**Aufgabe**

- Recherchieren Sie künstliche Lebensmittelzusatzstoffe und ihr mögliches allergenes Risiko.

## 7.2 Nahrungsmittelallergien und -unverträglichkeiten

Etwa 10 Prozent der Bundesbürger haben eine Nahrungsmittelallergie. Sie reagieren auf den Verzehr bestimmter Lebensmittel oder darin enthaltene Zusatzstoffe mit Überempfindlichkeitsreaktionen. Prinzipiell können alle möglichen Nahrungsmittel oder Nahrungsbestandteile eine Allergie verursachen. An der Spitze stehen: Kuhmilch, Hühnereier, Zitrusfrüchte, Nüsse, Sojaprodukte sowie in der Nahrung enthaltene Farb- oder Konservierungsstoffe.

Nahrungsmittelallergien äußern sich häufig an der Haut (Juckreiz und Hautausschlag), gefolgt von den Atemwegen (Fließschnupfen, Asthma) und dem Magen-Darm-Trakt (Durchfall, Erbrechen, Blähungen, Bauchschmerzen).

Im Säuglings- und Kleinkindalter steht die Kuhmilchallergie (gegen Lactalbumin und Casein), gefolgt von der Hühnereiweißallergie im Vordergrund. Die betroffenen Kinder sind leicht reizbar und weinen häufiger. Sie haben Durchfall und müssen oft erbrechen. Die Symptome verschwinden, wenn sie keine Kuhmilch mehr erhalten. Bei etwa jedem zweiten Kind bilden sich beide Allergien zurück, wenn diese Lebensmittel zwei bis drei Jahre konsequent gemieden werden. Milch- und Hühnereiweiß werden dann wieder vertragen.

Pseudoallergien kommen vor allem bei Nahrungsmitteln und Medikamenten vor und können schon bei der Ersteinnahme ohne vorausgegangene Sensibilisierung auftreten.

**Nahrungsmittel-Pseudoallergien** haben die gleichen körperlichen Symptome wie eine Allergie. Hier werden keine IgE-Antikörper gebildet, sondern bestimmte Lebensmittelinhaltsstoffe setzen direkt das Histamin frei.

Zu den Nahrungsmitteln, die eine Pseudoallergie auslösen können, zählen:

**1. Nahrungsmittel mit hohem Histamin-Gehalt**

- Lang gereifte Käsesorten, z. B. Emmentaler, Parmesan, Roquefort, Cheddar
- Wurstwaren mit längerer Reifungszeit, z. B. Salami, Räucherschinken, Zervelatwurst
- Milchsaure Gemüse, z. B. Sauerkraut
- Thunfisch-, Makrelen-, Brathering-, Sardellenkonserven, Meeresfrüchte
- Rotwein, Bier
- Sojaprodukte

**2. Nahrungsmittel mit mittlerem Gehalt an Histamin freisetzenden Stoffen**

- Hühnereiweiß (Eiklar), Wurstwaren, Fisch, Schweinefleisch
- Erdbeeren, Ananas, Zitrusfrüchte
- Tomaten, Hülsenfrüchte, Spinat

**Nahrungsmittelunverträglichkeiten** (Nahrungsmittelintoleranz) entstehen z. B. durch Mangel oder Defekte bestimmter Verdauungsenzyme. Bestimmte Lebensmittel führen zu schweren Verdauungsstörungen.

Der Verzehr bestimmter Nahrungsmittel ruft Krankheitssymptome hervor, ohne dass eine Allergie besteht. Die Unverträglichkeit kann sich gegen Nahrungskohlenhydrate (z. B. Fructose-, Laktose-Intoleranz), Proteine (z. B. Zöliakie) und Fette richten. So fehlt bei der **Laktose-Intoleranz** das Enzym Lactase, das beim Gesunden bei der Verdauung den Milchzucker (Laktose) aufspaltet und für den Stoffwechsel verwertbar macht. Nach dem Verzehr von Milchprodukten kommt es bei den Betroffenen zu Durchfall und Blähungen. Bei der **Zöliakie** (Sprue) wird das Getreideeiweiß Gluten (in Weizen, Dinkel, Hafer, Gerste, Roggen) nicht vertragen. Das Gluten schädigt die Darmschleimhaut, es kommt zu Durchfällen und zu einer Unterversorgung mit wichtigen Nährstoffen. Beim Säugling tritt die Sprue oft nach dem Verzehr des ersten Getreidebreis auf. Glutenhaltige Breie sollten erst nach dem 5. Lebensmonat gereicht werden.

Bei Allergien, Unverträglichkeiten müssen die allergieauslösenden Nahrungsmittel gemieden werden.

Um genau zu wissen, welche Lebensmittel oder Lebensmittelzusatzstoffe eine Überempfindlichkeitsreaktion auslösen, wird oft eine **Eliminationsdiät** durchgeführt. Dabei darf der Allergiker zunächst nur wenige Grundnahrungsmittel, die nicht allergieverdächtig sind, essen. Verschwinden dabei die Überempfindlichkeitssymptome, weiß man, welche Lebensmittel vertragen werden. Danach werden nach und nach weitere Lebensmittel mit in den Kostplan aufgenommen und dabei die Reaktion des Allergikers genau beobachtet und dokumentiert. Treten keine Beschwerden auf, werden weitere Lebensmittel überprüft und so die Auswahl für den Speiseplan erweitert.

## 7.3 Asthma (Bronchialasthma)

**Schätzungsweise 300 Millionen Menschen weltweit haben Asthma**

Nach einem Bericht der World Allergy Organization (WAO) haben allergische Erkrankungen während der vergangenen 20 bis 30 Jahre deutlich zugenommen; dieser Trend bleibt.

Das Problem laut Experten: „Vom Beginn der ersten allergischen Reaktion bis zur endgültigen Diagnose dauert es oft mehrere Jahre. In der Zwischenzeit kann sich die Situation für den Betroffenen dramatisch verschlechtert haben." Man rechnet, dass etwa ein Drittel der Personen mit Heuschnupfen später auch an allergischem Asthma erkrankt. Eine wirkungsvolle Therapie – speziell eine Immuntherapie („Allergie-Impfung") – kann diesen „Etagenwechsel" der Allergie von der Nase oder der Augenbindehaut in die Lunge verhindern.
Eine frühzeitige und konsequente Behandlung ist für den Verlauf der Allergie und den Heilungsprozess besonders wichtig.

### Aufgabe

- Informieren Sie sich über Möglichkeiten der Diagnose und Behandlung bei Asthma und Heuschnupfen.

Asthma ist eine der häufigsten chronischen Erkrankungen im Kindesalter, jedes 10. Kind in Deutschland ist davon betroffen. Der Asthma-Anfall führt zu einer Verkrampfung der kleinen Bronchien in der Lunge und zu einer Schwellung der Bronchialschleimhaut, die chronisch entzündet ist und vermehrt einen zähen Schleim bildet. Dadurch werden die Bronchien stark verengt, wodurch besonders die Ausatmung erschwert ist. Ein Teil der eingeatmeten Luft bleibt in der Lunge, was zu einer Überblähung der Lungenbläschen führt. Die Atmung ist keuchend, die Kinder sitzen aufrecht und ringen nach Luft, sie haben Angst und sind unruhig. Beim Ein- und Ausatmen können pfeifende Geräusche auftreten. Manchmal husten die Kinder zähen Schleim. Die Asthmaanfälle können in Abständen von Tagen, Wochen, Monaten auftreten. Zwischen den Anfällen sind die Betroffenen meist beschwerdefrei.

Asthma ist oft eine Überempfindlichkeitsreaktion gegen bestimmte, meist eingeatmete Stoffe. Aber auch Kälte, Anstrengung und Infektionen können Asthmaanfälle auslösen. Bei kleinen Kindern kommt vor allem **Infektasthma** vor, bei Schulkindern **allergisches Asthma**.

Am häufigsten kommen Pollen von Gräsern oder Blüten, Tierhaare, Schimmelpilze, Bettfedern oder Hausstaub (Hausstaubmilben) als Reizstoffe in Betracht.

Seelische Belastungen, körperliche Anstrengungen oder Schleimhautreizung der Atemwege (z. B. durch kalte oder feucht-neblige Luft, Luftverunreinigung, Zigarettenrauch) können bei einem Asthmakranken einen Anfall auslösen. Seelische Einflüsse spielen besonders bei asthmatischen Kindern eine entscheidende Rolle, Ängste, Konflikte und Spannungen verstärken die Anfallsbereitschaft. Da jeder Anfall erhöhte Furcht vor einem weiteren erzeugt, stehen die Kinder oft ständig unter Angst – diese Anspannung beschwört geradezu einen neuen Anfall herauf. Bei einem Anfall sollten die Eltern und Erzieher beruhigend auf das Kind einwirken. Sie können z. B. gemeinsam mit dem Kind ruhig und langsam atmen und dadurch das Kind unterstützen.

Verwöhnen und übertriebenes Bemuttern verstärken die seelische Fehlhaltung des Kindes. Die Kinder sollten eine möglichst normale Alltagsgestaltung erfahren, die sinnvoll an ihre gesundheitlichen Einschränkungen angepasst ist.

Bei der Behandlung sind neben ärztlich verordneten Medikamenten, z. B. Asthmaspray, Atemgymnastik, Klimakuren (reizstoffarmes Klima an der Nordsee oder im Hochgebirge), ggf. Allergiebehandlung, von Bedeutung und werden je nach Ursache, Alter und Krankheitsverlauf angepasst. Das Erlernen einer beherrschten ruhigen Ausatmung ist wichtig (z. B. Seifenblasenspiel). Im Asthmaanfall wird das Kind beruhigt. Es sollte ruhig atmen und möglichst tief ausatmen. Das Kind wird mit aufrechtem Oberkörper gelagert, beengende Kleidung entfernt und für Frischluft gesorgt. Gegebenenfalls muss der Arzt aufgesucht oder der Notarzt gerufen werden.

Oft bessert sich das Asthma mit der Pubertät.

## 7.4 Heuschnupfen (Rhinitis)

Etwa 400 Millionen Menschen leiden weltweit unter Heuschnupfen (Rhinitis). Die allergische Reaktion richtet sich insbesondere gegen Blütenstaub oder Pollen blühender Gräser und Bäume. Dies erklärt das jahreszeitliche Auftreten besonders in den Monaten März bis Juli.

| Pflanze | F | M | A | M | J | J | A | S |
|---|---|---|---|---|---|---|---|---|
| Erle | ■ | ■ | | | | | | |
| Haselnuss | ■ | ■ | ■ | | | | | |
| Ulme | | ■ | ■ | | | | | |
| Pappel | | ■ | ■ | | | | | |
| Weide | | ■ | ■ | | | | | |
| Ahorn | | ■ | ■ | ■ | | | | |
| Platane | | ■ | ■ | ■ | | | | |
| Eibe | | ■ | ■ | ■ | ■ | | | |
| Walnuss | | | ■ | ■ | ■ | | | |
| Birke | | | ■ | ■ | | | | |
| Esche | | | ■ | ■ | | | | |
| Löwenzahn | | | | ■ | | | | |
| Roggen | | | | ■ | ■ | | | |
| Akazie | | | | ■ | ■ | | | |
| Gräser | | ■ | ■ | ■ | ■ | ■ | ■ | ■ |
| Spitzwegerich | | | | ■ | ■ | ■ | ■ | ■ |
| Nessel | | | | ■ | ■ | ■ | ■ | ■ |
| Eiche | | | | | ■ | | | |
| Gerste | | | | | ■ | | | |
| Holunder | | | | | ■ | ■ | | |
| Linde | | | | | ■ | ■ | ■ | |
| Hafer | | | | | ■ | ■ | | |
| Mais | | | | | | ■ | ■ | |
| Beifuß | | | | | | ■ | ■ | |
| Goldrute | | | | | | | ■ | ■ |

*Pollenflugkalender*

Heuschnupfen beginnt bei Kindern oft im Schulalter. Die Betroffenen leiden unter einem wässrigen Schnupfen mit starkem Niesreiz und entzündeten, tränenden Augen. Das körperliche und seelische Wohlbefinden ist eingeschränkt. Es ist wichtig, frühzeitig einen Arzt aufzusuchen, der die Diagnose stellt und die medikamentöse Therapie einleitet oder ggf. eine Immuntherapie beginnt.

Wichtiger Pfeiler in der **Allergie-Behandlung** ist die **Allergen-Vermeidung**. Pollenallergiker haben es während der Hauptblühzeit „ihrer" Pflanzen schwer, da der Allergenkontakt praktisch nicht vermieden werden kann.

**Hilfe, die Pollen kommen! Hier einige Tipps:**

- Mittags Aufenthalte im Freien vermeiden, Sport und Spiel abends durchführen (niedrige Pollenkonzentration in der Luft)
- Eher bei Regen im Freien aufhalten
- Tageskleidung nicht im Schlafzimmer ablegen
- Blühende Pflanzen in der Wohnung vermeiden
- Haare täglich waschen
- Schlafräume erst abends lüften
- Vorsicht bei Genuss von Honig und Kräutertee

In der Nasenschleimhaut kommt es bei Heuschnupfen zu entzündlichen Veränderungen. Mit entzündungshemmenden Nasensprays, z.B. mit **Antihistaminikum** (vermindern die schädigende Wirkung des Histamins auf die Nasenschleimhaut und damit die Allergiesymptome) oder mit **Cortison**, kann die Entzündung unterbrochen werden. Die Medikamente müssen regelmäßig in der vom Arzt verordneten Dosierung angewendet werden. Damit die Behandlung erfolgreich ist, muss sie rechtzeitig vor Beginn der „gefährlichen" Blühperiode begonnen und in der entsprechenden Pollensaison fortgeführt werden.
Abschwellende Nasensprays wirken nicht gegen die allergische Reaktion, sie verbessern nur kurzfristig die Naseschwellung. Bei mehrwöchiger Anwendung schädigen sie die Nasenschleimhaut und verlieren an Wirkung.

Viele Heuschnupfenpatienten erhalten eine **spezifische Immuntherapie** (Desensibilisierung = unempfindlich machen), um das „fehlgesteuerte" Immunsystem umzuerziehen. Hierbei werden, wenn die auslösenden Allergene genau bekannt sind (Anamnese des Arztes, Haut- und Bluttests), kleinste Mengen des auslösenden Allergens mehrfach über einen Zeitraum von zwei bis drei Jahren in steigender Dosierung unter die Haut injiziert. Die Behandlung verbessert die allergischen Symptome des Heuschnupfens und vermeidet ein allergisches Asthma.

Eltern sollten den Urlaub mit ihren heuschnupfenkranken Kindern am Meer oder im Hochgebirge verbringen, die Symptome bessern sich dort meist vorübergehend.

**Aufgabe**

- Erstellen Sie für Kinder mit Heuschnupfen/Asthma Regeln zum Verhalten im Außenbereich. Beziehen Sie dabei das pädagogische Dreieck (Erzieher-Eltern-Kind) mit ein.

## 7.5 Neurodermitis

Die Neurodermitis (atopische Dermatitis, endogenes Ekzem) ist eine chronisch verlaufende entzündliche Erkrankung der Haut.

Die überempfindliche, meist sehr trockene Haut reagiert mit Juckreiz und Entzündungen (Ekzem), besonders im Bereich von Gesicht, Hals, Händen und Gelenkbeugen. Rötung, Schuppenbildung, Hautverdickung und Juckreiz sind Merkmale der Neurodermitis. Die

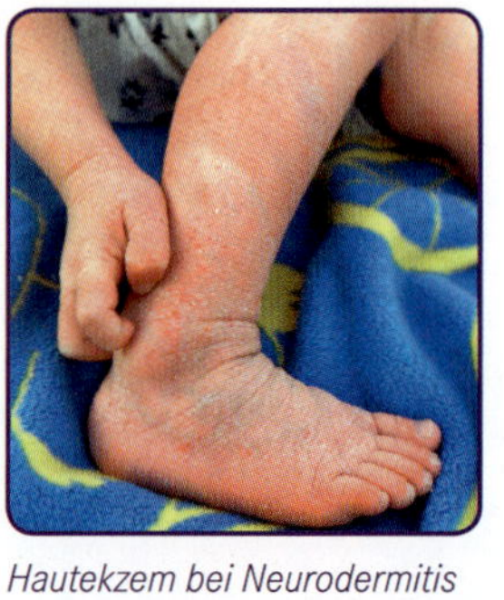

*Hautekzem bei Neurodermitis*

Betroffenen kratzen sich blutig und empfinden dies als Erleichterung. Ein Teufelskreis, Juckreiz - Kratzen - Hautentzündung - Juckreiz, entsteht.

Die Symptome treten in Schüben auf mit beschwerdefreien Intervallen. Die Hautreaktionen sind abhängig vom jeweiligen Hautzustand, der seelischen Verfassung und der Witterung (geringe Luftfeuchte und Sonne wirken positiv).

Die Neurodermitis ist keine „echte" Allergie. Ursachen und Entstehung sind noch nicht vollständig geklärt. Man geht davon aus, dass eine familiäre Vorbelastung u.ä. Faktoren wie bei der Allergie Auslöser sind. Unverträgliche Nahrungsmittel und Nahrungsmittelallergien spielen bei Neurodermitis eine große Rolle und verschlimmern den Hautzustand.

Innere Spannungszustände, wie Stress, Ärger, Angst, sind weitere individuelle Auslöser, die die Neurodermitis verschlimmern. Allergische Erkrankungen wie Heuschnupfen und Bronchial-Asthma treten oft zusätzlich auf.

Diese Nahrungsmittel und Getränke sollten bei Neurodermitis je nach Verträglichkeit und Befundschwere vorübergehend gemieden werden:

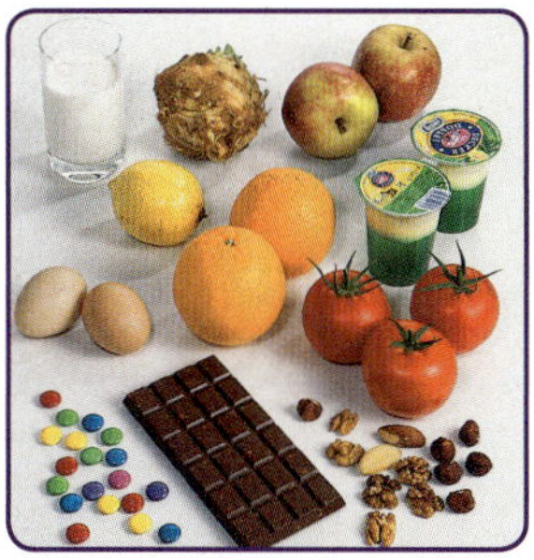

*Unverträgliche Nahrungsmittel*

- Zucker, Süßigkeiten, Nüsse
- Frischmilch und Hühnereiweiß (gesäuerte Milchprodukte werden besser vertragen)
- Lebensmittel mit Konservierungs- und Farbstoffen
- Fleisch und Wurst vom Schwein
- Zitrusfrüchte, exotische Früchte, Erdbeeren
- Alkohol, Cola-, Limonade und Fruchtsaftgetränke
- die Nahrungsmittel in der Tabelle (s. S. 110)
- Bei gleichzeitig bestehenden Allergien gegen Frühblüher-Pollen (Heuschnupfen bei Birken, Erlen, Haselnuss-Pollen-Allergie) müssen Äpfel, Pfirsiche, Kirschen, Haselnüsse gemieden werden.

Neurodermitis beginnt meist schon im 1. Lebensjahr (60 % der Fälle, 90 % bis zum 5. Lebensjahr). Ein Beginn nach der Pubertät ist sehr selten. Das Auftreten des Ekzems ist meist gekennzeichnet durch jahreszeitliche, klimatische und psychische Schwankungen. Eine Heilung ist jederzeit spontan möglich. Ca. 50 % der Krankheitsfälle heilen spontan in der Zeit vom Beginn des Schulalters bis zum Ende der Pubertät aus.

Bei der Behandlung steht eine sorgfältige Hautpflege und eine individuell abgestimmte Ernährung im Vordergrund.

Bei nicht gestillten Säuglingen führt eine Umstellung auf Brustmilchernährung oft zu einer Besserung der Neurodermitis.

### Vorsichtsmaßnahmen in Alltag

- Nicht in Wohnräumen rauchen
- Staubfänger wie Teppiche, Felle meiden
- Für Allergiker empfohlene Bettwäsche verwenden
- Textilien mit direktem Hautkontakt nur aus Baumwolle ausprobieren
- Textilienneuware vor dem ersten Tragen waschen
- Überwärmung (Heizung, Kleidung, Bett) vermeiden

Ziel der Behandlung ist auch, seelische Spannungen zu reduzieren oder zu vermeiden. Das Selbstbewusstsein und Selbstwertgefühl der Betroffenen muss gestärkt werden. Zufriedenheit im Alltag trägt zu einer Verbesserung des Hautzustandes bei. Bei größeren Kindern, Jugendlichen und Erwachsenen bewähren sich entspannungsfördernde Techniken wie autogenes Training.

Wichtig ist die **richtige Hautpflege**: Fett und Feuchtigkeit zuführen, Schuppen lösen, Juckreiz lindern. Hautfreundliche Seifen und Waschmittel, im Sommer kühlende, wasserhaltige Cremes, im Winter und in ruhenden Phasen rückfettende Ölbäder, Cremes und Lotionen verwenden, häufiges Baden meiden. Kleine Kinder müssen davon abgehalten werden, die juckende Haut aufzukratzen (Eintrittspforte für Krankheitserreger), z. B. durch das Anziehen von Baumwollhandschuhen.

Medikamente wie Antihistaminika (hemmen die allergische Reaktion und vermindern den Juckreiz) lindern die Beschwerden. Im akuten Stadium helfen wirkstoffhaltige Cremes oder Medikamente (z. B. mit Cortison - unterdrückt die überschießende Immunreaktion, dämmt die Entzündung) gegen Neurodermitis.

Das „Reizklima" im Hochgebirge und am Meer bietet eine Umgebung mit wenig Allergenen. Dies sind empfohlene Urlaubsziele.

### Aufgaben

1. Erstellen Sie eine Collage über mögliche allergieauslösende Stoffe.
2. Erklären Sie mit eigenen Worten, was man unter einer Sensibilisierungsphase versteht.
3. Informieren Sie sich z. B. im Internet über mögliche Allergietests.
4. Planen Sie eine Informationsveranstaltung zum Thema „Umgang mit Allergien". Entwerfen Sie dazu anschauliche Infoplakate.

| Allergie | Mögliche Allergene | Symptome | Behandlung |
|---|---|---|---|
| **Nahrungsmittelallergien** | Rohgemüse (Karotten, Tomaten und Sellerie), Erdbeeren, Zitrusfrüchte, Schokolade, Nüsse, Sojaprodukte, Fische und Meeresfrüchte, reifende Käsesorten (Gouda, Edamer, Emmentaler), Fisch- und Fleischkonserven, Rotwein, Eiklar usw. | ■ Juckreiz<br>■ Hautausschläge<br>■ Erbrechen<br>■ Bauchkrämpfe<br>■ starke Blähungen<br>■ Durchfälle (große Wasserverluste) | ■ bei schwerem Verlauf Arzt aufsuchen<br>■ Symptome lindern (Hausmittel, Medikamente)<br>■ betreffende Nahrungsmittel meiden |
| **Arzneimittelallergien** | Medikamente (z. B. Antibiotika, Schmerzmittel) | ■ Schleimhautschwellungen<br>■ Atembeschwerden<br>■ Hautausschläge | ■ sofortige ärztliche Hilfe<br>■ Kreislaufstabilisierung |
| **Insektengiftallergie** | Bienen- oder Wespengift | ■ Schleimhautschwellungen<br>■ Gefahr eines lebensbedrohenden Schocks | ■ sofortige ärztliche Hilfe<br>■ Kreislaufstabilisierung<br>■ Gegenmittel sollte ständig bei sich getragen werden |
| **Bronchialasthma** | Pollen, Blütenstaub, Hausstaub, Tierhaare, Bettfedern, Schimmelpilze | ■ schwere Atemnot<br>■ schweres Ein- und Ausatmen mit Geräusch<br>■ Hustenreiz, Schleimbildung<br>■ der Anfall kann durch psychische Anlässe verstärkt werden | ■ gleichmäßiges und ruhiges Atmen<br>■ Beruhigen des Asthmakranken<br>■ Inhalationsspray anwenden<br>■ bei schweren Anfällen sofortige ärztliche Hilfe<br>■ Luftveränderung |
| **Allergischer Schnupfen (z. B. Heuschnupfen)** | Gräserpollen, Blütenstaub, Milben, Tierhaare, ggf. auch Honig und Kräutertee | ■ wässriger Schnupfen<br>■ starker Niesreiz<br>■ Bindehautentzündung<br>■ Schleimbildung | ■ Gabe von schleimhautabschwellenden Nasentropfen<br>■ Meidung des Allergens |
| **Hautallergien** | Nickel, Kosmetika, Waschmittel usw. | ■ Rötungen<br>■ Quaddelbildungen<br>■ Kratzwunden (infizieren sich leicht) | ■ Gabe von lindernden Salben<br>■ Meidung des Allergens<br>■ Behandlung der infizierten Wunden |
| **Berufsallergien** | ■ Mehl- und Getreidestaub bei Bäckern<br>■ Holzstaub bei Tischlern<br>■ Kalk und Mörtel bei Maurern<br>■ Haare, Färbe- und Lösungsmittel bei Frisören<br>■ Lacke und Farben bei Malern | ■ typische Allergiesymptome (Atembeschwerden, Quaddelbildung, Juckreiz usw.) | ■ Behandlung mit Salben<br>■ Inhalation<br>■ Meidung des Allergens<br>■ evtl. Umschulung |
| **Schimmelpilzallergie** | Schimmelpilze | ■ allergischer Schnupfen oder Husten<br>■ Bauchschmerzen, Durchfall<br>■ Erbrechen, Migräne | ■ Linderung der Symptome<br>■ Räume gut lüften und schimmelfrei halten |

*Häufige Allergien*

# 8 Schäden am Halte- und Bewegungsapparat

## Mediziner schlagen Alarm – Haltungsschäden bei Kindern nehmen massiv zu

Haltungsschäden bei Kindern nehmen zu und beginnen schon vor der Schulzeit. Etwa ein Fünftel der Kinder unter 14 Jahren haben einen Haltungsschaden. Oft handelt es sich dabei um erworbene und nicht um angeborene Fehlhaltungen.

Die Probleme beginnen bereits vor der Schulzeit. Falsche Freizeitgestaltung mit fehlender Bewegung ist oft der Auslöser. Da sich die Haltungsschäden mit zunehmendem Alter verschlimmern, empfehlen die Fachleute, möglichst früh die Kinder an Bewegung heranzuführen – Bewegung muss wieder ein Teil des Alltags werden. Die AG Prävention im Zentralverband der Physiotherapeuten/Krankengymnasten (ZVK) bietet eine an die Bedürfnisse der Kinder angepasste Rückenschule mit den Bausteinen Training, Entspannung und Schulung der Körperwahrnehmung an.

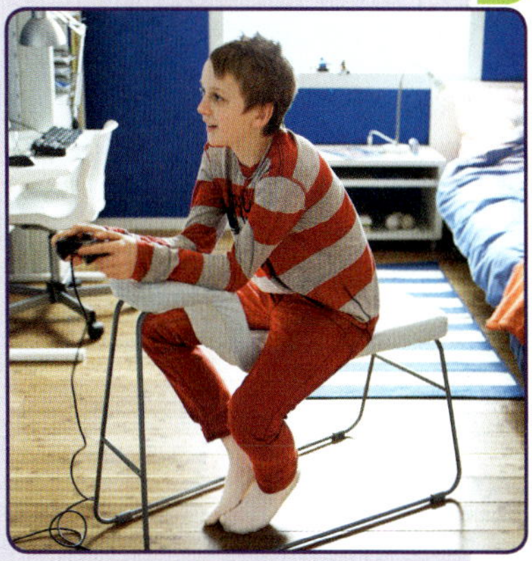

### Aufgaben

1 „Häufiges Computerspiel im Kindesalter verursacht Haltungsschäden!" Diskutieren Sie in der Klasse über den Einfluss dieser Medien auf unseren Bewegungsapparat.

2 Ein großes Möbelhaus bietet einen speziellen Sitz für das Computerspiel (vgl. Abb.) an, der „die gesunde Körperhaltung unterstützt". Nehmen Sie dazu unter Berücksichtigung des Artikels Stellung.

Kinder sind Heranwachsende, für die Reifung und Entwicklung des Halte- und Bewegungsapparates brauchen sie u.a. Bewegung. Die ersten zehn Lebensjahre sind besonders entscheidend.

**Bewegung** wird durch ein Zusammenspiel von Knochen, Sehnen, Bändern und Muskeln ermöglicht. Fehlt die regelmäßige Bewegung, bilden sich Schäden am Halte- und Bewegungsapparat aus. Haltungsschwächen, Fußschäden und Störungen der Bewegungsabläufe treten gehäuft auf (s. S. 60).

Zur Verhütung von Haltungsschäden haben Bildungseinrichtungen eine zunehmende Verantwortung bei der Erziehung zu richtiger Körperhaltung und in der Vermittlung von Bewegungsangeboten.

## 8.1 Grundlagen Haltung und Bewegung

Das Bewegungssystem stützt den Körper. Es ermöglicht die Bewegung des Skeletts durch das Zusammenwirken von **Knochen**, die durch **Gelenke** verbunden sind, und **Muskeln**. Diese sind durch **Sehnen** verlängert und verstärkt.

**Knochen** ist eines der härtesten Gewebe. Die Form der verschiedenen Knochen ist abhängig von ihrer Funktion, z.B. Röhrenknochen (Ober-, Unterarm, Oberschenkel) oder platte Knochen (Schädel, Schulterblatt). Die schmerzempfindliche **Knochenhaut** umgibt den Knochen von außen. Es folgt die **harte Rindenschicht** aus Knochengewebe und die **schwammige Rindenschicht**. Innen liegt die **Markhöhle** mit dem **Knochenmark**. Die harten Knochenteile bestehen überwiegend aus Calciumsalzen, die in organische Substanzen (Protein, Fett) eingelagert sind. Die Knochenenden sind von **Knorpel** überzogen.

Bewegung und eine gute Versorgung mit Nährstoffen (calciumreiche Kost) sind Basis für einen gesunden Knochenbau.

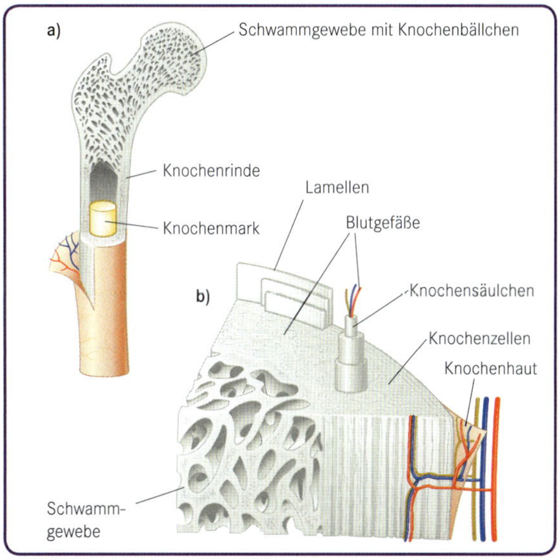


*Der Aufbau des Knochens*

Der Knochen lebt, er wird ständig abgebaut und durch neues Knochengewebe ersetzt. Die Knochen des Kindes sind noch relativ weich und verformbar. Im Laufe des Wachstums erhalten die Knochen durch kontinuierliche Einlagerung von Calciumsalzen ihre endgültige Festigkeit (18.-20. Lebensjahr).

Ein **Gelenk** ist die bewegliche Verbindung von zwei Knochenenden. Viele Gelenke bestehen aus einem gewölbten Teil (Gelenkkopf) und einer Gelenkpfanne, die durch den Gelenkspalt getrennt sind. Im Gelenkspalt befindet sich Gelenkschmiere, die die Reibung im Gelenk herabsetzt. Bänder geben dem Gelenk Halt und Festigkeit.

**Muskeln** ermöglichen die Bewegung. Die Skelettmuskeln sind mit zähen Sehnen an den Knochen befestigt. Die Grundspannung der Muskeln sorgt für eine aufrechte Haltung. Durch das Zusammenziehen (Kontraktion) der Muskeln werden die Knochen des Skeletts bewegt. Die Skelettmuskeln werden willentlich gesteuert. Ist die Muskulatur zu schwach, um die Körperhaltung aufzurichten, können Knochen und Gelenke überlastet werden. Es entstehen Haltungsschäden.

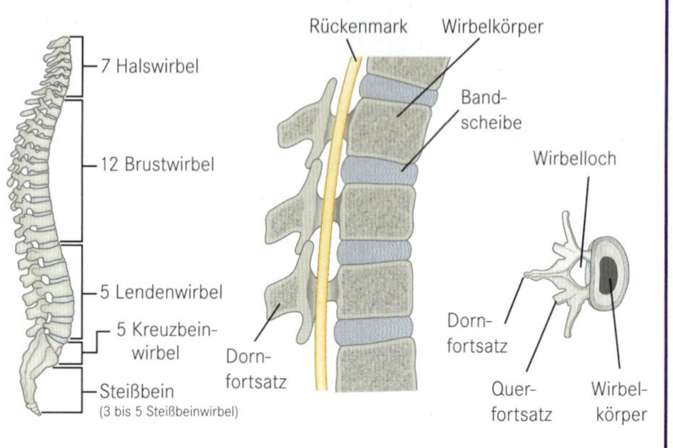


*Wirbelsäule des Menschen*

Die Elastizität der Bandscheiben nimmt im Laufe des Lebens ab.

Die Wirbelsäule des ausgewachsenen Menschen ist wie ein doppeltes S gekrümmt, wobei die Wirbelsäulenform durchaus von Mensch zu Mensch etwas unterschiedlich ausgebildet sein kann. Diese Krümmung wirkt zusammen mit den Bandscheiben wie ein Stoßdämpfer und fängt Erschütterungen und Stauchungen der Wirbelsäule federnd ab. Beim Neugeborenen fehlt diese Krümmung nahezu vollständig. Sie bildet sich erst mit der Aufrichtung und dem Erlernen des Gehens aus.

Besonders die **langen Rückenmuskeln** (Strecker) halten die Wirbelsäule aufrecht. Die **Bauchmuskeln** wirken als Gegenspieler der Rückenmuskeln. Mit Unterstützung der Hüft- und Oberschenkelmuskeln regulieren sie die aktive Ausbalancierung des Rumpfes auf den Beinen. Durch falsche Sitzhaltung und fehlende körperliche Aktivität verkümmern die Rückenmuskeln

Die **Körperhaltung** entwickelt sich in bestimmten vorgegebenen Phasen. Nach einem starken Längenwachstum in den ersten Lebensjahren erfährt der Körper des Kindes zwischen dem 4. und 6. Lebensjahr einen „ersten Gestaltwandel". Es kommt zu einer Streckung der gesamten Gestalt. Werden Wachstum und Ausbildung der Muskulatur nun nicht durch Bewegung gefördert, bleiben die Muskeln schlecht ausgebildet und leistungsschwach. In dieser Phase beginnen sich dann häufig Haltungsschwächen zu entwickeln. Die folgende „vorpubertäre Phase" (7.-11. Lebensjahr) verläuft ruhiger. Zu Beginn der Pubertät kommt es zu einem „zweiten Gestaltwandel" mit starkem Längenwachstum. Eine hohe Belastung der Haltemuskulatur ist die Folge. **Haltungsschwächen** (Rundrücken, Hohlrundrücken) können sich ausbilden, die anfangs noch reversibel sind. Einseitige Belastungen (falsches Tragen, Heben), falsches Sitzen, unzweckmäßige Schlafunterlagen, fehlende Bewegung fördern die Ausbildung von Haltungsschwächen.

Länger bestehende Haltungsschwächen führen zu **Haltungsschäden**. Dabei kommt es im Bereich der Fehlstellung zu einer ausgeprägten Dehnung bzw. Verkürzung

## 8.2 Haltungsschäden der Wirbelsäule

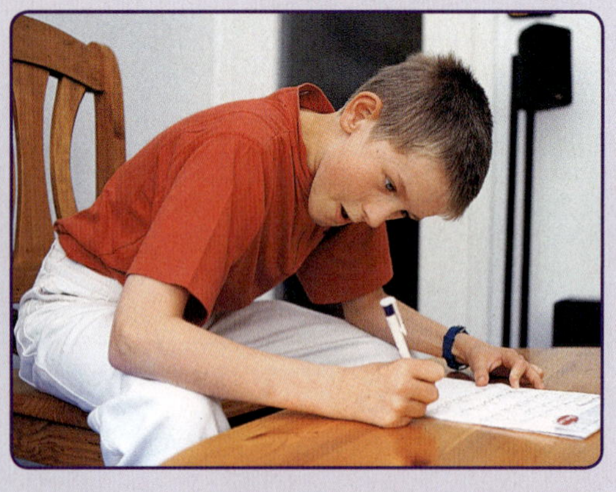

### Aufgaben

**1** Beurteilen Sie die Sitzhaltung des Schülers. Welche Haltungsschäden können sich daraus ergeben?

**2** Wie rückenfreundlich ist Ihr Klassenraum eingerichtet? Informieren Sie sich über rückenfreundliches Sitzen und machen Sie mögliche Verbesserungsvorschläge.

Die **Wirbelsäule** ermöglicht die aufrechte Haltung des Menschen. Sie besteht aus 32 bis 34 Wirbeln. Zwischen den Wirbelkörpern befinden sich jeweils elastische Knorpelplättchen, die **Bandscheiben**. Diese machen die Wirbelsäule beweglich, vermeiden die Reibung der knöchernen Wirbel aneinander und puffern Belastungen ab.

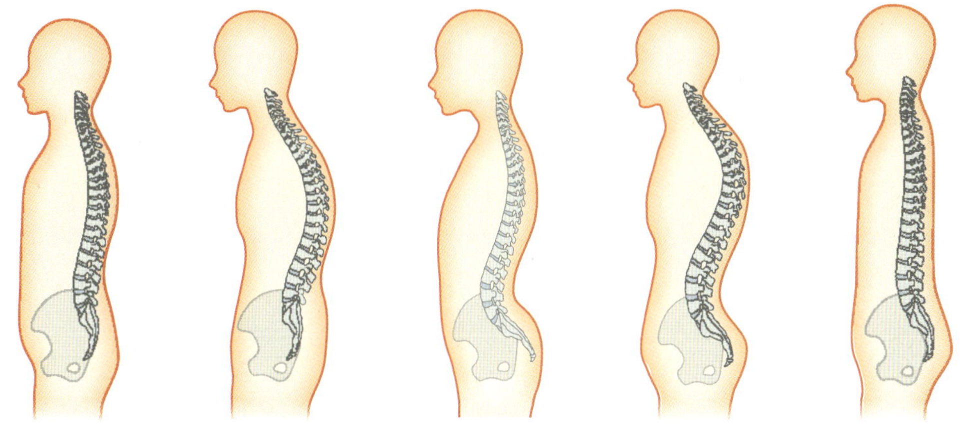


der Bänder und Muskeln. Ein aktives Aufrichten der Wirbelsäule, wie es bei Haltungsschwächen noch möglich ist, gelingt nicht mehr. Eine medizinisch-orthopädische Behandlung ist dann nötig.

Es kommt zu einer krankhaften Verformung, dem Rund-, Hohl-, Hohlrund- oder Flachrücken.

**Rundrücken** – Bei dieser Haltungsschwäche ist die Schulter- und Rückenmuskulatur zu schwach, um den Oberkörper aufrecht zu halten. Dies führt zu vorzeitigem Verschleiß der Brustwirbelsäule (verstärkte Krümmung) und zu einer Einengung des Brustkorbes (flacher Brustkorb). Dadurch wird auch die Atmung beeinträchtigt.

Bewegungsmangel, Haltungsfehler (schlechte Sitz- und Lesehaltung bei zu niedrigen Schultischen) oder sportbedingte Fehlhaltungen führen häufig zur Ausbildung eines Rundrückens.

Betrachten Sie das Kind von der Seite. Steht oder sitzt es häufig mit vornübergeneigtem Oberkörper und nach vorne hängenden Schultern, so kann ein Rundrücken vorliegen.
**Schwimmen, Klettern, Hängen, Hangeln, Ziehen und Stützen kräftigen die Schulter- und Rückenmuskulatur und wirken einem Rundrücken entgegen.**

**Hohlrücken** – Schwache Bauch- und Gesäßmuskeln sowie Übergewicht verhindern, dass sich das Becken aufrichtet. Bei Kindern im Vorschulalter kann ein Hohlrücken durchaus auftreten, er sollte aber bis zum 7. Lebensjahr ausgeglichen sein. Der Hohlrücken führt zu einer übermäßigen Hohlkreuzbildung mit vorzeitigem Verschleiß der Lendenwirbelsäule.

Schwere Schulranzen und Rucksäcke fördern die Ausbildung eines Hohlrückens.

Beobachten Sie bei einem Kind im Stehen einen auffallend vorgewölbten Bauch und ein Hohlkreuz, so kann ein Hohlrücken vorliegen.
**Das Auf-und-ab-Winden an Stangen u. ä. Klettergeräten, Bauchgymnastik am Boden und Schwimmen kräftigen die Bauchmuskulatur. Laufen, Hüpfen, Klettern, Fahrradfahren kräftigen die Gesäßmuskulatur.**

**Hohlrundrücken** – Meist tritt, bedingt durch eine allgemeine Muskelschwäche, eine Kombination aus den beiden eben beschriebenen Rückenschwächen, der Hohlrundrücken, auf. Erschwerend hinzu kommt ein anlagebedingter, bereits vorhandener hohlrunder Rücken.

**Flachrücken** – Hier fehlt die natürliche Wirbelsäulenkrümmung fast vollständig. Der Rücken ist flach wie ein Brett. Die Beweglichkeit der Wirbelsäule ist eingeschränkt. Infolge der schlechten Abfederung bei Erschütterungen treten Abnutzungserscheinungen der Wirbelsäule auf.

Altersgerechte Bewegungsangebote und eine richtige Körperhaltung beugen Haltungsschäden vor. Bestehende Haltungsschäden können oft bei frühzeitiger Erkennung und regelmäßiger Krankengymnastik verbessert bzw. behoben werden.

**Skoliosen** sind seitliche Verkrümmungen der Wirbelsäule. Ihre Entstehung ist noch nicht genau geklärt. Skoliosen können jedoch durch ausgeprägte einseitige Belastungen ausgelöst werden.

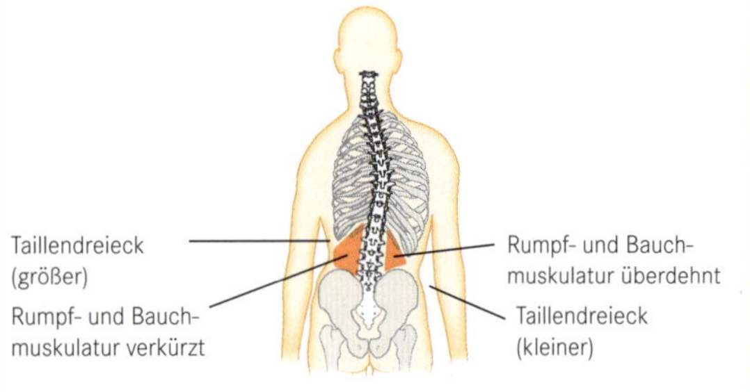


*Skoliose*

Es wird zwischen zwei Arten der Skoliose unterschieden:

- statische Skoliose
- echte Skoliose

Die **statische Skoliose** ist eine Wirbelsäulenverkrümmung, die durch ein verkürztes Bein verursacht wurde. Wird der Beinlängenunterschied früh erkannt und durch eine Einlage ausgeglichen, kommt es oft zu einer Begradigung der Wirbelsäule. Bei der **echten Skoliose** ist die Ursache oft unklar und die Begradigung der Wirbelsäule nicht möglich. Der Verlauf dieser Skoliose ist ungewiss. Eine Zunahme der Verkrümmung erfolgt vor allem in Phasen starken Wachstums. Engmaschige ärztliche Kontrollen sind hier erforderlich. Ist das Wachstum abgeschlossen, stabilisiert sich die Skoliose.
Skoliosen beim Säugling und Kleinkind (1.-2. Lebensjahr) können oft noch geheilt werden. Richtige Lagerung zum Ausgleich der Krümmung, viel Bauchlage, ist erforderlich, ggf. Liegeschalen in Korrekturstellung, außerdem Gymnastik, die die Eltern regelmäßig mit dem Kind machen müssen. In anderen Fällen ist die Behandlung der Skoliose in erster Linie auf eine Formverbesserung und nach Abschluss des Wachstums auf die Beseitigung der sekundären Beschwerden gerichtet. Leichte Skoliosen können mit Krankengymnastik oder einem Korsett behandelt werden. Bei schweren Formen wird oft operiert.

Bei Haltungsauffälligkeiten des Kindes sollte **rechtzeitig ein Arzt hinzugezogen werden**.

## *Exkurs:*

### Richtige Haltung am Schreibtisch

Auch eine falsche Sitzhaltung führt zu Haltungsschwächen. Zu hohe Tischplatten zwingen die Kinder, die Arme zu heben. Dadurch wird der Schultergürtel nach oben verlagert und die Schultermuskulatur überdehnt. Aufrechtes Sitzen ist nur möglich, wenn beide Füße voll auf dem Boden stehen.

### Die richtige Sitzhaltung

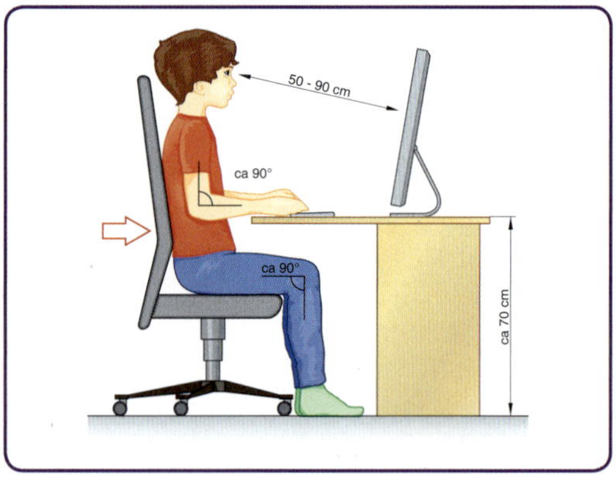


1. Die Füße müssen voll den Boden berühren (Stuhl mit höhenverstellbarer Fußstütze!).
2. Die Ellenbogen befinden sich in Höhe der Tischplatte (90°-Winkel).
3. Zwischen Oberschenkel und Tischplatte ist ausreichend Platz.
4. Die Lehne stützt den Rücken unterhalb der Schulterblätter in Schreibhaltung an der Lendenwirbelsäule ab.
5. Die Rückseite des Unterschenkels darf den Sitz nicht berühren.
6. Der Stuhl muss eine anatomisch geformte Sitzfläche haben.

Auch bei längerem Sitzen darf die Wirbelsäule nicht einseitig belastet werden. Daher sollte man „dynamisch" sitzen, d. h. im Wechsel aufrecht, vorgeneigt oder nach hinten gelehnt. Die ganze Sitzfläche sollte genutzt und der Rücken an der Stuhllehne abgestützt werden. Um eine Verspannung im Schulter-Nacken-Bereich zu vermeiden, sollten die Oberarme locker herabhängen und die Schultern entspannt sein.

In der Grundschule wirkt sich falsche Arbeitsplatzgestaltung besonders negativ aus. Das lange Sitzen erfordert eine erhebliche Haltearbeit der betroffenen Muskeln. Der kindliche Halteapparat ist noch nicht auf Dauerleistungen eingestellt und reagiert mit Ermüdung der Haltemuskulatur. Dies führt zur Überlastung von Bändern und Muskeln im Rücken- und Schulterbereich und zur Ausbildung eines Rundrückens, insbesondere dann, wenn ein Ausgleich durch „aktive" Pausen mit Bewegung fehlt.

**Bandscheibenvorfall** – Er entsteht meist durch plötzliches schweres Heben (z.B. Getränkekiste) und Verschleißerscheinungen wie Verkrümmungen der Wirbelsäule. Der Knorpelring der Bandscheiben reißt ein, die gallertartige Flüssigkeit tritt aus und kann dann auf die Rückenmarknerven drücken.

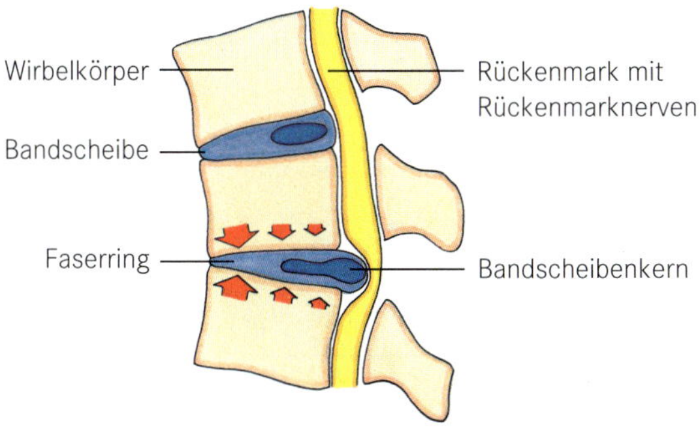


*Bandscheibenvorfall*

Heftige Schmerzen, Bewegungsstörungen, Taubheitsgefühle und Lähmungen, z.B. in den Beinen, können die Folge sein.

### Vorbeugung und Behandlung von Haltungsfehlern

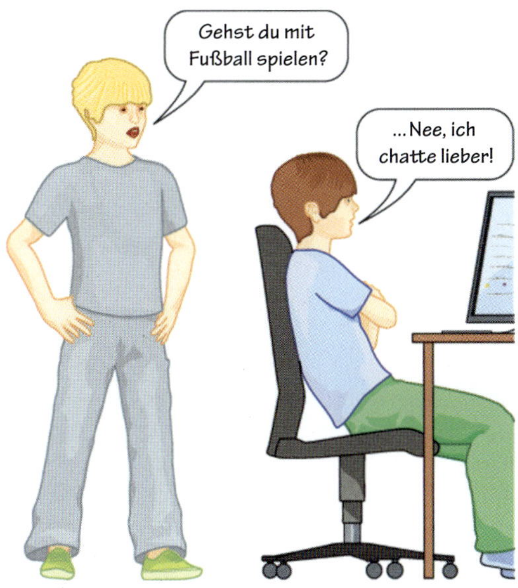


Haltungsfehlern muss frühzeitig durch eine veränderte Lebensweise (mehr Bewegung, richtiges Sitzen und Tragen) und ggf. medizinisch-orthopädische Behandlung entgegengewirkt werden. Viele Fehlhaltungen können mit einer Behandlung ausgeglichen werden.

Klettern, Hängen, Hangeln, Rennen, Ballspielen kräftigen die Muskulatur des Halteapparates und vermeiden Haltungssschwächen.

Ziele dabei sind

- Wahrnehmung der eigenen Haltung
- Entlastung der Wirbelsäule
- Kräftigung der Stütz- und Haltemuskulatur der Wirbelsäule
- Verbesserung der Koordination und Beweglichkeit
- Gesundheitsbewusstes Verhalten im Alltag

### Die Körperhaltung spiegelt die Seele wider

Besonders Kinder drücken ihre Stimmungen und Gefühle auch in ihrer Haltung aus. Die innere Haltung wird zur äußeren Haltung. Ärger, Angst, Nervosität, Leistungsdruck belasten und drücken auf die Haltung. Fröhliche, unbesorgte Kinder fühlen sich frei und unbeschwert, sie gehen aufrecht, hüpfen und tanzen. Belasteten Kindern kann mit haltungsfördernden Übungen allein nicht geholfen werden. Hier ist zunächst eine seelische Unterstützung erforderlich. Manchmal helfen bereits kleine Zuwendungen, Zeit für ein Gespräch, Verständnis und Ermutigung. Das Selbstbewusstsein des Kindes ist empfindlich und entwickelt sich erst beim Heranwachsen.

### Aufgaben

**1** „Die Körperhaltung, ein Spiegel der Seele!" Diskutieren Sie diese Aussage in der Gruppe.

**2** Spielen Sie einige „Redewendungen" pantomimisch nach:
- Einen Freudentanz aufführen
- Zum Umfallen müde sein
- Vor Freude an die Decke gehen
- Auf dem Zahnfleisch gehen
- Ausschütten vor Lachen
- In heftiges Weinen ausbrechen

## 8.3 Fußschwächen

Beobachten Sie Kinder, die sich barfuß bewegen, von hinten. Stellen Sie dabei fest, dass

- die Fersen nach außen abknicken,
- das Kind nicht kleine Gegenstände mit den Füßen vom Boden aufheben kann,
- das Kind beim Hüpfen auf dem Boden nicht abfedert,
- das Kind beim Laufen oft umknickt,

so liegt in der Regel eine Fußschwäche vor. Erste äußerliche Anzeichen für Fußschwächen sind einseitig abgelaufene Schuhe.

Der Fuß muss stützen, halten, tasten, greifen und federn. Ein gesunder Fuß ist die Basis für Körperhaltung und Bewegung. Leistungsschwache Füße führen zu vielen Haltungs- und Bewegungsproblemen.

Der **Fuß** besteht aus 26 Knochen. Bänder, Sehnen und Muskeln verspannen das Knochengefüge so, dass ein Fußgewölbe entsteht. Beim Säugling und beim jüngeren Kleinkind ist das Längsgewölbe des Fußes noch nahezu vollständig durch ein fettreiches Sohlenpolster ausgefüllt, sodass der Eindruck eines Plattfußes besteht. Erst beim Laufen bildet sich allmählich das Fußgewölbe aus (etwa bis zum 8. Lebensjahr).

Durch falsches Schuhwerk, Übergewicht und Bewegungsmangel werden die Füße zu stark belastet und das Fußgewölbe sinkt ein. Es kommt zu Fußschäden, wie z. B. **Spreizfuß** (Einsinken des Quergewölbes) und **Plattfuß** (Einsinken des Längs- und Quergewölbes). Das Fußgewölbe liegt flach auf dem Boden.

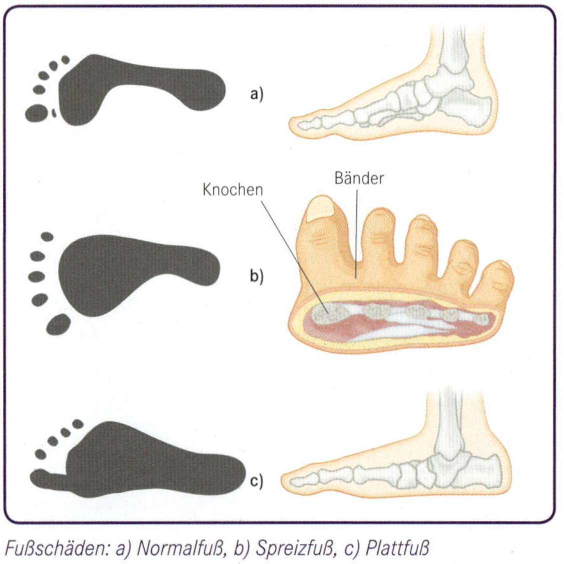


*Fußschäden: a) Normalfuß, b) Spreizfuß, c) Plattfuß*

Der **Hohlfuß** zeigt im Stand an der Unterseite eine sehr starke Ausprägung des Fußlängsgewölbes.
Beim **Knickfuß** wird die Innenseite des Fußes deutlich mehr belastet. Der Fuß knickt nach innen ab.

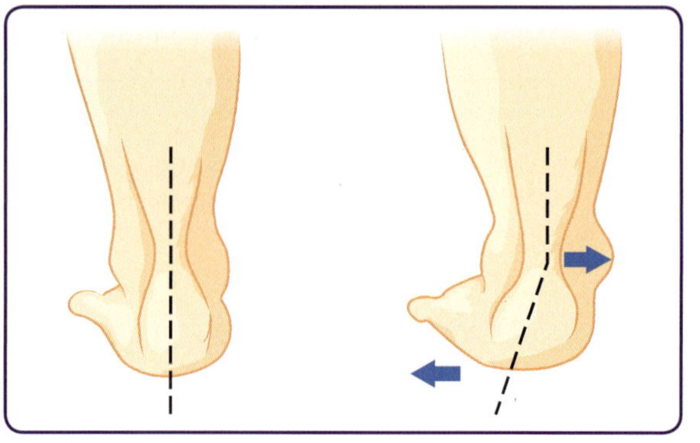

*Knickfuß*

Hauptursache für die Entstehung von Fußschwächen sind zu schwache Fuß- und Beinmuskeln, die zu einer Abflachung des Fußgewölbes führen. Beschwerden in den Fuß-, Knie- und Hüftgelenken sowie im Bereich der Lendenwirbelsäule sind oft die Folgen.

Werden bei einem Kind Anzeichen für eine Fußschwäche beobachtet, sollte ein Arzt aufgesucht werden. Eine frühzeitige Behandlung verhindert, dass aus der Fußschwäche ein Fußschaden wird.

**Bewegung beugt Fußschwächen vor!**

Das Kind sollte sich so oft wie möglich barfuß bewegen. Ein weicher Untergrund wie Rasen oder Sand ist besonders zu empfehlen. Mit den Füßen greifen, sie strecken und beugen, Hüpfen und Springen kräftigen die Fuß- und Beinmuskeln.

Schuheinlagen korrigieren die Knickposition der Ferse und stützen das Fußlängsgewölbe. Sie beheben nicht die schwache Fußmuskulatur, dazu ist gezielte Bewegung erforderlich.

### Aufgaben

1 Nennen Sie häufige bei Kindern auftretende Haltungsschwächen. An welchen Merkmalen kann man sie erkennen?

2 Feuchten Sie die Fußsohlen mit Wasser an und drücken Sie diese auf ein farbiges Blatt Papier. Zeichnen Sie die Umrisse mit einem Stift nach. Versuchen Sie, mögliche Fußschäden zu erkennen.

3 Planen Sie einen Aktionstag zum Thema: „Mit Bewegung zu gesunden Füßen!“

4 Gestalten Sie einen Barfußparcours mit verschiedenen Naturmaterialien.

## 8.4 Hüftdysplasie

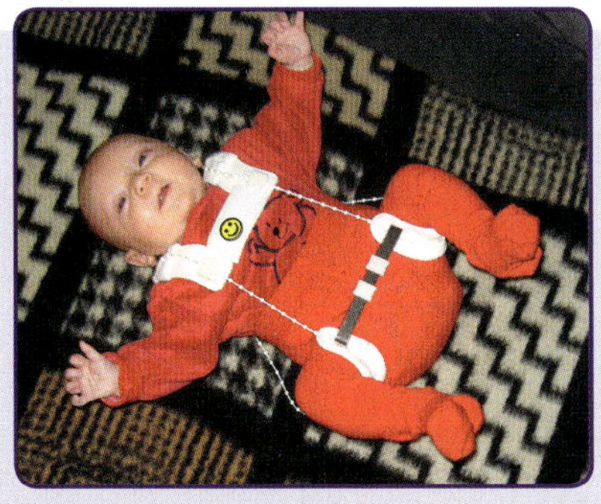

Lisa-Marie hat eine Hüftdysplasie. Die Fehlbildung wurde bei der Früherkennungsuntersuchung (U3) durch eine Ultraschalluntersuchung erkannt. Die Eltern waren zuerst sehr besorgt, doch dann beruhigte der Kinderarzt sie und verordnete Lisa-Marie eine Spreizhose, die sie über 5 Monate regelmäßig tragen musste. Mittlerweile hat sich ihr Hüftgelenk normal entwickelt, sodass sie die Spreizhose nicht mehr benötigt.

### Aufgaben

1. Informieren Sie sich über die Fehlentwicklungen des Hüftgelenks: Hüftdysplasie und Hüftluxation. Stellen Sie Ihre Ergebnisse in der Klasse vor.
2. Welche Maßnahmen können Eltern ergreifen, um bei ihren Kindern Fehlbildungen der Hüfte vorzubeugen?

Die **Hüftdysplasie** ist die häufigste angeborene Fehlbildung des Haltungs- und Bewegungsapparates (etwa 2 % der Neugeborenen). Mädchen sind fünfmal häufiger als Jungen betroffen. Die Hüftgelenkpfanne ist flach angelegt und steil gestellt, sodass der Gelenkkopf nur ungenügend umschlossen ist und keinen sicheren Halt findet. Die Folge ist eine verminderte Gelenkstabilität.

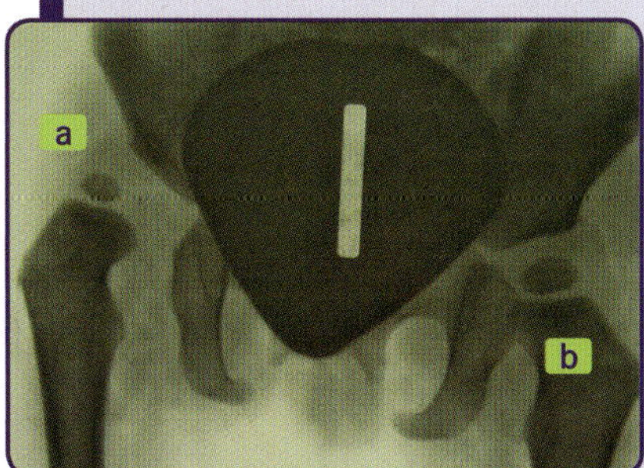


*a) Hüftgelenksdysplasie*
*b) gesundes Hüftgelenk*

### Aufgabe

- Was ist in der Krippe bei Kindern mit einer Spreizhose besonders zu beachten?

Bei der Geburt ist eine voll ausgeprägte **Hüftluxation** (Hüftverrenkung) sehr selten (1 auf 1 000 Neugeborene). Die eigentliche Luxation (Verrenkung) vollzieht sich erst allmählich unter zunehmender Belastung. Durch den Zug der Hüft- und Oberschenkelmuskulatur und schließlich durch die Körperlast selbst, wenn das Kind Stehen und Laufen lernt, kann es zu einem Auskugeln des Kopfes (Luxation) aus der Gelenkpfanne kommen. Das Ausmaß der Luxation ist abhängig von der Fehlbildung der Gelenkpfanne. Im weiteren Verlauf kommt es zu einem Fehlwachstum und/oder einem vorzeitigen Verschleiß des Hüftgelenks. Eine erbliche Veranlagung ist erwiesen, weitere Ursachen der Fehlentwicklung sind ungeklärt.

Bei Säuglingen gibt es keine verlässlichen Zeichen einer angeborenen Hüftdysplasie. Verdächtig ist eine Abspreizhemmung, d. h. eine Hemmung beim Auseinanderfalten der in Knie und Hüfte gebeugten Oberschenkel. Auffällig werden die Kinder meist erst, wenn sie bei ihren ersten Gehversuchen hinken (das betroffene Bein scheint verkürzt). Bei beidseitiger Fehlentwicklung fällt ein „Watschelgang" auf – dann ist jedoch die optimale Zeitspanne für eine Frühbehandlung vorbei. Eine sichere Diagnose ist mit Ultraschall möglich, in seltenen Fällen ergänzt durch eine Röntgenaufnahme, die aber erst nach dem dritten Lebensmonat Veränderungen zeigt. Deshalb wird die Hüfte heute routinemäßig bei jedem Neugeborenen mit Ultraschall im Rahmen der Früherkennungsuntersuchung U3 im Alter von 4 bis 6 Wochen kontrolliert.

Bei frühzeitigem Erkennen und entsprechender Frühbehandlung (vor Auftreten der Luxation), möglichst in den ersten Lebensmonaten, spätestens im ersten Lebensjahr vor dem Laufenlernen, führt eine durch den Arzt verordnete Spreizlagerung (mit Spreizwindeln oder Spreizhöschen für etwa sechs Monate) in etwa 85 % der Fälle zur Heilung. Durch die Spreizlagerung wird der Hüftkopf in die Hüftpfanne gedrückt und das Gelenk zum vollständigen Nachreifen gebracht. Dadurch bildet sich ein normales Gelenk aus.

Nach bereits erfolgter Verrenkung ist eine Heilung praktisch kaum noch möglich. Die Spätfolgen sind oft nur durch eine aufwendige und das Kind belastende orthopädische Behandlung, nicht selten durch eine komplizierte Operation oder einen Gelenkersatz zu therapieren.

> Zur Vermeidung einer Hüftluxation sollte jeder Säugling an der vorgesehenen Früherkennungsuntersuchung U3 teilnehmen. Liegt eine Hüftluxation vor, muss sofort mit der Behandlung begonnen werden!

### Aufgabe

- Erstellen Sie ein Informationsblatt für Eltern zur Hüftdysplasie/Hüftluxation (z. B. Früherkennung, Behandlung, Heilungsaussichten, Spätfolgen).

*Exkurs:*

### Haltungsschäden lassen sich vermeiden

**Übungen zur Stärkung des Halteapparates**
Es ist sehr wichtig, im Rahmen einer Gesundheitserziehung auch auf eine Bewegungserziehung zu achten. Wer es seit Kindertagen gewöhnt ist, sich täglich zu bewegen, wird dies auch im Erwachsenenalter tun. Nur wer sich mit Freude und gerne bewegt, überwindet eine mögliche Unlust und bewegt sich. Es ist gut, sich tägliche Bewegungsanlässe zu schaffen, auch feste Termine, an denen man sich alleine oder mit anderen bewegt, sind förderlich.

Es gibt viele Übungen, die jeder fast überall durchführen kann. Hier einige Beispiele für Übungen für Jugendliche, die haltungsfördernd sind. Sie können zweimal wöchentlich auch im Wohn- oder Schlafzimmer durchgeführt werden. **Fangen Sie einfach mal an.**

1. Rückenlage: Grundspannung aufbauen - Kopf und Schulter leicht anheben. Die Arme werden locker nach vorne geführt.

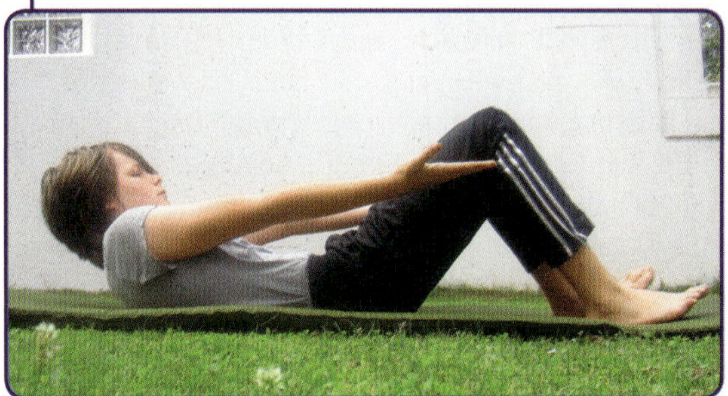

2. Bauchlage: Die Arme liegen in Verlängerung der Schulter. Gleichzeitig beide Arme anheben.
3. Vierfüßlerstand: Bauch einziehen, Kopf auf die Brust nehmen und den Rücken nach oben ziehen (Katzenbuckel). Dabei ausatmen. Dann die Wirbelsäule wieder in die gerade Position bringen.
4. In Liegestützposition gehen und diese 10 Sekunden halten.
5. Liegestütz rückwärts und diese Position 10 Sekunden halten.
6. Rückenlage: Mit der linken Hand das rechte Knie berühren - Spannung 5-10 Sekunden halten! Anschließend gleiche Aufgabe auf der anderen Seite durchführen.
7. Rückenlage: Fersen auf den Ball, Fußspitzen zeigen zur Decke, ausatmen, die Beine strecken, das Gesäß anheben, Rumpf und Beine sind in einer Linie.

Sammeln Sie Übungen für Kinder zur Kräftigung des Halte- und Bewegungsapparates. Führen Sie diese in der Gruppe durch.

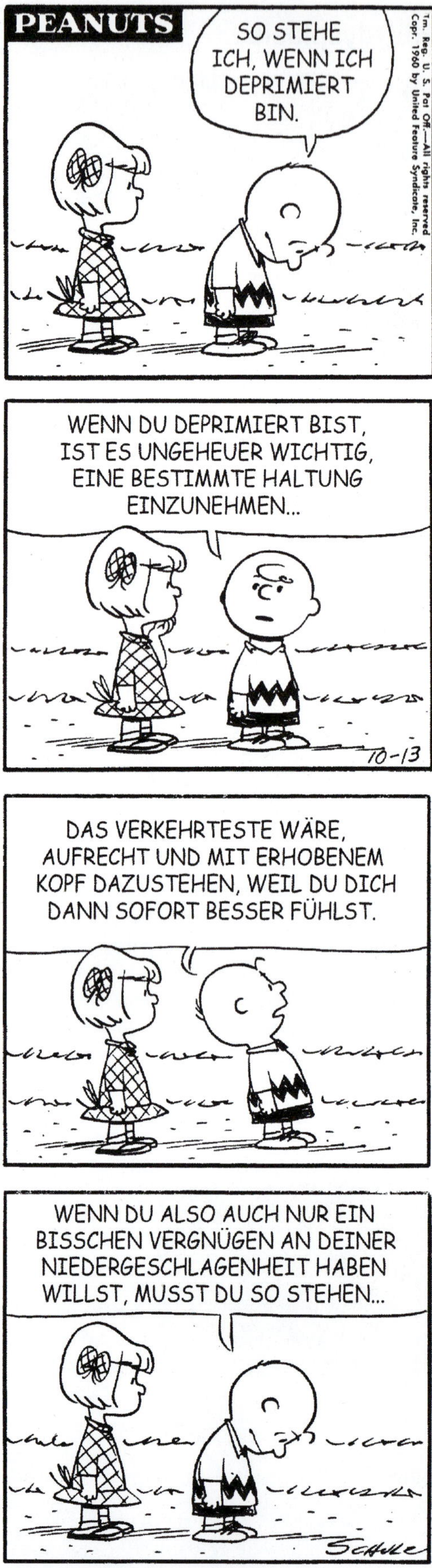
PEANUTS
SO STEHE ICH, WENN ICH DEPRIMIERT BIN.
Tm. Reg. U. S. Pat. Off.—All rights reserved
Copr. 1960 by United Feature Syndicate, Inc.
WENN DU DEPRIMIERT BIST, IST ES UNGEHEUER WICHTIG, EINE BESTIMMTE HALTUNG EINZUNEHMEN...
10-13
DAS VERKEHRTESTE WÄRE, AUFRECHT UND MIT ERHOBENEM KOPF DAZUSTEHEN, WEIL DU DICH DANN SOFORT BESSER FÜHLST.
WENN DU ALSO AUCH NUR EIN BISSCHEN VERGNÜGEN AN DEINER NIEDERGESCHLAGENHEIT HABEN WILLST, MUSST DU SO STEHEN...
SCHULZ

www.kipkakomiks.de

*Die Stimmung beeinflusst die Körperhaltung*

# 9 Störungen der Sinnesorgane

Viele Reize aus der Umwelt wirken auf unseren Körper ein, z. B. Licht, Geräusche, Lärm, Geruch und Geschmacksstoffe. Die Sinnesorgane nehmen Reize aus der Umwelt und aus unserem Körper auf und leiten sie zur Verarbeitung an das Gehirn weiter, wo sie Empfindungen und Reaktionen auslösen.

## 9.1 Sehstörungen

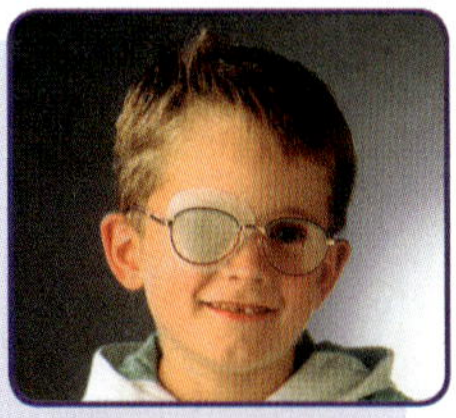

Sven, 4 Jahre, sieht schlecht – sein linkes Auge ist weitsichtig und kann die nahe Umgebung nur undeutlich wahrnehmen. Um das schwache Auge zu trainieren, lässt der Augenarzt seinen kleinen Patienten bis zu vier Stunden am Tag ein Pflaster tragen, das das gesunde Auge bedeckt. Sven hat sich inzwischen an die Prozedur gewöhnt. Seine Ausdauer hat sich gelohnt, die Sehleistung seines schwachen Auges bessert sich.

### Aufgabe

- Welche Sehstörungen kennen Sie? Tauschen Sie sich aus.

Das Auge funktioniert wie eine Fotokamera. Die einfallenden Lichtstrahlen werden von der Augenlinse gebrochen und so gebündelt, dass auf der Netzhaut ein verkleinertes umgekehrtes Bild entsteht. Dieses wird über den Sehnerv in das Sehzentrum im Gehirn weitergeleitet. Dort werden die Seheindrücke von beiden Augen zu einem Bild verschmolzen und als ein Bild wahrgenommen.

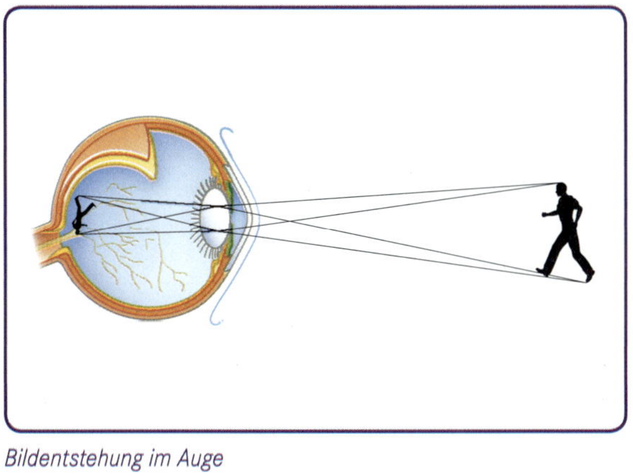

*Bildentstehung im Auge*

Etwa 80 % unserer Informationen werden über die Augen aufgenommen. Das Sehvermögen und die Sehleistung sind damit für die Entwicklung des Kindes sehr bedeutsam. Entwicklung und Reifung unseres Sehorgans laufen aber nicht immer normal ab, sondern können gestört sein.

Augenerkrankungen im Kindesalter müssen frühzeitig behandelt werden, sonst führen sie zu lebenslangen Sehstörungen.

Bei der **Kurzsichtigkeit** ist der Augapfel zu lang, das Bild entsteht daher vor der Netzhaut. Betroffene sehen in Armreichweite annähernd scharf, entfernte Gegenstände (z. B. Tafelbild) werden nur unscharf gesehen. Um diesen Fehler zu minimieren, kneifen die Betroffenen die Lider zusammen. Häufige Folgeerscheinungen sind Kopfschmerzen, Ermüdung, Augenbrennen und häufiges Blinzeln. Eine Brille mit konkaven Gläsern oder Kontaktlinsen gleichen den Sehfehler aus.

Bei der **Weitsichtigkeit** ist der Augapfel zu kurz. Die einfallenden Lichtstrahlen vereinigen sich erst hinter der Netzhaut. Nahe Gegenstände werden nur unscharf gesehen. Kinder können meist die für das Nahsehen erforderliche Brechkraft der Linse aufbringen (die Ziliarmuskeln ziehen sich stark zusammen, die Linse wird stark gewölbt, ihre Brechkraft steigt), sodass sie auch in der Nähe sehen können.

Das ist allerdings anstrengend, bei Naharbeit wie Lesen und Schreiben, ermüden die Augen schnell. Es kommt zu Augenbrennen und Kopfschmerzen. Weitsichtigkeit begünstigt außerdem das Einwärtsschielen.

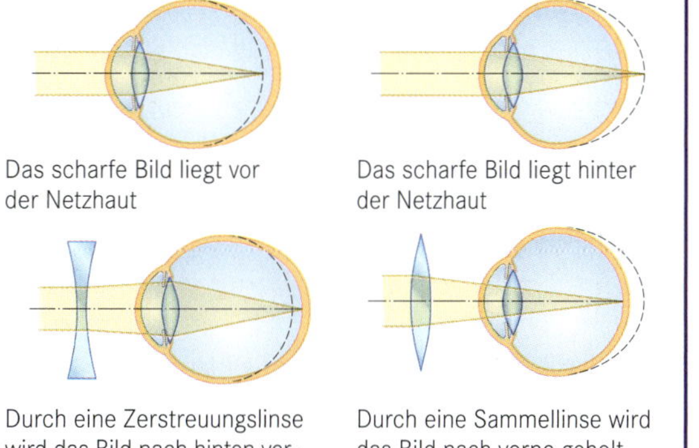

**Schielen** - etwa drei bis vier Millionen Menschen in Deutschland haben diesen Sehfehler.
In den ersten sechs bis acht Lebenswochen schielen Säuglinge häufig. Wenn ein über drei Monate altes Kind schielt, sollte sicherheitshalber der Augenarzt aufgesucht werden.

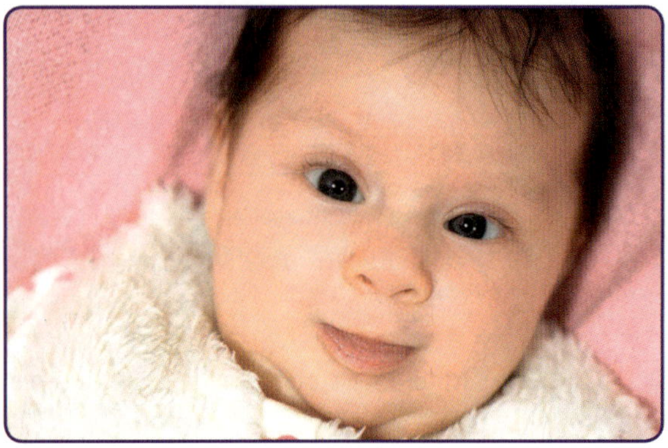

*Das Schielen beginnt oft in der Wiege*

Unter Schielen versteht man die Abweichung eines Auges nach innen (am häufigsten), nach außen, nach oben oder unten. Die Augenmuskeln arbeiten nicht synchron, beide Augen liefern daher versetzte Bilder, die das Gehirn nicht zu einem räumlichen Bild verschmelzen kann. Um Doppelbilder zu vermeiden, unterdrückt das Gehirn im Sehzentrum den Seheindruck des schielenden Auges. Unbehandelt entwickelt sich relativ früh eine ausgeprägte einseitige Schwachsichtigkeit, die später nicht mehr zu beheben ist. Eine angeborene Weitsichtigkeit begünstigt das Schielen.

Zuerst wird die Weitsichtigkeit mit einer Brille korrigiert. Zusätzlich muss die Schwachsichtigkeit des schielenden Auges aktiv behandelt werden. Dazu muss das gesunde Auge zeitweise mit einer Augenklappe oder einem Pflaster abgedeckt und vom Sehen ausgeschlossen werden. In dieser Zeit sollte das Kind auch zu Aktivitäten angehalten werden, die ein konzentriertes Sehen verlangen, z. B. Malen, Basteln. Eine Operation ist nur dann erforderlich, wenn trotz der Brille ein deutliches Schielen vorliegt, sie sollte spätestens bis zur Einschulung erfolgt sein.

### Das Problem mit der Brille

- Eltern und Erzieher sollten darauf achten, dass das Kind die Brille immer trägt.
- Erklären Sie dem Kind, warum es eine Brille braucht.
- Lassen Sie das Kind das Brillengestell mit auswählen.
- Ermahnen Sie das Kind nicht ständig, beim Spielen auf die Brille achtzugeben (splitterfreie Gläser oder Kunststoffgläser), es fühlt sich sonst eingeengt.

### *Exkurs:*

**Entwicklung des Sehens**

Augen und Sehnerv sind bis zur Geburt zwar vollständig angelegt, aber noch nicht voll entwickelt. Diese Reifung findet in den ersten sieben Lebensjahren durch den Gebrauch der Augen beim Sehen im Alltag statt. Der Reifungsprozess verläuft in den ersten Lebensmonaten („sensible Phase") rasant, die wichtigsten Nervenfasern für das einäugige und das beidäugige Sehen vom Auge zum Gehirn werden jetzt verschaltet. Die späteren Reifungsprozesse erfolgen langsamer und mit abnehmender Intensität.

| | |
|---|---|
| **Geburt** | Relativ scharfes Sehen im Abstand von 20–30 cm; Augen können in alle Richtungen bewegt werden, Pupillen reagieren auf Licht. |
| **3. Monat** | Personen und Gegenstände werden genau angeschaut; das Kontrastsehen entwickelt sich. Das räumliche Sehen beginnt sich zu entwickeln. |
| **4.–6. Monat** | Gegenstände in der Nähe und Ferne werden zunehmend scharf gesehen. Farbensehen beginnt sich zu entwickeln. |
| **8.–12. Monat** | Tiefensehen beginnt. |
| **Mit ca. 6–7 Jahren** | Volles Perspektivenverständnis, das Kind ist verkehrstauglich. |

Entwicklungsstörungen können zu einer Sehstörung führen, die unbehandelt eine Erblindung zur Folge haben kann. Sieht ein Auge schlecht, wird es immer weniger am Sehvorgang beteiligt, das Sehvermögen des schwachen Auges nimmt weiter ab. Sehfehler müssen früh erkannt und behandelt werden, um dem Kind eine normale Sehentwicklung zu ermöglichen.

**Besuch beim Augenarzt:**

| | |
|---|---|
| **Sofort** | bei Auffälligkeiten, wie Zukneifen des Auges, Fleck in der Pupille, Lichtempfindlichkeit |
| **6.–12. Monat** | bei Augenerkrankungen in der Familie, Entwicklungsverzögerung, Frühgeburt |
| **18.–24. Monat** | alle Kinder |
| **Spätere Warnzeichen** | z. B. auffällige Ungeschicklichkeiten |

### Aufgabe

- Führen Sie einen Sehtest in der Einrichtung durch.

## 9.2 Hörstörungen

### Hörstörungen bei Kindern

Jährlich kommen in Deutschland ca. 1 800 Kinder mit angeborenen Hörstörungen auf die Welt. „Bleibt eine solche Hörstörung monate- oder gar jahrelang unbehandelt, kann sich dies auf die gesamte Entwicklung des Kindes fatal auswirken", so Dr. Karin Uphoff, Pressesprecherin der Fördergemeinschaft Gutes Hören. Die Zahl der später erworbenen Hörschädigungen steigt weiter an, schätzungsweise jeder 4. Jugendliche hat eine Hörbeeinträchtigung.

### Aufgaben

1 Welche Folgen kann eine Hörstörung für das Leben von Heranwachsenden haben?

2 Sammeln Sie Merkmale im Verhalten von Kindern, die auf Hörstörungen hinweisen.

3 Überlegen Sie mögliche Ursachen für die Zunahme von Hörschädigungen bei Jugendlichen.

Hörstörungen sind zum Teil angeboren, häufiger liegen Schädigungen vor, die vor, während oder nach der Geburt auftreten. Eine Rötelninfektion der Mutter in der Frühschwangerschaft hat oft Gehörlosigkeit des Kindes zur Folge. Masern, Keuchhusten oder Mumps sowie nicht ausheilende Mittelohrentzündungen können eine leichte bis mittlere Schwerhörigkeit verursachen. Bei Jugendlichen führt insbesondere eine ständige Beschallung mit lauter Musik in Diskotheken oder über Kopfhörer zu einer Zunahme der Hörstörungen.

Da in den ersten beiden Lebensjahren die Grundlagen für die Sprachentwicklung gelegt werden und das Gehör und die Nervenzellen reifen, ist eine Früherkennung der Hörstörung wichtig. Angeborene Hörstörungen können besonders innerhalb des ersten Lebensjahres erfolgreich behandelt werden. Bei Hörschäden in der frühen Kindheit sind es meist die Eltern oder Erzieher, die bemerken, dass das Kind schlecht hört.

**Hochgradige Hörstörungen** wie Taubheit und starke Schwerhörigkeit fallen der Umgebung oft frühzeitig auf, da die Kinder auf laute Geräusche nicht oder kaum reagieren.

Bei **leichter bis mäßiger Schwerhörigkeit** gleichen viele Kinder ihre Hörschwäche durch besondere Aufmerksamkeit, durch Ablesen vom Mund oder durch Kombinieren der verstandenen Wort- und Satzteile verhältnismäßig gut aus, sodass die Hörstörung zunächst gar nicht auffällt. Andere Kinder fallen als zerstreut, verträumt, unfolgsam oder uninteressiert auf, niemand denkt dabei an eine Hörstörung. Erst wenn das Kind im Kindergartenalter immer noch „schlecht spricht" oder in der Schule massive Schwierigkeiten auftreten wird an eine Hörschwäche gedacht und der Arzt aufgesucht.

Eventuell wird die Hörschwäche sogar als Lernschwäche fehlgedeutet. Diese Kinder kommen trotz normaler Intelligenz nicht selten in Lernhilfeschulen.

### Gesundes Hören und Sprechen

Für die Hör- und Sprachentwicklung gibt es wichtige Anhaltspunkte, die man beobachten bzw. testen kann.

- Ein normal hörendes Kind im Alter von **6–10 Wochen** erschrickt bei plötzlichen lauten Geräuschen. Hört es bekannte Stimmen, beruhigt es sich.
- Mit **3–4 Monaten** beginnt der Säugling, stimmhaft zu lachen und zu brabbeln. Er horcht auf Geräusche wie Rasseln, Händeklatschen, Glocke, Spieluhr und wendet sich der Geräuschquelle zu.
- Bis zum **Ende des 1. Lebensjahres** versucht der Säugling, durch Schreien und Lallen die Aufmerksamkeit auf sich zu lenken. Er lallt vor sich hin, wenn er allein ist, gibt Antwort, wenn sein Name gerufen wird. Er spricht zweisilbige Wörter wie dada, Auto, antwortet mit „Ja" und „Nein", mit Kopfnicken oder -schütteln und lauscht auf das Ticken der Uhr oder Musik. Er reagiert auf leises Ansprechen aus einem Meter Entfernung.
- Am **Ende des 2. Lebensjahres** können Kinder Anweisungen befolgen, die ihnen ins Ohr geflüstert werden. Sie benennen die nächsten Angehörigen mit Namen und Gegenstände mit den zugehörigen Wörtern. Sie ahmen die Laute von Tieren nach, z. B. wau wau, miau, muh. Sie sprechen Zwei- oder Dreiwortsätze und vergrößern kontinuierlich ihren Wortschatz.

### Tipps für einen einfachen „Hörtest"

Machen Sie verschiedene Geräusche (unterschiedlich laut, hell und dumpf), manchmal werden nur bestimmte Tonlagen nicht richtig gehört. Das Kind sollte die Geräuschquelle nicht sehen. Beobachten Sie die Reaktion des Kindes genau. Bei Zweifeln an der Hörfähigkeit sollte der Arzt das Gehör überprüfen.

Richtiges Hören ist Voraussetzung für das Sprechen!

- Spricht ein dreijähriges Kind noch nicht oder unverständlich?
- Hat das Kind im Kindergarten- oder Schulalter die Babysprache noch nicht verloren?
- Lispelt das Kind, näselt oder stottert es?

Wenden Sie sich umgehend an den Kinderarzt.

**Exkurs:**

**Wie funktioniert das Gehör?**

Das Ohr besteht aus dem **äußeren Ohr** (mit Ohrmuschel und Gehörgang), dem **Mittelohr** (Paukenhöhle und Gehörknöchelchen) und dem **Innenohr**. Zwischen äußerem Ohr und Mittelohr befindet sich das **Trommelfell**. Töne werden als Schallwellen weitergeleitet. Gelangt Schall durch den Gehörgang zum Trommelfell, so fängt dieses an zu vibrieren und versetzt dadurch die **Gehörknöchelchen** (Hammer, Amboss, Steigbügel) in Schwingungen. Diese leiten den Schall an das Innenohr weiter. Dort befindet sich eine Flüssigkeit, die in Schwingungen gerät und dabei die Sinneszellen des Innenohres reizt. Die Sinneszellen leiten die Erregung an den Hörnerv weiter. Erst das Gehirn erkennt die Signale als Töne.

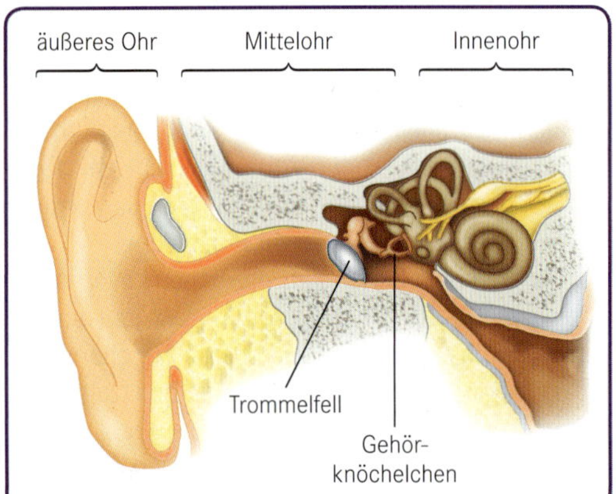


*Aufbau des Ohres*

## Störungen des Gehörs

Seit dem 1. Januar 2009 können Eltern eine zusätzliche Früherkennungsuntersuchung, das **Neugeborenen-Hörscreening**, wahrnehmen. Hier wird untersucht, ob das Kind eine bleibende Hörstörung hat. Man unterscheidet zwischen Störungen des Mittelohres (Mittelohrschwerhörigkeit), Störungen des Innenohres (Innenohrschwerhörigkeit) und Störungen der Schallempfindung.

**Mittelohrschwerhörigkeit** – sie kommt bei Kindern häufig vor und wird überwiegend durch eine zu geringe Belüftung des Mittelohres verursacht. Damit die Gehörknöchelchen im Mittelohr schwingen können, ist ein Druckausgleich zwischen Mittelohr und Außenwelt erforderlich. Dieser erfolgt durch Öffnung der **Ohrtrompete** (verbindet den Nasenraum und das Mittelohr), die sich beim Schlucken oder Gähnen öffnet. Bei **Erkältungen** oder einer akuten **Mittelohrentzündung** ist der Druckausgleich durch die Schleimhautschwellung nicht möglich. Eine weitere häufige Ursache sind vergrößerte Rachenmandeln (Polypen), welche die Öffnung der Ohrtrompete verlegen.

Bei einer akuten Mittelohrentzündung, aber auch bei einer chronischen Belüftungsstörung sammeln sich entzündliche Sekrete im Mittelohr an und führen zu einem Druckanstieg, der das Schwingen der Gehörknöchelchen behindert. Fieber, Ohrenschmerzen und Schwerhörigkeit treten auf. Der Druckanstieg im Mittelohr kann bei einer akuten Entzündung zum Zerreißen des **Trommelfells** führen. Dieser Riss schließt sich nach einiger Zeit wieder. Die Flüssigkeitsansammlung im Mittelohr bildet sich oft spontan oder nach Behandlung mit abschwellenden Nasentropfen und schleimlösenden Medikamenten zurück. Ansonsten muss die Belüftung des Mittelohres operativ wiederhergestellt werden, z. B. durch Entfernen des „Polypens“ oder Einlage eines Paukenröhrchens.
Auch **Fehlbildungen der Gehörknöchelchen** können zu einer Mittelohrschwerhörigkeit führen. Zu einer Hörverbesserung kann nur eine Operation oder ein Hörgerät führen.

**Innenohrschwerhörigkeit** – die Funktion der Sinneszellen im Innenohr ist gestört, sie leiten keine Signale an den Hörnerv weiter. Dieser Defekt ist meist erblich bedingt. Er kann schon bei der Geburt vorliegen oder später auftreten. Eine Besserung des Gehörs tritt kaum ein.

**Hörgeräte** und **Cochlea Implantate** verbessern bei Innenohrschwerhörigkeit das Hörvermögen der meisten Kinder und helfen ihnen, ein normales Leben zu führen.
Das kindliche Gehör braucht in den ersten Lebensjahren akustische Reize, um reifen zu können. Hörgeräte müssen daher früh angepasst und regelmäßig getragen werden.

Eltern und Erzieher müssen zu der Hörstörung des Kindes stehen. Nur dann lernt es, mit der Schwerhörigkeit umzugehen und das Hörgerät anzunehmen.

Folgende Merkmale können auf Hörstörungen hindeuten:

- **Säugling:** schrilles, kraftloses Schreien, reagiert überempfindlich auf bestimmte Töne, ist schreckhaft, reagiert nicht auf Zurufe
- **Kleinkind:** verzögerte Entwicklung von Sprache und Sprachverständnis, spricht undeutlich, verwechselt Konsonanten, lärmempfindlich
- **Kindergartenkind:** missversteht Fragen, hält sich oft die Ohren zu, zieht sich zurück, ist aggressiv, lokalisiert nicht Geräusche, monotone Stimme, kein Gefühl für Rhythmus, verwechselt Buchstaben
- **Schulkind:** Lese-/Rechtschreib-Probleme, verwechselt Buchstaben, Konzentrationsschwäche, Unruhe, Koordinationsstörungen, ermüdet leicht, kapselt sich ab, muss öfter angesprochen werden, versteht vieles nicht

Personen, mit denen das Kind im Alltag zu tun hat, müssen über die Hörschwäche informiert werden. Sonst kann es zu Kommunikationsproblemen kommen, die zur Vereinsamung des Kindes führen können.

**Störungen der Lautdiskrimination** – die Betroffenen haben Probleme, Laute zu unterscheiden, Geräusche zu lokalisieren oder Sprache aus Geräuschkulissen herauszufiltern und zu speichern. Im Gegensatz zur Schwerhörigkeit liegt hier eine Störung der Wahrnehmung, Verarbeitung und Speicherung des Gehörten im Gehirn vor.

Diese Hörstörung ist schwer zu behandeln. Logopädisches Training und Musikunterricht (Singen, Spielen eines Musikinstruments) trainieren das Ordnungsgehör des Kindes. Eine kinderpsychologische Betreuung kann unterstützend wirken. Der Zuspruch der Eltern stärkt das Selbstbewusstsein des Kindes.

## 9.3 Störungen von Gleichgewicht und Körperwahrnehmung

**Fernsehen und Computer machen Kinder krumm!**

Kinder, die viel Zeit vor dem Fernseher oder Computer verbringen, zeigen häufig schwere Störungen der Körperhaltung und des Gleichgewichts. Dieses alarmierende Ergebnis zeigt eine Studie der Aktion Kid-Check der Universität des Saarlandes. Fast die Hälfte der untersuchten Kinder war nicht mehr in der Lage, sich im Stehen aufrecht zu halten. Ursache dafür sind nicht erschlaffte Muskeln, sondern eine Störung der Körperwahrnehmung.
Bei einem Test mussten die Kinder zuerst mit geöffneten, dann mit geschlossenen Augen eine Minute still stehen. Bei geschlossenen Augen waren die Körperschwankungen bei Kindern, die viel Zeit vor dem Bildschirm verbringen, deutlich höher.

### Aufgaben

1. Nehmen Sie Stellung zu dem Artikel. Überlegen Sie, warum Kinder heute häufig diese Störungen aufweisen. Zeigen Sie Wege auf, wie dieser alarmierenden Entwicklung entgegengewirkt werden kann.
2. Stellen Sie Materialien/Übungen zusammen, die die Körperwahrnehmung von Vorschulkindern trainieren.

Der Gleichgewichtssinn ist Basis für die Entwicklung vieler körperlicher, geistiger und sozialer Fähigkeiten. Alle Bewegungen, Gehen, Rennen, Hüpfen, Drehen usw., benötigen eine Abstimmung zwischen Körper und Gehirn, die über den Gleichgewichtssinn erfolgt. Sicheres Gehen und Stehen ist nur möglich, weil der Gleichgewichtssinn jede Bewegung registriert und ständig Ausgleichsbewegungen veranlasst, die den Menschen aufrecht halten. Kinder mit einem gut ausgebildeten Gleichgewichtssinn zeigen eine bessere Motorik und Koordination; auch beim Rechnen und Lesen tun sie sich leichter.

### Der Gleichgewichtssinn

Die zwei Gleichgewichtsorgane (vgl. Abb. S. 126) liegen im rechten und linken **Innenohr**. Sie bestehen aus drei **Bogengängen**, die zum Teil mit Flüssigkeit gefüllt sind. An den Innenwänden befinden sich empfindliche **Sinneshaare**. Bei jeder Erschütterung oder Bewegungsänderung wird die Flüssigkeit in den Bogengängen bewegt und reizt dabei die Sinneshärchen. Nerven leiten die Informationen an das Gehirn weiter. Hier werden sie mit anderen Sinneseindrücken – Sehen, Hören und Tastsinn (z. B. Fußsohlen) – verglichen und entsprechend verarbeitet. Auch die Meldungen aus dem Körperinneren werden berücksichtigt. So weiß das Gehirn genau, welcher Muskel in Bewegung ist oder welche Sehne gerade angespannt wird.

Der Gleichgewichtssinn reift bereits während der Entwicklung im Mutterleib und ermöglicht dem Kind, die Bewegungen der Mutter auszubalancieren. Wenn sich die Mutter viel bewegt, erhält das Kind viele Reize für eine optimale Entwicklung des Gleichgewichts. Hat die Schwangere wenig Bewegung, wird der Gleichgewichtssinn nicht genug stimuliert und die Kinder haben einen Nachholbedarf. Bewegungsspiele, insbesondere im Kindergarten- und Grundschulalter, fördern die Ausbildung des Gleichgewichtssinns.

Bei Schuleingangsuntersuchungen fällt zunehmend auf, dass viele Kinder Störungen des Gleichgewichts, z. B. auf einem Bein stehen, auf einer geraden Linie gehen, auf einem Baumstamm balancieren, haben.

Den Betroffenen fehlen häufig in ihrer Kindheit Bewegungsanreize für die Entwicklung des Gleichgewichtssystems.

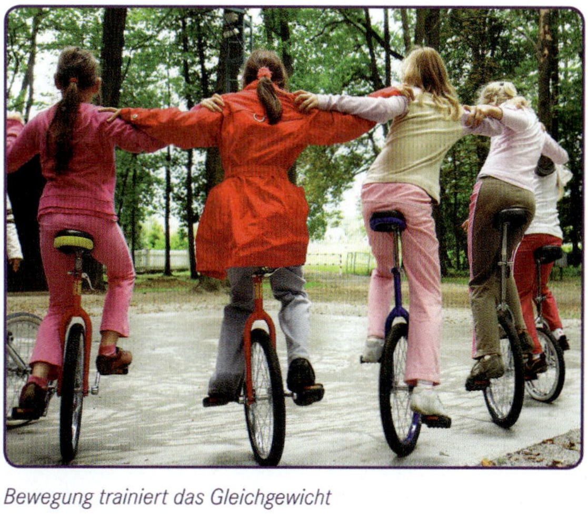

*Bewegung trainiert das Gleichgewicht*

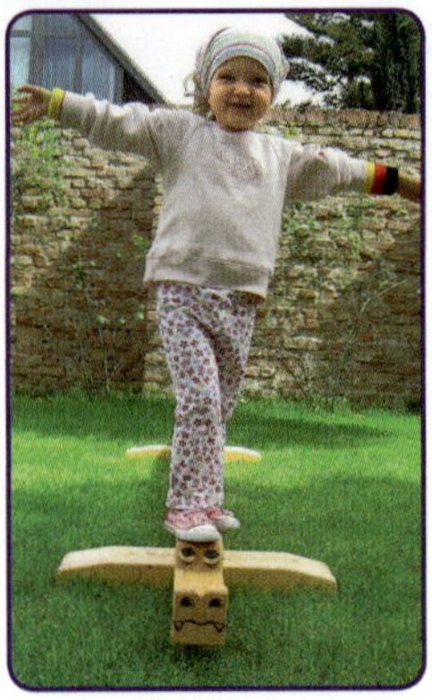

Die Kinder haben zu wenig Platz zum Spielen und Toben und sitzen, anstatt draußen zu spielen, oft stundenlang in schlechter Haltung vor dem Computer oder Fernseher. Häufig werden sie von den Erwachsenen überbehütet und aus Angst oder Sorge in ihrem Bewegungsdrang eingeschränkt. Sie werden unsicher, erleben häufiger Misserfolge und trauen sich seltener an neue Bewegungserlebnisse heran. Diese Lebensumgebung erschwert den Kindern, eine **normale Körperwahrnehmung** auszubilden.

Grundlage für die Motorik sind verschiedene **Wahrnehmungsbereiche**. Die **Fernsinne**, Seh- und Hörsinn, nehmen einen Großteil der Außenreize wahr. Die **Nahsinne**, Muskel-, Sehnen-, Gelenkrezeptoren, Tastsinne und der Gleichgewichtssinn, erfassen und regulieren die Bewegung des Körpers und die Körperhaltung. Alle Informationen laufen im **Kleinhirn**, dem Schaltzentrum für die Koordination und Steuerung von Bewegungen, zusammen. Dieses ist mit dem **Großhirn** verbunden.

Häufiges Fernsehen, Computerspielen und Kommunizieren per Computer sprechen besonders die Fernsinne an. Der Sehsinn wird besonders trainiert und übernimmt bei der Steuerung der Körperhaltung und Bewegung des Körpers eine dominierende Rolle. Die Nahsinne werden nicht mehr ausreichend zur Körpersteuerung genutzt und verkümmern. Die betroffenen Kinder können z.B. nicht mehr auf einem Baum balancieren, mit geschlossenen Augen rückwärts gehen oder im Stehen das Gleichgewicht halten.

### Training für das Gleichgewicht

Bewegung von Anfang an!

- **Säugling** – Wiegen, Schaukeln, Tragen und Tanzen in Maßen trainieren das Gleichgewicht.
- **Kleinkinder** üben sich beim Laufen, Klettern, Hüpfen, Ballspielen, Schaukeln, ebenso bei der Bewegung auf Rädern wie Bobbycar, Roller, Fahrrad.
- **Kindergartenkinder** wippen, schaukeln, klettern, springen über Gräben, balancieren auf Baumstämmen, drehen sich so lange im Kreis, bis sie einen „Drehwurm" bekommen. Sie brauchen immer neue Herausforderungen und machen so kontinuierlich neue Körpererfahrungen.
- **Schulkinder** springen auf dem Trampolin, joggen, fahren Skateboard etc.

**„Zeige mir, wie lange du auf einem Bein stehen kannst, und ich sage dir, welche Mathenote du hast."**

Ein gutes Gleichgewicht fördert den Lernerfolg beim Lesen, Schreiben und Rechnen und beeinflusst die Konzentrationsfähigkeit.

**Rechnen:** Studien zeigen, dass Kinder, die Probleme beim Rückwärtslaufen haben, oft auch beim Rechnen (besonders Subtrahieren) Schwierigkeiten haben. Wenn sich ein Kind im Raum gut orientieren kann, kommt es auch mit Zahlen, Längen und Formen besser zurecht.

**Konzentration:** Der Gleichgewichtssinn ist mit der Hirnregion, die die Konzentrationsfähigkeit regelt, vernetzt. Wenn Kinder beim Zuhören oder bei den Hausaufgaben auf dem Stuhl schaukeln, versuchen sie, durch Stimulation des Gleichgewichtssinns ihre Aufmerksamkeit zu verbessern. Dies gilt auch für Kinder mit ADHS (Aufmerksamkeits-Defizit-Hypertaktivitäts-Störung).
Training des Gleichgewichtssinns verbessert den Lernerfolg, im Kindergarten muss damit begonnen werden.

### Warnzeichen für ein gestörtes Gleichgewicht, z. B.:

- Ungeschicklichkeit
- Häufiges Stolpern und Anecken
- Bestimmte Bewegungen, z. B. Balancieren, Klettern, Hüpfspiele, werden gemieden
- Kinder sind wenig aktiv und sehen lieber den anderen zu
- Kinder gehen gerne an der Hand
- Kinder sind ängstlich, probieren selten Neues aus. Bei Auffälligkeiten den Kinderarzt aufsuchen!

### Aufgaben

1. Erarbeiten Sie in verschiedenen Gruppen Materialien zur Förderung unterschiedlicher Sinne. Probieren Sie die Materialien selbst aus. Welche Erfahrungen machen Sie dabei?
2. Informieren Sie sich über die Behandlung bei Störungen des Sehens oder Hörens.
3. Wie können Sie seh- oder hörgestörte Kinder in der Kindertagesstätte dabei unterstützen, dass sie in das Gruppengeschehen integriert werden?
4. Gestalten Sie eine Ausstellung in der Kita „Augen und Ohren öffnen uns die Welt".
5. Überlegen Sie Spiele, die das Gleichgewicht trainieren. Stellen Sie diese der Klasse vor.

# 10 Herzerkrankungen

Mein Name ist Christian. Ich bin 6 Jahre alt und habe einen angeborenen Herzfehler. Es handelt sich um die häufigste Fehlbildung im Säuglings- und Kindesalter. Im Januar 2006 wurde meine große Herzoperation in der Universitätsklinik Köln erfolgreich durchgeführt. Seitdem kann ich ein fast normales Leben führen.

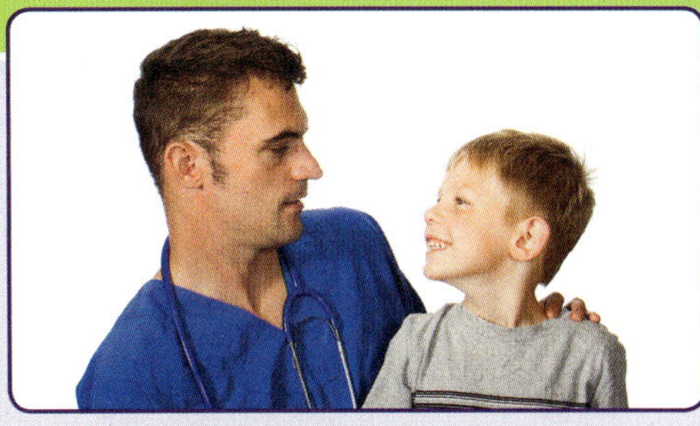

### Aufgaben

1 Tauschen Sie sich in Gruppen aus und informieren Sie sich über Herzerkrankungen im Säuglings- und Kindesalter.

2 Wie gestaltet sich der Alltag von Kindern mit Herzfehlern?

## 10.1 Grundlagen Herz und Kreislauf

Für Arbeit und Freizeit, selbst im Schlaf benötigt unser Körper Nährstoffe und Sauerstoff. Diese werden mit dem Blut über Blutgefäße zu den Körperzellen transportiert.

**Das Herz** pumpt das Blut in dem Körper- und Lungenkreislauf durch die Gefäße.

### Wie ist das Herz aufgebaut?

Das Herz ist ein etwa faustgroßer Hohlmuskel, der durch die **Herzscheidewand** in eine rechte und linke Hälfte geteilt ist. Die Herzscheidewand verhindert, dass sich das sauerstoffreiche Blut in der linken Kammer mit dem verbrauchten kohlendioxidreichen Blut der rechten Kammer vermischt. Jede Herzhälfte ist in **Vorhof** (Atrium) und **Kammer** (Ventrikel) geteilt. Diese sind jeweils durch **Segelklappen** getrennt. Am Ausgang der linken Herzkammer zur Körperschlagader (Aorta) und der rechten Herzkammer zur Lungenschlagader befinden sich weitere **Herzklappen**, die **Taschenklappen**. Die Herzklappen wirken wie Rückschlagventile und sorgen dafür, dass der Blutstrom nur in eine Richtung fließt.
Die **Herzkranzgefäße** (Koronargefäße) versorgen das Herz mit sauerstoffreichem Blut. Ein herzeigenes Reizleitungssystem sorgt für die rhythmische Herztätigkeit.

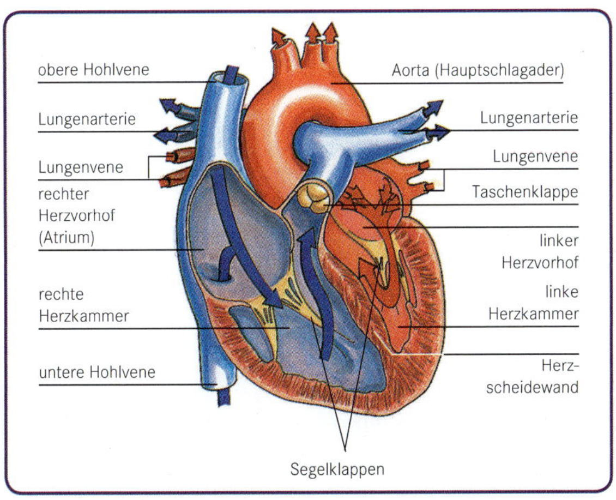


*Aufbau des Herzens*

### Wie funktioniert der Kreislauf?

Das Herz arbeitet wie eine Pumpe. Es presst sich 70- bis 80-mal pro Minute zusammen und entspannt sich wieder. Aus der rechten Herzhälfte wird das Blut in den Lungenkreislauf, aus der linken Herzhälfte in den Körperkreislauf gepumpt.

**Körperkreislauf:**
Bei der Kontraktion wird das sauerstoffreiche Blut aus der linken Herzkammer in die **Aorta** gepresst und über Arterien im ganzen Körper verteilt. In den Kapillaren findet der Gasaustausch statt. Sauerstoff und Nährstoffe werden an die Körperzellen abgegeben, Kohlendioxid aufgenommen. Die Kapillare erreichen alle Gewebezellen, u. a. auch Leber, Niere, Darm, Gehirn.
Sauerstoffarmes Blut fließt dann über die Venen, die in die **untere** und **obere Hohlvene** einmünden, zurück zum Herzen.

**Lungenkreislauf:**
Über die rechte Herzkammer wird das sauerstoffarme Blut in die **Lungenarterien** gepumpt. In der Lunge wird das Kohlendioxid abgegeben und Sauerstoff aufgenommen. Das sauerstoffreiche Blut gelangt über die **Lungenvene** zum linken Herzvorhof zurück.

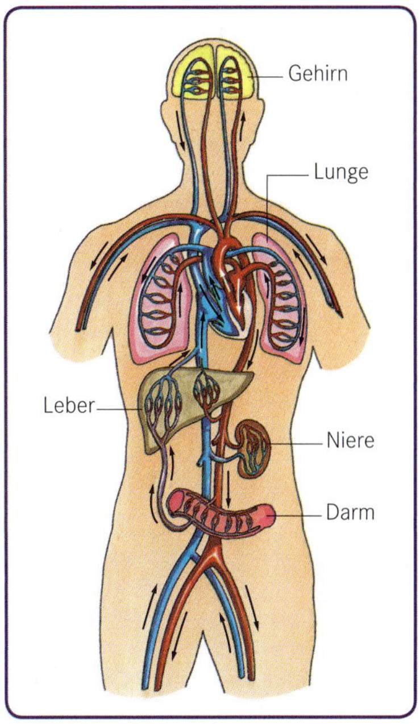


*Blutkreislauf des Menschen. Die Pfeile geben die Strömungsrichtung des Blutes an (blau: sauerstoffarmes Blut, rot: sauerstoffreiches Blut).*

## 10.2 Herzfehler

Etwa 7 000 Kinder werden in Deutschland jährlich mit einem Herzfehler geboren. Schätzungsweise 80 000 herzkranke Kinder und Jugendliche leben mit angeborenen Herzfehlern.

### Angeborene Herzklappenfehler

Ein angeborener Herzfehler kann bereits bei der Geburt erkannt werden, manchmal wird er jedoch jahrelang nicht bemerkt. Die Aussichten der betroffenen Kinder hängen von der Art des Herzfehlers ab. Angeborene Herzfehler können heute meist operiert werden, sodass 90 % der Kinder das Erwachsenenalter erreichen und ein gesundes Leben mit nur wenigen oder keinen Einschränkungen führen können. Schwere Herzfehler können aber auch zum Tod führen.

Angeborene Herzfehler entstehen z. B. durch eine Störung der Herzentwicklung im zweiten bis dritten Schwangerschaftsmonat. Viruserkrankungen (z. B. Rötelninfektion in der Schwangerschaft), Drogen (z. B. exzessiver Alkoholkonsum) und einige Medikamente in der frühen Schwangerschaft können zu Herzfehlern führen. Auch genetische Faktoren spielen eine Rolle. Oft bleibt die Ursache unklar.

Häufig wird die Diagnose schon in der Schwangerschaft gestellt oder der Arzt äußert nach der Geburt den Verdacht, wenn er beim Abhören des Herzens zusätzlich zu den zwei Herztönen weitere Herzgeräusche hört. **Spezielle Untersuchungen**, z. B. EKG, Herz- und Ultraschalluntersuchungen, müssen in diesem Fall durchgeführt werden.

Die folgende Tabelle stellt die Häufigkeit einiger Herz- und Gefäßmissbildungen dar:

| Herz- und Gefäßmissbildungen | Häufigkeit |
|---|---|
| Kammerscheidewanddefekt | ca. 30 % |
| Vorhofscheidewanddefekt | ca. 7 % |
| Pulmonalstenose | 5-8 % |
| Aortenklappenstenose | 3-6 % |

### Erworbene Herzklappenfehler

Im späteren Lebensalter kann es durch eine Entzündung (meist durch Bakterien) zu Herzklappenfehlern (mangelhaftes Öffnen und Schließen) kommen.

**Häufige Symptome bei Kindern**

- Auffällige Müdigkeit
- Mangelhafte körperliche Belastbarkeit
- Atembeschwerden, schnelle Atmung
- Blaufärbung der Lippen, Finger, Zehen
- Trinkschwäche beim Säugling, Appetitlosigkeit
- Wachstums- und Gedeihstörungen

**Die Behandlung** ist je nach Art und Ausmaß des Herzfehlers, Alter und allgemeinem Gesundheitszustand des Kindes verschieden. Kinder mit geringfügigen Herzfehlern müssen oft überhaupt nicht behandelt werden. Bei schweren Herzfehlern wird häufig früh, im Säuglingsalter, operiert und das Kind auch später medizinisch betreut.

**Risiko: Entzündung der Herzinnenhaut**

Bei Kindern mit einem Herzfehler besteht teilweise das Risiko, dass ihr Herz bei Infektionen mit erkrankt. Sind Bakterien oder Viren ins Blut gelangt, wandern sie häufig zum Herzen, Entzündungen der Herzklappen und der Herzinnenhaut sind eine mögliche Folge. Bei Zahnbehandlungen und ärztlichen Eingriffen muss der Arzt über den Zustand des Kindes informiert werden!

Kinder mit Herzfehlern sind nicht immer in ihrer **körperlichen Aktivität** eingeschränkt. Der behandelnde Arzt sollte mit den Eltern abklären, an welchen sportlichen Aktivitäten das Kind teilnehmen darf. Die Kinder sollten ermuntert werden, ihre körperliche Leistungsfähigkeit auszuschöpfen. Oft können sie selbst am besten einschätzen, wie viel körperliche Aktivität sie sich zumuten dürfen.

Kinder mit Herzfehlern fehlen in der Schule häufiger. Unterstützung und Motivation durch Eltern und Lehrer fördern ihre Leistungskraft.

### Aufgaben

1 Informieren Sie sich über die Herzfehler in der Tabelle. Welche Konsequenzen haben sie für den Alltag der Betroffenen. Stellen Sie Ihre Ergebnisse der Klasse vor.

2 Wie können Sie ein Kind mit einem Herzfehler in den Kindergartenalltag integrieren? Was ist besonders zu beachten?

# 11 Zähne und Zahngesundheit

## Zahngesundheit beginnt in der Schwangerschaft

Prophylaxeprogramme in Kindergärten und Grundschulen gefordert

Richtige Zahnpflege, Gabe von Fluoriden, gesunde Ernährung und regelmäßige Zahnkontrolle können Karies und anderen Zahnerkrankungen wirksam vorbeugen. Die werdende Mutter legt den Grundstein für ein gesundes Gebiss ihres Kindes. Die fundierte Beratung zur Zahngesundheit bei Schwangeren und jungen Müttern hat daher eine hohe Bedeutung. Ziel ist, dass die Mütter das geschärfte Bewusstsein an ihr Kind weitergeben.
Besonders Kinder aus sozialen Brennpunkten werden durch die Zahngesundheitsprogramme nicht immer erreicht. Kindergärten und Schulen müssen hier verstärkt ihre Erziehungsverantwortung wahrnehmen. Hierbei ist es auch wichtig, aktuelle Trends in der Ernährung kritisch zu beleuchten. Hervorgerufen durch häufigen Verzehr von Softdrinks und Sportgetränken (die enthaltenen Säuren weichen Zahnschmelz auf, der Zucker begünstigt Karies) sowie von Fast Food und Fertiggerichten ist zurzeit wieder ein Anstieg der Zahnerkrankungen bei Kindern und Jugendlichen zu beobachten. Eltern und Erzieher sollten hier gemeinsam mit einer abgestimmten Gesundheitserziehung tätig werden.

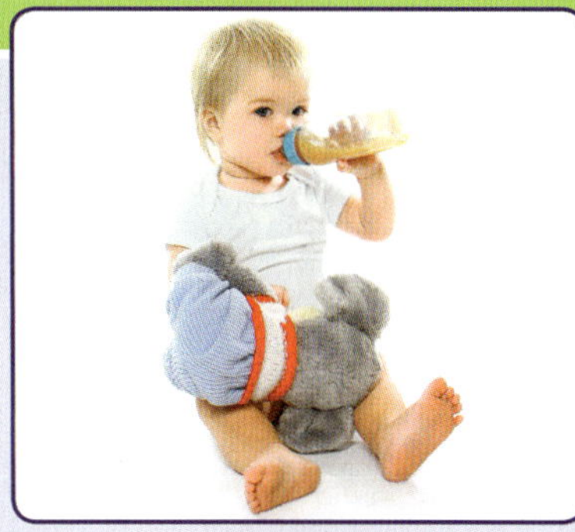

*„Dauernuckeln“ vor allem süßer Getränke begünstigt die Kariesbildung*

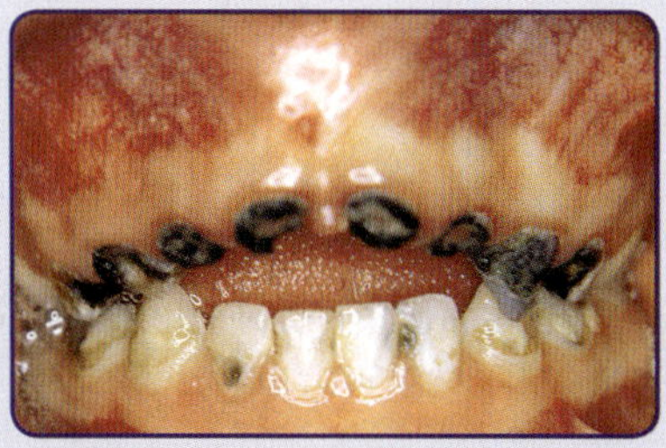

*Ausgeprägte Karies*

**Aufgabe**

- Entwickeln Sie ein Plakat mit den Vorsorgemaßnahmen zur Zahngesundheit von Kindern, welche Sie evtl. in Gynäkologenwartezimmern anbieten können. Wie würden Sie eine schwangere Mitschülerin/Freundin beraten?

Die Erhaltung der Zahngesundheit hat einen hohen Stellenwert in der Gesundheitserziehung. Eltern und Erziehern kommt hier eine besondere Verantwortung zu. Das Wissen über die Entwicklung der Zähne, häufige Zahnerkrankungen und Möglichkeiten der Vorbeugung, z. B. durch gesunde Ernährung und Zahnpflege, ist eine wichtige Voraussetzung.

## 11.1 Gebiss- und Zahnentwicklung

Die Zähne gehören mit den Knochen zu den härtesten Geweben des Menschen. Zähne dienen der **Zerkleinerung** der Nahrung. Sie sind außerdem notwendig, um mit der Zunge Zisch- und S-Laute zu formen. Ohne Zähne ist die **Sprache** undeutlich und verwaschen. Die Zähne bestimmen auch unser **Aussehen** mit. Weiße Zähne geben ein „gepflegtes Aussehen“. Gerade Zähne wirken ästhetisch, Menschen mit Zahnlücken oder schadhaften Zähnen wirken ungepflegt.

Schon bei der Geburt sind sämtliche Zähne – nicht nur die Milchzähne, auch die für das bleibende Gebiss – im Kiefer angelegt. Zum Zeitpunkt der Geburt sind sie jedoch noch im Kiefer verborgen.

Das **Milchzahngebiss** besteht aus 20 Zähnen. Im Alter von 5 bis 8 Monaten brechen als Erste die mittleren Schneidezähne durch. Mit 2 bis 3 Jahren ist das Milchgebiss komplett, es hat 20 Zähne.

**Bleibende Zähne** ersetzen im Alter von etwa 6 bis 13 Jahren die Milchzähne, das Gebiss wird durch zusätzliche Backenzähne ergänzt. Der Durchbruch der Weisheitszähne erfolgt später und ist großen individuellen Schwankungen unterworfen. Das **bleibende Gebiss** umfasst 32 Zähne.

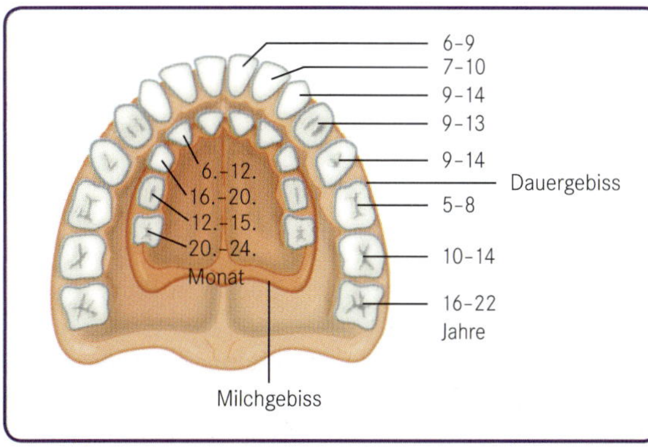


*Zeitpunkt des Zahndurchbruchs*

Im Gebiss des Kindes bzw. Erwachsenen unterscheidet man verschiedene **Zahntypen**:

| Kind | Zahntypen Erwachsener | Aussehen |
|---|---|---|
| 8 | 8 Schneidezähne | meißelförmig, einfache Wurzel (Abbeißen, Zerschneiden der Nahrung) |
| 4 | 4 Eckzähne | dreikantige Krone, lange Wurzel (Zerreißen der Nahrung) |
| 8 | 8 Prämolaren (vord. Backenzähne) | zweihöckrige Krone, einfache Wurzel (Zerkauen der Nahrung) |
| - | 12 Molaren (hint. Backenzähne) | vier- bis fünfhöckrige Krone; drei Wurzeln (Oberkiefer), zwei Wurzeln (Unterkiefer) (Zermahlen der Nahrung) |

**Ober- und Unterkiefer** haben die gleiche Ausstattung an Zähnen. Beim Zusammenbeißen treffen die Kauflächen der Backenzähne von Ober- und Unterkiefer aufeinander. Die Schneidezähne des Oberkiefers stehen dagegen etwas vor den Zähnen des Unterkiefers (Überbiss). Stellungsanomalien müssen oft korrigiert werden.

## 11.2 Zahnaufbau

Bei den Zähnen unterscheidet man einen **sichtbaren** und einen **nicht sichtbaren** Teil.
Bei gesunden Zähnen besteht der sichtbare Bereich aus der **Zahnkrone**.
Der **Zahnhals** und die **Zahnwurzel** liegen verborgen unter der Mundschleimhaut bzw. im Kieferknochen.

Der größte Teil des Zahnes ist aus **Zahnbein (Dentin)** aufgebaut. **Dentin** ist eine knochenähnliche Hartsubstanz, die größtenteils aus Mineralien besteht. Viele **Dentinkanälchen** durchziehen das Dentin; sie enthalten Nervenfasern und Zellen, die Dentin aufbauen. Dentin wird zeitlebens erneuert. Es wirkt als Barriere, z.B. für Bakterien, und schützt die Pulpa. Es ist jedoch viel anfälliger gegen Säuren und Bakterien als der Schmelz. Im Bereich der Zahnkrone ist das Dentin von einem sehr harten Material, dem **Zahnschmelz,** überzogen.

**Zahnschmelz** ist das härteste Gewebe im menschlichen Körper und besteht zum größten Teil aus Calciumphosphat. Die Härte des Schmelzes wird durch seinen Mineraliengehalt bestimmt. Durch Gabe von Fluorid kann dieser zusätzlich gehärtet werden. Der Zahnschmelz schützt den Zahnnerv und das Dentin vor hohen Temperaturschwankungen, Säuren und Bakterien. Im Innenraum des Zahnes befindet sich die **Pulpa** mit dem **Zahnmark**. Dieses enthält die Blutgefäße und Nerven. In den Blutgefäßen werden die Stoffe transportiert, die zum Zahnaufbau gebraucht werden. Die Nerven signalisieren Schmerz, wenn der Zahn geschädigt ist. Die Zellen der Pulpa bilden Dentin und Schmelz für das Milchzahngebiss und die bleibenden Zähne.

**Zement** umgibt die Zahnwurzel vom unteren Schmelzrand bis zur Wurzelspitze und verankert sie im Kieferknochen. In das Zement strahlen vom Kieferknochen her Zahnhaltefasern ein, die den Zahn im Zahnfach stabil aufhängen.

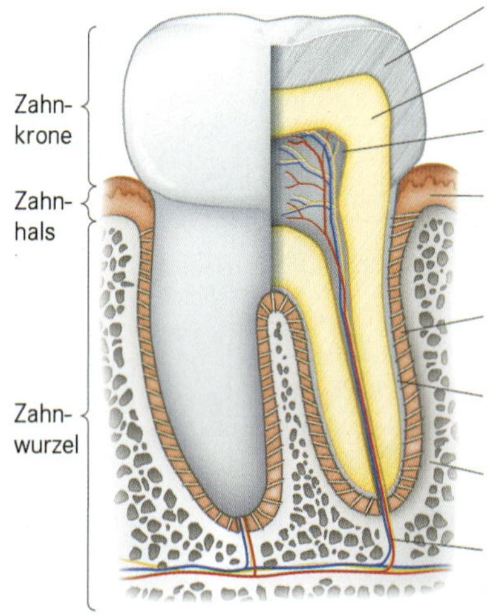


*Der Aufbau eines Zahnes*

**Calcium** ist der wichtigste Mineralstoff für den Aufbau der Zähne. Nur bei einer guten Calciumversorgung ist der Zahnschmelz hart und stabil. Der Calciumbedarf ist vom Alter abhängig. Kinder (1-4 Jahre) benötigen ca. 600 mg/Tag, Jugendliche 1200 mg/Tag und Erwachsene ca. 1000 mg/Tag. Dieser Bedarf kann durch eine ausgewogene Ernährung mit ausreichend Milch- und Milchprodukten gut gedeckt werden.

| 1000 mg Calcium, z. B. durch: | Calcium |
|---|---|
| 1 Becher Joghurt (150 g) | 180 mg |
| + 1 Glas Milch (200 ml) | 240 mg |
| + 1 Scheibe Edamer | 400 mg |
| + 100 g Quark | 120 mg |
| + 200 ml Mineralwasser | 60 mg |

### Aufgaben

1. Informieren Sie sich über die Aufgaben der verschiedenen Zahnbestandteile und stellen Sie diese übersichtlich dar.
2. Tim hat bereits mit 5 Jahren viele Milchzähne verloren. Seine Mutter meint: „Das ist nicht schlimm, dafür hast du jetzt schon bleibende Zähne!“ Nehmen Sie dazu Stellung.

## 11.3 Karies

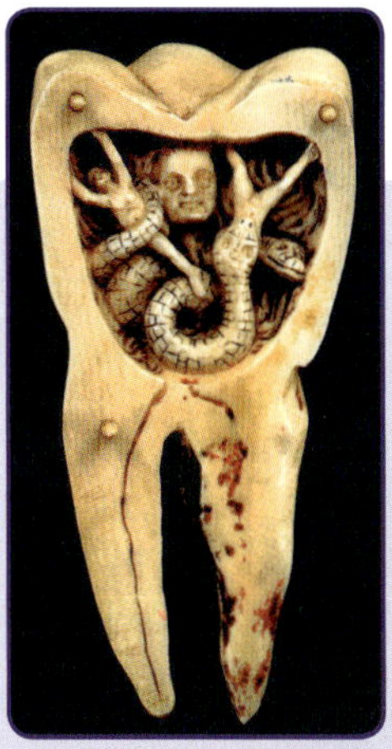
Der Zahnwurm – Abbildung aus dem 17. Jahrhundert

### Aufgaben

1 Die Vorstellung, dass ein Zahnwurm im Zahn lebe, war im 17. Jahrhundert gang und gäbe. Nehmen Sie dazu Stellung.

2 Zeigen Sie Möglichkeiten auf, wie durch die Erziehung (in der Einrichtung, im Elternhaus) die Zahngesundheit der Kinder nachhaltig gefördert werden kann.

**Karies** (Zahnfäule) führt zu einer Zerstörung der Zähne (Zahnschmelz und Dentin) durch Stoffwechselprodukte von Bakterien der Mundhöhle. Durch Vorsorge in Kindergarten und Schule ist die Karieshäufigkeit in den letzten Jahren gesunken.

Karies entsteht durch das Zusammenwirken von drei Faktoren:

- Bakterien (in der Mundhöhle)
- Zucker (Nahrung der Bakterien)
- Zeit (Karies entsteht über längere Zeit)

Bakterien sind natürliche Bestandteile der Mundhöhle. Bei schlechter Zahnpflege bilden sie auf der Zahnoberfläche einen klebrigen Zahnbelag (Plaque). Zwischen und an den Zähnen haftende kohlenhydrathaltige Speisereste werden durch die Bakterien zu Säure abgebaut, die den Zahnschmelz angreift und entkalkt (Demineralisation). Entkalkter Schmelz bricht leicht aus. Die Bakterien wandern ungehindert in das weichere Zahnbein. Es entsteht als bräunliche Verfärbung sichtbar die **Karies**. Eine fortschreitende Karies zerstört das Zahnmark. Traten bisher nur bei Reizen wie kalt und heiß, süß und sauer leichte Schmerzen auf, so verursacht das entzündete, eitrige Zahnmark heftigste Schmerzen. Von dem Eiterherd ausgehend können über das Blut Bakterien in den Körper gestreut werden und verschiedene entzündliche Erkrankungen auslösen.

Der **Speichel**, eine gute Mundhygiene und **Fluoride** sind Schutzfaktoren gegen die Zahnfäule. Calcium aus dem Speichel und Fluoride aus Zahnpasta, Spüllösungen oder Kochsalz können anstelle der herausgelösten Mineralstoffe wieder in den Zahnschmelz eingeschleust werden und damit eine erneute Härtung des Zahnschmelzes bewirken (Remineralisation). Speichel neutralisiert auch die aggressiven Säuren und besitzt keimabtötende Wirkstoffe, welche die Mundhöhle gesund halten.

Karies entsteht erst dann, wenn der Zahn durch in der Mundhöhle gebildete Säure länger entkalkt wird (Demineralisation), als er durch den Speichel und Fluoride wieder repariert werden kann (Remineralisation).

**Zahnbeläge (Plaque)** vermindern die Schutzwirkung des Speichels – die Karies breitet sich ungehindert aus.

Die Kariesentstehung wird wesentlich beeinflusst durch die Häufigkeit des Zuckerkonsums pro Tag, d. h. wie oft und nicht wie viel. Ein- bis zweimal zuckerhaltige Lebensmittel zu oder nach den Hauptmahlzeiten greifen den Zahnschmelz praktisch nicht an, da der Speichel mit einer guten Mundhygiene kleine Reparaturen am Schmelz übernehmen kann. Werden häufig über den Tag verteilt zuckerhaltige Lebensmittel verzehrt, ist das Kariesrisiko hoch.

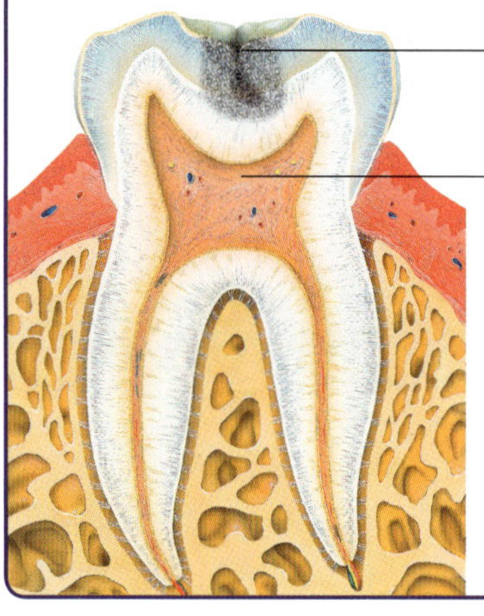

Karies zerstört den Zahn

### Aufgaben

1 Erläutern Sie den Zusammenhang zwischen Kariesbildung, Bakterien, zuckerhaltiger Nahrung, Zeit und Zahnhygiene. Leiten Sie daraus Regeln zur Erhaltung der Zahngesundheit ab.

2 Wie sieht eine zahnfreundliche Ernährung aus?

## 11.4 Parodontose und Parodontitis

Der Zahnhalteapparat - er besteht aus Zahnfleisch, Kieferknochen, Zahnzement und Wurzelhaut - ist durch verschiedene Erkrankungen gefährdet.

An der **Zahnfleischentzündung** (Gingivitis) leiden viele Menschen.
Gesundes Zahnfleisch ist fest, rosa und hat eine glatte Oberfläche. Blutendes Zahnfleisch weist auf eine Zahnfleischentzündung hin. Diese wird meist durch bakterielle Beläge (Plaque) unter dem Zahnfleisch verursacht. Bakterien und ihre Abbauprodukte dringen in den Zahnfleischsaum ein und verursachen eine Entzündung mit Rötung, Schwellung und Blutung des Zahnfleisches. Da keine Schmerzen auftreten, bleibt die Erkrankung lange Zeit unbemerkt. Wird nicht behandelt, weitet sich die „harmlose“ Entzündung des Zahnfleisches zu einer **Entzündung des Zahnhalteapparates** (Parodontitis) aus.

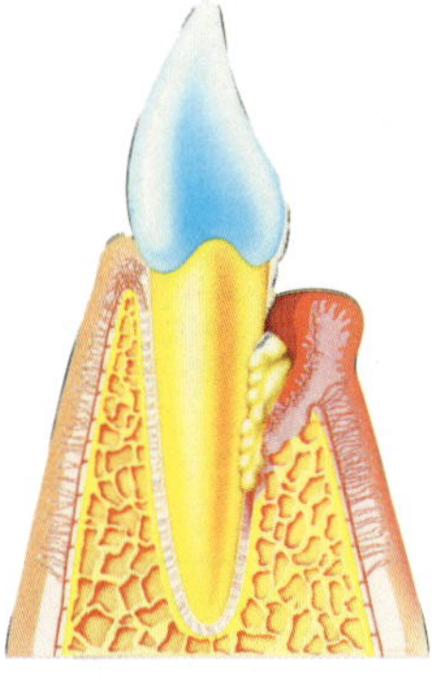

*Parodontitis mit Zahnfleischschwund und Knochenabbau*

Bei der **Parodontitis** löst sich das Zahnfleisch vom Zahn. Es bilden sich „Zahnfleischtaschen“, die sich mit fortschreitender Entzündung vertiefen. Das entzündliche Gewebe wuchert immer tiefer entlang der Zahnwurzel und Bakterien schieben die Entzündung weiter zwischen Zahnwurzel und Knochen. Das Zahnfleisch geht dabei immer mehr zurück, die Zähne werden scheinbar länger, da die Zahnhälse frei liegen. Die Zähne reagieren sehr empfindlich auf Temperaturreize - heiß und kalt.

Wird eine Zahnbetterkrankung frühzeitig behandelt, kann sie geheilt werden. Dazu müssen die Bakterienbeläge von den Zähnen entfernt und die Zähne perfekt geputzt werden.

Im fortgeschrittenen Stadium weitet sich die Entzündung auf das Zahnfach im Kieferknochen aus und zerstört es. Der Zahn verliert nun endgültig seinen Halt und fällt aus.

Die **Parodontose** verläuft ähnlich wie die Parodontitis, ist jedoch eine nicht entzündliche Zahnbetterkrankung. Die Parodontose führt - ohne Rötung und Blutung des Zahnfleisches - langsam über Jahre fortschreitend zu einem Abbau von Zahnfleisch und Kieferknochen.

Zahnbetterkrankungen können grundsätzlich in jedem Alter auftreten, im Kindesalter sind sie eher selten.

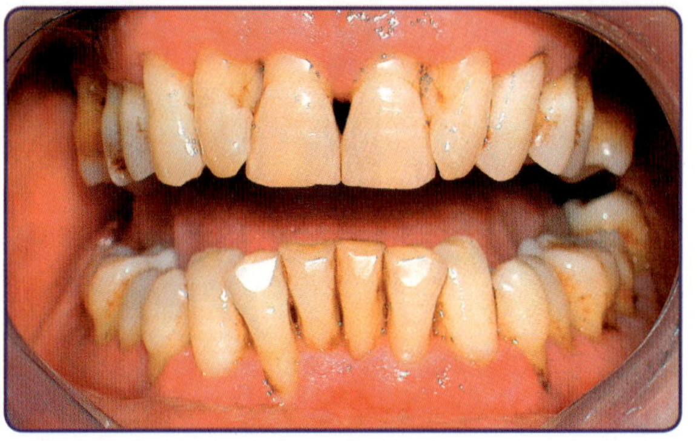

*Parodontose und Parodontitis*

Die Ursachen haben häufig ihren Ursprung bereits in der Kindheit:

- Mangelnde Zahnpflege und Zahnbeläge
- Falsches Zähneputzen („festes Schrubben“) führt zu freiliegenden Zahnhälsen und kleinen Defekten
- Falsche Belastung des Gebisses durch Zahnstellungsanomalien, Lücken in der Zahnreihe, häufiges Zähneknirschen oder schadhafte Zahnfüllungen
- Andere Faktoren, wie z. B. Diabetes mellitus, lokale chronische Reize des Zahnhalteapparates

Kranke Zähne können Abszesse (Eiterbeutel) bilden, die Bakterien und Giftstoffe in den Blutkreislauf streuen. Die Abszesse sind oft schmerzunempfindlich und können lange unerkannt bleiben.

Erkrankungen des Zahnbettes und auch Karies haben unbehandelt nicht selten Auswirkungen auf den Gesamtorganismus.

### Aufgaben

1 Welche Frühsymptome weisen auf eine entstehende Parodontitis hin?

2 Zeigen Sie Maßnahmen zur Vorbeugung von Erkrankungen des Zahnhalteapparates auf.

## 11.5 Störungen der Gebiss- und Kieferentwicklung

Störungen der Gebiss- und Kieferentwicklung sind nicht immer angeboren, sie werden vielmehr durch das Zusammenwirken mehrerer schädlicher Faktoren verursacht. Durch unzweckmäßige Flaschensauger, schädliche Gewohnheiten wie Daumenlutschen, Saugen an Bettzipfeln oder Schnullern über das Säuglingsalter hinaus, durch Zungenpressen und Lippenbeißen kann sich die Form der Kieferknochen und die Stellung der Zähne zueinander verändern. Eine gewohnheitsmäßige Mundatmung (häufig bei Rachenpolypen) kann die Kieferentwicklung ungünstig beeinflussen - ein zu schmaler Oberkiefer, zu eng stehende Zähne und vorstehende, verschachtelte Frontzähne, die nicht mehr richtig schließen, können die Folgen sein.

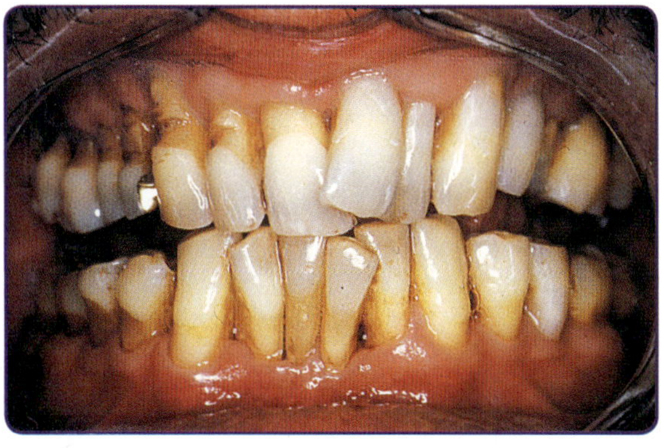

*Zahn- und Kieferfehlstellungen erhöhen die Anfälligkeit für Zahnerkrankungen*

Milchzähne haben unter anderem die Aufgabe, den Platz für die bleibenden Zähne im Kiefer freizuhalten. Daher muss jeder Milchzahn so lange erhalten bleiben, bis der bleibende Zahn durchbricht. Geht ein Milchzahn vorzeitig verloren, entsteht eine Lücke, in die sich dann die benachbarten Zähne neigen können und in die der im anderen Kiefer gegenüberstehende Zahn hineinwachsen kann, da ihm der Gegenbiss fehlt. Bricht der sich unter der Zahnlücke befindliche bleibende Zahn dann durch, wird sein Wachstum behindert, er wächst schief. Hieraus können sich negative Folgen für die Gebissentwicklung ergeben: Der Kiefer kann sich nicht voll entwickeln, Platzmangel führt bei den bleibenden Zähnen zu Zahnstellungsanomalien. Unregelmäßige Kiefer- und Zahnstellungen begünstigen in Winkeln und Ecken die Ansammlung von bakteriellen Zahnbelägen und fördern so die Entstehung von Karies und Erkrankungen des Zahnhalteapparates.

Besonders wichtig für die Gebissentwicklung sind die hintersten Milch-Backenzähne, die mit etwa 2 ½ Jahren erscheinen. Erst mit 11 oder 12 Jahren werden sie durch bleibende Zähne ersetzt. Sie sorgen dafür, dass der erste bleibende Backenzahn („Sechsjahr-Molar"), der unmittelbar unter ihnen durchbricht, an der richtigen Stelle erscheint. Der **„Sechsjahr-Molar"** (insgesamt 4 Sechsjahr-Molare: 2 im Unterkiefer, 2 im Oberkiefer) ist der entscheidende Zahn für das bleibende Gebiss. Er bestimmt die Bisshöhe (Abstand von Ober- und Unterkiefer zueinander) und ist maßgebend für Stellung und Ausrichtung der später durchbrechenden bleibenden Zähne. Sein vorzeitiger Verlust kann verantwortlich sein für spätere Fehlstellungen der Zahnbögen und der Kiefer. Diese können nur durch eine aufwendige kieferorthopädische Behandlung reguliert werden.

Bei der Zahnregulierung muss das Kind über viele Jahre einen „Regulierungsapparat" tragen, oft zuerst als herausnehmbare „Zahnspange". Wichtig ist, dass sie regelmäßig nachts und möglichst mehrere Stunden am Tag nach Anweisung des Arztes getragen wird. Sehr häufig wird danach eine feste Spange eingesetzt. Hierdurch wird die Zahnpflege sehr aufwendig und erfordert viel Disziplin.

Auch noch lange nach der eigentlichen Regulierung sind die Anweisungen des Kieferorthopäden zu beachten, um einer Rückverformung vorzubeugen.

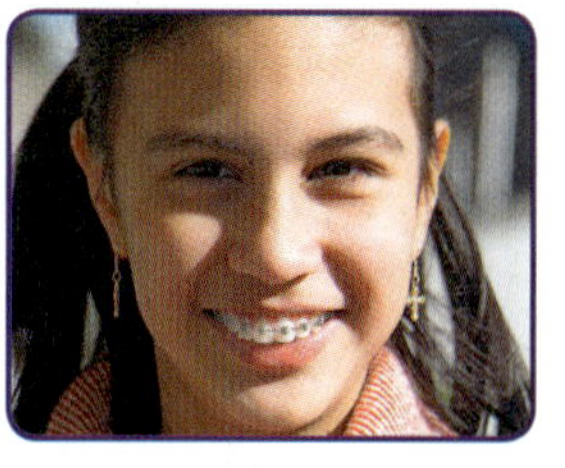

Zahnlücken oder unregelmäßig stehende Zähne sehen nicht nur unschön aus, sie können auch zu gesundheitlichen Störungen führen, die auf den ersten Blick gar nichts mit den Zähnen zu tun haben: Zähne und Kiefer, die nicht zusammenpassen, belasten die Kiefergelenke ungleichmäßig. Folge dieser Fehlbelastung können Verspannungen der Kaumuskeln sein, die Kopfschmerzen und Migräne auslösen können.

### Aufgaben

1. Nennen und erläutern Sie die Ursachen einer gestörten Gebiss- und Kieferentwicklung.
2. Welche Maßnahmen können Eltern ergreifen, um eine gesunde Gebissentwicklung zu fördern? Wie kann der Kindergarten sie dabei unterstützen?
3. Spielen Sie ein Elterngespräch nach zu dem Thema: Lisa hat Karies an den Milchzähnen.
4. Bearbeiten Sie die verschiedenen Zahnerkrankungen mithilfe der Kugellagermethode.

## 11.6 Erziehung zur Zahngesundheit

Die Erziehung zur Zahngesundheit basiert auf:

- Ernährung
- Zahnpflege
- Fluoridgabe
- regelmäßiger Zahnarztkontrolle

### Ernährung

Neben der gründlichen Zahnpflege ist die richtige Ernährung, eine vitamin- und mineralstoffreiche gesunde Mischkost, entscheidend für die Zahngesundheit. Naturbelassene und wenig bearbeitete Lebensmittel, z. B. Vollkornbrot und andere Vollkornprodukte, Salate, rohes Obst und Gemüse sowie Nüsse, müssen gut gekaut werden und kräftigen den Zahnhalteapparat. Sie sorgen durch ihre „Scheuerwirkung" für eine gewisse Selbstreinigung der Zähne. Intensives Kauen fördert die Erhaltung eines gesunden Zahnfleisches und die Bildung von Speichel, dessen bakterizide Wirkung die Selbstreinigung der Zähne unterstützt.

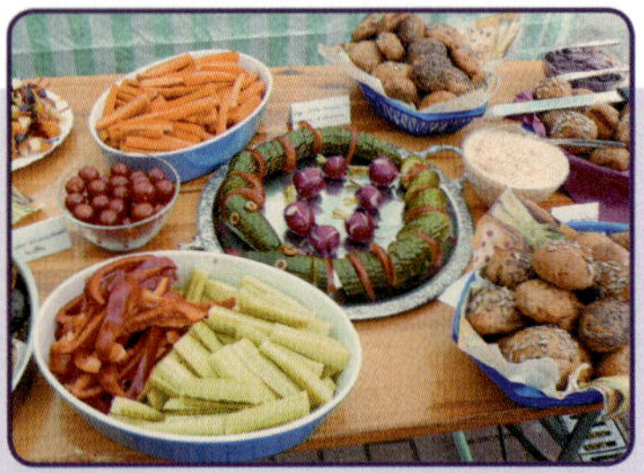

*Zahnfreundliche Kost für Kinder*

**Aufgaben**

1. Stellen Sie eine Liste mit zahngesunden und zahnschädlichen Lebensmitteln zusammen.
2. Planen Sie eine Infoveranstaltung zum Thema Zahngesundheit.

Zuckerhaltige Speisen (besonders, wenn sie klebrig sind, wie Bonbons, Honig, Schokolade, ebenso Bananen) sollten nur in geringen Mengen verzehrt werden. Sie enthalten Einfach- und Doppelzucker, die im Mund schnell von Bakterien abgebaut werden (Kariesgefahr!). Nach ihrem Verzehr sollten sofort die Zähne geputzt werden. „Süßes zwischendurch" sollte selten verzehrt werden. Zuckerhaltige Getränke, wie Limonade, Nektar, Fruchtsaftgetränke oder gesüßte Tees, sind zu meiden, stattdessen sollten Mineralwasser oder Schorlen getrunken werden.

### Die Zahnpflege

Die **Zahnpflege** beginnt bereits beim Säugling. Das Stillen fördert die Entwicklung des Kiefers in idealer Weise. Das Saugen an der Brust der Mutter kräftigt die Kiefermuskulatur, der noch weiche Kiefer wird zu formgerechtem Wachstum angeregt. Bei einem „Flaschenkind" ist dieses Kiefertraining oft nicht gewährleistet, da der Säugling wegen der zu großen Löcher in den Saugern kaum noch saugen muss. Bei Verwendung von kieferorthopädisch geformten Saugern mit kleineren Sauglöchern kann dieser Nachteil weitgehend ausgeglichen werden.

Sobald die ersten Milchzähne da sind (8. bis 12. Monat), reinigt man die Zähne des Kindes nach der letzten Abendmahlzeit z. B. mit einem angefeuchteten Wattestäbchen. Im Alter von 1 ½ bis 2 Jahren sollten die Zähne mit einer Zahnbürste (abgewinkelter Griff, V-Stellung der Borsten) gereinigt werden. Zahnpasta wird erst ab dem 3. Lebensjahr empfohlen.

Das regelmäßige und richtige Putzen der Zähne sollten Kinder möglichst früh lernen. Eltern und Erzieher sollten sie dabei unterstützen. Ab dem 4. Lebensjahr lernen Kinder, selbstständig Zähne zu putzen, mit 5 Jahren beherrschen sie in der Regel die richtige Zahnputztechnik.

**Richtig Zähneputzen ist nicht schwer!**

- Zuerst den Mund gründlich spülen,
- Zahnbürste in einem Winkel von 45° halb auf den Zahn und halb auf das Zahnfleisch setzen (Zahnsäuberung + Zahnfleischmassage),
- immer von Rot (Zahnfleisch) nach Weiß (Zahn) putzen, dabei auch die Zahnzwischenräume reinigen,
- mit kleinen kreisenden Bewegungen zuerst die Außenflächen von ganz hinten nach vorne putzen, dann die Innenflächen,
- anschließend die Kauflächen durch Hin-und-Her-Reiben der Bürste reinigen,
- zum Abschluss den Mund ausspülen, dabei das Wasser kräftig durch die Zahnzwischenräume pressen.
- Das Putzen mit der elektrischen Zahnbürste ist auch möglich. Es macht Kindern eventuell mehr Spaß und ist oft von der Technik einfacher.

Der gesamte Reinigungsvorgang sollte etwa drei Minuten dauern. Die Zähne sollten immer in der gleichen Reihenfolge geputzt werden. Die Zahnpflege sollte nach jeder Mahlzeit, aber mindestens 2-mal täglich - nach dem Frühstück und besonders vor dem Schlafengehen - erfolgen. Nach der abendlichen Zahnpflege sollte nichts mehr gegessen werden, weder Obst noch Hustensaft (oder andere zuckerhaltige Medikamente), auch kein „Betthupferl". Kleinere Kinder benötigen beim Zähneputzen noch die Kontrolle und Unterstützung ihrer Eltern, diese sollten die Zähne ihres Kindes besonders abends nachputzen. Ziel ist aber, dass das Kind lernt, selbst Verantwortung für die Pflege seiner Zähne zu übernehmen.

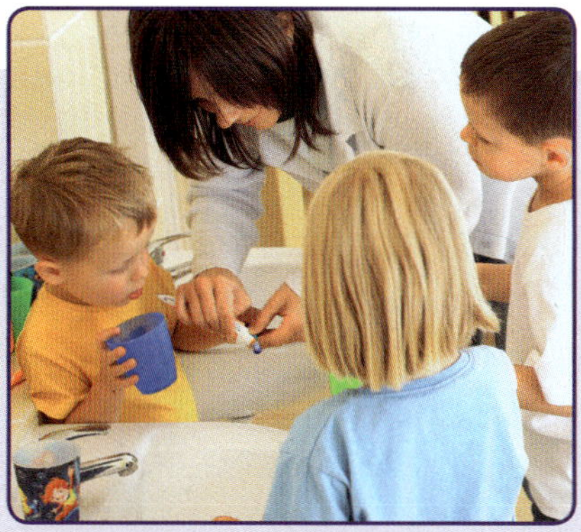

*Unterstützung beim Zähneputzen*

## Aufgaben

**1** Tauschen Sie sich in Arbeitsgruppen über Ihre eigene Zahnputztechnik und Ihre Zahnpflegeutensilien aus.

**2** Erstellen Sie eine Anleitung zum „richtigen Zähneputzen“ für Kinder von 3 bis 6 Jahren. Leiten Sie sich gegenseitig in Gruppen an.

Nach dem Zähneputzen wird die Zahnbürste gründlich gespült und mit dem Kopf nach oben zum Trocknen in den Becher gestellt. Wenn sich die Borsten verformen und spätestens nach drei Monaten sollte die Zahnbürste durch eine neue ersetzt werden.

Die verwendete **Zahnbürste** sollte kindgerecht sein:

- Kleiner Bürstenkopf
- Handlicher, möglichst abgewinkelter Griff
- Kurze, gerade Borsten aus Kunststoff, die an ihren Enden rund geschliffen sind
- Jedes Familienmitglied muss seine eigene Zahnbürste haben.

### Fluoridgabe

In der Karies-Vorbeugung hat sich die Gabe von Fluoriden als sehr wirksam erwiesen.
**Fluoride** (natürlicherweise in vielen Nahrungsmitteln und im Trinkwasser)

- härten den Zahnschmelz,
- fördern die Remineralisierung des Zahnschmelzes,
- töten Bakterien ab (antimikrobiell).

Die Einlagerung von Fluoriden in den Zahnschmelz erfolgt sowohl vor als auch nach dem Zahndurchbruch. Meist empfehlen Kinderärzte bei Säuglingen die Gabe von D-Fluoretten. Später werden von den Eltern überwiegend Fluoride von außen bevorzugt, z. B. als Zahnpasta oder Zahngel, ggf. Zahnlack, der vom Zahnarzt aufgetragen wird. Bis Kinder vollständig ausspucken können, sollte Kinderzahnpasta mit maximal 500 ppm Fluorid (als erbsengroße Menge) verwendet werden. Dosierung und Dauer der Fluoridgabe hängen auch vom Fluoridgehalt des Trinkwassers ab. Auch über fluoriertes Speisesalz und damit hergestellter Nahrungsmittel wird täglich Fluorid aufgenommen.

### Regelmäßige Zahnarztbesuche

Ab dem 3. Lebensjahr sollte das Kind zweimal im Jahr zur zahnärztlichen Kontrolle, auch wenn die Zähne gesund zu sein scheinen. Kranke Zähne machen nicht immer Beschwerden. So können Zahndefekte rechtzeitig erkannt und behandelt und die Zahnstellung frühzeitig kontrolliert werden. Eltern und Erzieher sollten hier Vorbild sein und sich ebenfalls regelmäßig beim Zahnarzt zur Kontrolle vorstellen.

Häufig macht die Angst vor dem Bohrer den Zahnarztbesuch zu einem Problem. Lernen Kinder den Zahnarzt und seine Tätigkeit vorher kennen, hat dies für beide Seiten Vorteile. Bei den Kindern werden Ängste reduziert; der Zahnarzt hat entspanntere Patienten, die er leichter behandeln kann. Das Kind kann z. B. vor seinem ersten Besuch bei der Untersuchung eines Elternteils dabei sein. So kann es sich, besonders wenn der Arzt die Geräte kindgerecht erklärt, an die Atmosphäre einer Zahnarztpraxis gewöhnen.

Vor einem Zahnarztbesuch sollte man dem Kind nie sagen, dass die Zahnbehandlung überhaupt „nicht weh tut“. Man kann ihm aber erklären, dass die Schmerzen nur kurz sein werden und durch die Behandlung schlimmere Schmerzen vermieden werden. Nach der Behandlung sollte das Kind gelobt werden, größere Geschenke als Belohnung sind nicht sinnvoll.

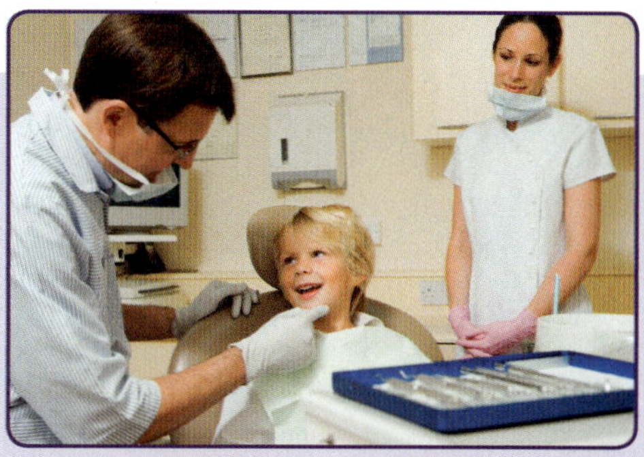

*Besuch beim Zahnarzt*

## Aufgabe

Überlegen Sie in Kleingruppenarbeit schriftlich mögliche Aktivitäten in sozialpädagogischen Einrichtungen, die den Kindern die Angst vor dem Zahnarzt nehmen können.

## 11.7 Verantwortung der Erzieher und Elternarbeit

Der Erfolg der Gesundheitserziehung in den Kindertagesstätten ist eng verknüpft mit den Einstellungen und dem Gesundheitsbewusstsein der Eltern. Diese sind für Kinder wichtige Vorbilder, z.B. bei der Zahnhygiene und Ernährung. Sie überprüfen, ob ihre Kinder regelmäßig gründlich die Zähne putzen und kümmern sich um die Ernährung und Gesundheitserziehung.

Der Erfolg der Arbeit in den Einrichtungen ist daher eng vernetzt mit den Eltern und in der Erziehung auf ihre Kooperation angewiesen.

Bausteine der **Elternarbeit** sind die „4 Säulen der Kariesprophylaxe“:

- Gesunde Ernährung
- Richtige Zahnpflege
- Anwendung von Fluoriden
- Regelmäßige Zahnarztbesuche

Dabei muss den Eltern bewusst gemacht werden, dass Kinder das, was sie in frühen Jahren lernen, meist ihr ganzes Leben praktizieren.

Elternbriefe, Broschüren (z.B. bei Krankenkassen oder Gesundheitsämtern erhältlich) oder Informationsveranstaltungen informieren die Eltern und beziehen sie mit ein.

Die Kinder werden z.B. durch einen gemeinsamen Zahnarztbesuch für die Bedeutung gesunder Zähne sensibilisiert.
Vor dem Besuch wird in der Einrichtung mit den Kindern über ihre Erfahrungen mit dem Zahnarzt gesprochen. **Bilderbücher** zum Thema werden betrachtet. Dabei wird den Kindern auch verdeutlicht, dass ein Zahnarztbesuch nicht schmerzhaft sein muss, weil Betäubungsmittel zur Verfügung stehen. Deshalb sollte der Zahnarzt regelmäßig besucht werden und nicht erst dann, wenn Schmerzen auftreten.

Beim **gemeinsamen Zahnarztbesuch** können die Kinder die Einrichtung und die Atmosphäre beim Zahnarzt kennenlernen. Der Zahnarzt erklärt den Kindern seine Geräte und Instrumente, z.B. Mundspiegel, Bohrer, Absauggerät, und deren Funktion. Er erklärt den Kindern am Modell das Gebiss und untersucht das Gebiss „Freiwilliger“. Die Kinder dürfen sich gegenseitig mit dem Mundspiegel in den Mund schauen und putzen unter fachlicher Anleitung die Zähne.
Auch ein **Zahnarztbesuch im Kindergarten**, z.B. im Rahmen der Zahnvorsorge, ist denkbar. Dabei kann der Zahnarzt an einem Modell den Kindern Aufbau und Funktion von Gebiss und Zähnen und die Entstehung von Karies erklären und das richtige Zähneputzen üben.
**Rollenspiele zum Zahnarztbesuch** mit wechselnden Rollen – Arzt, Helferin, Patient – helfen den Kindern, den Zahnarztbesuch im Spiel zu erleben und dabei Ängste abzubauen.
Die Kinder richten z.B. im Gruppenraum eine Zahnarztpraxis ein. Mit Utensilien wie Spiegel, Gebissabdruck, Zahnarztkoffer können sie das Rollenspiel authentisch darstellen. Mit Knetmasse werden Zahn- und Gebissmodelle geformt, sodass die Kinder eine Vorstellung vom Aufbau und der Funktion des Gebisses bekommen.

***Exkurs:***

**Spiele zur Zahnprophylaxe:**
Spielerisch können die Ziele und Inhalte der Gesundheitserziehung den Kindern vermittelt werden.

1. In welchen Lebensmitteln ist Zucker enthalten?
   Bilder oder die Lebensmittel selber werden mitgebracht und die Kinder legen alle zuckerhaltigen Lebensmittel in einen roten Kreis.
2. Wie viel Zucker enthält welches Lebensmittel?
   Sie erstellen mit den Kindern ein Plakat, das zeigt, wie viele Zuckerwürfel in welchem Lebensmittel enthalten sind.
3. Wie sauber sind eure Zähne?
   Die Kinder erhalten nach dem Frühstück Färbekautabletten. Durch die Färbung der Essensreste und des Zahnbelags wird die Wichtigkeit des Zähneputzens verdeutlicht.
4. Besprechung eines Bilderbuches zu dem Thema:
   Hier sei als Beispiel „Der kleine Bär muss Zähne putzen“ für den Primarbereich und „Die Zenzi mit dem Wackelzahn“ für Erstleser erwähnt.
5. Erstellen eines Zahnmemorys.
6. Tastspiel: Alles, was wir für die Zahngesundheit brauchen.
   Unter einer Decke liegen Dinge, die wichtig für die Zahngesundheit sind. Die Kinder ertasten und benennen sie.
7. Die Kinder und der Erzieher überlegen sich gemeinsam eine Geschichte zum Weg der Zahncreme, die im Bewegungsraum umgesetzt wird.

### Aufgaben

**1** Tauschen Sie sich in der Klasse aus, wie Erziehung zur Zahngesundheit in Ihrer Einrichtung/Schule praktiziert wird.

**2** Erstellen Sie einen Elternbrief zum Thema: „Süßigkeiten in der offenen Ganztagsschule“.

# 12 Menschen mit Behinderungen – anders und doch gleich

**7,5 Millionen schwerbehinderte Menschen leben in Deutschland** *(Pressemitteilung Nr. 266 vom 29.07.2014)*

WIESBADEN – Zum Jahresende 2013 lebten rund 7,5 Millionen schwerbehinderte Menschen in Deutschland. 2013 waren somit 9,4 % der gesamten Bevölkerung in Deutschland schwerbehindert. Etwas mehr als die Hälfte (51 %) der Schwerbehinderten waren Männer. Als schwerbehindert gelten Personen, denen von den Versorgungsämtern ein Grad der Behinderung von 50 und mehr zuerkannt sowie ein gültiger Ausweis ausgehändigt wurde.
Behinderungen treten vor allem bei älteren Menschen auf: So war nahezu ein Drittel (31 %) der schwerbehinderten Menschen 75 Jahre und älter; knapp die Hälfte (45 %) gehörte der Altersgruppe zwischen 55 und 75 Jahren an. 2 % waren Kinder und Jugendliche unter 18 Jahren.
Mit 85 % wurde der überwiegende Teil der Behinderungen durch eine Krankheit verursacht. 4 % der Behinderungen waren angeboren beziehungsweise traten im ersten Lebensjahr auf. 2 % waren auf einen Unfall oder eine Berufskrankheit zurückzuführen.
Zwei von drei schwerbehinderten Menschen hatten körperliche Behinderungen (62 %). Bei 25 % waren die inneren Organe beziehungsweise Organsysteme betroffen. Bei 14 % waren Arme und Beine in ihrer Funktion eingeschränkt, bei weiteren 12 % Wirbelsäule und Rumpf. In 5 % der Fälle lag Blindheit beziehungsweise eine Sehbehinderung vor. 4 % litten unter Schwerhörigkeit, Gleichgewichts- oder Sprachstörungen. Der Verlust einer oder beider Brüste war bei 2 % Grund für die Schwerbehinderung.
Auf geistige oder seelische Behinderungen entfielen zusammen 11 % der Fälle, auf zerebrale Störungen 9 %. Bei den übrigen Personen (18 %) war die Art der schwersten Behinderung nicht ausgewiesen. (Quelle: Statistisches Bundesamt)

### Aufgaben

1. Welche Behinderungsformen kennen Sie? Wie äußern sich die Behinderungen im Alltag?
2. Informieren Sie sich im Internet und in der Fachliteratur genauer über diese Behinderungen.

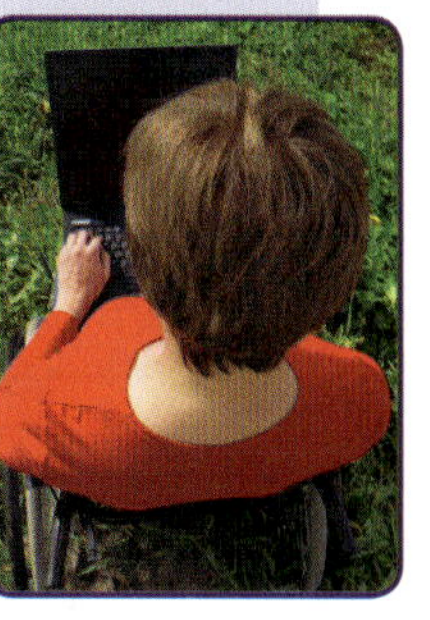

## 12.1 Was ist eine Behinderung?

„Menschen sind behindert, wenn ihre körperlichen Funktionen, geistigen Fähigkeiten oder ihre seelische Gesundheit von dem für das Lebensalter normalen Zustand abweichen und ihre Teilhabe am gesellschaftlichen Leben beeinträchtigt ist“, so die Definition des Sozialgesetzbuches.

Die Auswirkungen der verschiedenen Behinderungsformen im alltäglichen Leben sind ganz unterschiedlich.

**Merkmale einer Behinderung** sind u. a.:
- Die Betroffenen sind so stark beeinträchtigt, dass sie ihren Alltag nicht mehr eigenständig, sondern nur mithilfe anderer gestalten können.
- Es liegt eine dauerhafte Schädigung von körperlichen, geistigen oder seelischen Funktionen vor.
- Die Beeinträchtigung wirkt sich auf viele Lebensbereiche aus, z. B. Familie, Ausbildung und Beruf, Freunde und Freizeit.
- Die Betroffenen können am Leben in der Gemeinschaft nur eingeschränkt teilnehmen.

Die Definition „behindert“ wird gesellschaftspolitisch kritisch gesehen. Was ist eine Abweichung vom „normalen Zustand“? Wann ist die Teilhabe am gesellschaftlichen Leben beeinträchtigt?
Von den Behinderungen abzugrenzen sind die **Störungen** (z. B. Lernstörung, Sprachstörung). Störungen können, müssen aber nicht in eine Behinderung (z. B. Lernstörung → Lernbehinderung) münden.

### Aufgaben

**Wie fühlt man sich als Mensch mit Behinderung?**

1. Fahren Sie mit einem Rollstuhl durch Ihre Schule. Wie fühlen Sie sich dabei?
2. Binden Sie sich die Augen zu. Lassen Sie sich von einem Mitschüler durch die Schule führen. Gehen Sie auf die Toilette und waschen Sie sich anschließend die Hände.
   Welche Gefühle haben Sie dabei? Welche Erfahrungen haben Sie gemacht?
3. Decken Sie in der Klasse den Tisch für ein Frühstück. Bis auf zwei Beobachter frühstücken alle Schüler mit verbundenen Augen. Schreiben Sie jeweils Ihre Gefühle/Beobachtungen/Erfahrungen auf.
4. Verschließen Sie Ihre Ohren so, dass Sie nichts mehr hören können. Versuchen Sie, sich mit einem Mitschüler zu unterhalten. Wie erfolgt die Kommunikation? Beschreiben Sie Ihre Erfahrungen.

## 12.2 Behinderungsformen

Nach der Art der Beeinträchtigung unterscheidet man drei Behinderungsformen:
- Intelligenzminderung
- Körperliche Behinderung
- Sinnesbehinderung (vgl. Kap. 9)

Viele Behinderungen kommen als **Mehrfachbehinderung** vor.

### 12.2.1 Intelligenzminderung

Bei der Intelligenzminderung liegt eine unvollständige oder unzureichende Entwicklung der geistigen Fähigkeiten vor. Die Betroffenen haben eine eingeschränkte Wahrnehmung, ihre Lernfähigkeit ist stark beeinträchtigt. Die Definition über den IQ macht den unterschiedlichen Grad der Behinderung deutlich:

| | |
|---|---|
| 50–69 | leichte geistige Behinderung |
| 35–49 | mittlere geistige Behinderung |
| 20–35 | schwere geistige Behinderung |
| < 20 | schwerste geistige Behinderung |

Je nach Schweregrad der Behinderung sind die Betroffenen nicht fähig, Lesen, Schreiben oder Rechnen zu lernen, ihr Gedächtnis und ihre Konzentrationsfähigkeit sind gestört. Die geistige Behinderung hat Auswirkungen auf Sprache, Bewegungskoordination und Gefühlsleben.

Von der Intelligenzminderung deutlich abzugrenzen ist die

- **Lernbehinderung** (IQ 70–84)
  Sie wird im Kindergarten, oft aber erst in der Schule deutlich. Ein lernbehindertes Kind kann trotz ausreichender Voraussetzungen in Sinneswahrnehmung (Hören und Sehen), Motorik, Sprache und Verhalten in der herkömmlichen Schule nicht genug gefördert werden. Seine Fähigkeiten zum Lernen, abstrakten und kausalen Denken sind eingeschränkt. Betroffene haben oft nur ein geringes Selbstwertgefühl. Sie haben kaum Vertrauen in ihre eigene Leistungsfähigkeit und wenig Mut, Neues auszuprobieren. Wird der Unterricht auf die Fähigkeiten abgestimmt, können lernbehinderte Menschen so ausgebildet werden, dass sie eine Berufstätigkeit ausüben und ihren Alltag weitgehend selbst gestalten können.

- **Lernstörung**
  Der Lernprozess ist in einem begrenzten Bereich, z. B. Lesen, Rechtschreiben (Legasthenie), Rechnen (Dyskalkulie), gestört (Teilleistungsstörung). Erlebt ein lerngestörtes Kind durch fehlende Förderung und Unterstützung fortwährend schulische Misserfolge, werden sein Selbstbewusstsein und seine Lernmotivation massiv geschwächt. Aus der Lernstörung kann dann eine Lernbehinderung entstehen.

***Exkurs:***

**Wie wird ein Kind lernbehindert?**

1. Biologische Faktoren:
Komplikationen vor, während oder nach der Geburt, Frühgeburten (Gewicht < 1500 g) und schwere Ereignisse in der Kindheit (z. B. Unfall, Krankheit, soziale Verwahrlosung (siehe Punkt 2)) können zu **Teilleistungsstörungen** führen, wie:
- **Wahrnehmungsstörungen** – Gegebenheiten können nicht mehr richtig erfasst werden, das Lesen- und Schreibenlernen wird dadurch erschwert.
- **Konzentrations- und Aufmerksamkeitsstörungen** – die Kinder können sich nicht über einen längeren Zeitraum selbstständig mit einer Sache beschäftigen.

Kinder mit Teilleistungsstörungen benötigen strukturierende Angebote und die persönliche Ansprache der Erzieher/Lehrer, um sich im Lernprozess weiterentwickeln zu können.
- **Hirnorganische Störungen** können zu einer Lernbehinderung führen.

2. Umwelteinflüsse:
Ein hoher Anteil der lernbehinderten Kinder (80 bis 90 %) kommt aus sozial benachteiligten Verhältnissen:
- Niedriger Bildungs- und Erwerbsstatus der Eltern
- Schlecht ausgestattete Wohnungen, die oft in benachteiligten Wohngegenden liegen
- Wenig eigener Wohnraum für das Kind zum Lernen, Ausruhen, Zurückziehen
- Fehlende Befriedigung der kindlichen Bedürfnisse nach Sicherheit, Geborgenheit, Ernährung, Bewegung, Spiel etc.
- Erziehung, die wenig Ermutigung und Anregungen zum Lernen gibt
- Sprache und Lebenskultur weichen stark von den Erwartungen der Schule ab

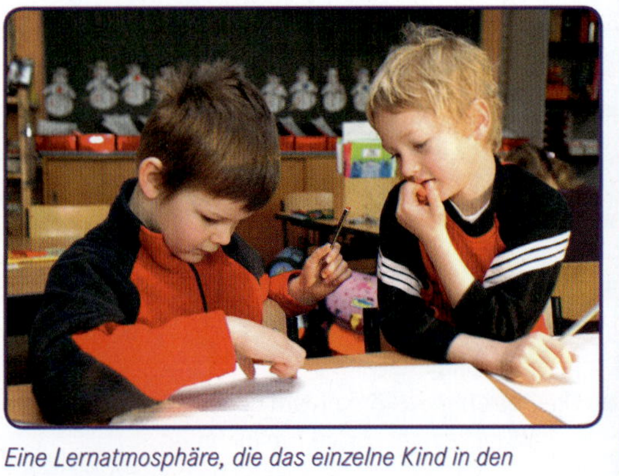

*Eine Lernatmosphäre, die das einzelne Kind in den Mittelpunkt stellt, fördert Kinder mit Lernstörungen oder Lernbehinderungen*

Die **Ursachen der geistigen Behinderung** sind vielseitig. Chromosomenschäden (z. B. Trisomie 21), angeborene Stoffwechselstörungen (z. B. Phenylketonurie), Infektionen (z. B. Röteln), Alkohol oder Medikamente (z. B. Schlafmittel Contergan 1959–1962) führen zu Störungen der Gehirnentwicklung während der Schwangerschaft. Schädigungen des Kindes während oder nach der Geburt durch Sauerstoffmangel, Blutzuckerabfall, Hirnblutungen oder mechanische Einwirkungen führen besonders bei Frühgeborenen oft zu Störungen der Gehirn- und Nervenfunktionen (körperliche und geistige Behinderungen). Geistige Behinderungen können auch durch Unfälle entstehen.

Bei einer geistigen Behinderung ist das Lernvermögen je nach Grad der Behinderung z. T. stark eingeschränkt. Auch in Sprache, Motorik und Sozialverhalten können Störungen auftreten, die Hilfen im Alltag erfordern.

Die individuell notwendige Förderung und Hilfe ist vom Grad der Beeinträchtigung abhängig. Viele Betroffene brauchen zwar zeitlebens ein gewisses Maß an Betreuung, so können aber z. B. Kinder mit Down-Syndrom bei entsprechender Förderung oft begrenzt selbstständig leben und möchten z. B. von zu Hause ausziehen. Ganz anders stellt sich die Situation bei Menschen mit einer schwersten geistigen Behinderung dar. Hier sind die Entwicklungsperspektiven durch Frühförderung sehr eingeschränkt.

Menschen mit geistigen Behinderungen lernen sehr langsam. Stetes Üben und Wiederholen sind wichtig für die Entwicklung ihrer geistigen Fähigkeiten. Bei betroffenen Kindern muss früh, spätestens im Vorschulalter, mit einer gezielten Förderung angefangen werden.

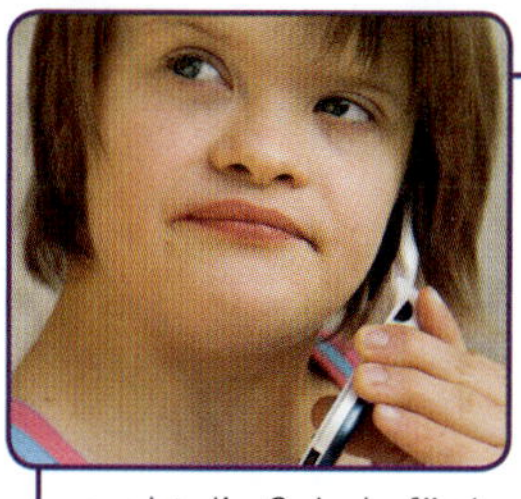

Lisa, 10 Jahre, hat Trisomie 21 – eine Chromosomenanomalie. Sie ist ein freundliches, lebendiges Mädchen und in ihrer Klasse sehr beliebt. Lisa besucht die Schule für Lernhilfe. Lesen, Schreiben und Rechnen machen ihr viel Spaß. Ihr Lieblingsfach ist Musik, Lisa kann Flöte spielen und nimmt begeistert an der Musik-AG teil. Noch lieber arbeitet sie im Werken – Arbeiten mit Ton, Gips und Gestalten mit Farben kann sie besonders gut.

Bei der Trisomie 21 (Down-Syndrom) ist das Chromosom 21 in den Körperzellen dreimal anstatt paarig angelegt. Die Krankheit führt zu einer geistigen Behinderung und zu typischen körperlichen Merkmalen, wie abgeflachte Nase, schräge Augenstellung, stark vergrößerte Zunge, Kleinwüchsigkeit. Häufig treten Herzfehler, Störungen der Darmfunktion und ein erhöhtes Infektrisiko auf, die die Lebenserwartung verringern.

Kinder mit geistigen Behinderungen begreifen ihre Umwelt auf die gleiche Weise wie Kinder ohne Behinderungen. Berührungen des Mundes, Saugen und Finger-Mund-Spiele helfen dem Kind, Essen, Trinken und Sprechen zu lernen. Zuwendung, Körperkontakt und Sprechen, ebenso Singen, Musik und Rhythmus regen die Sprachfähigkeit an. Spielen mit Gegenständen oder in der Natur fördert Neugier und sinnliches Fassen und Begreifen.

Eine **fördernde Betreuung** trainiert die Eigenständigkeit im Alltag und ermöglicht Menschen mit geistigen Behinderungen die Teilhabe am gesellschaftlichen Leben. Hierzu zählen u. a.:

- **Förderung der Selbstständigkeit**
  Durch geeignete Übungen die geistigen Fähigkeiten, Sprache und Wahrnehmung ausbilden. Auch Ausdauer, Bewegungskoordination und Körperhaltung müssen geübt werden, um Haltungsschäden zu vermeiden und die Gesundheit zu fördern.
- **Für sich selbst sorgen**
  Das selbstständige An- und Auskleiden, Essen und Trinken sowie die Körperhygiene müssen trainiert werden.
- **Sich in die Gemeinschaft einfügen**
  Hierfür müssen Verhaltensregeln eingeübt werden, z. B. Rechte und Pflichten des Einzelnen, Hausordnung beachten, Tagesstruktur einhalten, teilen können.
- **Aufgaben/Arbeit übernehmen**
  Menschen mit geistigen Behinderungen können bestimmte Arbeiten ausführen, wenn sie diese einüben. Die Arbeitsatmosphäre muss auf die Behinderung abgestimmt werden.

**Eltern von Kindern mit Behinderungen** sind stark belastet. Häufig haben sie Probleme, z. B. in Spielgruppen oder auf dem Spielplatz, Spielgefährten für ihre Kinder zu finden. Kinder mit Behinderungen können so in der Freizeit für ihre Entwicklung wichtige soziale Erfahrungen nicht machen.
Einrichtungen zur Frühförderung, Kindergärten und Schulen mit Integrationsgruppen etc. ermöglichen eine individuelle Betreuung und Förderung.

## Aufgaben

1. Planen Sie ein Elterngespräch über ein möglicherweise wahrnehmungsgestörtes Kind. Finden Sie geeignete Therapieangebote in Ihrer Umgebung heraus. Spielen Sie das Gespräch im Rollenspiel durch.
2. Informieren Sie sich in Gruppen über eine geistige Behinderung und passende Förderangebote. Stellen Sie Ihre Ergebnisse in einer Mind-Map dar.
3. Alina, 4 Jahre, hat eine Chromosomenanomalie. Ihre Eltern möchten, dass sie den Regelkindergarten besucht. Legen Sie begründet dar, warum Alina in einen Regelkindergarten gehen sollte.

### 12.2.2 Körperliche Behinderung

**Begegnung mit einem Rollstuhlfahrer**

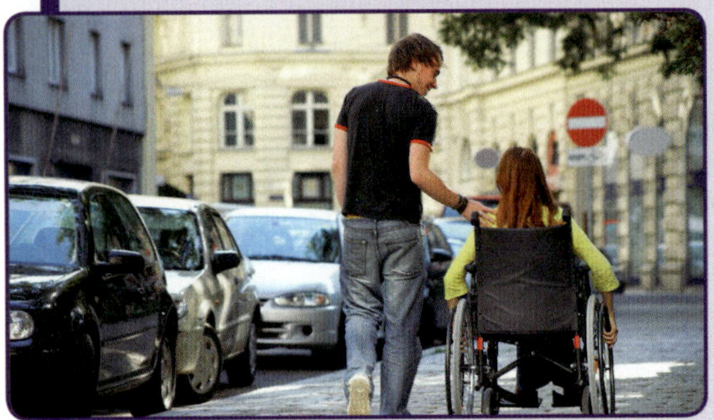

**Aufgaben**

1. Lassen Sie sich im Unterricht in die Technik des Rollstuhlfahrens einweisen.
2. Planen Sie eine Route mit dem Rollstuhl durch die Stadt (ca. 30 min). Während dieser Fahrt mit dem Rollstuhl sollen Sie beobachten:
   - Wie fühlt man sich als Rollstuhlfahrer?
   - Welche Hindernisse gibt es?
   - Wie verhalten sich die Passanten? etc. ...
3. Jede Touren-Gruppe besteht aus einem „Rollstuhlfahrer“, einem Helfer, zwei Beobachtern/Protokollanten.
4. Stellen Sie Ihre Ergebnisse in der Klasse vor.
5. Wie könnte Ihre Stadt für körperbehinderte Menschen besser eingerichtet werden?

Bei einer **Körperbehinderung** ist die Bewegungsfähigkeit durch Schädigung des Stütz- und Bewegungssystems (Skelett, Muskeln, Nerven) erheblich eingeschränkt oder die körperliche Leistungsfähigkeit durch Schädigung innerer Organe stark beeinträchtigt.

Körperbehinderungen werden nach Art und Ursache unterschieden:

**Zerebrale Bewegungsstörungen** gehen vom Gehirn und Nervensystem aus. Infolge einer Schädigung des Gehirns vor oder während der Geburt (z. B. Sauerstoffmangel, Hirnblutung), nach der Geburt (schwere Ernährungsstörungen im Säuglingsalter, Gehirnentzündung oder Hirnverletzung in der frühen Kindheit) kommt es zu spastischen Lähmungen, besonders der Gliedmaßen. Auch Mimik und Sprachmotorik sind betroffen. Häufig treten zusätzlich geistige Störungen, Seh- und Hörstörungen sowie Krampfleiden (Epilepsie) auf.

**Angeborene Fehlbildungen der Gliedmaßen** – hierzu zählen Missbildungen oder vollständiges Fehlen von Gliedmaßen.

**Querschnittslähmung** – durch eine Schädigung des Rückenmarks durch Unfall oder Tumor kommt es zu schlaffen, teils auch spastischen Lähmungen der unteren bzw. oberen Extremitäten.

**Muskelschwund (Muskeldystrophie)** – durch einen meist genetisch bedingten Muskelabbau kommt es zu einer fortschreitenden Kraftlosigkeit der Muskulatur bis hin zur Lähmung. Krankengymnastik und orthopädische Hilfen können die ständig fortschreitende Erkrankung verlangsamen. Eine Heilung ist nicht möglich.

Um die Selbstständigkeit zu fördern, muss die Bewegungsfähigkeit trainiert werden, z. B. durch Krafttraining, Krankengymnastik und medizinische Hilfsmittel (Prothese, Gehhilfe, Rollstuhl). Die Wohnung muss barrierefrei werden (z. B. breite Türen, Aufzug).

**Beispiel einer körperlichen Behinderung: spastische Lähmung**

Die Bewegungen von spastisch Gelähmten sind steif, verkrampft und mühevoll langsam. Betroffene Kinder haben Schwierigkeiten, sich zu bewegen und im Gleichgewicht zu halten, da sich verschiedene Muskelgruppen ständig in einem verstärkten Anspannungszustand befinden. Die spastische Lähmung kann sich auf Arme, Beine, auf eine Körperhälfte oder auch auf alle Gliedmaßen erstrecken. Bei der spastischen Lähmung bleiben die Reflexe, die der Säugling in den ersten Monaten aufweist, weiter bestehen. Aus diesen automatisch ablaufenden Reflexbewegungen entwickelt sich die krankhafte Bewegung (Spastik). Zusätzlich können eine Störung der geistigen Entwicklung und ein Krampfleiden auftreten.

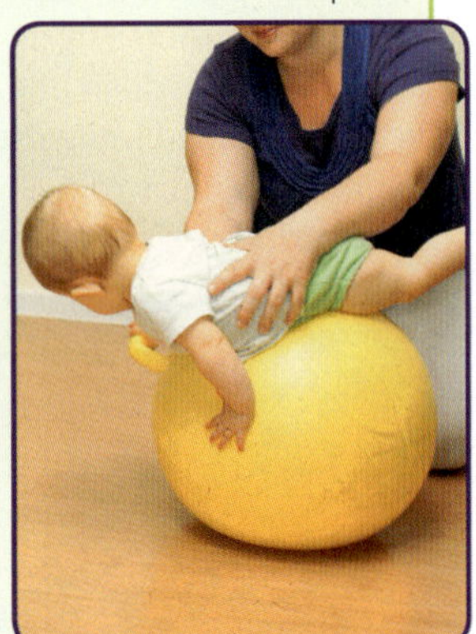

Durch eine frühe Bewegungstherapie soll erreicht werden, dass andere Gehirnzellen die Aufgaben der geschädigten Gehirnzellen übernehmen und Folgeschäden vermieden werden. Die spezielle Krankengymnastik (Bobath- und Vojta-Methode) beginnt bereits im Säuglingsalter und muss über viele Jahre regelmäßig durchgeführt werden. Die Übungen müssen im Alltag regelmäßig mit dem Kind durchgeführt werden.

**Aufgaben**

1. Informieren Sie sich in Gruppen über körperliche Behinderungen. Stellen Sie eine Behinderung in einem Kurzreferat vor.
2. Stellen Sie die für diese Behinderung geeigneten Hilfsmittel vor.

### 12.2.3 Sinnesbehinderung

#### Sehstörungen

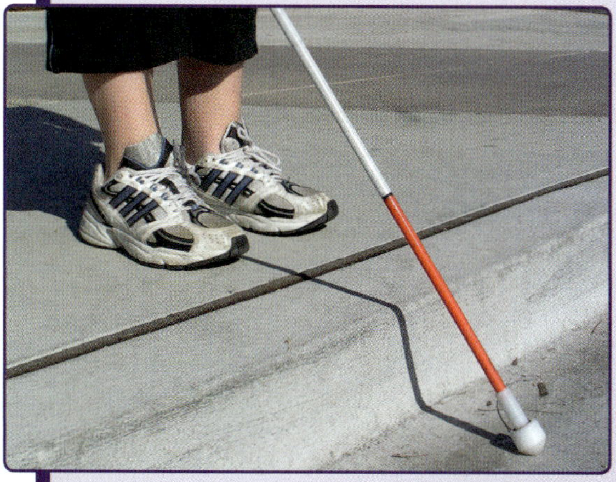

Fallbeispiel:
Noah, 5 Jahre, ist seit seiner Geburt blind. Seit drei Monaten besucht er einen integrativen Kindergarten. Er ist ein aufgeweckter Junge, der gerne erzählt und im Morgenkreis schon alle Lieder mitsingen kann. Besonders gerne spielt er in der Bauecke. Beim Spiel im Außengelände ist er sehr unsicher und hält sich immer in der Nähe der Erzieherin auf, die auch oft mit ihm spielt.

In Deutschland leben etwa 150 000 blinde (<2 % Sehvermögen) und etwa eine halbe Million sehbehinderte (5–30 % Sehvermögen) Menschen. Häufig wird die Behinderung durch eine Schädigung des Sehnervs oder der Netzhaut verursacht. Manche Menschen kommen mit der Behinderung auf die Welt, bei anderen tritt sie erst später auf, z. B. durch einen Unfall oder eine Erkrankung. Nur etwa fünf Prozent der blinden Menschen verfügen über keinen Sehrest, können also auch nicht hell und dunkel unterscheiden.

Blind geborene Kinder haben es durch das Fehlen des Sehsinns und der visuellen Lernmöglichkeit weit schwerer, sich eine Vorstellung von sich selbst und ihrer Umgebung, wie Umwelt, Mitmenschen, Pflanzen, Tiere und Gegenstände, zu machen. Durch das fehlende Sehen hat insbesondere das kleine Kind keinen Anreiz, Dinge zu greifen und zu entdecken. Es verhält sich oft ängstlich und unsicher, ist vorsichtig und orientierungslos. Individuelle Beschäftigung, Kommunikation und Körperkontakt sowie geeignetes **Spielmaterial** sind wichtig für die „normale" Entwicklung eines **blinden Kindes**. Auch die Integration in der Kindertageseinrichtung, in der Vorschule und Schule ist für diese Kinder bedeutsam.

Das Empfinden des Körpers wird aus der Eigenwahrnehmung, dem Gleichgewichtssinn, dem Sehen und Hören gespeist. Das visuelle System nimmt viel Platz im Gehirn ein. Bei Menschen mit normalem Sehvermögen hat das Sehen einen hohen Stellenwert bei der Wahrnehmung. Aber auch der Lagesinn und das Gehör liefern ständig Informationen. Alle drei Bereiche arbeiten zusammen und liefern Informationen, die besonders für das Kind eine wichtige Basis für die Orientierung im Raum, die Koordination des Bewegungsablaufs und die Entdeckung seiner Umgebung ist. Blinde Kinder sind in ihrer Bewegungsfähigkeit und räumlichen Orientierung eingeschränkt, ihre motorische Entwicklung ist oft verzögert.

Für blinde Menschen ist es wichtig, dass die anderen Sinne, Gehör-, Tast-, Geruchssinn, gut ausgebildet werden, damit über diese Informationen und Eindrücke aufgenommen werden können. Der **Hörsinn** ermöglicht dem Blinden, sich räumlich zu orientieren, Geräusche zu unterscheiden und zu lokalisieren sowie Entfernungen richtig einzuschätzen. Der **Tastsinn** wird schon früh beim Erfühlen von Gegenständen trainiert. Durch die Blinden-Punktschrift ist es Blinden möglich, zu lesen, zu schreiben und sich anderen schriftlich mitzuteilen. In Ausbildung und Beruf werden heute Computer mit Sprach- und Punktschriftausgaben benutzt, um Blinden gute Bildungs- und Ausbildungschancen zu ermöglichen. Blinde Menschen sind in ihrem Alltag zwar gegenüber Sehenden benachteiligt, aber sie sind in der Lage, selbstständig zu leben und zu arbeiten.

#### Aufgaben

1. Überlegen Sie, welche Hilfen ein blindes Kind für die Integration im Kindergarten braucht.
2. Wie können bei einem blinden oder sehbehinderten Kind im Alltag die anderen Sinne (Tasten, Hören etc.) gefördert werden?
3. Wie kann man blinde Kinder in ihrem Bewegungsdrang unterstützen (Sicherheit!)?

## Hörstörungen

„Blind“ trennt von den Dingen, „Taub“ trennt von den Menschen. (Helen Keller)

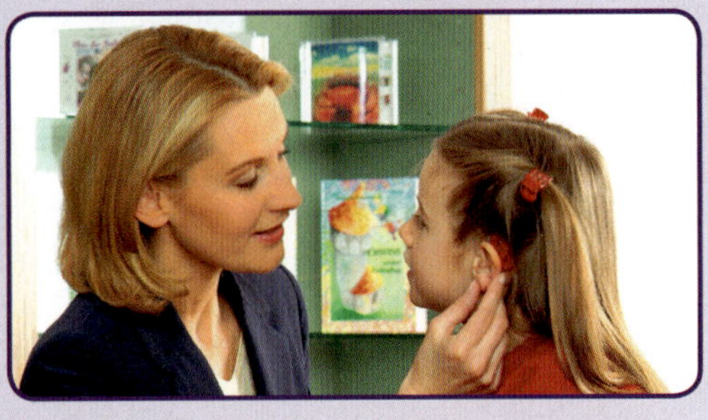

In Deutschland sind ca. 500 000 Kinder hörgestört, bei etwa 80 000 dieser Kinder sind die Hörstörungen so ausgeprägt, dass sie Sonderschulen besuchen müssen.

### Aufgabe

- Nehmen Sie zu den Worten von Helen Keller Stellung. Welche Bedeutung hat dies für die Betreuung von schwerhörigen Kindern?

Bei **Schwerhörigkeit** ist die Hörfähigkeit vermindert, bei **Gehörlosigkeit** (Taubheit) hat der Mensch nur noch 5 bis 15 % Hörfähigkeit. Viele Gehörlose können nur noch einzelne Töne oder Geräusche wahrnehmen.

**Hörstörungen** bei Kindern bedeuten nicht nur eine verminderte oder sogar fehlende auditive Wahrnehmung, als Folge treten häufig Störungen in der sprachlichen, intellektuellen, sozialen und emotionalen Entwicklung auf. Lern- und Leistungsschwächen sowie Verhaltensauffälligkeiten können entstehen.

Hören ist eine wesentliche Voraussetzung für die Sprachentwicklung. Von der Geburt bis zum vierten Lebensjahr lernt das Gehirn, gehörte Töne und Geräusche einzuordnen und auszuwerten. Werden in dieser Zeit (sensible Phase) nicht genug akustische Reize an das Gehirn geleitet, werden diese Hirnstrukturen nur gering ausgebildet.

Hörprobleme entwickeln sich meist erst nach der Geburt. Im Kindes- und Jugendalter können chronische Mittelohrentzündungen, wenn sie nicht behandelt werden, Hörprobleme verursachen. Entzündliche Infektionen des Mittelohrs können auf das Innenohr übergreifen und zu einem Dauerausfall des Hörens führen. Einige Kinderkrankheiten wie Masern, Mumps und Keuchhusten können auch eine akute Entzündung des Innenohres, die zur Taubheit führen kann, verursachen. Dauerhafter Lärm und kurze, laute Knalle, z. B. Spielzeugpistolen oder Silvesterknaller, die in Ohrnähe abgefeuert werden, können ebenfalls einen lebenslangen Hörschaden verursachen.

Auch der Ausfall des Hörnervs oder zuständiger Gehirnstrukturen kann zu einer Schwerhörigkeit oder Gehörlosigkeit führen, z. B. nach einem Schlaganfall, dies ist aber selten bei Kindern anzutreffen.

Eine **angeborene Taubheit** kann verschiedene Ursachen haben, z. B.:

- Genetisch bedingte Erkrankungen, z. B. Trisomie 21
- Infektionen in der Schwangerschaft (z. B. Röteln)
- Alkoholismus oder Drogen während der Schwangerschaft
- Sauerstoffmangel während der Geburt

Kinder sollten sehr früh, bereits im Neugeborenenalter (Neugeborenen-Hörscreening) oder bei Verdacht auf Hörstörungen auf Gehörlosigkeit untersucht und gegebenenfalls behandelt werden. Ihre Sprachentwicklung wird dann nicht so stark beeinträchtigt.

Werden schwerhörige Kinder frühzeitig mit einem **Hörgerät** versorgt, sind sie durchaus fähig, sprechen zu lernen. Kinder, die so schlecht hören, dass ihnen ein Hörgerät nicht hilft, können meist mit einem **Cochlear Implantat** versorgt werden. Dieses künstliche Innenohr wird operativ eingesetzt und ermöglicht gehörlosen Kindern und Erwachsenen, zu hören. Voraussetzung sind intakte Hörnerven.
Beide Hilfsmittel sollten möglichst früh, bei angeborenen Hörstörungen bereits im ersten Lebensjahr, eingesetzt werden.

Schwerhörigkeit oder Gehörlosigkeit können nicht geheilt werden. Die Behandlung hat aber das Ziel, die Möglichkeiten und Fähigkeiten der Schwerhörigen im Alltag zu verbessern.

Die Kinder erlernen das Fingeralphabet, die Gebärden- und Lautsprache und das Ablesen von den Lippen.
In der Regel besuchen sie Spezialschulen.

Hörbehinderte Kinder brauchen Eltern, Erzieher und Freunde, die ihre Behinderung akzeptieren und sie als Persönlichkeit schätzen. Dadurch gewinnen sie Selbstvertrauen und Kraft, trotz Behinderung ihren Alltag zu meistern.

### Aufgaben

1. Wie können Sie in der Einrichtung ein hörbehindertes Kind integrieren und fördern?
2. Gehen Sie mit verschlossenen Ohren durch die Schule/Einkaufen/in die Stadt (Partnerarbeit). Was empfinden Sie dabei?
3. Überlegen Sie sich mögliche Förderangebote für Schwerhörige. Welche Angebote gibt es? – Machen Sie eine Recherche!

## 12.3 Familien von Kindern mit Behinderungen

Frau W. berichtet: „Als ich erfuhr, dass meine neugeborene Tochter eine Chromosomenanomalie hat, war ich schockiert und habe geweint. Ich habe mir Vorwürfe gemacht und mich gefragt: „Schaffst du das mit den zwei anderen gesunden Kindern? Wie werden die beiden die Schwester erleben? Wie verhält sich mein Mann? Wie wird die Zukunft mit einem Kind mit Behinderungen, das nie allein leben kann?“ Mein Mann war ganz ruhig: „Wir schaffen das!“ Zu Hause haben uns Freunde und Nachbarn nur bedauert, geholfen hat uns keiner. Viele haben uns gemieden, das war schlimm. Meine Kinder haben die Kleine gleich ins Herz geschlossen und gut in ihren Alltag integriert. Das hat mich sehr entlastet. Unsere Lilly ist ein freundliches Kind, sie ist lebhaft, neugierig und geht auf andere zu. Seit zwei Jahren geht sie in den Kindergarten. Da fühlt sie sich wohl. Sie malt gerne, mag Geschichten, musiziert und spielt oft in der Puppenecke. Sie hat zwei Freundinnen, mit denen sie spielt. Ich schaue zuversichtlich in die Zukunft.“

### Aufgaben

1 Welche Auswirkungen hat ein Familienmitglied mit Behinderungen auf das Familienleben?

2 Welche Hilfen benötigen betroffene Familien?

Eltern projizieren viele Vorstellungen und Wünsche auf ihre Kinder. Was kommt aber auf die Eltern und die ganze Familie zu, wenn das Kind Behinderungen hat?
Zuerst müssen Eltern und Geschwister die Behinderung des Kindes verarbeiten und akzeptieren. Dabei müssen sie sich mit den Folgen der Behinderung realistisch auseinandersetzen. Gespräche mit anderen Betroffenen bieten sozial-emotionale Unterstützung und wertvolle Informationen.

Familien sind durch das Leben mit einem Kind mit Behinderungen meist stark belastet. Arztbesuche, Krankenhausaufenthalte, Frühförderung und Therapien kosten viel Zeit. Freie Zeit zur Erholung oder Beschäftigung mit den anderen Familienangehörigen kommen häufig zu kurz. Dies führt oft dazu, dass sich die Eltern, insbesondere die Mütter, ausgelaugt und überfordert fühlen.

Auch die häufige gesellschaftliche Ausgrenzung von Menschen mit Behinderungen und ihren Angehörigen belastet viele Familien stark. Menschen mit Behinderungen erfahren weniger gesellschaftliche Anerkennung, sind oft isoliert (Freunde, Kindergarten, Schule), haben geringe Chancen auf dem Arbeitsmarkt. Vielen Eltern fällt es schwer, ein Kind zu akzeptieren, das sich so stark vom gesellschaftlichen Leitbild des „normalen“ Kindes unterscheidet. Die Angst, dass das Kind mit Behinderungen abgelehnt wird, führt häufig dazu, dass wenig Kontakt mit anderen Kindern, z.B. auf dem Spielplatz, gesucht wird. Viele Eltern machen sich Vorwürfe oder bekommen solche aus ihrem Umfeld zu hören, auch wenn diese nicht gerechtfertigt sind. Viele Betroffene ziehen sich daher von Nachbarn und Freunden stärker zurück, leben isoliert und haben nur wenige soziale Kontakte. Kinder mit Behinderungen können dadurch selbst wenig soziale Erfahrungen außerhalb ihrer Familie machen.

Ängste, Zweifel und Vorwürfe in Bezug auf ihre Erziehungsfähigkeit erschweren den Eltern einen „normalen“ Umgang mit ihrem Kind. Es ist für sie schwer, realistische Zukunftsperspektiven zu erkennen und die richtige Balance im Fördern und Fordern zu finden. Oft schießen sie über das Ziel hinaus und versuchen, durch zu viele Therapien oder langes Üben die Behinderung des Kindes zu bewältigen. Dabei überfordern sie sich und das Kind. Eltern ermüden häufig im Kampf, die richtige Einrichtung für ihr Kind zu finden: ein behindertengerechter Kindergarten, die Vorschule, die Integration richtig versteht, die geeignete Schule mit integrativem Unterricht, ein Arbeitsplatz auf dem Arbeitsmarkt oder doch die Werkstatt für Menschen mit Behinderungen. Dabei müssen sie immer die Möglichkeiten vor Ort berücksichtigen. Die emotionalen Belastungen der Familien sind enorm. Besonders die Mutter ist sehr stark an das Kind mit Behinderung gebunden und kann sich weniger um die anderen Familienmitglieder kümmern. Diese fühlen sich dadurch vernachlässigt und reagieren manchmal mit Verhaltensauffälligkeiten.

**Finanzielle Belastungen** durch spezielle Hilfsmittel und Medikamente, die von der Krankenkasse nicht finanziert werden, eine notwendig gewordene Wohnraumumgestaltung und das fehlende Einkommen des pflegenden Elternteils erschweren den Alltag der Familie.

Die **körperlichen Belastungen** der pflegenden Eltern sind je nach Art der Behinderung enorm: Ständiges Beaufsichtigen, fehlende Nachtruhe, tägliche Pflege des Kindes können nicht auf Dauer bewältigt werden, Pflegeeinrichtungen müssen unterstützen.

Viele Kinder mit Behinderungen können auch als Erwachsene nicht selbstständig leben. Dies bedeutet für die Eltern eine dauerhafte Elternschaft. Das Wissen, niemals ohne Sorge um das Kind leben zu können, überfordert viele Eltern und belastet die Ehe oder Partnerschaft.

### Aufgabe

Laden Sie die Eltern eines Kindes mit Behinderung in die Klasse ein. Führen Sie mit ihnen ein Gespräch über ihren Alltag.

## 12.4 (Vor-)Schulische und berufliche Bildung

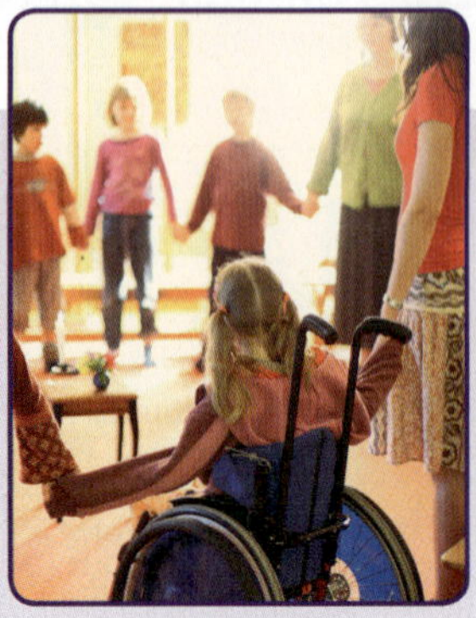

Die Kinder im Kindergarten singen ein lustiges Lied. Die körperlich und geistig behinderte Lisa freut sich und teilt das ihren Spielkameraden durch Händeklatschen und Jauchzen mit. Alle lachen und winken ihr zu, dann singen sie vergnügt weiter. Lisa erlebt, dass sie dazugehört und fühlt sich in ihrer Kindergruppe ernst genommen. Spielen und Musik erfreuen sie und regen sie an, zuzuhören und mitzumachen. Die anderen Kinder erleben, dass Dialoge mit Lisa auch ohne Sprache möglich sind. Sie begleiten ihre Lieder mit Gesten und Bewegungen und freuen sich am gemeinsamen Tun mit Lisa. Die Erzieherinnen beobachten das Geschehen fasziniert. Mit den Kindern zusammen suchen sie nach weiteren Liedern.

**„Behindert ist man nicht, behindert wird man. Denn erst die soziale Umgebung, die Gesellschaft, macht Menschen mit Behinderungen zu Außenseitern!"**

So empfinden viele Menschen mit Behinderungen ihre Lebenssituation. Eine individuelle Förderung allein reicht nicht aus, um sie in der Gesellschaft zu integrieren. Nur die **Teilhabe am gesellschaftlichen Leben**, das gemeinsame Leben von Menschen mit und ohne Behinderung verbessert ihre Lebensqualität nachhaltig.

**„Niemand darf wegen seiner Behinderung benachteiligt werden."**
Art. 3, Abs. 3 Grundgesetz der Bundesrepublik Deutschland

Der Gesetzgeber verpflichtet sich, Maßnahmen zur Integration, z.B. sonderpädagogische Maßnahmen, Hilfen in der Betreuung oder Leistungen der Pflegeversicherung bereitzustellen. Es ist das Ziel, Menschen mit Behinderungen in die Gesellschaft zu integrieren.

### Auf dem Weg zur Inklusion in der Schulbildung

In Deutschland gibt es parallel zu den allgemeinbildenden Schulen eine Vielzahl an Förderschulen, die unterschiedliche Förderschwerpunkte und Bildungsgänge anbieten. Getrennter Unterricht ist noch Standard, es gibt aber bereits viele Ansätze, Kinder mit und ohne Behinderung gemeinsam zu erziehen und zu unterrichten (**Integration**).

Seit der Ratifizierung der UN-Konvention über die Rechte von Menschen mit Behinderungen im März 2009 wird in Deutschland die **Inklusion**, das gemeinsame Lernen von Kindern und Jugendlichen mit und ohne Behinderung in der allgemeinbildenden Schule, angestrebt. Dadurch erhalten Eltern zukünftig die Möglichkeit, für ihr Kind ein „inklusives" Bildungsangebot an einer Regelschule in Wohnortnähe zu wählen. Die Förderung in Förderschulen wird auf Wunsch der Eltern weiterhin möglich sein. Im Zusammenleben mit Kindern ohne Behinderungen erhalten

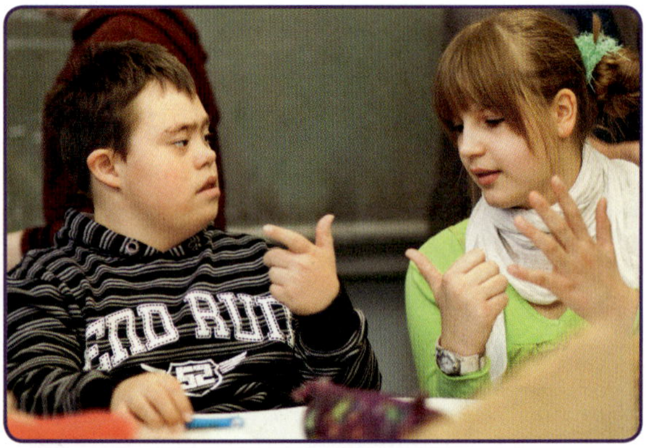


Kinder mit Behinderungen Anregungen und machen Erfahrungen, die ihre Fähigkeiten weiterentwickeln. Durch gemeinsames Spielen und Lernen können sie aktiv an den Angeboten und der Realität der Außenwelt teilhaben, was ihr Selbstbewusstsein und Selbstvertrauen stärkt. In einer gemeinsamen Erziehung von Kindern mit und ohne Behinderungen wird für jedes Kind Lernen möglich, denn die Bedürfnisse, Befindlichkeiten und Fähigkeiten aller Kinder ergänzen sich. Kinder orientieren sich gerne an anderen Kindern. Nachahmung und Modelllernen der Kinder untereinander haben eine hoch motivierende Wirkung. Wissenschaftliche Untersuchungen haben gezeigt, dass das gemeinsame Lernen Vorteile für den Lernerfolg in der sozialen und fachlichen Entwicklung der Kinder und Jugendlichen mit und ohne Behinderung hat.

Basis für die integrative Erziehung und Bildung ist:
- das Vertrauen in die Zukunft eines Kindes und seine eigene gestaltende Lebenskraft,
- das Ansetzen an den Stärken und Fähigkeiten, und nicht an Defiziten,
- Eltern als wichtige Erziehungspartner,
- Vertrauen in die eigenen Ressourcen, Vernetzung mit anderen regionalen Hilfs- und Beratungsangeboten.

In **integrativen Einrichtungen** und **Schulen** werden bereits Kinder mit und ohne Behinderungen gemeinsam betreut und unterrichtet. Nicht Fürsorge, sondern aktive Teilhabe prägt den Alltag. Die Behinderung ist dabei nur ein Teilaspekt der Person, die individuell nach ihren Fähigkeiten gefördert wird. Sensibilität und Akzeptanz des „Andersseins" geben den Kindern emotionale Sicherheit.

**Bekenntnis der Eltern eines Kindes mit Behinderungen:**
„Wir haben im Kindergarten gelernt, die Stärken unseres Sohnes zu erkennen. Heute erleben wir gerade ihn als Bereicherung für die ganze Familie. Mit seiner Gelassenheit macht er uns auf unsere Lebenshektik aufmerksam. Wenn wir dabei sind, übereinander hinwegzusehen, fordert und gibt er Zärtlichkeit", berichtet die Mutter von D.

Lea, 10 Jahre, ist schwerhörig. Zusammen mit zwei Freundinnen hat sie die nahe gelegene Grundschule besucht. Nach dem Wechsel in die 5. Klasse des Gymnasiums gab es Probleme, Lea fühlte sich überfordert und kam in der Schule nicht mehr mit. Ihre Eltern wollen, dass sie ein 150 km entferntes Sondergymnasium besucht. Dort kann sie besser gefördert werden. Lea soll während der Woche im Internat der Schule leben, am Wochenende und in den Ferien kommt sie nach Hause. Lea ist traurig, der Abschied fällt ihr sehr schwer.

### Aufgaben

1 Welche Vor- und Nachteile haben Integrations-/Inklusionsklassen für Kinder mit und ohne Behinderungen?

2 Finden Sie Vor- und Nachteile heraus, die sich bei einer Umschulung für Lea ergeben.

In vielen Schulen gibt es **Bildungsangebote**, in denen Kinder mit und ohne Behinderungen gemeinsam unterrichtet werden (Integrations-/Inklusionsklassen, Förderklassen). Daneben gibt es für Kinder mit spezifischen Behinderungen Sonderschulen, in denen z. B. Gehörlose, Blinde oder Körperbehinderte nach den Lehrplänen der Regelschule unterrichtet werden. In den Schulen für Kinder mit geistigen Behinderungen stehen die Förderung der Selbstständigkeit und handwerklicher Fähigkeiten sowie der Erwerb sozialer Kompetenzen im Vordergrund. Die Entscheidung muss sehr individuell getroffen werden. Die Art und Ausprägung der Behinderung, aber auch psychische Faktoren des Kindes müssen ebenso berücksichtigt werden wie regionale Strukturen, z. B. Klassenstärke, Bildungs- und Förderungsangebote, sozialpädagogische Betreuung.

Die Zusammenarbeit von Erziehern/Lehrern, Eltern und Therapeuten ist wesentliche Voraussetzung für das Gelingen integrativer Erziehung und Bildung. Förderpläne, die sich an den Stärken und Fähigkeiten des Kindes orientieren, ermöglichen, jedes Kind individuell durch gezielte Impulse in seiner Aktivität und Entwicklung zu fördern. Ein Austausch aller Beteiligten über Angebote und Beobachtungen der Arbeit mit den Kindern ist erforderlich.

**Elternarbeit** im Sinne einer Erziehungspartnerschaft ist die Basis für gemeinsames pädagogisches Handeln. Eltern benötigen Beratung und Unterstützung, die sie über die Einrichtung hinaus auch in Selbsthilfegruppen, Elterninitiativen und informellen Treffen mit anderen Eltern oder Fachleuten erhalten können.

Leistungen im Rahmen der Inklusion, Teilhabe und Eingliederungshilfe z. B. in integrativ arbeitenden Einrichtungen und Schulen sind u. a. gesetzlich geregelt in

- **§§ 39, 40 Bundessozialhilfegesetz** (BSHG) für Eingliederungshilfe im Kindergarten
- **§ 35 Kinder- und Jugendhilfegesetz** (KJHG) für den Hortbereich, Hilfen zur Erziehung
- **Sozialgesetzbuch I und IX** (SGB) Rehabilitation und Teilhabe für alle Kinder

**Hilfen für Menschen mit Behinderungen** müssen alters- und zielgruppengemäß durchgeführt werden und sollen vor allem Selbstständigkeit und Teilhabe am Gemeinschaftsleben ermöglichen. Schulische und berufliche Eingliederungshilfen, psychosoziale Unterstützung und lebenspraktische Beratung sind dabei wichtige Pfeiler. Je nach Art der Behinderung stehen Einrichtungen wie Tagesförderstätten für Begegnungen und betreute Beschäftigung oder betreutes Wohnen sowie Wohnheime mit therapeutischen Angeboten zur Verfügung. Die verschiedenen Formen der Behindertenarbeit werden oft durch regionale Verbundsysteme vernetzt.

### Berufliche Eingliederung

Menschen mit Behinderungen benötigen auf dem Ausbildungs- und Arbeitsmarkt besondere Hilfen. Nur wenige sind fähig, eine Berufsausbildung in einem herkömmlichen Ausbildungsberuf (nach § 5 BBiG) zu absolvieren. Für Menschen mit Behinderungen gibt es nach § 66 BbiG alternative Ausbildungen mit besonderen Ausbildungsregelungen. Die Ausbildungen haben einen reduzierten Theorieanteil. Auch Qualifizierungen, wie Förderlehrgänge und Trainingsmaßnahmen, ermöglichen den Betroffenen die Aufnahme einer Beschäftigung. In dem Betrieb und in der Schule muss eine Bezugsperson oder ein fester Ansprechpartner zur Verfügung stehen.

**Lernbehinderte** junge Menschen können während der Berufsausbildung schwerbehinderten Menschen per Gesetz **gleichgestellt** werden, auch wenn der Grad der Behinderung weniger als 30 beträgt oder noch nicht festgestellt wurde. Der Nachweis der Behinderung wird durch eine Stellungnahme der Agentur für Arbeit erbracht. Die Gleichstellung ermöglicht zusätzliche Förderleistungen.

## Aufgaben

1. Informieren Sie sich über die gesetzlichen Grundlagen für Leistungen zur Erziehung, Betreuung und Ausbildung von Kindern und Jugendlichen mit Behinderungen. Stellen Sie einzelne Gesetze in der Klasse vor.
2. Erkunden Sie in Ihrer Region, welche Einrichtungen es zur Unterstützung, Betreuung und Bildung für Kinder und Jugendliche mit Behinderungen und ihre Familien gibt. Welche Aufgaben haben die verschiedenen Einrichtungen jeweils?
3. Befragen Sie Familien von Kindern mit Behinderungen, wie sie den Alltag gestalten.
4. Welche Einrichtungen stehen Familien mit Angehörigen mit Behinderungen in Ihrer Region für eine Beratung zur Verfügung?

Eltern, die sich Sorgen machen, ob das noch ungeborene Kind gesund ist, können eine humangenetische Beratung (vgl. Kap. 2.3.3) in Anspruch nehmen.

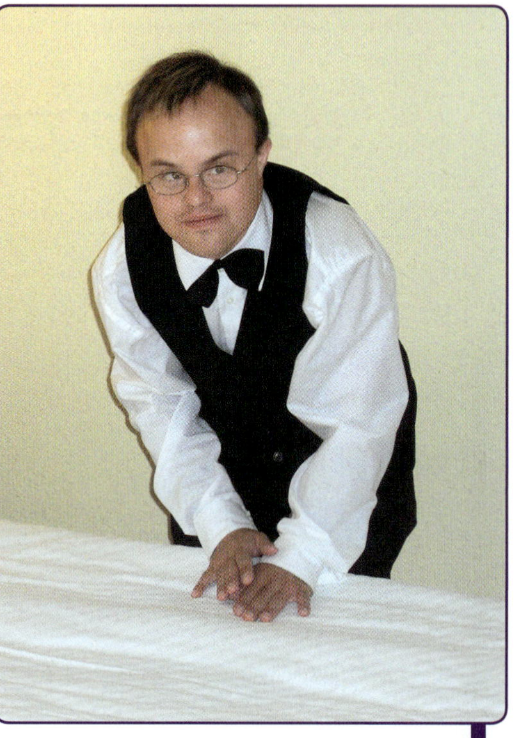

*Exkurs:*

### Chance trotz Behinderung – Ausbildungs- und Arbeitsplätze für Jugendliche mit Behinderungen

Das Stadthaushotel in Hamburg-Altona war das erste Integrativhotel in Europa. Seit 16 Jahren arbeiten hier Menschen mit Handicap als Hotelhilfskräfte, die sonst kaum Chancen auf dem ersten Arbeitsmarkt hätten. Mit Erfolg: Die Gäste sind begeistert.

Die Einträge im Gästebuch sind fast überschwänglich: „Wir haben unseren Aufenthalt in Eurem Hotel sehr genossen. Ihr wart alle so nett und freundlich.“ oder „Wir fühlen uns wie immer sehr herzlich willkommen bei Euch.“ oder „In diesem Haus spürt man die Menschlichkeit, die Wärme und das tut gut im hektischen Alltag.“. Was macht dieses kleine Drei-Sterne-Hotel mit 13 Zimmern mitten im lebhaften Altona so besonders? Es sind die Mitarbeiter, die mit ihrer Herzlichkeit und Zugewandtheit für den kleinen Unterschied sorgen. Acht der zehn Hotelmitarbeiter im Stadthaushotel haben geistige und körperliche Behinderungen. In einem „normalen“ Hotel wären sie wahrscheinlich nicht eingestellt worden, aber hier schätzt man sie als überaus engagierte, zuvorkommende und ungekünstelte Mitarbeiter.
„Wir sind das normalste Hotel überhaupt“, sagt Kai Wiese, Vorstandsvorsitzender des Vereins „Jugend hilft Jugend e.V.“, der das Stadthaushotel betreibt, „denn wir bringen Menschen mit und ohne Handicap zusammen.“ Aber leider haben wir uns mittlerweile daran gewöhnt, dass sich immer wieder Hotelgäste von Gästen oder Mitarbeitern mit Behinderungen gestört fühlen und deshalb sogar auf Reisepreisminderung klagen. Aber ist das normal? „Manche leben auf der Sonnenseite des Lebens und manche nicht. Aber jeder sollte ein klein wenig im Kopf behalten, dass sich das ganz schnell ändern kann und man die Seiten wechselt“, gibt Kai Wiese zu bedenken.

### Integrativhotel geht auf Elterninitiative zurück

Das Stadthaushotel geht auf eine Elterninitiative zurück. Die Eltern von acht jungen Menschen mit unterschiedlichen Behinderungen hatten die Idee, als Alternative zur Behindertenwerkstatt ein Hotel als Arbeitsplatz für ihre Kinder zu betreiben. Dieser Plan wurde dann 1993 auch wirklich in die Tat umgesetzt und es entstand das erste Integrativhotel Europas. Obwohl das kleine Hotel mit sieben Zimmern von den Gästen gut angenommen wurde, gab es nach Auslaufen der Förderung jedoch wirtschaftliche Probleme. Die Bettenzahl war einfach zu gering. Das Hotel wurde dann vom Verein „Jugend hilft Jugend e.V.“ übernommen. Es ergab sich auch die Möglichkeit, in einem Neubau Platz für weitere Doppelzimmer zu schaffen, sodass das Stadthaushotel heute über sieben rollstuhlgerechte und sechs weitere modern eingerichtete Zimmer verfügt: vier Einzelzimmer, acht Doppel- sowie ein Mehrbettzimmer für Familien, alle sind mit Dusche und WC, Telefon und TV ausgestattet. Der Trägerverein hat 2006 den Verbund Embrace Hotels gegründet. Unter dieser Marke kooperieren mittlerweile 14 integrative Hotelbetriebe in ganz Deutschland.

Wie bei den Eintragungen im Gästebuch nachzulesen ist, schätzen die Gäste die besondere Fürsorglichkeit der Mitarbeiter mit Behinderungen.

# 13 Psychische Störungen

Katharina K., 16 Jahre, leidet an dem Borderline-Syndrom. Sie ist emotional sehr instabil mit starken Stimmungsschwankungen: Freude und Depression, Angst und nicht zu zügelnde Wut bestimmen ihren Alltag. In der Schule hat sie keine Freunde oder stabile soziale Kontakte. Sie sucht zwar die Nähe ihrer Mitschüler, stößt diese aber durch ihr aggressives Verhalten immer wieder ab. Seit einiger Zeit zieht sie sich immer mehr zurück. Ihre Lehrer beobachten Hautschnitte und Verbrennungen am Unterarm, die sie sich selbst zugefügt hat. Ihr Unterarm weist bereits viele Narben auf.

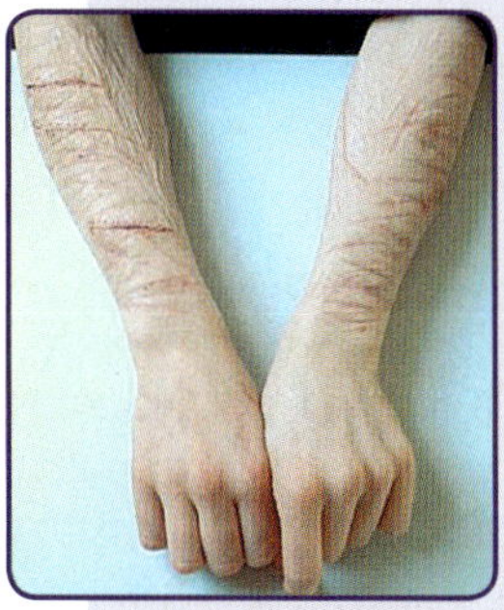

### Aufgaben

1 Das Borderline-Syndrom betrifft besonders Mädchen und junge Frauen und tritt in den letzten Jahren immer häufiger auf.
Überlegen Sie mögliche Gründe.

2 Machen Sie eine Recherche zu anderen psychischen Erkrankungen.
Stellen Sie die Ergebnisse auf einer Infowand zusammen und präsentieren Sie diese.

Psychische Störungen treten in Deutschland immer häufiger schon bei Kindern und Jugendlichen auf. Die Betroffenen sind insbesondere in der akuten Phase der Erkrankung oft nicht mehr in der Lage, ihr Leben selbstständig zu bewältigen und auf ärztliche Hilfe angewiesen.

## 13.1 Persönlichkeits- und Verhaltensstörungen

Menschen mit Persönlichkeitsstörungen rasten leicht aus, sind misstrauisch, verschlossen, rechthaberisch, selbstbezogen oder gewalttätig. Sie können nicht mehr angemessen auf andere Menschen und alltägliche Anforderungen reagieren. Sie sind in ihrer **Selbstwahrnehmung** und **Impulskontrolle** stark gestört. Probleme im Alltag erklären sie nicht aus ihren eigenen Defiziten, sondern suchen die Schuld immer bei anderen. Es kommt zu schwerwiegenden Störungen im Zusammenleben, die zu einer zunehmenden Isolation und einem hohen Leidensdruck der Betroffenen führen.

Erste Anzeichen einer Persönlichkeitsstörung treten oft schon in der Kindheit oder während der Pubertät als „abweichendes Verhalten" auf. Meist bilden sie sich im frühen Erwachsenenalter vollständig aus.

Je nach Form der Persönlichkeitsstörung treten unterschiedliche Merkmale auf:
- Störungen des Gefühlslebens (Affektivität)
- Störungen des Antriebs (Motivation)
- Störungen der Impulskontrolle
- Störungen der Wahrnehmung und des Denkens

Traumatische Beziehungserfahrungen in der Kindheit, wie Misshandlung, sexueller Missbrauch, schwere Vernachlässigung durch das familiäre Umfeld, begünstigen die Entstehung einer Persönlichkeitsstörung. Auch ein früher Verlust der Eltern, Alkohol- oder Drogenmissbrauch sind Risikofaktoren.

Viele Menschen mit Persönlichkeitsstörungen leben lange Zeit unauffällig, wenn sie sich in einem stabilen Lebensumfeld eingerichtet haben. Wird diese „Sicherheit" durch einschneidende Lebensereignisse zerstört, brechen sie psychisch zusammen. Für die Angehörigen kommt dieser Zusammenbruch oft völlig überraschend.

#### Beispiel: Borderline-Syndrom

Das Borderline-Syndrom zeichnet sich durch eine anhaltende Instabilität in sozialen Beziehungen, im Selbstbild und der Stimmung aus. Borderline-Patienten, meist junge Frauen, sind sehr impulsiv, können keine Kritik ertragen, ihr Selbstbild ist instabil. Bei meist gedrückter Stimmung wechseln sich Phasen starker Erregung, Verzweiflung, Angst oder auch Wut ab, die die Betroffenen nicht kontrollieren können. Sie fügen sich selbst Verletzungen (Kratzer, Hautschnitte, Verbrennungen mit Glasscherben/Zigaretten) zu.

**Merkmale des Borderline-Syndroms**

- Gestörte Selbstwahrnehmung
- Starke Stimmungsschwankungen (Angst – Wut, Euphorie – Depression)
- Unbeständige soziale Beziehungen
- Selbstverletzung, Selbstmorddrohungen
- Eine therapeutische Behandlung wird oft abgelehnt.

Die Therapie beim Borderline-Syndrom dauert lange und ist schwierig, da die Betroffenen emotional nicht stabil sind. Die Heilungsaussichten sind dennoch gut.

## 13.2 Neurosen

Unter einer Neurose versteht man eine auffällige Verhaltensweise, z. B. die Nachbarin mit dem Putzfimmel, der junge Mann, der seit Jahren nicht mehr aus dem Haus geht, das Mädchen mit der panischen Angst vor Spinnen. Sie alle leiden unter **neurotischen Störungen**.

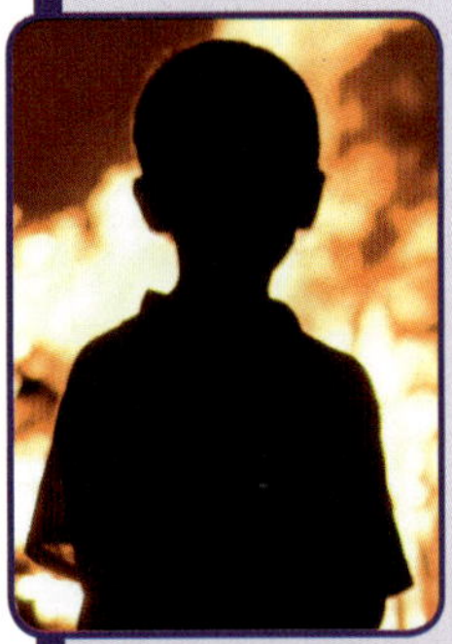

Jonas, 8 Jahre, erlebte als Vierjähriger, wie das Haus, in dem er wohnte, abbrannte. Er und seine Familie konnten gerettet werden. Jedes Mal, wenn er eine Flamme sieht, egal ob Kerzenflamme oder Herdfeuer, rennt er panisch weg und ist danach ganz außer sich. Flammen erinnern ihn an den schrecklichen Vorfall und er erlebt das ganze Szenario noch einmal. In seinem späteren Leben vermeidet Jonas Kerzenlicht, Ofenfeuer, selbst das Grillen im Sommer lehnt er ab. So geht er der qualvollen Erinnerung aus dem Weg.

### Aufgabe

- Jeder Mensch hat Vermeidungsstrategien, mit denen er versucht, Konflikten aus dem Weg zu gehen. Wie unterscheiden sich diese von neurotischen Störungen?

**Neurosen** äußern sich z. B. als
- Ängste/Phobien (z. B. vor Spinnen),
- Zwänge (zwanghaftes Händewaschen),
- neurotische Depression,
- psychosomatische Erkrankung (z. B. Essstörung, Schlafstörung).

Die Betroffenen erleben ihre Krankheit bewusst. Eine Neurose betrifft oft nur einen kleinen Ausschnitt des Alltags, die Betroffenen können ihren Alltag selbst regeln.

Neurosen haben psychische Ursachen. Häufig liegt ein Konflikt in der Kindheit, z. B. Tod eines Angehörigen, gefühlskalte Erziehung, Gewalterfahrungen oder Missbrauch, zugrunde, der nicht verarbeitet wurde. Auch Lebenskrisen und sensible Phasen können bei empfänglichen Menschen eine Neurose auslösen, z. B. Pubertät, Schwangerschaft oder Wechseljahre, Schulversagen, Trennung der Eltern oder der Verlust des Arbeitsplatzes. Die Konflikte werden im Alltag verdrängt, verbleiben aber im Unterbewusstsein und können zu neurotischen Reaktionen führen. Zur Bewältigung dieser konfliktgeladenen Ereignisse entwickeln die Betroffenen oft unbewusst Abwehrmechanismen.

Eine **Neurose** liegt dann vor, wenn die Abwehrhaltung unangemessen ist und nur noch eine verzerrte Wahrnehmung der Wirklichkeit existiert. Neurosen können nicht durch Medikamente geheilt werden, sie kontrollieren nur die Symptome. Die Erkrankung muss fachärztlich und psychotherapeutisch behandelt werden.

## 13.3 Psychosen

Psychosen sind schwere psychische Erkrankungen, die in Schüben mit beschwerdefreien Phasen verlaufen. Jeder Schub hinterlässt meist eine Schädigung, die nach und nach zu einem Persönlichkeits- und Intelligenzabbau führt. Die Betroffenen haben eine gestörte Beziehung zu ihrer Umwelt und leiden an mehreren Symptomen wie Angstzuständen, Depressionen, Ich-Störung bis hin zu Halluzinationen und Wahnvorstellungen. Vielen fehlt die Einsicht, dass sie krank sind.
Viele Psychosen beginnen zwischen der Pubertät und dem 35. Lebensjahr, seltener in der Kindheit. Man unterscheidet exogene und endogene Psychosen.

**Exogene Psychosen** werden durch äußere Ursachen und körperliche Erkrankungen, z. B. Alkohol- und Drogenmissbrauch, Epilepsie, Gehirnentzündung oder Schädel-Hirn-Verletzungen, hervorgerufen.

**Endogene Psychosen** kommen von „innen". Sie werden nicht durch äußere Ursachen ausgelöst. Häufig liegt eine genetische Veranlagung vor. Psychosekranke haben bei normaler oft überdurchschnittlicher Intelligenz eine **Bewusstseinstrübung** oder **-störung** und sind im Alltag oft desorientiert. Sie können sich nicht konzentrieren, logisches Denken fällt ihnen schwer. Ihre Gedanken sind oft gestört und wirr. Ihre Stimmung schwankt zwischen übertriebener Traurigkeit mit Verzweiflung und sogar Selbstmordgedanken und ekstatischen Glücksgefühlen ohne Grund. Manche leiden unter **Verfolgungswahn**, sie haben große Ängste, sind angespannt und oft aggressiv. Einige haben **Halluzinationen**, sie hören nicht existierende Stimmen, die sie bedrohen, oder haben Visionen. Kranke mit einer **Ich-Störung** fühlen sich von außen gesteuert, „fremde Mächte" beeinflussen ihre Gedanken. Müdigkeit, Erschöpfung, Gefühlsarmut und depressive Stimmung sind die allgemeinen Symptome der Psychose. Oft ziehen sich die Betroffenen in sich selbst zurück und kapseln sich von der Außenwelt völlig ab.
Die Heilungschancen variieren je nach Art der Psychose und dem Krankheitsverlauf.

### Aufgaben

1. Informieren Sie sich im Internet, Fachliteratur über Neurosen und Psychosen. Wählen Sie jeweils ein Beispiel aus und stellen Sie es der Klasse vor.
2. Neurosen und Psychosen nehmen in Deutschland stark zu. Zunehmend Jugendliche sind davon betroffen. Diskutieren Sie mögliche Gründe.

# 14 Umgang mit Verhaltensauffälligkeiten

Die Zahl der verhaltensauffälligen Kinder scheint zugenommen zu haben. Man spricht von 20 bis 25 % aller Kinder, die eine Auffälligkeit zeigen. Deshalb sollte angehendes pädagogisches Personal befähigt werden, eine mögliche Verhaltensauffälligkeit zu erkennen und zu benennen.

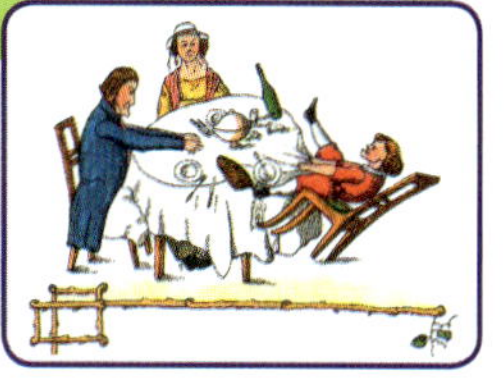

Es wird von Verhaltensauffälligkeiten gesprochen, wenn ein Kind eine Handlungsweise über eine auffällig lange Zeit zu stark, häufig oder hartnäckig zeigt. Die Mitmenschen nehmen dieses Verhalten als auffällig und störend wahr.

Es gibt eine Vielzahl von Verhaltensauffälligkeiten. Hier werden die beiden häufigsten, das **ADHS-Syndrom** und das **aggressive Verhalten**, beschrieben.

## 14.1 ADHS-Syndrom

### Zappelphilipp!?

Der 10-jährige Jan geht in die fünfte Klasse der Gesamtschule. Heute hat er wieder den Alleinunterhalter gespielt und wurde danach des Unterrichts verwiesen. Er hat auf die Frage des Lehrers, was 127,5 kg und 75 kg ergibt, geantwortet: „Ihr Gewicht." Damit hatte er die Lacher wieder auf seiner Seite. Dies war der fünfte Vorfall in dieser Stunde und deswegen sollte er wieder zur Stufenleitung. Sein Lehrer und die Stufenleitung haben schon einige Gespräche mit den Eltern geführt, jedoch kommt es trotz Sanktionen zu keiner Verhaltensänderung. Jan kommt an manchen Tagen kaum zur Ruhe und provoziert andere. Er ist häufig unaufmerksam, manchmal schreit er einfach so in die Klasse hinein.
Die Eltern verstehen sein Verhalten nicht und sind überfordert. Jan war schon immer ein anstrengendes Kind für seine Familie. Bereits im Kindergarten und in der Grundschule konnte er sich immer nur kurz konzentrieren und war oft der Clown.

### Aufgaben

1 Ein Ziel Ihrer Ausbildung ist, dass Sie aufgrund Ihrer Kenntnisse von sozialen und gesellschaftlichen Zusammenhängen die Lage von Kindern, Jugendlichen und ihren Eltern erfassen und somit die Unterstützung in Konfliktsituationen leisten können.
Entwickeln Sie mögliche Aktionen und Projekte zur gezielten Unterstützung von Jan. Wichtig ist hierbei der Aspekt der vollständigen Handlung, indem Sie Ihre neu konzipierten Spiele nicht nur planen und erstellen, sondern auch in einem Praxistest mit Kindern, Jugendlichen oder Erwachsenen ausprobieren.

2 Überlegen Sie sich ein Rollenspiel zu diesem Thema.

Aktuelle Schätzungen zur **Aufmerksamkeitsdefizit-Hyperaktivitätsstörung (ADHS)** gehen von 2–6 % betroffenen Kindern und Jugendlichen zwischen 6 und 16 Jahren aus. ADHS ist damit eine der **häufigsten Verhaltensauffälligkeiten** bei Kindern und Jugendlichen, wobei der Übergang von einer Auffälligkeit zu einer Störung oder Krankheit fließend ist. Bei vielen Eltern und Erziehern besteht noch weitgehend Unkenntnis und Fehlinformation über das Krankheitsbild. „Schulen, Tageseinrichtungen und andere Erziehungsinstitutionen sollten verstärkt über ADHS informiert werden", so das Bundesministerium für Gesundheit.
Unterschieden wird beim Aufmerksamkeitsdefizit-Syndrom, ob es mit oder ohne Hyperaktivität gekoppelt ist. Man spricht von **ADHS** bei dem Auftreten gekoppelt mit Hyperaktivität, und von **ADS** bei dem Auftreten ohne Hyperaktivität. Bei Kindern, die über einen Zeitraum von mehr als sechs Monaten deutliche Symptome dieser Auffälligkeit zeigen, spricht man von ADHS bzw. ADS. Charakteristisch für **ADHS** sind folgende Symptome: rascher Stimmungswechsel, innere Unruhe, Aufmerksamkeitsstörungen, häufiges Zappeln mit Händen und Füßen, Unruhe über einen längeren Zeitraum in verschiedenen Situationen.
Diese Kinder haben oft Probleme, ruhig zu spielen. Bei Jungen wird ADHS deutlich häufiger diagnostiziert, bei Mädchen ist das Krankheitsbild ADS vorherrschend.
Sie sind oft still, manchmal antriebslos und können sich schlecht konzentrieren.
Die genaue Diagnose ist schwer, da die Symptome unterschiedlich stark ausgeprägt sein können und nicht immer alle gleichzeitig auftreten.

Die Zunahme der Diagnosehäufigkeit führte zu der Diskussion, ob diese Krankheit nicht eine Modekrankheit sei.
ADHS-Kinder werden oft als Störenfriede wahrgenommen und können so schnell zu Außenseitern werden. Bleibt die Auffälligkeit unbehandelt, so hat dies lebenslange Folgen.
Es gibt noch viele offene Fragen in Bezug auf die Ursachen. Nur eines steht fest: ADHS hat nicht nur eine Ursache; genetische Veranlagung und soziale Strukturen spielen hier zusammen. Es wird heute davon ausgegangen, dass der Botenstoff Dopamin nicht in ausreichender Menge produziert wird, was zu einer reduzierten Verarbeitung von Umweltreizen führt. Nicht jedes Kind, das eine Veranlagung hat, muss auch ADS oder ADHS entwickeln. Wird die Krankheit früh diagnostiziert und behandelt, ist es einfacher für die Menschen, mit ihr umzugehen.
Es gibt eine Grauzone zwischen Verhaltensauffälligkeit und Krankheit. **Wichtig ist: Nicht jedes verhaltensauffällige Kind hat ADS oder ADHS**.
Die Behandlung dieser Störung beinhaltet viele verschiedene Maßnahmen, nach der Diagnose kommt es zu einer Beratung der Familie in Bezug auf den Tagesrhythmus und das Verhalten in der Familie. Dann wird ein individueller Behandlungsplan erstellt.

Häufig wird die multimodale Therapie eingesetzt, hierbei wird die Behandlung der Kinder auf drei Säulen gestellt:
- die Verhaltenstherapie,
- die Gabe von Medikamenten,
- die begleitenden pädagogischen Maßnahmen.

Es gibt einige medikamentöse Wirkstoffe, die bei der Behandlung von ADHS zum Einsatz kommen. Ein Wirkstoff, welcher häufig bei der Therapie eingesetzt wird, ist Methylphenidat (z. B. Ritalin). Dieses Medikament beruhigt die Kinder und kann ihnen helfen, den Alltag besser zu meistern. Die Gabe dieses Medikaments wird kontrovers diskutiert.

> Es gibt einige Tipps und Methoden für den Umgang der Erzieher mit ADHS-Kindern. Hier ist das Therapieprogramm für Kinder mit hyperkinetischem Problemverhalten (THOP) zu beachten.

Ein wichtiger Aspekt bei den pädagogischen Maßnahmen ist es, **Möglichkeiten vielfältiger Bewegungserfahrungen** zu bieten, dadurch kann der starke Bewegungsdrang der Kinder befriedigt werden. Des Weiteren ist der deutliche Wechsel von Belastungs- und Entspannungssituationen gerade für diese Zielgruppe wichtig.
Schnell wird ihnen alles zu viel und sie brauchen eine Pause. Wenn sie unruhig und kaum zu bremsen sind, kann es ein Zeichen von Überforderung sein. Deshalb enthalten diese Angebote alle auch einen entspannenden Teil.
Exemplarisch wird hier ein Bewegungsangebot zur Förderung bewegungsauffälliger Kinder vorgestellt.

### Wahrnehmungsparcours:

**Kampfarena**
Zwei Gegner kämpfen nach vorher von den Schülern festgelegten Regeln für zwei Minuten auf einer blauen Judomatte miteinander um den Platz auf der Matte.

**Föhnstudio** (zum Schweißtrocknen)
Sechs bis acht Kinder stehen neben der blauen Matte und „föhnen" mit Chiffontüchern eine Person, die über die Matte geht.

**Sandsack**
Eine an die Wand gelehnte dicke Matte, gegen die fest geschlagen werden kann, dient als Sandsack.

**Springen**
auf dem Trampolin/Seilspringen. Hier auch ca. zwei Minuten freies Springen oder Hüpfen mit den Seilen. Achten Sie darauf, dass das Kind nicht zu aktiv wird.

**Massagebank**
Auf einer Isomatte massieren sich zwei Personen nacheinander für circa zwei Minuten mit einem Igelball.

**Ruhezelt** (absolutes Schweigen)
Am besten im Neben- oder Snoozelraum.

**Baumstammflößen**
Die Kinder legen sich nebeneinander auf den Boden. Ein Teilnehmer legt sich vorsichtig quer auf die Liegenden. Auf ein Zeichen wälzen sich die Kinder in eine Richtung und transportieren so den liegenden „Baumstamm".

**Menschenrüttelbank**
Die Kinder knien sich Schulter an Schulter in Bankstellung. Ein Kind legt sich auf diese „Bank". Durch Bewegungen der unteren Kinder wird das obere Kind massiert bzw. sanft durchgerüttelt.

**Ich kann fliegen**
Zwei aufeinanderliegende Weichbodenmatten, ein Kind legt sich auf die obere Matte. Die anderen Kinder heben zusammen gleichzeitig die Matte hoch und lassen sie auf ein Kommando fallen.

Wichtig bei der Durchführung des Trainings ist die Einhaltung der Regeln zur Sicherheit aller Teilnehmer.

## Aufgaben

1. Beurteilen Sie dieses Angebot und richten Sie dabei Ihren Blick auf die Spielkonstruktion (Arrangement), die Spielanleitung, die Selbstbildungspotenziale und den Einsatz der verwendeten Medien. Besprechen Sie die Ergebnisse im Plenum.
2. Diskutieren Sie die Problematik der Methylphenidatgabe (Ritalin) an Kinder. Recherchieren Sie dazu im Internet.

## 14.2 Aggressives Verhalten

Der Hausmeister eines Kinderheims, Herr Becker, platzt aufgeregt in eine Teamsitzung. Er berichtet von einem neuen Vorfall mit Martin und Kevin.
Die beiden saßen nachmittags während ihrer freien Zeit auf dem Parkplatz des Heims. Sie beschäftigten sich damit, kleine Steine auf seinen dort abgestellten Motorroller zu werfen. Als Herr Becker die zwei nach einiger Zeit bemerkt und sein Fahrzeug näher betrachtet, kann er einige Lackschäden auf der vorderen Verkleidung seines Fahrzeuges entdecken. Auf seine Zurechtweisung reagieren die beiden Jungs mit Drohung, seinen Roller bei der nächsten Gelegenheit komplett zu zerstören, sofern er den Vorfall den Erzieherinnen melden würde.

### Aufgabe

- Informieren Sie sich über Tipps und Methoden für den Umgang mit aggressiven Kindern.

Es wird unterschieden zwischen **Autoaggression,** also dem Schmerz und Gewaltanwendung gegen den eigenen Körper, und der **Fremdaggression**.
Es wird von **aggressivem Verhalten** gesprochen, wenn es sich nicht um gewöhnliches kindliches Verhalten handelt, sondern um schwerwiegendere Tatbestände. Dazu zählen nicht nur körperliche, sondern auch verbale Aggressionen, wie zum Beispiel Beschimpfungen.
Wenn die Aggression sich der eigenen Kontrolle entzieht und nicht zu vertretende Schäden verursacht, spricht man von krankhafter Aggression.

Aggressives Verhalten ist häufig eine Folge von Frustrationen und Spannungen, es kann aber auch gezielt als Strategie eingesetzt werden, um ein Ziel zu erreichen.

Jeder Mensch hat aggressives Verhalten in sich und die Ursachen sind vielfältig, Über die Entstehung dieses Verhaltens gibt es **verschiedene Theorien,** z. B. von Dollard, Petermann, Bandura und Pawlow.
Da aggressives Verhalten ein komplexes Phänomen ist, gibt es auch keine eindeutige Definition.

Die Selbstverletzung ist bei Jugendlichen heute eine verbreitete Verhaltensweise, sie kommt häufig in Kombination mit anderen psychischen Störungen wie zum Beispiel Borderline-Syndrom oder Depressionen vor.
Fachkräfte sollten sich mit den Theorien auseinandersetzen und das Verhalten in einem pädagogischen Zusammenhang verstehen.

Die Ursache des jeweiligen Verhaltens sollte erkannt und mit den Betroffenen gemeinsam eine Strategie erarbeitet werden.

### Aufgaben

1. Erarbeiten Sie mithilfe eines Gruppenpuzzles die verschiedenen Theorien zur Aggressionsentstehung!
2. Wann verhalten Sie sich eher aggressiv?
3. Sind Jungen aggressiver als Mädchen? Diskutieren Sie!

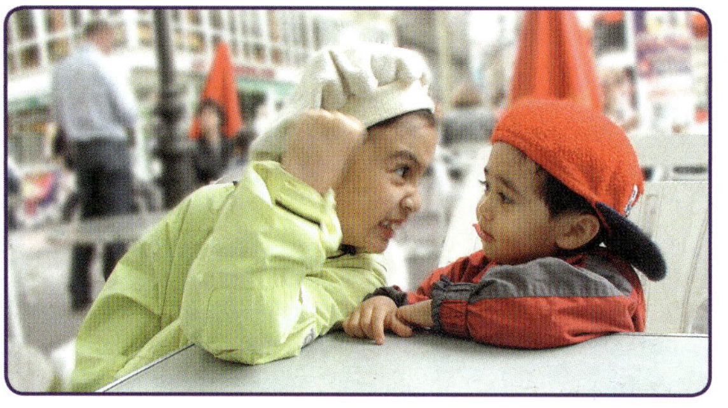

*Aggressives Verhalten*

### *Exkurs: Umgang mit aggressivem Verhalten*

Aggressionen und Gewalt haben in Deutschland nicht zugenommen, jedoch müssen Pädagogen sich mit ihr auseinandersetzen. Es gibt verschiedene Ansätze, mit aggressivem Verhalten umzugehen:

**Das Anti-Aggressivitäts-Training**
Ziel des Trainings ist es, die Teilnehmer mit ihrem Verhalten zu konfrontieren und ihnen zu helfen, Schamgefühle zu entwickeln. Sie werden mit ihrem Verhalten konfrontiert und lernen, sich in andere einzufühlen.

**Erlebnispädagogische Konzepte**
Hierbei wird es den Teilnehmern ermöglicht, durch meist aufregende Erlebnisse sich selbst wieder besser wahrzunehmen, und dies danach auf die eigene Lebensrealität zu beziehen.

**Gewaltprävention**
Hier sei das Faustlos-Programm erwähnt, welches für Kindergärten und Schulen entwickelt worden ist. Ziel dieses Programms ist es, die Empathie, die Impulskontrolle und den Umgang mit Ärger zu schulen.

**Gewaltprävention durch Kampfspiele**
Die Teilnehmer haben die Möglichkeit, ihr Bedürfnis zu kämpfen auszuleben. Sie lernen faires Kämpfen, welches ihre Selbstbeherrschung fördert.

# 15 Abhängigkeit – Alltagsdrogen und Rauschmittel

Die 14-jährige Jana trifft sich mit ihren zwei Freundinnen vor der Schulparty. Sie wollen sich schminken und ein wenig quatschen. Die 15-jährige Hannah bringt eine Flasche Orangensaft mit und erzählt ganz stolz, dass es ihr ohne Probleme gelungen sei, aus dem Schrank ihrer Eltern eine Flasche Wodka mitgehen zu lassen. Sie hat den Alkohol schon mit dem Saft gemixt und bittet Lara nun, Gläser zu holen. Um möglichst viel Wodka zu verbrauchen, hat sie einen halben Liter Alkohol mit einem halben Liter Saft gemixt. „Das wird bestimmt witzig, wir glühen etwas vor, trinken uns einen kleinen Schwips an und dann wird die Party noch lustiger." Jana hat noch nie Alkohol getrunken und will es eigentlich auch nicht. Andererseits möchte sie sich auch nicht vor den anderen blamieren. Die drei trinken das Mixgetränk, es schmeckt Jana nicht. Als sie später mit dem Fahrrad zur Schule fahren, merkt sie, dass ihre Sinne nicht mehr so gut funktionieren. Sie hört die Autos schlechter und kann sich kaum auf den Verkehr konzentrieren. An der Schule angekommen, ist ihr schlecht. Die drei Mädchen gehen in den Partyraum. Jana sieht ihre Klassenlehrerin auf sich zukommen. Als sie angesprochen wird, kann sie die Übelkeit nicht mehr unterdrücken und übergibt sich. Frau Kuster reagiert sofort und bringt Jana zur Toilette. Später ruft sie Janas Eltern an.

### Aufgaben

1 Wie könnten Janas Eltern reagieren? Spielen Sie mögliche Szenarien nach.
2 Was könnte die Lehrerin am nächsten Schultag machen?
3 Bilden Sie Kleingruppen und erzählen Sie, wie Sie das erste Mal mit Alkohol in Kontakt gekommen sind.

Die Zahl der Alkohol-, Rauschmittel- und Medikamentenabhängigen in Deutschland ist erschreckend hoch. Die Einnahme von Drogen oder Rauschmitteln (chemische Substanzen, die in der Lage sind, chemische Reaktionen und Funktionen des Körpers zu verändern) ist bei Jugendlichen weitverbreitet. Sie wollen ausprobieren und nicht ausgegrenzt sein.

In der Fachwelt wird nach Empfehlungen der WHO der Begriff „Sucht" durch den Begriff „Abhängigkeit" ersetzt.

Eine **Abhängigkeit** macht sich durch mindestens drei der folgenden Kriterien bemerkbar:

- Die Person verspürt ein starkes Verlangen, die Droge zu konsumieren.
- Die Person entwickelt eine Toleranz: Sie benötigt immer größere Mengen der Droge, um die gewünschte Wirkung zu erzielen.
- Die Person hat Probleme damit, ihr Verhalten in Bezug auf die Droge zu kontrollieren: So fällt es ihr beispielsweise schwer, sich an eine festgelegte Dosis zu halten. Wird die Menge reduziert oder die Droge abgesetzt, treten körperliche Entzugserscheinungen auf.
- Die Person vernachlässigt zunehmend ihren Beruf, Personen und Interessen, die ihr vorher wichtig waren.
- Obwohl die Person weiß, dass der Konsum bereits zu sozialen, körperlichen oder psychischen Schäden geführt hat, ist sie nicht in der Lage, die Abhängigkeit zu stoppen.
- Die Person entwickelt immer mehr Konsumroutine.

(http://www.onmeda.de, © 2011 – Onmeda)

Unterschiedliche Wege führen zur Abhängigkeit. Gerade Jugendliche wollen vieles ausprobieren. Sie sind in ihrer Persönlichkeit oft noch labil, ihr Selbstbewusstsein ist noch nicht voll entwickelt. Für sie ist es wichtig, zu bestimmten Peergroups zu gehören.

## 15.1 Alkohol

### Wirt übernimmt die Verantwortung

11. Februar 2009

**Zwei Jahre nach dem tödlichen Wett-Trinken in einer Kneipe hat der Wirt vor Gericht die Verantwortung übernommen. Er sei verantwortlich für den Alkoholtod eines 16-jährigen Schülers, erklärte der Mann zum Auftakt des Prozesses vor dem Berliner Landgericht.**

„Ich bin verantwortlich für seinen Tod", hieß es in einer Erklärung, die der 28-jährige Angeklagte verlesen ließ. „Mein Tun war nicht zu rechtfertigen." Er bedaure und bereue, dass er an dem Wett-Trinken teilgenommen habe. Die Anklage legt dem Kneipenwirt unter anderem Körperverletzung mit Todesfolge zur Last.

**Vier Promille im Blut**

Der Mann hatte dem 16-jährigen Lukas W. nach Überzeugung der Staatsanwaltschaft Ende Februar 2007 mehr als 45 Gläser Tequila serviert, selbst aber überwiegend Wasser getrunken. Der Gymnasiast war daraufhin mit mehr als vier Promille im Blut ins Koma gefallen und vier Wochen später im Krankenhaus gestorben. Die Staatsanwaltschaft wirft dem angeklagten Wirt außerdem vor, zwischen 2005 und 2007 in 173 Fällen gesetzeswidrig alkoholische Getränke an Kinder und Jugendliche verkauft zu haben. Quelle: Nachrichten t-online.de

Die Deutschen trinken zu viel. Bei dem Pro-Kopf-Alkoholkonsum steht Deutschland weltweit an fünfthöchster Stelle. Hinzu kommt der allgemeine Trend, dass Jugend-

**Alkoholgehalt in verschiedenen alkoholischen Getränken und Spirituosen**

| Getränk | Alkoholgehalt | Menge | reiner Alkohol |
|---|---|---|---|
| Wein | ca. 10 Vol. % | 0,1 l | ca. 8,0 g |
| Bier | ca. 5 Vol. % | 0,2 l | ca. 8,0 g |
| Biermischgetränk | ca. 2,8 Vol. % | 0,33 l | ca. 6,0 g |
| Sekt, trocken | ca. 10 Vol. % | 0,1 l | ca. 8,0 g |
| Eierlikör | 20 Vol. % | 2,0 cl | 3,2 g |
| Korn | 32 Vol. % | 2,0 cl | 5,0 g |
| Kräuterlikör | 33 Vol. % | 2,0 cl | 5,2 g |
| Whiskey | 50 Vol. % | 2,0 cl | 8,0 g |

Vol. % = ml reiner Alkohol in 100 ml Flüssigkeit
1 ml reiner Alkohol = 0,8 Gramm

Quelle: Deutsche Hauptstelle gegen die Suchtgefahren e.V.

### Aufgaben

1 Machen Sie ein Interview in der Schule. Welche alkoholischen Getränke werden von den Schülern regelmäßig konsumiert? Werten Sie die Ergebnisse aus und stellen Sie diese in der Klasse vor.

2 Beim Autofahren sind max. 0,5 Promille erlaubt. Rechnen Sie aus, welche Mengen an verschiedenen alkoholischen Getränken Sie in diesem Falle konsumieren dürfen.

liche und junge Erwachsene oft zu tief ins Glas schauen. Alkoholische Getränke sind eine erhebliche Gefahr für Heranwachsende. Missbrauch führt zu einer gesundheitlichen Gefährdung. Der Trend zu exzessivem Trinken nimmt bei vielen Jugendlichen ständig zu. Das sogenannte **Komasaufen** oder die **Flatratepartys,** bei denen jeder für einen Fixbetrag so viel Alkohol bekommt wie er will, sind bei vielen Jugendlichen beliebt. **Jeder fünfte Jugendliche betrinkt sich mindestens einmal im Monat mit fünf oder mehr Gläsern Alkohol.**

Immer mehr Kinder und Jugendliche werden in Deutschland aufgrund von Alkoholmissbrauch im Krankenhaus behandelt. Im Jahr 2000 waren es 9 500 Betroffene im Alter von 10 bis 19 Jahren, die mit der Diagnose einer akuten Alkoholvergiftung eingeliefert wurden. Die Zahl verdoppelte sich bis ins Jahr 2006 auf 19 500 Fälle. 2008 wurden sogar 25 700 Kinder und Jugendliche zwischen 10 und 20 Jahren aufgrund einer Alkoholvergiftung stationär im Krankenhaus behandelt.

Gerade bei manchen Peergroups steigert reichlicher Alkoholkonsum das Ansehen. Der nicht trinkende oder der wenig trinkende Jugendliche ist daher häufig erheblichen Erwartungen und Zwängen vonseiten der Alterskameraden ausgesetzt. Je stärker die Bedürfnisse nach liebevoller Zuwendung vernachlässigt werden, umso eher sucht der Jugendliche Geborgenheit in der Gruppe.

Eine nicht unerhebliche Rolle bei der Zunahme des Alkoholkonsums unter Jugendlichen spielt die Langeweile und Passivität im Alltagsleben. Viele junge Menschen haben kaum Möglichkeiten, Initiative und Eigenverantwortlichkeit zu entwickeln, welches Voraussetzung für die Entwicklung einer selbstbewussten Persönlichkeit ist.

### Aufgabe

Es hat sich gezeigt, dass in Ländern, in denen Alkohol nur an wenigen Stellen erhältlich ist oder der Verkauf streng kontrolliert wird, Jugendliche weniger trinken. Setzen Sie sich in arbeitsteiliger Gruppenarbeit mit dem Jugendschutzgesetz in verschiedenen Ländern auseinander. Stellen Sie Ihre Ergebnisse vor.

## 15.2 Nikotin

Tabak, der das Gift Nikotin enthält, ist eines der weitverbreitetsten Suchtmittel der westlichen Welt. Viele Jugendliche greifen das erste Mal zur Zigarette, um ihre Gruppenzugehörigkeit zu zeigen. Das durchschnittliche Einstiegsalter liegt bei 11 bis 15 Jahren. Die Kombination aus gesetzgeberischen Maßnahmen und bundesweiten Aufklärungskampagnen zur Förderung des Nichtrauchens zeigt Wirkung. Die **Raucherquote der 12- bis 25-Jährigen nimmt in den letzten Jahren ab.** In mehreren Bundesländern gilt ein allgemeines Rauchverbot in Schulen. Das Rauchen in öffentlichen Gebäuden, vielen Kneipen und Discos ist in vielen Bundesländern verboten.

### Aufgabe

Planen Sie eine Diskussion zum Thema Rauchen am Arbeitsplatz.

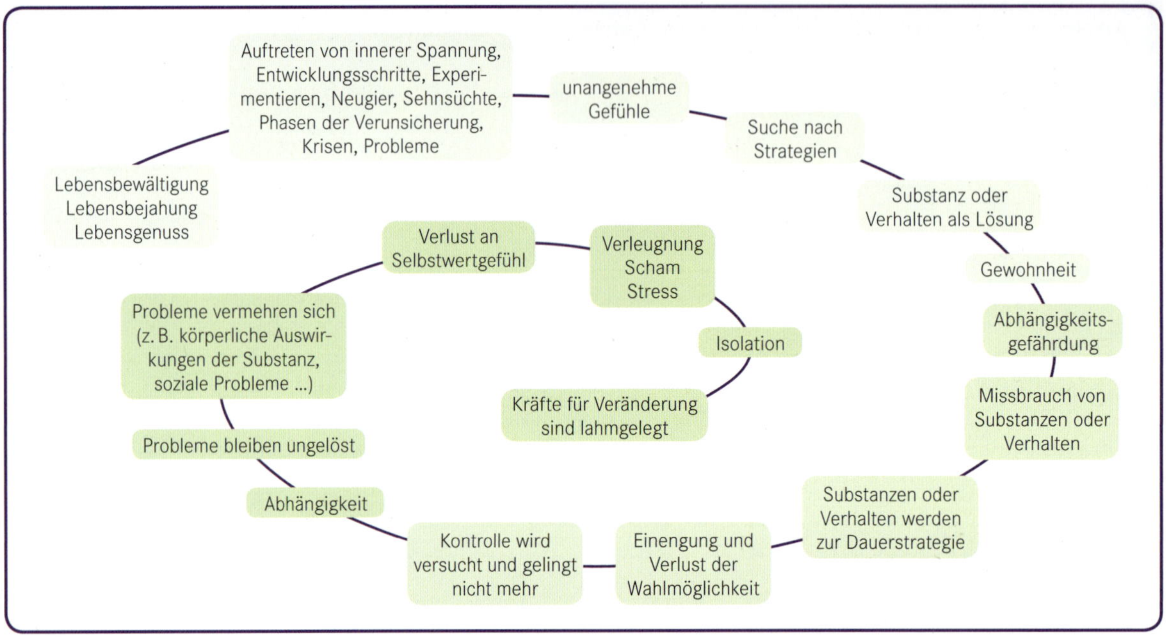


*Spirale in die Abhängigkeit*

## 15.3 Medikamente

Weitverbreitet, doch weit weniger beachtet als der Alkoholismus und die Rauschgiftabhängigkeit, ist die missbräuchliche Einnahme von Tabletten. Zurzeit sind in Deutschland circa 50 000 Medikamente im Handel, davon besitzen etwa vier bis fünf Prozent Suchtpotenzial. Es wird davon ausgegangen, dass 1,4 Millionen Menschen medikamentenabhängig sind. Frauen neigen häufiger zum Missbrauch als Männer. **In erster Linie werden Schmerz-, Beruhigungs- und Schlafmittel konsumiert.** Die Medikamente sind leicht zugänglich, da ein großer Teil rezeptfrei ist und rezeptpflichtige Tabletten von nicht wenigen Ärzten auf Wunsch des Patienten verordnet werden. Oft sind es Erschöpfungszustände, Kopfschmerzen oder Schlafstörungen, die zu Medikamenten greifen lassen.
Bereits im Kleinkind- und Schulalter geben einige Eltern ihren Kindern Medikamente, ohne dass dazu eine ausdrückliche ärztliche Veranlassung besteht. Es kann so zu einer Gewohnheit werden, bei leichten Beschwerden zu Tabletten zu greifen. Ein Kind, das gewohnt ist, bei Problemen verschiedenster Art zur Pille zu greifen, wird nicht lernen, seine Probleme aktiv zu lösen, sondern dieses Verhalten wahrscheinlich auch als Erwachsener zeigen.

> Eltern sollten sich an den Grundsatz halten, dass Kinder nur Medikamente auf ausdrückliche Anordnung eines Arztes erhalten dürfen. Häufige Unruhe und schlechtes Einschlafen haben in der Regel tiefere Ursachen und bedürfen der Abklärung durch einen Arzt (bzw. Zeit und Gespräche mit den Eltern/Angehörigen/Freunden, um das Problem zu ergründen und möglichst frühzeitig aufzuarbeiten).

## 15.4 Illegale Drogen

**Illegale Drogen** sind die Suchtmittel, deren Herstellung, Einfuhr, Besitz und Verkauf nach dem Betäubungsmittelgesetz verboten ist. Wer mit illegalen Drogen handelt, sie einführt oder herstellt, muss mit Strafen rechnen.
Der Konsum illegaler Drogen ist in Deutschland rückläufig. Dies ist eine sehr erfreuliche Entwicklung, jedoch ist zu erwähnen, dass die Zahl der Drogentoten ansteigt. Der Grund dafür ist der oft langwierige Verlauf der Folgeerkrankungen, wie zum Beispiel Hepatitis C.
Die am weitesten verbreitete illegale Droge ist Cannabis.

**Cannabis** (Haschisch, Marihuana)
Haschisch wird aus dem Harz der Hanfstaude (Cannabis) gewonnen. Der Genuss führt zu einer gehobenen Stimmungslage, gesteigerter Kontaktfreudigkeit, veränderten Zeit- und Raumerlebnissen. Bei höheren Dosen können Sinnestäuschungen, Angstzustände und depressive Verstimmungen auftreten.
Die Hemmschwelle zur Einnahme von Haschisch ist bei Jugendlichen niedrig, „Kiffen" wird oft toleriert und gilt bei nicht wenigen nach wie vor als gering gefährlich. Allerdings: Häufiger Haschischkonsum kann zu erheblicher psychischer Abhängigkeit führen. Bei länger dauerndem übermäßigem Konsum der Droge können Veränderungen der Persönlichkeit und des sozialen Verhaltens entstehen.

**Ecstasy**
Der Konsum dieser Designerdroge, also künstlich aus chemischen Grundstoffen hergestellten Droge, ist seit dem Jahr 2000 kontinuierlich zurückgegangen.
Oft wird Ecstasy in Tablettenform eingenommen und entfaltet dann seine Rauschwirkung. Es kommt zu einer Enthemmtheit und einer Veränderung der Wahrnehmung, zu optischen und akustischen Halluzinationen.

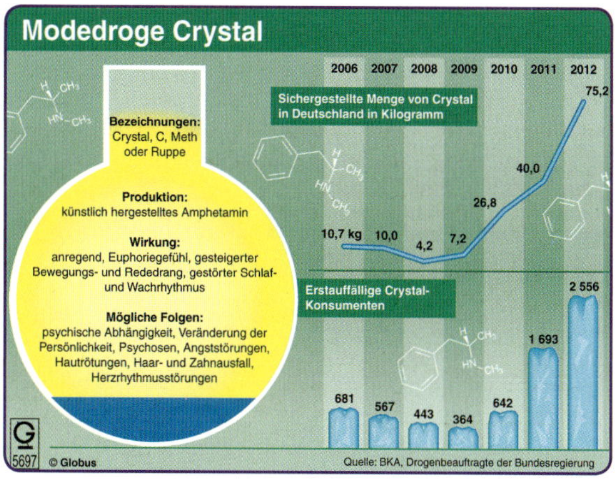


Die Einnahme von Designerdrogen und Heroin kann auch schon bei jungen Menschen zu einem Herzinfarkt oder zu einem Schlaganfall führen.

**Stimulanzien** (Amphetamine wie Speed, Kokain) sind Stoffe, die aktivierende Wirkung auf den Körper haben bzw. die Stimmung anheben.

**Speed** ist die Szenebezeichnung für Amphetamine, die künstlich hergestellt werden. Es aktiviert das zentrale Nervensystem und kann bei regelmäßigem Konsum zu einer erheblichen psychischen Abhängigkeit führen.

**Kokain** wird aus den getrockneten Blättern des Cola-Strauchs hergestellt, kann aber auch voll synthetisch sein. Es wird geschluckt, ins Zahnfleisch gerieben, geschnupft, als Crack geraucht oder gespritzt.
Die Wirkung beruht auf einer vermehrten Ausschüttung sowie einer Blockierung der Wiederaufnahme von Dopamin, Serotonin und Noradrenalin in die Zellen. Dies bewirkt u.a. Euphorie und eine höhere Aktivität. Die größte Gefahr liegt in der schnellen Entwicklung einer psychischen Abhängigkeit.

**Crack** wird durch Erhitzen von Kokain mit Backpulver hergestellt. Es hat ein sehr hohes Abhängigkeitspotenzial.

**Opiate** (Opium, Morphium, Heroin)
Wesentlicher Bestandteil des Opiums, das aus dem Schlafmohn gewonnen wird, ist das **Morphium**, aus dem durch chemische Veränderungen das **Heroin** hergestellt wird. Opiate werden in der Regel in die Vene gespritzt. In kurzer Zeit tritt ein Rauschzustand ein. Die Opiatabhängigkeit entwickelt sich erschreckend schnell. Wenige kurz nacheinander gespritzte „Schüsse" Heroin können ausreichen, um einen Menschen abhängig zu machen.

Harte Drogen wie Heroin führen zu einer sehr ausgeprägten körperlichen Abhängigkeit. Darüber hinaus führt der Drogenkonsum zu schweren körperlichen Schädigungen, die zu einer bleibenden Einschränkung der Gesundheit bis hin zum Tod führen können.

*Exkurs:*

**Welche Anzeichen können auf einen regelmäßigen Drogenmissbrauch hinweisen?**

1. Plötzliche oder allmähliche Veränderungen im Verhalten und psychische Auffälligkeiten:

- Verschlechterung der schulischen Leistungen
- Nächtelanges Wegbleiben, Schuleschwänzen, Fernbleiben vom Ausbildungsplatz
- Auffallende Vergesslichkeit, Konzentrationsstörungen
- Abnahme der Kontakte zu bisherigen Freunden und Bekannten
- Nachlassen bisheriger Interessen
- Verstärkte innere Unsicherheit
- Phasen von Niedergeschlagenheit und Reizbarkeit
- Zunehmende Zeichen der Verwahrlosung
- Vernachlässigung der Körperpflege
- Selbstmordversuch

2. Körperliche Hinweise

- Häufig gerötete Augen
- Unreine Haut
- Häufige Müdigkeit, sehr starkes Schlafbedürfnis
- Wilde Träume

Jede dieser Veränderungen kann mit der augenblicklichen körperlich-seelischen Verfassung eines Jugendlichen in der Pubertät zusammenhängen. Stellt man eine auffällige Häufung der genannten Veränderungen fest, so sollte dies Anlass sein, der Sache auf den Grund zu gehen, damit eine Drogenabhängigkeit als Ursache ausgeschlossen werden kann.

## 15.5 Tätigkeitssüchte

**Tätigkeitssüchte** stehen zunehmend im Blickpunkt der Gesellschaft. Bei ihnen handelt es sich um ein Suchtverhalten, das nicht an eine Substanz gebunden ist, z.B. Kleptomanie, Arbeits-, Spiel-, Fernseh- und Computersucht.

Die **Computersucht** wird ein immer größeres Problem bei Kindern und Jugendlichen. Genau wie alle anderen Süchte verläuft auch diese schleichend. Schon in der Grundschulzeit bekommen viele Kinder einen eigenen Computer. Sie arbeiten gerne mit diesem technischen Medium, es ist für sie aufregend und ein Teil der Erwachsenenwelt. Die Stunden, die online beim Spielen verbracht werden, werden immer zahlreicher, irgendwann ist das Spielen oder Chatten am Computer wichtiger als alles andere. Auf der Seite www.stangl-taller.at gibt es Fragebögen, mit denen getestet werden kann, ob möglicherweise eine Gefährdung zur Computersucht vorliegt. Sowohl Eltern als auch pädagogische Fachkräfte müssen sich mit der heutigen Medienwelt auseinandersetzen und ein Konzept zur Medienerziehung entwickeln, um möglichen Abhängigkeiten und Missbrauch vorzubeugen.

„Klicksafe“ ist eine von der EU geförderte Kampagne, die der Förderung der Medienkompetenz dient. Auf der Internetseite www.klicksafe.de gibt es für Eltern und pädagogische Fachkräfte Materialien zu diesem Thema, welche kostenlos heruntergeladen werden können. Praxisnah wird der Umgang mit der Online- und Netzkommunikation erläutert.

In den meisten offenen Ganztagsschulen stehen den Kindern Computer zur Verfügung, auch in den Kindergärten sind sie keine Seltenheit mehr. Hier sollte die technische Medienerziehung beginnen. Eine Möglichkeit ist die Durchführung eines Projektes zum sicheren Surfen, an dessen Abschluss die Ausstellung eines Netzführerscheines steht (z. B. www.internet-abc.de).

*Exkurs:*

**Übergriffe in sozialen Netzwerken**

Die 11-jährige Monika hat sich vor zwei Wochen bei schülerVZ angemeldet. Viele ihrer Freundinnen sind dort auch angemeldet und nach der Schule chatten die Mädchen. Natürlich hat Monika auch einige schöne Bilder von sich eingestellt. Nach einigen Wochen meldet sich die 12-jährige Lisa auf ihrer Pinnwand. Sie findet, dass Monika toll aussieht und modische Klamotten trägt. Lisa ist nun unter Monikas Freunden gelistet und die beiden tauschen sich viel aus. Nach einiger Zeit bittet Lisa Monika, ein Bild mit nacktem Oberkörper zu senden. Monika ist irritiert und fragt ihre Mutter, was sie machen soll.

Schauen Sie sich unter www.klicksafe.de den Leitfaden zum Schutz der Privatsphäre in sozialen Netzwerken – schülerVZ an. Was würden Sie Monika raten?

## 15.6 Abhängigkeitsvorbeugung

Wichtig ist die Prävention, die Kinder werden durch Gesundheitserziehung und in ihrer Persönlichkeit gestärkt. Es ist notwendig, dass die Grundbedürfnisse der Kinder erfüllt werden:

- Anerkennung
- Zuneigung
- Verständnis
- Strukturen und Grenzen
- Beständige Beziehung
- Sicherheit
- Körperliche Unversehrtheit

Die Befriedigung dieser körperlichen und seelischen Notwendigkeiten sollte die Basis der Erziehung sein. Ist dies nicht abgedeckt, so wird oft ein Ersatz gesucht. Wenn Kinder nicht durchgängig Liebe erfahren oder sie psychisch einschneidende Situationen erlebt haben, in denen sie immer wieder von den Erwachsenen allein gelassen wurden, kann das zu einer Sucht führen.
Es gibt einige Ansätze, wie Kinder stark gemacht werden können, um **„Nein zu Drogen“** sagen zu können. Die Bundeszentrale für gesundheitliche Aufklärung unterstützt und fördert viele Projekte, zum Beispiel: „Kinder stark machen im Sportverein“.

### Aufgaben

**1** Informieren Sie sich über Kurse zur Abhängigkeitsprophylaxe für Erzieher!
Zur weiteren Information:
- Aktion Abhängigkeitsvorbeugung des Landes NRW
- Bundeszentrale für gesundheitliche Aufklärung
- Lokale Drogenberatungsstelle

**2** Besuchen Sie die Drogenberatungsstelle in Ihrer Stadt und informieren Sie sich über die örtliche Situation.

**3** Integrieren Sie die unten aufgeführten Plakate in den nächsten Elternabend im Kindergarten.

### Wir können viel dagegen tun, dass Kinder abhängig werden.

Kinder und Jugendliche werden nicht aus heiterem Himmel abhängig. Abhängigkeit hat immer eine Vorgeschichte. Oft ist diese Vorgeschichte schon sehr lang und beginnt, wenn kaum jemand daran denkt, dass sein Kind mit Drogen in Kontakt kommen könnte. Ursachen, die Jugendliche – manchmal auch Kinder – irgendwann zu Alkohol, Nikotin, Medikamenten, Drogen oder anderen Mitteln greifen lassen, entstehen meist schon in der Kindheit. Alle, die mit Kindern zu tun haben, besonders natürlich Väter und Mütter, können viel dafür tun, dass Kinder stark werden – zu stark für Drogen.

*Quelle: BZgA*

### Abhängigkeitsvorbeugung – schon im Kindergarten?

Um Kinder vor einer späteren Abhängigkeit zu bewahren, sollte man bereits vor der Grundschule mit der Prävention beginnen. Ein große Rolle kommt dabei den Eltern zu:

- Seien Sie Ihrem Kind ein gutes Vorbild.
- Belohnen Sie Ihr Kind nicht mit Süßigkeiten oder Fernsehen.
- Lassen Sie keine Alkoholreste unbeobachtet in der Wohnung stehen.
- Geben Sie Ihrem Kind nur wirklich notwendige Medikamente.

*© LIGA, NRW, 2009*

## Vorbeugende Maßnahmen

### An die Eltern gerichtet:

- Die Eltern haben die wichtige, allerdings nicht ganz leichte Aufgabe, ihr Kind zu einer ichstarken, selbstständigen Persönlichkeit zu erziehen.
- Die Vorbeugung beginnt bereits im Säuglings- und Kleinkindalter. Widmen Sie Ihrem Kind von Anfang an genügend Zeit.
- Vermeiden Sie einen einengenden, autoritären Erziehungsstil. Vermeiden Sie aber auch eine passive oder zu „liberale" Haltung, bei der das Kind auf eine rasche Bedürfnisbefriedigung verzichtet und nach und nach gewisse Einschränkungen erträgt.
- Stärken Sie das Selbstbewusstsein und Selbstwertgefühl Ihres Kindes durch Anerkennung seiner Person und seiner Leistung.
- Legen Sie Ihrem Kind nichts in den Weg, wenn es eigene Initiativen entwickelt (z. B. Ferienjob). Es fördert seine Selbstständigkeit.
- Achten Sie auf mögliche Anzeichen einer seelischen Störung, z. B. Bettnässen, Nägelkauen, nächtliches Aufschreien. Länger dauernde, nicht behandelte psychische Fehlentwicklungen begünstigen die Gefahr einer späteren Drogenabhängigkeit. Suchen Sie, wenn Ihnen Ihr Kind seelisch auffällig erscheint, einen Fachmann auf, der Sie beraten kann (Erziehungsberatungsstellen).
- Versuchen Sie frühzeitig, Ihrem Kind ein Dazugehörigkeitsgefühl zu vermitteln. Respektieren Sie dabei die Persönlichkeit und das Eigenleben des Kindes.
- Verbringen Sie Ihre Freizeit möglichst viel mit Ihren Kindern. Leben Sie ihnen vor, wie man mit der Freizeit sinnvoll umgehen kann, z. B. Wandern und „Picknicken", gemeinsam Spielen im Freien und in der Wohnung, Sport.
- Versuchen Sie, Ihrem Kind Vorbild zu sein, indem Sie Ihren eigenen Alkohol- und Zigarettenkonsum in Grenzen halten. Das Kind soll an Ihrem Beispiel lernen, dass man Alkohol kontrolliert und in Maßen trinkt.
- Wenn Sie Raucher sind, so reden Sie mit Ihrem Kind rechtzeitig (das heißt schon mit 5 oder 6 Jahren) über Ihr eigenes Rauchverhalten. Sie dürfen dabei ruhig zugeben, dass Sie leider trotz Ihres Wissens um die Gefahren nicht mit dem Rauchen aufhören können, obwohl Sie es gern täten.
- Seien Sie mit nicht vom Arzt verordneten Tabletten so sparsam wie möglich. Ein Kind, das seine Eltern häufig zu Medikamenten greifen sieht, unterliegt leichter der Verführung einer Droge. Geben Sie Ihrem Kind ohne ausdrückliche ärztliche Anordnung keine Tabletten zum Einschlafen, zur Beruhigung oder zur Leistungs- und Konzentrationssteigerung.
- Sprechen Sie mit Ihrem Kind über die Verführungsversuche der Alkohol- und Zigarettenwerbung. Bereiten Sie es frühzeitig auf einen kritischen Umgang mit dem übergroßen Konsumangebot vor. Voraussetzung dafür ist allerdings, dass Sie selbst kritischer Verbraucher sind.
- Suchen Sie frühzeitig professionelle Hilfe.

### An die Erzieher gerichtet:

- Achten Sie bei den Kindern auf Anzeichen für Verhaltensstörungen. Wenn Ihnen ein Kind seelisch auffällig erscheint, so sprechen Sie mit den Eltern darüber. Empfehlen Sie einen beratenden Besuch bei einem Fachmann.
- Versuchen Sie, das Selbstgefühl und die Selbstständigkeit eines verhaltensauffälligen Kindes zu stärken, soweit dies im Rahmen Ihrer Tätigkeit möglich ist.
- Sprechen Sie mit den Kindern auch über den Umgang mit Zigaretten und Alkohol. Bereiten Sie sie – im Rahmen der Möglichkeiten des Kindergartens und des Horts – auf den kritischen Umgang mit den genannten Genussmitteln vor:
  - Als Idealbild gilt der Typ des Nichtrauchers und des kontrolliert, in Maßen Alkohol Trinkenden.
  - Stellen Sie niemals den reichlich Alkohol Trinkenden oder den Raucher als minderwertig oder willensschwach dar. Kinder, deren Eltern rauchen oder gern Alkohol trinken, könnten sonst in schwere Konflikte gebracht werden.
  - Bevor Sie mit den Kindern über dieses Thema sprechen, empfiehlt es sich, dieses Problem auf einem Elternabend anzuschneiden. Wünschenswert wäre es, wenn die Eltern das Thema ebenfalls mit ihren Kindern besprechen würden. Das ist vor allem dann notwendig, wenn die Eltern selbst Raucher sind und/oder gern Alkohol trinken.
  - Weisen Sie bei den älteren Kindern auf Werbung hin, die zu verführen und zu täuschen sucht, z. B. Plakate als Anschauungsmaterial: auf den Gegensatz zwischen Aussage des Werbeplakats und Wirklichkeit hinweisen.
  - Seien Sie selbst auch Vorbild für die Kinder: Rauchen Sie nie in Gegenwart von Kindern.

# 16 Unfälle im Kindesalter

## Unfallarten zu Hause und in der Freizeit

Über die Hälfte (54 %) aller Unfälle lassen sich auf Stürze zurückführen. Besonders häufig fallen die Kinder von einer Erhöhung herunter, z. B. Spielgerät, Treppe, Hochbett, Fahrrad, oder sie stolpern während der Fortbewegung. Ebenfalls häufig kommt es zu Zusammenstößen mit einem Gegenstand, z. B. der Heizung, Tür oder einer Person. Auch Schnittverletzungen mit scharfen, spitzen Gegenständen sind eine typische Unfallart.

| Unfallarten der Kinder unter 6 Jahren | |
|---|---|
| Sturz auf gleicher Ebene | ca. 19 % |
| Sturz aus der Höhe | ca. 35 % |
| Verletzen mit einem scharfen, spitzen Gegenstand | ca. 11 % |
| Zusammenstoß mit einem Gegenstand/einer Person | ca. 24 % |
| Heiße Flüssigkeiten, Gegenstände, Dampf | ca. 7 % |

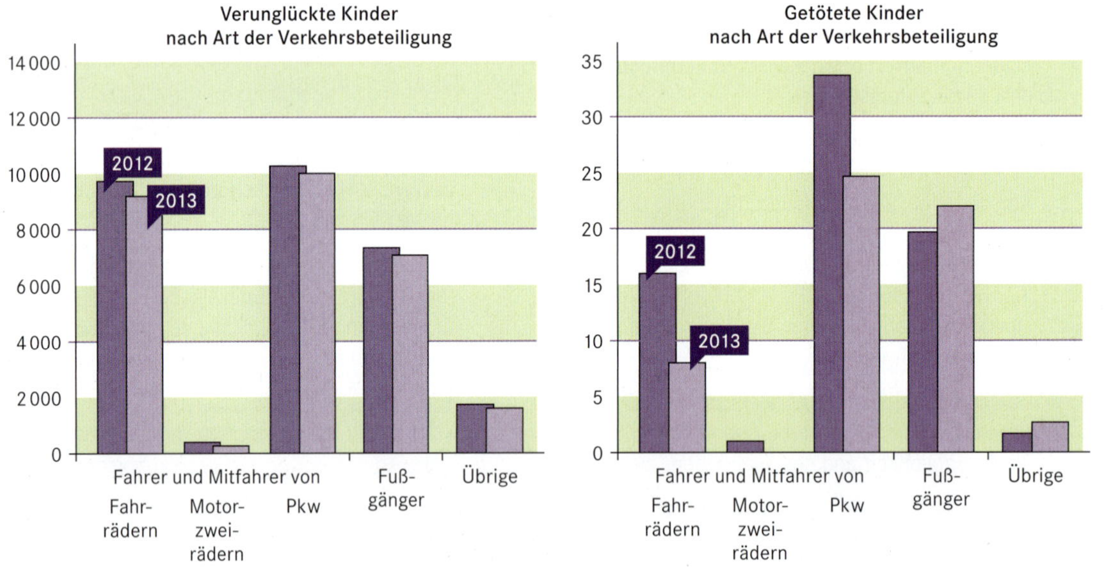


Quelle: Statistisches Bundesamt, Kinderunfälle im Straßenverkehr, 2013

## Aufgaben

**1** Erarbeiten Sie in Gruppen eine Mind-Map „Unfallursachen im Kindesalter". Stellen Sie diese in der Klasse vor.

**2** Erarbeiten Sie einen Advance-Organizer (Vorgehensplan) für das Kapitel 16. Was wissen Sie bereits? Welche Fragen haben Sie zu dem Thema?

Allein im Straßenverkehr verunglückt in Deutschland alle 14 Minuten ein Kind (vgl. Abb.), insgesamt sind es ca. 40 000 im Jahr, etwa 200 Kinder sterben jährlich. Der überwiegende Teil der Unfälle ereignet sich jedoch im häuslichen Bereich, in der Freizeit bei Sport und Spiel, auf dem Schulweg oder in der Schule. Etwa jede Minute verletzt sich ein Kind im Haus oder in der Freizeit. Die Betroffenen benötigen Zuspruch und Betreuung sowie eine fachgerechte Erste Hilfe („Erste Hilfe am Kind", Franz Keggenhoff, DRK Institut für Bildung und Kommunikation, Münster). Aufmerksamkeit der Aufsichtsperson und Vorbeugung verhindern viele Unfälle im Kindesalter.

Besonders im Straßenverkehr lauern für Kinder viele Gefahren. Dabei sind Kinder wegen ihrer mangelnden Kenntnisse und Erfahrungen, ihrem noch eingeschränkten Wahrnehmungsvermögen, ihrer Neugierde und körperlichen Ungeschicklichkeit erheblich unfallgefährdeter als Erwachsene.

## 16.1 Unfallverhütung

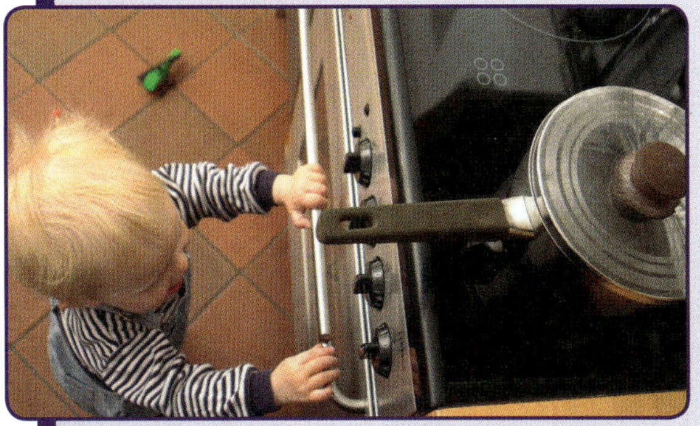

Kleiner Mann sucht Abenteuer: In der Küche gibt es viel Spannendes zu entdecken – was da wohl auf dem Herd steht?

### Aufgabe

- Beschreiben Sie einen Unfall in Ihrer Kindheit. Diskutieren Sie in der Klasse, ob heute ähnliche Unfälle passieren.

Unfallbedingte Gesundheitsschäden bei Kindern sind in den letzten Jahrzehnten vielfältiger geworden. Die Wohnung, besonders die Küche, ist durch die Technisierung und oft verwendete „giftige" Haushaltsmittel gefährlicher geworden. Räumliche Enge und Verkehr in den Städten erhöhen das Unfallrisiko für Kinder, die wegen fehlender Spielplätze öfter auf der Straße spielen.

Zwei Drittel der Kinder, denen ein Unfall passiert, sind jünger als sechs Jahre. Ihr Gefahrenbewusstsein ist noch nicht ausreichend entwickelt. Zwei- bis Vierjährige sind besonders gefährdet, sie verunglücken häufig in der Wohnung. Ältere Kinder verunglücken meist außerhalb der Wohnung, z. B. im Garten, auf dem Spielplatz oder im Straßenverkehr. Kinder sind neugierig, sie erforschen ihre Umgebung und probieren vieles aus. Dabei sind sie in der Regel sorglos und oft überfordert.

Im Vordergrund der Unfallverhütung steht die Gestaltung einer **„kindersicheren" Umwelt**. Spätestens vom 3. Lebensjahr an sollte der Schutz durch „Gefahren-Belehrungen" und im Vorschulalter durch ein **Gefahrentraining** ergänzt werden. Das Kind lernt dabei unter Aufsicht und Anleitung der Eltern und Erzieher, sich in seiner Umwelt sicher zu orientieren und ihre Gefahren frühzeitig zu erkennen und zu bewältigen. Nur durch eine Konfrontation mit den Gefahren seiner Umwelt wird das Kind in die Lage versetzt, gefährliche Situationen richtig einzuschätzen und sich selbst besser zu schützen (vgl. Kap. 16.7).

Für eine erfolgreiche Erziehung zur Unfallverhütung benötigen Eltern und Erzieher Wissen über die Möglichkeiten und Grenzen der körperlichen und geistigen Leistungsfähigkeit des Kindes – besonders in den ersten sechs Lebensjahren. Sie müssen lernen, die Umgebung des Kindes, z. B. Wohnung, Spielplatz, Straße, Kindergarten, aus der Kinderperspektive zu sehen. So können sie Unfallgefahren frühzeitig erkennen.

Je größer die Umwelterfahrungen des Kindes sind, umso sicherer ist es im Umgang mit seiner Umwelt. Werden Kinder zu vorsichtig und ängstlich behütet, können sie nicht sicher und selbstständig werden. Sie können nur ungenügend eigene Erfahrungen sammeln und lernen nicht, Gefahrensituationen als solche zu erkennen und zu bewältigen.

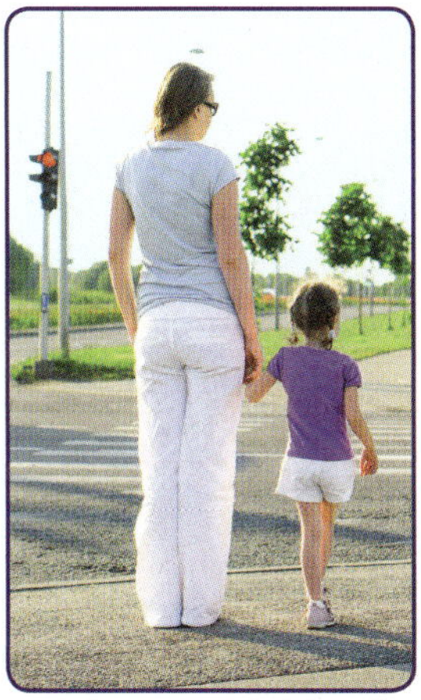

Ermahnungen, Anordnungen und Verbote haben bei der Unfallverhütung ihre Bedeutung. Sie sind beim Kleinkind angebracht, weil eigene Einsicht noch nicht vorausgesetzt werden kann. Bei älteren Kindern sollten Verbote immer verständlich begründet werden, ohne dabei Ängste auszulösen. „Fahr nicht mit dem Roller auf der Straße", „Spiel nicht mit Streichhölzern" – Verbote sind zwar grundsätzlich richtig, sie dürfen aber nicht einziges Erziehungsmittel sein. Ängste, unsicheres, oft trotziges Verhalten und ein schlechtes Gewissen wären die Folge, eine Erziehung zur Unfallverhütung wäre gefährdet.
Kinder orientieren sich am Verhalten ihrer Bezugspersonen und ahmen ihr Verhalten nach. Eltern und Erzieher sollten daher Vorbild sein – im Straßenverkehr, Kindergarten, zu Hause.

### Aufgaben

1. Stellen Sie Tipps für eine kindersichere Umgebung (Wohnung, Garten, im Kindergarten, auf dem Spielplatz) zusammen. (Vgl. Bundes-AG Mehr Sicherheit für Kinder e. V.)
2. Ermitteln Sie mögliche Unfallursachen in Ihrer Einrichtung. Zeigen Sie diese auf und überlegen Sie Möglichkeiten, sie zu beseitigen.
3. Planen Sie einen Elternabend zum Thema „Gefahrentraining". Sammeln Sie Informationen zu diesem Thema. Laden Sie einen Experten/Referenten ein.

## 16.2 Unfallbegünstigende Faktoren

**300 000 Kinderunfälle im eigenen Haushalt**

In den eigenen vier Wänden kommt es jährlich zu mehr als 300 000 Unfällen mit Kindern, teilt die Bundesarbeitsgemeinschaft (BAG) „Mehr Sicherheit für Kinder e. V." mit. Ein hoher Anteil aller Kinderunfälle könnte mit einfachen Mitteln verhindert werden. Die BAG hat dazu eine Erlebnisausstellung gestaltet, die durch verschiedene deutsche Städte wandert. Überdimensionale Möbel versetzen die Erwachsenen in die Perspektive eines 18 Monate alten Kindes. Eltern und Erzieher sollen so erleben, welchen Verlockungen und Unfallgefahren kleine Kinder in der Wohnung ausgesetzt sind.

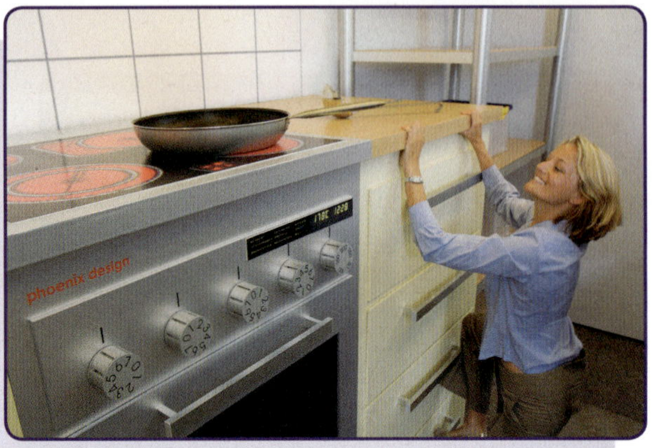

*Die Kinderperspektive verdeutlicht viele Abenteuer und Gefahren*

### Aufgabe

- Überlegen Sie Gründe, warum Kinder häufig von Unfällen betroffen sind.

### 16.2.1 Lebensalter, Unfallort, Unfallzeit, Geschlecht

In den Jahren 2003 bis 2006 hat das Robert-Koch-Institut eine bundesweite Studie zur Gesundheit von Kindern und Jugendlichen (bis 17 Jahre) in Deutschland durchgeführt. Hier wurden unter anderem auch Daten zum Unfallgeschehen bei Kindern erhoben.

Im **Säuglings**- und **Kleinkindalter** lag der Anteil der Sturzunfälle an allen Unfällen am höchsten (ca. 40 %). Häufig waren Stürze von der Wickelkommmode, aus dem Kinderwagen, von der Treppe oder von Spielgeräten. Der im Verhältnis zum übrigen Körper relativ schwere Kopf des Säuglings und Kleinkinds und die Unfähigkeit zu gezielten Abwehrbewegungen führen bei Stürzen fast immer zum Aufschlagen des Kopfes. Es kommt oft zu Schädel- und Hirnverletzungen. Weitere häufige Unfallursachen in diesem Alter sind Ersticken und Strangulieren sowie Verbrennungen und Verbrühungen.

Das **Kleinkind** erobert sich mit seinen zunehmenden Bewegungsmöglichkeiten, seinem wachsenden Bewegungsdrang und seiner Neugier den gesamten häuslichen Bereich. Die Küche ist mit fast 50 % aller häuslichen Unfälle der unfallträchtigste Ort im Haus. Typische Unfälle sind Verbrennungen, Verbrühungen, Stich- und Schnittverletzungen, Vergiftungen, Ersticken und Stürze. **Kindergarten**- und **Schulkinder** werden durch die Verlagerung des Spielens in den Garten, auf den Spielplatz oder die Straße zunehmend durch außerhäusliche Unfälle gefährdet. Besonders Verkehrsunfälle (2/3 der tödlichen Unfälle), Ertrinken und Sturzverletzungen haben oft fatale Folgen.

Bei älteren Kindern bis ca. 14 Jahre stehen Sturzverletzungen, meist bei Sport und Spiel oder im Straßenverkehr, an erster Stelle. Unfälle mit Sportgeräten, z. B. Skateboard, Inlineskates, nehmen stark zu.

Rund zwei Drittel aller verunfallten Kinder sind Jungen. Dies liegt an dem bewegungsintensiven Rollenverhalten der Jungen, aber auch an ihrer größeren Waghalsigkeit und der geringeren Vorsicht.
Manche Kinder erleiden häufiger als andere einen Unfall. Die Persönlichkeit dieser Kinder ist oft extrovertierter, aktiver und impulsiver als die anderer Kinder.
Auch überbehütete Kinder sind stark gefährdet. Da sie selbst zu wenig ausprobieren dürfen, können sie ihre Wahrnehmungs- und Bewegungsleistungen nur unzureichend trainieren und entwickeln. Diese sind aber die Basis für ein sicheres Verhalten im Alltag. Sie sind oft ängstlich und unsicher. Eine frühe Förderung der motorischen Fähigkeiten und eine dem Kind angemessene Konfrontation mit den Gefahren des Alltags ermöglichen dem Kind, in Gefahrensituationen angemessen zu reagieren.

Auffällig ist eine Häufung der Unfälle auf dem Schulweg. Nachlassende Konzentration und Ermüdungserscheinungen sowohl der Kinder als auch ihrer Betreuer spielen dabei eine Rolle.

Durch mehr Aufmerksamkeit der Aufsichtspersonen, einen bewussteren Umgang mit Unfallrisiken in der Lebensumgebung der Kinder, ihre Vermeidung und eine altersgemäße Erziehung zur Unfallverhütung können viele Unfälle vermieden werden (vgl. Kap. 16.6 und 16.7).

## 16.2.2 Entwicklungsbedingte Faktoren

### Wahrnehmungsvermögen

Die Fähigkeit des Kindes, seine Umwelt wirklichkeitstreu zu erfassen, ist sehr begrenzt. Für Kleinkinder ist nur das wirklich vorhanden, was sie wahrnehmen können (ichbezogene Weltsicht). Sie denken, dass alle auf die gleiche Art und Weise empfinden. Kinder in diesem Alter glauben z. B., dass ein Autofahrer sie hinter einem Auto sehen kann, wenn sie selbst das Auto sehen, oder dass der Fahrer sie im Dunkeln erkennt, weil sie das beleuchtete Auto sehen. Viele Kinder schauen - wie sie es gelernt haben - beim Überqueren einer Straße nach links und rechts, tun das aber ganz mechanisch, ohne wirklich auf den Verkehr zu achten. Das Links-rechts-Schauen wird zum reinen „Sicherheitsritus" des Kindes.

Die Aufmerksamkeit des Kindes wird besonders von Dingen angezogen, die ihm im Moment auffällig und interessant erscheinen. Dadurch sind sie leicht abgelenkt und können Gefahren leicht übersehen. Rollt z. B. ein Ball auf die Fahrbahn oder ist das Kind durch einen Freund auf der anderen Straßenseite abgelenkt, wird der Straßenverkehr zur Nebensache.

> Das Erleben der Kinder ist sehr stark von ihrer Gefühlswelt und Fantasie geprägt. Wünsche, Ängste und Erwartungen verzerren ihre Wahrnehmung. Ihre Aufmerksamkeit folgt immer dem stärksten Reiz, Wichtiges und Unwichtiges werden nicht unterschieden.

Erst mit fortschreitender Entwicklung beginnen Kinder, die Umwelt objektiver und differenzierter wahrzunehmen.
Ein **akutes Gefahrenbewusstsein** entwickelt sich bis zum Alter von 6 Jahren (die Herdplatte ist heiß!).
Es folgt ein **vorausschauendes Gefahrenbewusstsein** (Vorsicht, der Ast ist dünn!).
Ein **präventives Gefahrenbewusstsein** haben Kinder erst mit etwa 10 Jahren (ich setze sicherheitshalber den Fahrradhelm auf).

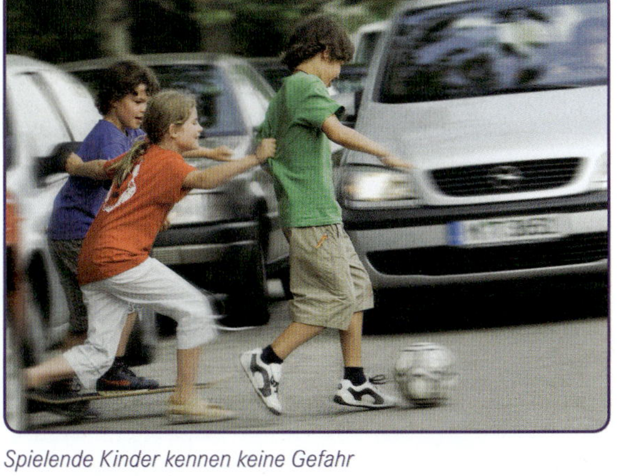

*Spielende Kinder kennen keine Gefahr*

Bei Kleinkindern ist die Wahrnehmung noch nicht voll ausgebildet, viele Gefahren können sie nicht rechtzeitig erkennen:

- **Entfernungen** können Kleinkinder nur ungenau einschätzen, z. B. werden große Autos näher gesehen als kleine, wenn sie sich auf gleicher Höhe befinden.
- **Das Gesichtsfeld** ist um 30 % eingeschränkt. Von der Seite kommende Gefahren werden nicht wahrgenommen, Dinge aus der Erwachsenenperspektive aufgrund ihrer geringen Körpergröße nicht gesehen.

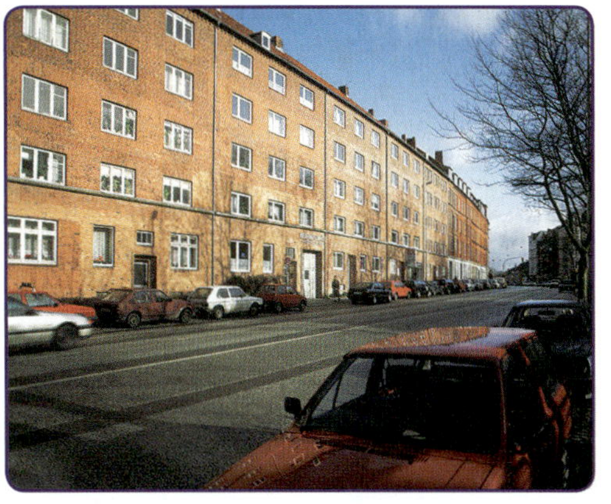

*So sieht der Erwachsene. Er überblickt die parkenden Autos*

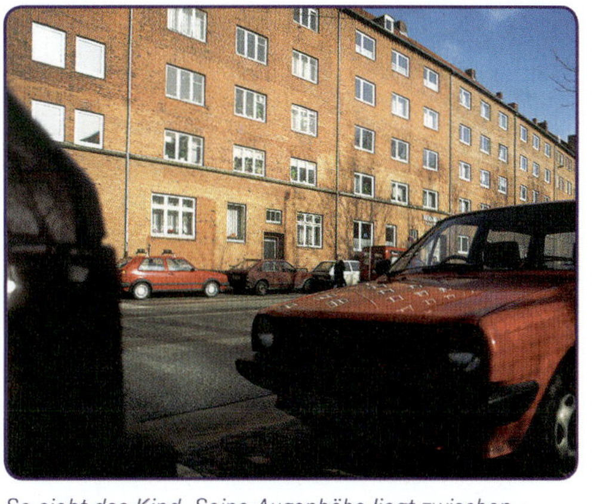

*So sieht das Kind. Seine Augenhöhe liegt zwischen 90 und 100 cm - es kann die Straße nicht überblicken*

- Die **Akkomodation**, d. h. die Umstellung von Nah- auf Fernsehen, ist verlangsamt. Bei der plötzlichen Umstellung schauen Kinder häufig einen Moment ins Leere.
- Die **Hörfähigkeit** und die Lokalisierung von Geräuschen ist erst mit etwa 7 Jahren voll ausgebildet, Geräusche von hinten, von der Seite werden oft ganz überhört. Erst ab etwa 7 Jahren wird das Gehör zur Wahrnehmung von Gefahren benutzt.
- Die **Reaktionszeit** ist verlangsamt, bei 5-Jährigen etwa doppelt so lang wie bei Erwachsenen. Kinder starten erst verzögert, wenn der Ball auf die Straße rollt - der Autofahrer hat den Eindruck, das Kind habe das nahende Fahrzeug gesehen.

- Der **Körperschwerpunkt** liegt bei Kindern höher als bei Erwachsenen, sie verlieren schnell die Balance. Ihre Fähigkeit, bereits begonnene Bewegungen abzubrechen, ist stark verzögert; das Kind kann nicht auf Zuruf plötzlich anhalten oder einem Hindernis spontan ausweichen. Das Fahrrad bleibt daher oft erst in anstatt vor der Kreuzung stehen.
- **Links und rechts** können kleine Kinder nicht räumlich anwenden (das entgegenkommende Fahrzeug überholt links und nicht rechts).
- Die **Koordination von Sehen und Motorik** entwickelt sich langsam. Ein Kleinkind rennt und schaut gleichzeitig immer nur nach vorne. Wendet es den Kopf nach links, fährt es mit dem Fahrrad ebenfalls nach links. Viele Kleinkinder bevorzugen das rechte Gesichtsfeld, von links kommende Fahrzeuge übersehen sie.
- **Entfernungen** und **Geschwindigkeiten** können Kinder erst mit etwa 8 Jahren annähernd richtig beurteilen.

Belastungssituationen wie Angst, Müdigkeit, Hunger, längere „motorische Einengung" durch den Schulunterricht, Konflikte und Spannungen zu Hause, im Kindergarten oder in der Schule wirken sich negativ auf die Wahrnehmungs- und Konzentrationsfähigkeit der Kinder aus. Die Unfallgefahr steigt.

### Motorische Fähigkeiten

Die rasche Verknüpfung von Wahrgenommenem und der angemessenen motorischen Reaktion darauf (z. B. Wahrnehmen einer Gefahr - weglaufen) ist beim Kleinkind nur ungenügend entwickelt. Es ist noch nicht in der Lage, Schlussfolgerungen aus einer erkannten Gefahr unmittelbar in motorische Schutzreaktionen umzusetzen. Es benötigt demnach eine längere Reaktionszeit als der Erwachsene.

Da das kleine Kind motorisch noch recht unbeholfen ist, stolpert es leicht. Das ist besonders gefährlich in Situationen, in denen es der andere Verkehrsteilnehmer nicht erwartet, z. B. beim schnellen Überqueren der Straße. Die Schrittgröße eines Fünfjährigen ist etwa um die Hälfte kleiner als die eines Erwachsenen, er benötigt daher bei gleicher Schrittgeschwindigkeit mindestens die doppelte Zeit wie ein Erwachsener.

### Mangelnde Kenntnisse und Erfahrungen

Verkehrszeichen kennen die Kinder nicht oder sie werden nicht richtig verstanden, Verkehrsregeln sind ihnen häufig noch nicht vertraut.
Oft geraten Kinder in Gefahr, weil sie neugierig sind. Sie wollen mit Dingen umgehen, die sie noch nicht kennen oder deren Handhabung ihnen noch fremd ist, z. B. der Zweijährige, der am Heißwasserhahn dreht.

### Übermüdung und Ängstlichkeit

Ein unausgeschlafenes, übermüdetes Kind ist unaufmerksam, ungeschickt und in seinen Reaktionen verlangsamt. Die Unfallgefahr ist erheblich größer als bei einem ausgeschlafenen Kind. Ausreichender Schlaf ist daher für Kinder sehr wichtig, um ihre Konzentrationsfähigkeit und Leistungsfähigkeit zu erhalten.

Unsichere und ängstliche Kinder erleiden eher einen Unfall als andere Kinder. Angst führt zu Ungeschicklichkeit und spontanem, unüberlegtem und damit unerwartetem Handeln. Das Wahrnehmungsvermögen und die Reaktionsfähigkeit sind eingeschränkt. Gerade als Verkehrsteilnehmer ist ein ängstliches und unsicheres Kind besonders gefährdet.

## 16.3 Verhalten nach einem Unfall

Die Reaktionen von Kindern in Unfall- oder Notfallsituationen sind unterschiedlich - manche Kinder ziehen sich völlig zurück, andere reagieren unruhig und fordern laut Hilfe. Die Kinder fühlen sich meist hilflos, haben Angst und interpretieren die Schmerzen möglicherweise als Strafe für „falsches" Verhalten.

Bei Unfällen von Kindern ist es wichtig, neben einer dem Alter angepassten Erstversorgung auf das Kind einzugehen, es zu beruhigen und ihm die Erste-Hilfe-Maßnahmen verständlich zu machen. Ersthelfer und Eltern sollten dem Kind jetzt mit Zuneigung begegnen und ihm nicht Vorwürfe für sein eventuell „falsches" Verhalten machen. Das Kind erleidet bei einem Unfall neben den körperlichen Verletzungen einen psychischen Schock. Sein normales Leben ist plötzlich ins Wanken geraten und es ist in Gefahr, seine Orientierung zu verlieren.
Bei einem Unfall erfährt das Kind, dass sich die Eltern zwar mit aller Kraft um es bemühen, die sonst Schutz bietenden Eltern sind aber häufig in Unfallsituationen selbst hilflos.

Manchmal hilft die Puppe, der Lieblingsteddy oder das Kuscheltier, das Kind zu beruhigen.

Die nonverbalen Botschaften eines verunfallten Kindes sollten sensibel wahrgenommen und verstanden werden.

Hilfsorganisationen, wie Arbeiter-Samariter-Bund, Deutsches Rotes Kreuz, Malteser Hilfsdienst, vermitteln Eltern in speziellen Fortbildungen Kenntnisse, um einem Kind in einer Unfallsituation beizustehen und zu helfen.

### Aufgabe

- Informieren Sie sich über Fortbildungen zum Thema „Unfallverhütung und Erste Hilfe bei Kindern". Führen Sie einen Kurs in der Schule durch.

## 16.4 Erste Hilfe

**Fallbeispiele:**

Katrin, 2 Jahre, hat in der Küche eine Tasse Tee umgekippt. Die heiße Flüssigkeit läuft ihr über Hals und Brust. Weinend ruft sie ihre Mutter.

Peter, 7 Jahre, baut mit Freunden ein Baumhaus. Gerade als er auf einem Ast balanciert, bricht dieser und er stürzt 4 m in die Tiefe. Peter rührt sich nicht.

Kai, 4 Jahre, spielt mit den Herz-Kreislauf-Tabletten seiner Mutter. „Die sehen schön bunt aus und schmecken ganz süß!", ruft er seiner Mutter zu.

Die Fallbeispiele verdeutlichen die vielfältigen Anforderungen von Erziehern und Eltern. Wie setzen Sie die „Erste Hilfe" in der Praxis um? Verdeutlichen Sie dies an den obigen Beispielen oder an selbst gewählten Beispielen aus der Praxis.

Der Ersthelfer sollte Ruhe bewahren und sich zunächst eine Übersicht über die vorgefundene Situation verschaffen. Unfälle, Vergiftungen oder schwere Erkrankungen können zu einem lebensbedrohlichen Zustand führen.

Unter **Erste Hilfe** versteht man die Hilfemaßnahmen, die an Ort und Stelle durchgeführt werden, bevor der Verunglückte ärztlich behandelt wird. Die einzelnen Schritte der Ersten Hilfe sind wie eine Kette miteinander verzahnt und erfolgen in einer bestimmten Reihenfolge, der sogenannten **Rettungskette**.

- **Sofortmaßnahmen**: z. B. Absicherung der Unfallstelle, Retten aus der Gefahrenzone, schnellstmöglich **Notruf 112** („Wo geschah es?", „Was geschah?", „Wie viele Verletzte?", „Welche Art von Verletzungen?"), Lebenszeichen überprüfen, Herz-Lungen-Wiederbelebung, Herstellung der stabilen Seitenlage.
- **Weitere Maßnahmen:** z. B. Anlegen von Verbänden
- **Rettungsdienst**
- **Krankenhaus**

Der **Ersthelfer** führt die ersten beiden Glieder dieser **Rettungskette** durch, die anderen Maßnahmen übernimmt der Rettungsdienst bzw. das Krankenhaus.

**Unterlassene Hilfeleistung § 323 StGB**
Wer bei Unglücksfällen oder gemeiner Gefahr oder Not nicht Hilfe leistet, obwohl dies erforderlich und ihm den Umständen nach zuzumuten ist, insbesondere ohne erhebliche eigene Gefahr und ohne Verletzung anderer wichtiger Pflichten möglich ist, wird mit Freiheitsstrafe bis zu einem Jahr oder mit Geldstrafe bestraft.

### 16.4.1 Kontrolle der Lebenszeichen

Bei der Ersten Hilfe muss zuerst geprüft werden, ob und in welchem Umfang Lebensgefahr besteht. Die meisten Verunglückten sind ansprechbar und können Angaben über Verletzungen, Schmerzen und ihr Befinden machen. Wenn bei dem Verunglückten Atmung und Bewusstsein nicht mehr vorhanden sind, müssen sofort lebensrettende Maßnahmen durchgeführt werden.

**Prüfung des Bewusstseins:** Reagiert der Verunglückte nicht mehr auf Reize, z. B. Ansprechen, Anfassen, leichtes Schütteln und Kneifen, ist er bewusstlos. Damit besteht ein Notfall, der Notarzt muss sofort gerufen werden. Atmet der Bewusstlose normal, wird er in die stabile Seitenlage gebracht (vgl. Kap. 16.4.2).
Bei Bewusstlosen erschlaffen die Muskeln, in Rückenlage kann die Zunge in den Hals zurücksinken und die Atmung blockieren. Daher muss bei Bewusstlosen stets sofort die Atmung kontrolliert werden.

**Kontrolle der Atmung:** Der Ersthelfer prüft die Atembewegung (Heben/Senken) am Brustkorb, fühlt die Atemluft an Mund/Nase und hört auf Atemgeräusche. Bei einer Störung von Atmung und Kreislauf kommt es zu einer mangelnden Durchblutung (bläuliche Verfärbung der Lippen). Die Atmung wird ca. 10 Sekunden kontrolliert. Kann keine normale Atmung festgestellt werden, ist bei einem bewusstlosen Menschen von einem Kreislaufstillstand auszugehen. Bei einem **Erwachsenen** muss sofort mit einer Herz-Lungen-Wiederbelebung (vgl. Kap. 16.4.3) begonnen werden. Bei **Kindern und Säuglingen** führt der Ersthelfer zunächst 5 effektive Beatmungen durch. Ist danach keine normale Atmung vorhanden, muss mit einer Herz-Lungen-Wiederbelebung begonnen und der Notarzt gerufen werden (vgl. Kap. 16.4.3). Bei manchen Unfällen, wie Vergiftungen, wird der Puls geprüft, z. B. an der Halsschlagader bzw. bei Säuglingen und Kleinkindern am Oberarm unterhalb der Achselhöhle.

### 16.4.2 Die richtige Lagerung

#### Stabile Seitenlage

Bleibt ein Bewusstloser (Puls und Atmung vorhanden) auf dem Rücken liegen, kann Blut oder Erbrochenes in die Atemwege gelangen und zum Ersticken führen. Als lebensrettende Sofortmaßnahmen werden zunächst sichtbare Fremdkörper aus dem Mund-Rachen-Raum entfernt und der Bewusstlose in die stabile Seitenlage gebracht.

Der Helfer kniet neben dem Verunfallten (Brille, Kette, Ohrringe entfernen: Verletzungsgefahr!). Der dem Ersthelfer zugewandte Arm wird rechtwinklig abgespreizt und so gebeugt, dass die Handfläche nach oben zeigt. Der abgewandte Arm des Verunfallten wird herangeholt, gebeugt und der Handrücken an die Wange des Bewusstlosen gelegt.
Der Ersthelfer hält die Hand in dieser Position fest und fasst mit seiner anderen Hand das abgewandte Bein, beugt es im Kniegelenk, der Fuß bleibt auf dem Boden

und dreht den Bewusstlosen vorsichtig zu sich auf die Seite. Knie und Hüfte des oben liegenden Beins werden gebeugt. Der Kopf wird zum Freihalten der Atemwege nackenwärts gebeugt, der Mund geöffnet, die Atmung nochmals überprüft und das Gesicht Richtung Boden geneigt. Verunfallten ggf. vor Kälte schützen! Die Atmung wird wiederholt kontrolliert.

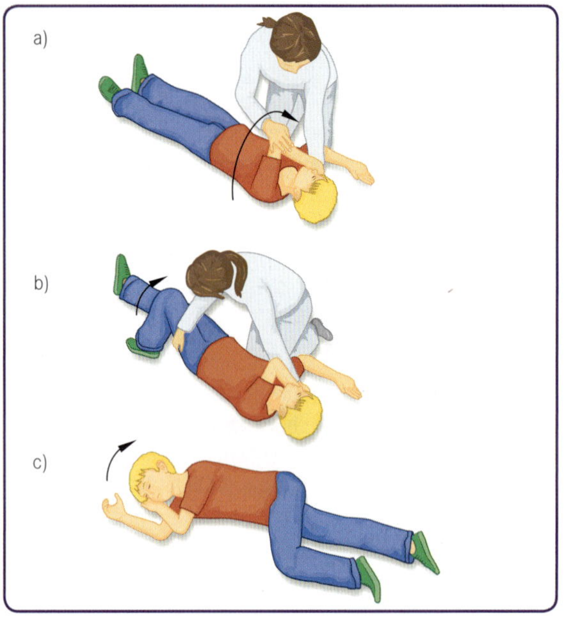


*Stabile Seitenlagerung*

### Lagerung bei künstlicher Beatmung bei Atemstillstand

Bei Atemstillstand wird der Verunfallte sofort auf den Rücken gedreht und beatmet (vgl. Kap. 16.4.3).

### Lagerung bei Hitzschlag

Rückenlage mit erhöhtem Kopfende, um die Durchblutung des Kopfes herabzusetzen.

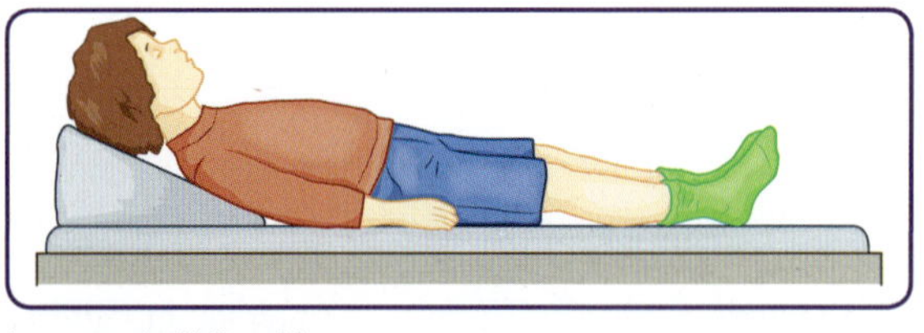

*Lagerung bei Hitzschlag*

### Lagerung bei Bauchverletzungen und Bauchschmerzen

Rückenlage mit einer Rolle unter den Knien zur Entspannung der Bauchdecke.

### Lagerung bei Schock

Rückenlage mit tiefem Kopfende und leichter (ca. 20–30 cm) Hochlagerung der Beine – verbessert Rückfluss des Blutes von den unteren Körperpartien zum Herzen. Jede Belastung (Bewegung, Transport) vermeiden.

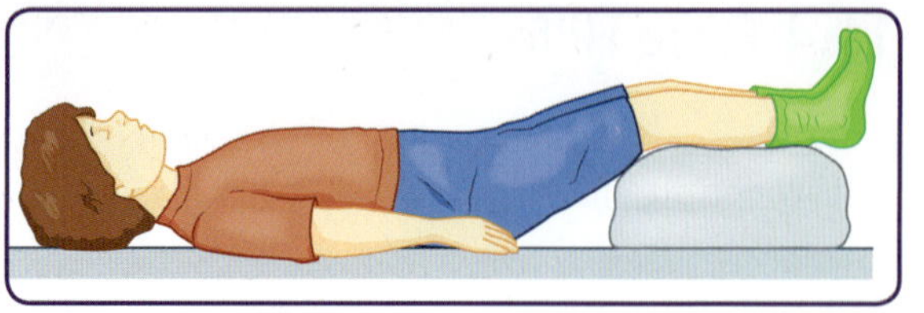

*Lagerung bei Schock*

## 16.4.3 Künstliche Beatmung und Wiederbelebung bei Herzstillstand

Das Gehirn kommt ca. 4 Minuten ohne Sauerstoff aus, danach treten bleibende Gehirnschäden und Tod durch Sauerstoffmangel ein. Daher ist **sofortiges Handeln** nötig.

### Beatmung

Das verletzte Kind liegt auf dem Rücken, Polster unter den Schultern. Damit die Luftwege für die Beatmung frei sind, werden Mund und Rachen von sichtbaren Fremdkörpern gesäubert. Nicht selten kommt dadurch die Atmung von selbst in Gang. Setzt die Atmung nach Freimachen der Atemwege nicht ein, erfolgt die Beatmung.

Der Kopf des **Kleinkindes** wird nach hinten geneigt, das Kinn gleichzeitig angehoben und vorgezogen. Bei **Säuglingen** wird der Kopf in Neutralposition gehalten und das Kinn leicht angehoben. Die Zunge darf nicht nach hinten fallen. Bei Säuglingen und Kleinkindern werden Mund und Nase gleichzeitig mit dem Mund umschlossen und die Atemluft behutsam und gleichmäßig eingeblasen.

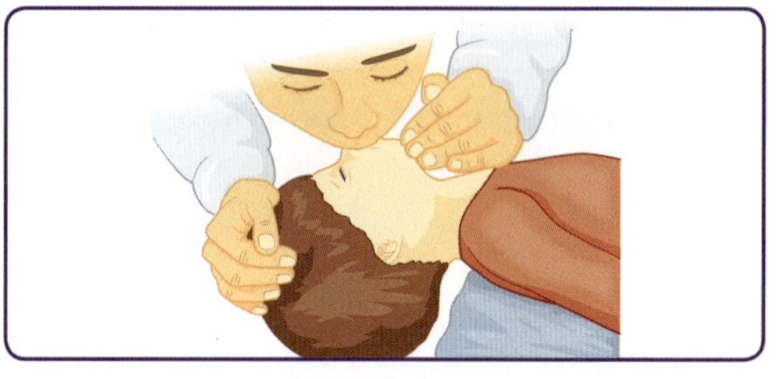

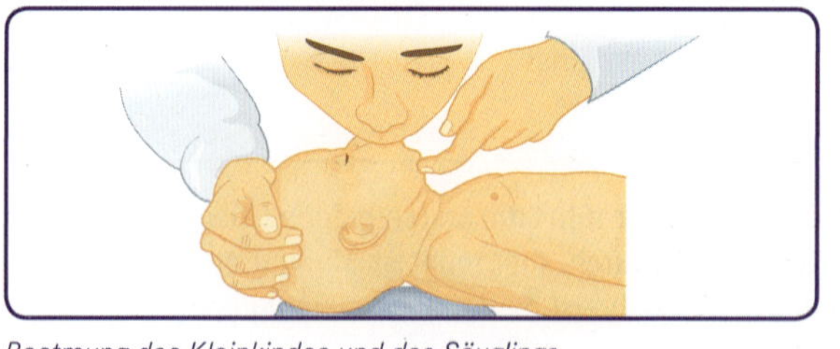

*Beatmung des Kleinkindes und des Säuglings*

Bei älteren Kindern und Erwachsenen kann die Atemspende als **Mund-zu-Mund-Beatmung** oder als **Mund-zu-Nase-Beatmung** durchgeführt werden.

Bei der **Mund-zu-Mund-Beatmung** verschließt der Helfer mit dem Daumen und Zeigefinger seiner auf der Stirn liegenden Hand die Nase, atmet tief ein, setzt seinen Mund fest auf den halb geöffneten Mund des Verunfallten und bläst seine Atemluft langsam eine Sekunde lang in den Mund des Verletzten ein.

Bei richtiger Beatmung hebt und senkt sich der Brustkorb des Verunfallten.

Bei der **Mund-zu-Nase-Beatmung** wird das Kinn durch Druck mit der Hand leicht nach oben gedrückt, sodass der Mund fest verschlossen ist. Der Helfer atmet tief ein, presst seinen geöffneten Mund fest um die Nase und bläst seine Atemluft vorsichtig in die Nase des Verunfallten ein.

**Fehler bei der Atemspende,** die zu einer wirkungslosen Beatmung führen:
- Ungenügende Überstreckung des Halses, die Luftwege sind nicht frei.
- Der Mund/die Nase wird nicht richtig zugehalten, die in Nase/Mund eingeblasene Luft kann wieder entweichen.
- Die Atemluft des Helfers wird mit zu geringem Druck eingeblasen.

Anzeichen einer erfolgreichen Atemspende sind eine Normalisierung der Hautfarbe, besonders an Lippen, Fingern, Ohrläppchen, und Atembewegungen, z. B. im Bereich von Brustkorb, Oberbauch und Hals. Bewusstlose Verunglückte werden bei ausreichender Eigenatmung in die stabile Seitenlage gebracht. Atmung, Puls und Bewusstsein werden weiter kontrolliert, bis der Notarzt eintrifft.

### Herz-Lungen-Wiederbelebung

Hier wird das Herz zwischen Brustbein und Wirbelsäule zusammengedrückt. Durch die Kompression und die im Wechsel stattfindende Beatmung werden der Blutkreislauf sowie die Sauerstoffversorgung des Körpers aufrechterhalten. Die Herz-Lungen-Wiederbelebung erfolgt, wenn der Verunfallte nicht ausreichend atmet und kein Puls mehr tastbar ist.

Der Verunglückte wird mit dem Rücken flach auf eine harte Unterlage gelegt und der Oberkörper entkleidet. Der Helfer kniet daneben und lokalisiert den Druckpunkt (unterer Abschnitt des Brustbeins in der Brustkorbmitte). Er legt den Handballen, unterstützt durch die flach darübergelegte andere Hand, auf den Druckpunkt. Mit dem eigenen Oberkörpergewicht drückt der Helfer 30-mal auf den Brustkorb. Nach jedem Druck muss der Brustkorb entlastet werden. Die **Herzdruckmassage** erfolgt beim **Erwachsenen** in einem Rhythmus von etwa 100–120 Kompressionen (Drücken – Loslassen) pro Minute.

Bei **Kindern** (2–7 Jahre) wird die Herzdruckmassage mit einem Handballen (100-mal/min), bei **Säuglingen** mit dem Zeige- und Mittelfinger (100–120-mal/min) ausgeübt.

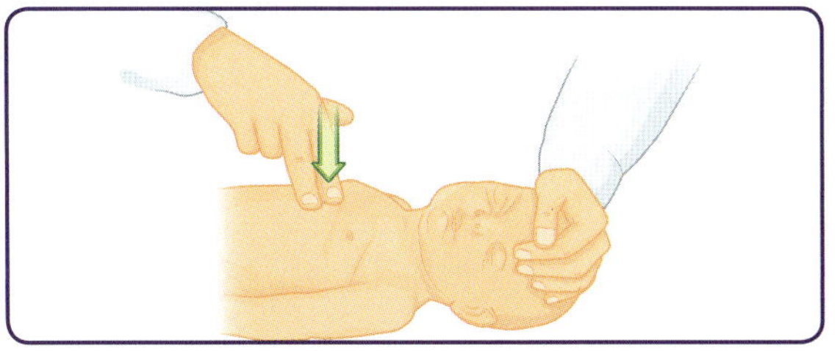

*Herzdruckmassage beim Säugling*

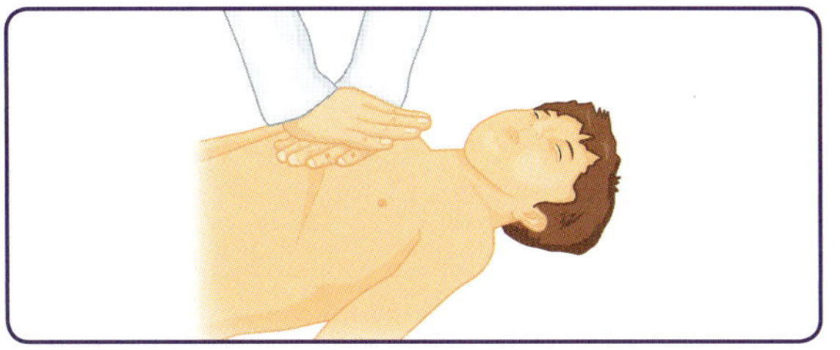

*Herzdruckmassage bei älteren Kindern/Erwachsenen*

**Die Herzdruckmassage wird immer in Kombination mit der Atemspende durchgeführt! Die Drucktiefe sollte etwa 1/3 des Brustkorbdurchmessers betragen.**

- Säuglinge: auf 15 Herzdruckmassagen folgen 2 Atemspenden
- Kleinkinder: auf 15 Herzdruckmassagen folgen 2 Atemspenden
- Kinder/Jugendliche/Erwachsene: auf 30 Herzdruckmassagen folgen 2 Atemspenden

Bei erfolgreicher Wiederbelebung ist der Puls am Hals wieder tastbar und die Atmung setzt ein. Die Hautfarbe normalisiert sich, Lebenszeichen (z. B. Bewegung) sind sichtbar.

## 16.4.4 Schock

Beim Schock kommt es zu einem plötzlichen Kreislaufversagen.

Die Ursachen können sehr unterschiedlich sein, z. B. hohe Blutverluste, Pumpversagen des Herzens, Sepsis, allergische Reaktionen (anaphylaktischer Schock) oder ausgedehnte Verbrennungen (große Flüssigkeits- und Salzverluste). Ein Schock ist für den Laien oft schwer zu erkennen.

Zunächst werden Arme, Beine und Haut nur noch wenig durchblutet, damit den lebenswichtigen Organen ausreichend Blut zur Verfügung steht. Bessert sich der Schockzustand nicht, werden bald auch lebenswichtige Organe wie Gehirn und Nieren nicht mehr ausreichend mit Blut versorgt – Lebensgefahr!

Die Atmung ist flach, die Pulsfrequenz erhöht, der Puls oft kaum fühlbar. Die Betroffenen sind blass, kalt-schweißig und frieren. Häufig sind sie anfangs eher unruhig, später teilnahmslos (Gefahr: Kreislaufkollaps!).

Bei einem Schock muss jede Belastung vermieden werden (keine Bewegung/Transport). **Sofort den Notarzt rufen.** Den Verletzten nur bei Bewusstlosigkeit in die stabile Seitenlage bringen. Beruhigung und Beistand geben dem Betroffenen Halt und reduzieren seine Angst.

### Erste Hilfe bei Schock

- Flach auf dem Boden/Beine leicht hochlagern (vgl. Kap. 16.4.2). Ausnahme: Kopf- und Brustverletzungen, Beinbrüche.
- Zudecken (Unterkühlung fördert Schock), Überwärmung vermeiden.
- Mit dem Betroffenen sprechen und ihn beruhigen.
- Umgehend den Notarzt rufen; nicht selbst den Transport ins Krankenhaus durchführen.

## 16.4.5 Äußere Verletzungen und Blutungen

Sebastian kommt schreiend zu seiner Erzieherin gerannt. Er ist mit dem Fahrrad gestürzt. Die Wunden an Knie und Ellenbogen bluten stark und sind mit Erde und Staub verschmutzt. Kleine Steinchen stecken in der Wunde. „Es tut so weh!", jammert Sebastian.

### Aufgaben

1. Wie kann die Erzieherin Sebastian helfen?
2. Tauschen Sie sich in der Klasse über Erste Hilfe bei Verletzungen und Blutungen aus.

**Äußere Verletzungen**, z.B. Schnitt-, Schürf-, Platz-, Stich-, Brandwunden, werden wegen der Infektionsgefahr möglichst keimfrei mit einem Verband abgedeckt.

### Grundregeln bei der Wundversorgung

- Wunde nicht berühren, nicht auswaschen/reinigen (Infektionsgefahr).
- Bei Wundversorgungen Einmalhandschuhe tragen.
- Fremdkörper in der Wunde belassen. Beim Herausziehen besteht die Gefahr einer Verstärkung der Blutung.
- Nicht mit Puder, Salbe, Desinfektionsmittel behandeln.
- Die Wunde mit einer Kompresse abdecken; je nach Schwere ggf. schnellstmöglich vom Arzt versorgen lassen.
- Impfschutz gegen Tetanus überprüfen.
- Bei starken Blutungen zuführendes Blutgefäß abdrücken bzw. Druckverband anlegen. Sofort Notarzt rufen!

Jede Wunde sollte schnellstmöglich von einem Arzt beurteilt und endgültig versorgt werden.

**Starke Blutungen** – insbesondere wenn es sich um rhythmisch herausspritzendes Blut aus Schlagaderverletzungen handelt – können lebensbedrohlich sein, da sie zu hohen Blutverlusten (Schockgefahr) führen. Beim Erwachsenen droht ein Schock ab einem Blutverlust von etwa 1 Liter, bei einem Kind mit 20 kg Körpergewicht bereits ab 300 Millilitern.

Bei stark blutenden Verletzungen sind folgende Maßnahmen vordringlich:

- Blutung stillen
- Kontrolle der Lebenszeichen
- Maßnahmen zur Schockbekämpfung
- Notarzt rufen

Der Ersthelfer beruhigt den Verunfallten und versucht, die Blutung zu stillen (Druckverband, Blutgefäß abdrücken, Tuch fest auf die Wunde pressen.)

### Blutstillung

Die Blutstillung kann erfolgen bei

- **normaler Blutung:** mit sterilem Wundverband
- **stärkerer Blutung:** mit festem Druckverband
- **unstillbarer Schlagaderblutung:** Abdrücken oder Abbinden der blutzuführenden Schlagader. Sofort Notarzt rufen!

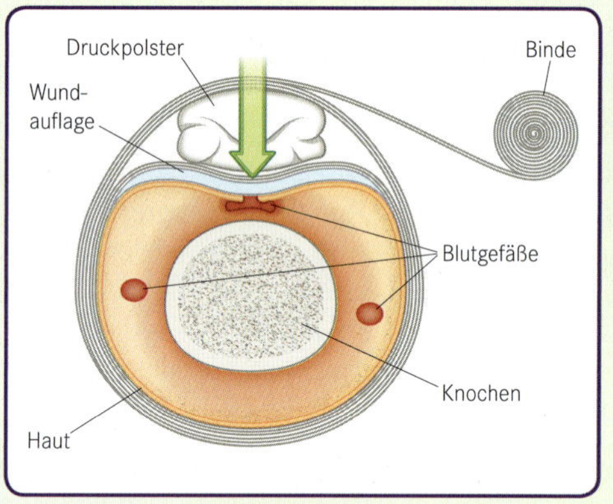


***Druckverband:** Auf die blutende Wunde wird eine Wundauflage (Kompresse) gelegt und fixiert. Ein Druckpolster, z.B. geschlossenes Verbandpäckchen, wird auf die Kompresse gelegt und durch eine Binde fest angezogen, bis die Blutung aufhört. Der Verband kann zusätzlich direkt über dem Druckpolster verknotet werden.*

*Ist ein angelegter Druckverband durchgeblutet, direkt auf dem ersten Verband einen zweiten Druckverband anlegen.*

**Die Blutstillung wird unterstützt** durch: Hochhalten oder Hochlagern des blutenden Körperteils über die Herzebene hinaus und Ruhigstellen der Wunde.

### Verbandarten und Verbandtechniken

Im Prinzip besteht ein sachgerechter Wundverband aus einer möglichst keimfreien Wundauflage und der individuellen Befestigung der Wundauflage mit z. B. Heftpflaster, Mullbinde, Dreieckstuch usw.

#### Wundschnellverband

Für kleine Verletzungen mit nur geringer Blutung reicht meist ein Pflasterwundverband aus.
Schneiden Sie einen genügend großen Pflasterstreifen ab. Die Wundauflage soll immer größer als die Wunde sein. Entfernen Sie zunächst die Schutzfolie von den Klebestreifen. Achten Sie darauf, dass Sie dabei die Wundauflage möglichst nicht berühren. Legen Sie das Pflaster mit der Wundauflage auf die Wunde und befestigen Sie es faltenfrei.

#### Keimfreie Wundauflagen

Großflächige Hautverletzungen müssen mit einer keimfreien Wundauflage aus Mull oder einem Verbandtuch bedeckt werden. Solche Wundauflagen sind einzeln keimfrei (steril) verpackt (z. B. im Sortiment des Kfz-Verbandkastens). Zur Erhaltung der Keimfreiheit fassen Sie die Wundauflagen beim Entnehmen aus der Verpackung nur mit den Fingerspitzen am Rand an und legen sie direkt auf die Wunde. Sie können Wundauflagen mit Heftpflasterstreifen, Mullbinden oder Dreieckstüchern auf der Wunde befestigen.

#### Verbandtuch

Sehr großflächige Wunden, z. B. Schürfwunden oder Brandwunden, aber auch Verletzungen, die nur locker zu bedecken sind, wie offene Bauchverletzungen oder Schädelverletzungen, werden mit Verbandtüchern versorgt. Die Tücher sind unterschiedlich groß und aus verschiedenen Materialien. Sie werden mit Heftpflasterstreifen, Mullbinden, Dreieckstüchern oder einem Netzverband befestigt.

#### Netzverband

Mit Netzverbänden lassen sich, insbesondere an Armen und Beinen, Wundauflagen und Verbandtücher selbst auf feuchter, schweißnasser Haut befestigen.

#### Verband mit Heftpflaster (Streifenverband)

Legen Sie eine Wundauflage auf die Wunde. Schneiden Sie zwei ausreichend lange Heftpflasterstreifen von der Rolle ab. Kleben Sie die Pflasterstreifen parallel zueinander über Wundauflage und Haut.

#### Mullbinden

Mullbinden sind nicht steril. Sie dürfen daher nicht direkt auf eine Wunde aufgebracht werden. Mit Mullbinden werden sterile Wundauflagen befestigt.

#### Verbandpäckchen

Ein ideales Verbandmittel ist das Verbandpäckchen. Es ist steril verpackt und beinhaltet bereits eine Wundauflage, die auf einer Binde befestigt ist. Dies erleichtert Ihnen die Handhabung. Verbandpäckchen sind in unterschiedlichen Größen im Handel und eignen sich vor allem zur Versorgung blutender Wunden und für einen Druckverband bei bedrohlichen Blutungen. Verbandpäckchen können Sie an allen möglichen Körperstellen einsetzen.

(aus: „Erste Hilfe am Kind", Franz Keggenhoff, DRK Institut für Bildung und Kommunikation, Münster)

## 16.4.6 Nasenbluten

Nasenbluten ist meist harmlos und hört in der Regel von selbst auf. Oft tritt es nach einem Schlag auf die Nase oder bei Erkältungskrankheiten auf. Wenn das Kind jedoch häufig und ohne ersichtlichen Grund aus der Nase blutet, sollte es ärztlich untersucht werden. Auch bei lang andauerndem Nasenbluten muss der Arzt aufgesucht werden.

### Erste Hilfe bei stärkerem Nasenbluten

- Betroffene beruhigen.
- Aufrecht, möglichst ruhig und mit leicht nach vorne geneigtem Kopf sitzen.
- Nicht schnäuzen oder spucken.
- Kalte Umschläge in den Nacken.
- Nasenflügel leicht gegen die Nasenscheidewand drücken, Blutkrusten in den Nasenlöchern belassen.

## 16.4.7 Kopfverletzungen – Gehirnerschütterung

Die **Gehirnerschütterung** ist die häufigste Kopfverletzung und verläuft meist ohne Komplikationen. Oft besteht eine kurze Bewusstlosigkeit für wenige Sekunden bis Minuten mit anschließender Gedächtnislücke, Übelkeit und Erbrechen (können auch später auftreten), Schwindel sowie Kopfschmerzen. Die Betroffenen wissen meist nicht, was mit ihnen geschehen ist.

### Erste Hilfe bei Gehirnerschütterung

- Beruhigen, mit leicht erhöhtem Kopf lagern.
- Notruf/Rettungsdienst

Da in den ersten 24 Stunden Komplikationen nicht ausgeschlossen werden können, die oben genannten Symptome treten auch bei ernsteren Hirnverletzungen auf, ist eine sorgsame Überwachung im Krankenhaus unbedingt erforderlich!

Eine erneute Bewusstseinstrübung/Bewusstlosigkeit weist auf eine schwerwiegende Verletzung des Gehirns hin (Blutung zwischen Schädel und Gehirn). Lebensgefahr – Rettungsdienst rufen!

### 16.4.8 Knochenbrüche

Knochenbrüche und Gelenkverletzungen sind fast immer schmerzhaft. Die Betroffenen vermeiden Bewegungen der betroffenen Körperteile. Der Ersthelfer sollte grundsätzlich keine Bewegungsversuche durchführen.

Einen Knochenbruch erkennt man an der meist abnormen Lage und der eingeschränkten Beweglichkeit des betroffenen Knochens oder Gelenks. Die betroffene Körperregion lässt sich nicht oder nur unter heftigen Schmerzen bewegen. Bei **geschlossenen Brüchen** besteht keine offene Wunde, bei **offenen Brüchen** ragen oft Knochenstücke aus einer Wunde heraus – es besteht Infektionsgefahr.

Im Bruchbereich entwickelt sich meist, manchmal erst nach Stunden, eine Schwellung. Ein Bruch wird nicht selten für eine Verstauchung gehalten. Klarheit bringt erst das Röntgenbild.

#### Erste Hilfe bei Knochenbrüchen

Sachgerechte Erstversorgung des Knochenbruchs und Transport in das nächste Krankenhaus. Notruf.

- Bei Verdacht auf einen Knochenbruch sollten die verletzten Körperteile möglichst **nicht bewegt** werden (kein Einrenkungs- oder Bewegungsversuch – Verletzung von Blutgefäßen und Nerven!).
- Schwellung bei geschlossenen Brüchen mit kalten Umschlägen kühlen, dies lindert auch den Schmerz.
- Offene Brüche sofort keimfrei abdecken.
- Bruchbereich durch weiche Polsterung ruhig stellen, Lage des Knochens nicht verändern!
- Verunfallten evtl. zudecken und beruhigen.
- Rufen Sie sofort den Rettungsdienst!
- Schmerzen und eine evtl. vorliegende Blutung können einen Schock auslösen – Lebensgefahr! Betroffene beobachten.

Zur Ruhigstellung von Knochenbrüchen eignen sich Decken, Kleidung, Kissen etc., mit denen die Region des gebrochenen Knochens vorsichtig umpolstert wird. **Hand-** oder **Armbrüche** können mit einem Dreieckstuch ruhig gestellt werden oder man schlägt den unteren Teil der Jacke o. Ä. um den gebrochenen Arm bzw. Hand nach oben und befestigt sie z. B. mit einer Sicherheitsnadel. Der Verletzte darf erst transportiert werden, wenn der Bruch so versorgt ist, dass er auch beim Transport ruhig gestellt bleibt.

Knochenbrüche im Bereich der Wirbelsäule erkennt man an starken Schmerzen im Rückenbereich, ggf. am Unvermögen der Verunglückten, sich aufzurichten. Außerdem kann ein Kribbeln oder Gefühllosigkeit in Armen und Beinen auftreten. Da die Gefahr einer Rückenmarksverletzung mit Lähmung der Körperpartien unterhalb der Verletzung besteht, darf die Lage des Betroffenen nicht verändert werden, bis der Notarzt am Unfallort eingetroffen ist. Nur bei lebensbedrohender Zusatzgefahr darf der Verletzte aus der vorgefundenen Lage vorsichtig weggezogen werden. Er wird dabei ohne die Körperhaltung zu verändern gelagert. Die Lebenszeichen werden wiederholt kontrolliert. Bei Bewusstlosigkeit und vorhandener Atmung wird der Verletzte in die stabile Seitenlage (vgl. Kap. 16.4.2) gebracht. Der Notruf muss schnellstmöglich erfolgen, dabei wird der Verdacht mitgeteilt.

Knochenbrüche können schwerwiegende Folgen haben.

- Schock durch heftige Schmerzen oder durch Blutungen aus dem Knochenmarksraum oder zusätzlich verletzte Blutgefäße (Lebensgefahr!).
- Verletzungen von Nerven oder inneren Organen durch spitze Bruchenden.
- Bei offenen Brüchen (Wunde im Bruchbereich, Knochenstücke können aus der Wunde herausragen) besteht hohe Infektionsgefahr für Knochen und Wunde.

### 16.4.9 Stumpfe Verletzungen

#### Prellung

Prellungen entstehen durch stumpfe Gewalteinwirkung. Sie zeigen keine Zeichen einer äußeren Verletzung und sind meist harmlos. Durch die Prellung kommt es häufig zu einem Bluterguss.

#### Erste Hilfe bei Prellungen

- Bei starkem Schmerz Ruhigstellung des betroffenen Körperteils, insbesondere wenn ein Knochenbruch nicht ausgeschlossen werden kann.
- Kalte, feuchte Umschläge machen.
- Weiter beobachten.

#### Bluterguss

Bei einem Bluterguss kommt es zu einer Gewebeverletzung unter der Hautoberfläche. Das aus den Blutgefäßen in das Gewebe austretende Blut führt zunächst zu einer schmerzhaften Schwellung, die sich anfangs blau, im Abheilstadium grün, gelb, braun verfärbt.

#### Erste Hilfe bei Bluterguss

Sofort kalte, feuchte Umschläge oder Eisbeutel auf die Schwellung legen, durch die Kälte verengen sich die Blutgefäße, es tritt weniger Blut aus. Die Schwellung geht zurück, der Schmerz nimmt ab.

### Verstauchung, Verrenkung

Bei **Verstauchung** werden die Gelenkenden kurzfristig mit Gewalt gegeneinander verschoben oder voneinander getrennt, meist an Hand-, Fußgelenk. Es kommt zu einer schmerzhaften Schwellung des Gelenks, oft begleitet von einem Bluterguss. Bei einer **Verrenkung** kommt es zu einer Verschiebung der Gelenkteile, die bestehen bleibt und vom Arzt eingerenkt werden muss.

#### Erste Hilfe bei Verstauchungen

- Schwellung mit kalten Umschlägen oder Eisbeutel kühlen.
- Verletztes Gelenk nicht mehr belasten/ruhig stellen.
- Bei Verstauchungen des Fußgelenks Bein hochlagern.
- Betroffenes Gelenk durch Stützverband ruhig stellen.
- Verrenkungen vom Arzt einrenken lassen.

### Quetschung

Bei einer Quetschung - meist sind es die Finger - verfärbt sich das gequetschte Gewebe durch Blutaustritt aus den geschädigten Blutgefäßen rasch blau und schwillt unter heftigen Schmerzen stark an.

#### Erste Hilfe bei Quetschungen

- Ist keine blutende Wunde entstanden, die gequetschten Finger unter fließendem kalten Wasser kühlen, danach kalte Umschläge machen.
- Einen Arzt aufsuchen.

## 16.4.10 Ohnmacht

Eine Ohnmacht ist ein in der Regel ungefährlicher Zustand, der durch einen Kreislaufkollaps zustande kommt. Das Blut sackt in die unteren Körperregionen, vor allem in die Beine, ab und fließt nur langsam zum Herzen zurück. Es kommt zu einer verminderten Durchblutung des Gehirns, die eine kurzzeitige Bewusstlosigkeit zur Folge hat. Nicht selten sind es Kinder über 10 Jahre, die rasch gewachsen sind und daher zu Kreislaufstörungen neigen. Hinweise dafür können u.a. Übelkeit und Schwindelgefühl nach raschem Aufstehen aus dem Bett sein. Ein Kreislaufkollaps tritt bevorzugt auf bei großer Hitze, bei Überanstrengung, bei schlechter Luft in überfüllten Räumen sowie nach langem Stehen. Die Betroffenen klagen oft unmittelbar vorher über Schwindelgefühl und „Schlechtwerden" und sacken dann zu Boden. Sie sind blass, der Puls ist kaum tastbar. Die Atmung bleibt unbeeinflusst. Die Bewusstlosigkeit dauert meist nur wenige Sekunden. Nach Wiedererlangen des Bewusstseins sollen die Betroffenen möglichst noch eine Zeit lang ruhig liegen bleiben. Frische Luft und Ruhe tragen zur Besserung des Zustands bei.

Kehrt das Bewusstsein nicht von selbst innerhalb weniger Minuten zurück oder bestehen danach weiter Beschwerden, handelt es sich nicht um eine Ohnmacht, sondern um einen ernsteren Zustand, der sofort einer ärztlichen Abklärung und Versorgung bedarf.

#### Erste Hilfe bei Ohnmacht

- Kopf und Oberkörper flach lagern (Schocklage, vgl. Kap. 16.4.2). Blut, das in die unteren Körperpartien „versackt" war, fließt vermehrt zum Herzen zurück, das Gehirn wird wieder besser durchblutet.
- Betroffenen ansprechen, anfassen.

## 16.4.11 Innere Verletzungen

Innere Verletzungen werden meist durch Unfälle mit Gewalteinwirkung auf Bauch oder Rücken verursacht. Oft treten zusätzlich Blutungen im Körperinneren auf, die von außen nicht erkennbar sind. Meist sind die Bauchorgane, z.B. Leber, Milz, Magen oder Darm, betroffen. Bei dem Verdacht auf innere Verletzung, gekrümmte Stellung des Verunfallten, starke Schmerzen, schlechter Allgemeinzustand, häufig Schockzustand, **muss sofort der Rettungsdienst gerufen werden – Lebensgefahr!**

## 16.4.12 Fremdkörperverletzungen

### Fremdkörper in der Haut

#### Erste Hilfe

Nur oberflächlich in die Haut eingedrungene Fremdkörper, wie kleine Holzsplitter, Dornen, Stachel, mit einer Pinzette entfernen. Achten Sie auf vollständige Entfernung des Fremdkörpers. Tiefer eingedrungene Fremdkörper, wie Nägel, größere Holzsplitter, Messer, müssen unbedingt in der Wunde belassen werden. Sie sind in den Wundverband einzubinden.

Das Herausziehen größerer Fremdkörper könnte verletzte Blutgefäße in der Tiefe, die vorher durch den Fremdkörper blockiert waren, vollends öffnen und eine starke Blutung auslösen (**Verblutungsgefahr!**).

### Fremdkörper im Ohr

#### Erste Hilfe

Fremdkörper in Ohren und Nasen sind nicht lebensgefährlich, jedoch äußerst unangenehm. Die Betroffenen sollten beruhigt werden. Die Fremdkörper dürfen nur von einem Arzt entfernt werden.

Jedes Hantieren mit Instrumenten im Gehörgang ist wegen der Perforationsgefahr des Trommelfells verboten. Ein verhärteter Ohrenschmalzpfropf (der häufigste „Fremdkörper“ im Ohr), im Gehörgang stecken gebliebene Erbsen oder Ähnliches müssen von einem Arzt entfernt werden. Wenn ein Insekt in den Gehörgang gelangt ist, versuchen, es mit warmem Wasser herauszuspülen. Fremdkörper in der Nase nur vom Arzt entfernen lassen.

- Wenn der Fremdkörper auf dem Augapfel festsitzt oder in diesen eingedrungen ist, z. B. Metall-, Glassplitter, Fremdkörper nicht entfernen, sondern das betroffene Auge mit einem keimfreien Wundverband bedecken und beide Augen vorsichtig mit einem undurchsichtigen Tuch zur Ruhigstellung, Schmerzlinderung verbinden. Die Entfernung des Fremdkörpers und die weitere Behandlung müssen durch den Augenarzt erfolgen!

### Fremdkörper im Auge

Meist sind es Staub- oder Sandteilchen, Ruß oder Insekten, die in das Auge geraten sind. Das Auge schmerzt, ist gerötet und tränt. Durch Reiben verschlimmert sich der Zustand des Auges. Die Fremdkörper müssen schnell entfernt werden - sie reizen die Bindehaut und können zu einer Bindehautentzündung führen.

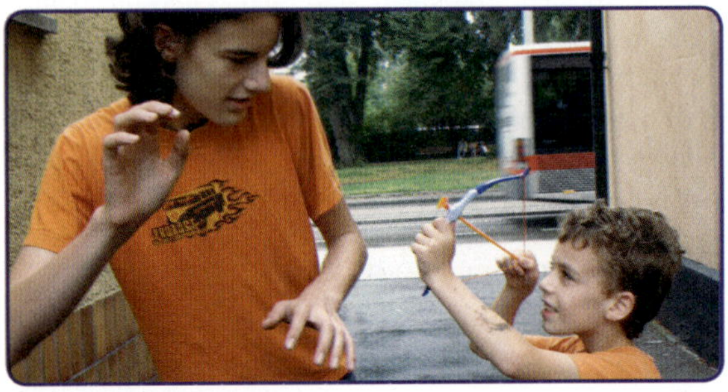

*Schwere Augenverletzungen entstehen nicht selten beim Spiel mit Pfeil und Bogen oder einer Steinschleuder*

#### Erste Hilfe

Die Betreuung und Beruhigung ist besonders wichtig. Grundsätzlich sollten Fremdkörper nicht vom Ersthelfer entfernt werden. Das Auge wird mit einer möglichst keimfreien Auflage bedeckt und vorsichtig verbunden (Ruhigstellung, Schmerzlinderung). Der Fremdkörper wird vom Augenarzt entfernt.

- Fremdkörper nicht herausreiben - Verletzungsgefahr!
- Ist ein Fremdkörper, z. B. Sandkorn, Insekt, auf dem Unterlid, so lassen Sie das Kind nach oben schauen. Ziehen Sie das untere Augenlid nach unten. Wischen Sie den Fremdkörper mit dem zusammengedrehten Zipfel eines sauberen Taschentuchs vorsichtig in Richtung Nase heraus.
- Benutzen Sie keine Watte, sie hinterlässt Flusen im Auge.
- Ist der Fremdkörper unter dem Oberlid, so lassen Sie das Kind nach unten blicken. Ziehen Sie das Oberlid an den Wimpern über das Unterlid und lassen es dann zurückgleiten - die Innenseite des Oberlids wird so von den Wimpern des Unterlids abgewischt.

## 16.4.13 Augenverätzung

Verätzungen mit Säuren oder Laugen sind sehr schmerzhaft und können zur Erblindung führen. Daher sollte beim Arbeiten mit solchen Stoffen immer eine **Schutzbrille getragen** werden. Nach der Arbeit sofort die Hände waschen! Ätzende Stoffe müssen für Kinder unzugänglich aufbewahrt werden.

#### Erste Hilfe

Die Betroffenen kneifen oft die Augenlider fest zusammen, wodurch die Erste Hilfe erschwert wird.

- Das Auge sofort nachhaltig (mind. 15 Min.) mit kaltem Wasser spülen - am besten mit zwei Helfern: Ein Helfer hält das Auge auf, der andere Helfer gießt Wasser vom inneren Augenwinkel nach außen über das Auge.
- Das gesunde Auge muss dabei geschützt werden.
- Das betroffene Auge mit keimfreiem Verband bedecken und sofort den Augenarzt aufsuchen!

### Aufgaben

**1** Wie muss der Körper eines Bewusstlosen gelagert werden? Begründen Sie Ihre Antwort.

**2** Fabian, 5 Jahre, hat starkes Nasenbluten. Seit 10 Minuten sitzt er da, heulend, mit hochgelagertem Kopf, und die Blutung hört nicht auf. Welche Erste-Hilfe-Maßnahmen würden Sie ergreifen?

**3** Sven ist mit dem Roller im Pausenhof gestürzt. Sein Knie weist Schürfwunden auf, die stark verschmutzt sind und bluten. Er hat Schmerzen und weint jämmerlich. Erzieherin A. will die Wunde säubern und verbinden, Erzieherin B. ist der Meinung, dass solche Tätigkeiten nicht von der Erzieherin geleistet werden dürfen und daher die Eltern sofort informiert werden müssen, damit das Kind ärztlich versorgt werden kann. Informieren Sie sich über die Rechte und Pflichten der Erzieherin bei der Ersten Hilfe bei Unfällen. Begründen Sie Ihre Antwort.

**4** Sie wollen in Ihrer Einrichtung/Schule eine Erste-Hilfe-Schulung durchführen. Informieren Sie sich, welche Träger eine solche Schulung in Ihrer Region anbieten. Wie wird die Schulung organisiert? Welche Inhalte werden vermittelt?

# 16.5 Kinderunfälle – Vorbeugung und Erste Hilfe

**Seit 1. Januar 2002 generelle Gurtpflicht bei Kindern**

Ab dem 1. Januar 2002 muss im Auto jedes Kind unter 12 Jahren, das kleiner als 150 cm ist, mit einem geeigneten Rückhaltesystem oder einem kindergeeigneten Fahrzeuggurt gesichert werden. Der Grund: Das Risiko einer schweren oder tödlichen Verletzung für nicht angeschnallte Kinder ist 7-mal höher. Nach Angaben der Deutschen Verkehrswacht (DVW) kam im Jahr 2002 fast jedes zweite der im Straßenverkehr getöteten Kinder im Auto ums Leben. Als Fußgänger starben dagegen „nur" 29 Prozent der Kinder, als Radfahrer 19 Prozent. Der Grund für die tödlichen Verletzungen ist häufig eine Missachtung der Gurtpflicht. So schnallen sich zwar 96 Prozent der Erwachsenen im Auto an. Kinder ab sechs Jahre sind dagegen nur in ca. 55 Prozent der Fälle richtig gesichert. Jedes dritte Kind benutzt den ungeeigneten Erwachsenengurt, 7 Prozent sind gar nicht angeschnallt und toben möglicherweise sogar im Auto herum. Nicht minder gefährlich ist es, wenn Kinder mit ungeeigneten Systemen angeschnallt werden – zum Beispiel mit dem Erwachsenengurt. Da dieser dem kindlichen Körper nicht angepasst ist, treten bei einem Unfall hohe Belastungen auf. Dies kann zu schweren Bauchverletzungen führen, weil der Gurt von den Beckenknochen in den Bauchbereich abrutscht. Außerdem besteht die Gefahr, dass sich die Kinder strangulieren, da der Dreipunktgurt bei einem Aufprall am Hals des Kindes einschneiden kann. (Leicht verändert nach: *spiegel-online auto vom 15. 07. 2004*)

**Aufgabe**

- Informieren Sie sich über Vorschriften zum Transport von Kindern in Personenkraftwagen. Welche Sicherheitseinrichtungen sollten je nach Lebensalter und Körpergröße des Kindes jeweils verwendet werden?

## 16.5.1 Verkehrsunfälle

Rund 25 % der in einen Verkehrsunfall verwickelten Kinder und Jugendlichen verunglücken „zu Fuß", 35 % als Fahrradfahrer und über 30 % als Insassen von Personenkraftwagen (vgl. Abb. auf S. 160). In der Altersgruppe der 10- bis 14-Jährigen ist fast jedes zweite Kind mit dem Fahrrad verunglückt.
Häufigste Ursache für Fußgängerunfälle ist das Überschreiten der Fahrbahn, ohne auf den Verkehr zu achten, und das plötzliche Hervortreten hinter Sichthindernissen. In vielen Fällen sind die Kinder selbst an dem Verkehrsunfall „schuld". Falsches, unfallträchtiges Verhalten von Kindern ist jedoch auf ihre entwicklungsbedingt begrenzten Möglichkeiten zurückzuführen. Kinder sehen die Umwelt nicht wirklichkeitsgerecht. Ihre körperlichen und geistigen Fähigkeiten reichen nicht aus, um sich verkehrsgerecht verhalten zu können (s. a. Abb. S. 163).
Um auf Kinder im Verkehrsgeschehen angemessen reagieren zu können, muss der Erwachsene die Besonderheiten kindlichen Verhaltens kennen.

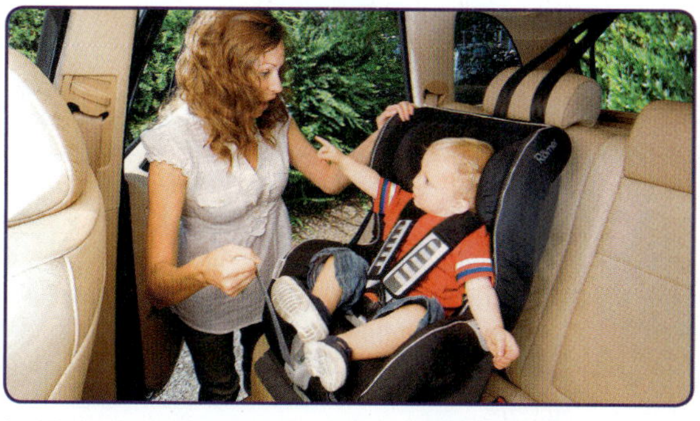

*Im Kindersitz – der Gurt sollte dicht am Körper anliegen*

**Kinder auf der Straße**

- Kinder sollen optisch auffallen. Empfehlenswert sind bunte Kleidung, gelbe Mützen und reflektierende Schilder auf der Schultasche.
- Jüngere Kindergartenkinder müssen von Erwachsenen oder verantwortungsvollen älteren Geschwistern in den Kindergarten begleitet werden. Sie sollen nicht allein über die Straße gehen, sondern nur auf der gleichen Straßenseite bleiben. Sie dürfen nur auf gefahrlosen Wegen alleine gehen. Nicht die kürzeste Strecke wählen, sondern die sicherste!
- Eltern sollten mit ihren Kindern den Weg in den Kindergarten/in die Schule einüben.
- Niemals ein Kind rufen, das auf der gegenüberliegenden Straßenseite steht.
- Kinder müssen wissen, dass sie nicht hinter einem auf die Straße rollenden Ball herlaufen dürfen.
- Bälle müssen auf der Straße, z. B. auf dem Weg zum Spielplatz, in einem Netz getragen werden.
- Kinder mit Dreirädern, Rollern, Rollschuhen oder Inlinern gehören auf die Spielstraße, den Spielplatz oder den Gehweg ruhiger Straßen.
- Das Kind muss wissen, dass es nicht auf, vor oder unter parkenden Autos spielen darf.
- Das Kind rechtzeitig in die Schule schicken, damit es sich nicht beeilen muss.

## Kinder im Auto

Nur bei jedem fünften Kind ist das Sicherungssystem im Auto passend und nur etwa 75 % der Kinder über sechs Jahre werden im Auto überhaupt gesichert. Besonders bei Kurzfahrten im Ort wird die Sicherung vernachlässigt. Bei richtiger Sicherung wären viele Verletzungen vermeidbar.

Im Auto gehören Säuglinge in eine rückwärts gerichtete Sitzschale, die zum liegenden Transport geeignet ist. Kinderwagenaufsätze und Säuglingstragetaschen auf dem Rücksitz schützen das Kind bei einem Unfall nicht. Kleinkinder und Vorschulkinder gehören in einen ihrer Größe angemessenen Sicherheitssitz und später auf ein TÜV-geprüftes Sitzpolster, das das Anschnallen auf der Rückbank ermöglicht. Die hinteren Türen sollen durch eine Kindersicherung gesichert sein. Kinder sollten nicht alleine im Auto gelassen werden, auch nicht für wenige Minuten. Das Ein- und Aussteigen der Kinder erfolgt auf der Seite des Gehweges, nie auf der Straßenseite. Lose Gegenstände dürfen nicht ungesichert im Fahrraum liegen. Bei einem Unfall würden sie mit enormer Wucht durch das Auto geschleudert.

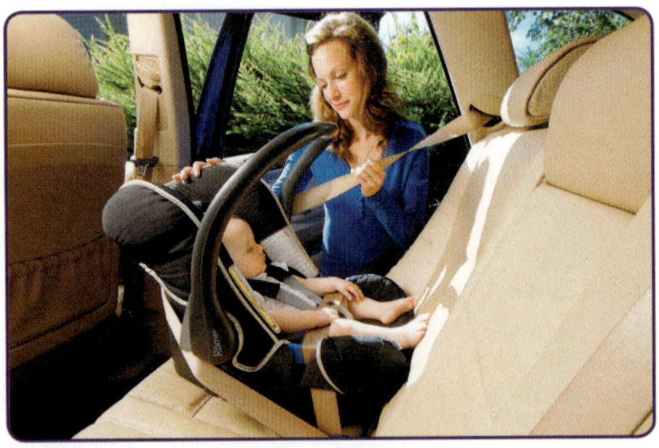

*Rückwärts gerichtete Sitzschale für Säuglinge*

## Kinder auf dem Fahrrad

Bevor ein Kind, es sollte nicht jünger als acht Jahre sein, allein mit dem Fahrrad auf der Straße fährt, müssen sich Eltern und Erzieher davon überzeugt haben, dass es die nötigen Voraussetzungen als Verkehrsteilnehmer mitbringt. Es muss die Verkehrsregeln beherrschen und sich richtig im Straßenverkehr verhalten.

Das Kind muss wissen, dass
- es niemanden auf dem Gepäckträger mitnehmen darf,
- es nicht freihändig fahren darf,
- es sich nicht an einen langsam fahrenden Traktor oder Lastwagen anhängen darf,
- man auf der Straße nicht nebeneinander, sondern nur hintereinander fahren darf,
- es einen Fahrradhelm tragen sollte.

Eltern und Erzieher haben die Aufgabe, dem Kind den Sinn und Zweck von Ver- und Geboten im Straßenverkehr einsichtig zu machen. Das Fahrrad muss verkehrssicher sein. Kontrollen durch die Eltern sind nötig.

Am Fahrrad sollten folgende Teile vorhanden sein:
- zwei voneinander unabhängige Bremsen
- Dynamo
- Scheinwerfer vorn
- rotes Rücklicht mit integriertem Rückstrahler
- weißer Reflektor vorn
- roter Reflektor hinten
- gelbe Reflektoren an den Pedalen
- gelbe Reflektoren in den Speichen oder zusammenhängende weiße Leuchtstreifen an den Reifen

Die Kinder sollten an Radfahrprüfungen, die an vielen Schulen durchgeführt werden, teilnehmen. Über die vom Gesetzgeber geforderte Verkehrssicherheit hinaus, sollte insbesondere bei Kinderfahrrädern auf Folgendes geachtet werden:
- Das Fahrrad muss zur Körpergröße passen (Füße erreichen den Boden).
- Muttern und Schrauben müssen fest sitzen (regelmäßige Kontrolle).
- Schraub- und Mutterenden sollten geschützt sein, um Verletzungen vorzubeugen.
- Aufprallgefährdete Zonen, wie Lenker, Griffe, Oberrohr, sollten mit Kunststoffmaterial gepolstert sein.
- Rücktrittbremse oder gute Felgenbremsen mit auf das Felgenmaterial abgestimmten Bremsklötzen, die auch bei Nässe greifen.
- Die mit der Hand zu betätigenden Bremsen müssen mit den Kinderhänden bezüglich der Griffweite und der notwendigen Kraft zu bedienen sein.
- Einfach zu bedienende Schaltungen.

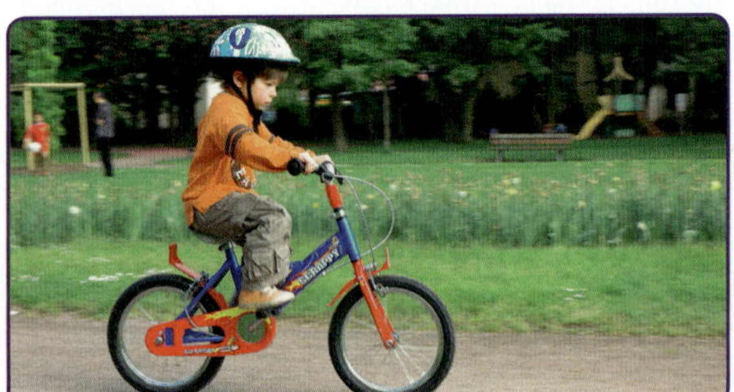

*Ein Fahrradhelm kann gefährliche Kopfverletzungen verhindern*

In der Verkehrserziehung erwerben die Kinder Wissen über Verkehrsvorschriften, Verkehrswege und Verkehrsmittel. Sie erlernen Verhaltensmuster, die sie als Fußgänger, Radfahrer oder Mitfahrer in öffentlichen Verkehrsmitteln benötigen.

Konzentrationsfähigkeit, Reaktionssicherheit und die Bereitschaft der Kinder, die Regelungen im Straßenverkehr zu akzeptieren und sich um ein sicheres Verkehrsverhalten zu bemühen, sind dazu wichtige Voraussetzungen.

**Kinder in öffentlichen Verkehrsmitteln**

In Straßenbahn, Bus oder Bahn müssen kleine Kinder stets im Auge behalten werden. Beim Aussteigen sollten sie nicht allein vorausgehen. Das selbstständige Fahren in öffentlichen Verkehrsmitteln muss mit den Kindern geübt und verkehrsgerechtes Verhalten als Benutzer öffentlicher Verkehrsmittel trainiert werden.

**Richtiges Verhalten in öffentlichen Verkehrsmitteln**

**Verhalten vor dem Einsteigen**, z. B.
- auf dem Gehweg bleiben,
- auf dem Bahnsteig Sicherheitsabstand zu den Gleisen halten,
- erst einsteigen, wenn das Fahrzeug hält, beim Einsteigen nicht drängeln.

**Verhalten im Verkehrsmittel**, z. B.
- Sitzplätze einnehmen oder festhalten,
- Fahrer oder Fahrerin nicht stören,
- Ruhe und Ordnung halten.

**Verhalten beim Aussteigen**, z. B.
- erst aussteigen, wenn das Fahrzeug hält,
- Fahrbahn erst überqueren, wenn Bus, Straßenbahn abgefahren ist,
- an Haltestellen Fahrbahn immer hinter dem Bus überqueren.

**Aufgaben**

1 Welches Alter ist durch Verkehrsunfälle besonders gefährdet? Begründen Sie.

2 Nennen Sie entwicklungsbedingte Faktoren, die das Entstehen von Unfällen, insbesondere von Verkehrsunfällen, begünstigen. Was kann der Kindergarten tun, um hier vorzubeugen?

3 Überlegen Sie einen Radparcours, der in der Kindertagesstätte/Grundschule auf dem Hof durchgeführt werden könnte.

4 Zu Schuljahresbeginn wird in der offenen Ganztagsschule ein Sicherheitstraining durchgeführt. Erstellen Sie eine Checkliste für ein angemessenes Sicherheitstraining für Grundschüler.

### 16.5.2 Sturzverletzungen

Während beim Säugling und Kleinkind viele Stürze durch Unachtsamkeit der betreuenden Personen verursacht werden, sind bei Kindern und Jugendlichen mangelndes Sicherheitstraining, fehlende Konzentration oder Fehleinschätzung ihrer körperlichen Fertigkeiten die Ursachen.

**Sturz des Säuglings vom Wickeltisch, aus dem Kinderbett, Kinderwagen u. Ä.**

**Vorbeugen:**

Einen Säugling niemals auch nur für wenige Sekunden aus den Augen lassen, wenn er auf dem Wickeltisch liegt oder in der auf dem Gestell liegenden Plastikbadewanne sitzt. Säuglinge sind unberechenbar und beherrschen neue Fähigkeiten, wie das Umdrehen, unversehens von einem Tag zum anderen.
Im Kinderbett den Rost mit der Matratze frühzeitig tiefer stellen, bevor der Säugling in der Lage ist, sich am Gitter hochzuziehen.

**Sturz des Säuglings/Kleinkindes aus dem Fenster, vom Balkon, die Treppe hinunter**

**Vorbeugen:**

Ungesicherte Fenster niemals offen stehen lassen. Abschließbare Fenstergriffe oder nur von Erwachsenen zu öffnende Riegel anbringen lassen.
Am sichersten sind im Fachhandel erhältliche „Spezial-Fenster-Kinderschutznetze".
Die Balkonbrüstungen müssen so hoch sein, dass ein Kind nicht über die Brüstung klettern kann. Die Brüstung darf keine quer verlaufenden Verstrebungen haben, die den Kindern das Hinaufklettern erleichtern. Die Balkonstäbe müssen eng gesetzt sein, damit Kinder sich weder hindurchschieben noch mit dem Kopf hängen bleiben können.
Treppen innerhalb der Wohnung, z. B. im Einfamilienhaus, durch ein Schutzgitter sichern.
Die Sprossen am Treppengeländer sollen so eng gesetzt sein, dass Kinder sich weder hindurchschieben noch mit dem Kopf hängen bleiben können.

**Aufgabe**

Entwickeln Sie in Kleingruppen Beispiele für Sturzverletzungen bei älteren Kindern und Jugendlichen. Überlegen Sie geeignete Maßnahmen zur Unfallverhütung.

### 16.5.3 Ersticken und Erdrosseln

Durch verschluckte Fremdkörper, die nicht in den Magen, sondern in den Kehlkopf oder in die Luftröhre geraten sind, aber auch durch im Spiel übergestülpte Plastiktüten kann es zu einer lebensbedrohlichen Atemnot kommen. Säuglinge und Kleinkinder sind besonders gefährdet.

#### Ersticken unter der Bettdecke

Ein auf dem Rücken liegender Säugling kann unter seine Bettdecke geraten und ersticken.

> **Vorbeugen:**
>
> Die Bettdecke des Säuglings von Anfang an mit den unteren Zipfeln am Fußende des Bettchens befestigen.
> Das Bettzeug soll leicht und nicht zu groß sein, in ausgebreitetem Zustand nicht mehr als drei Viertel des Bettchens. Wegen des plötzlichen Kindstodes wird nur noch ein Schlafsack empfohlen.

#### Ersticken in Bauchlage durch Kopfkissen

Dicke, weiche Kopfkissen oder locker dem Kissen aufliegende Windeln oder Tücher können bei dem in Bauchlage liegenden Säugling die Atmung ernsthaft behindern, besonders bei frühgeborenen Säuglingen in den ersten Lebenswochen.

> **Vorbeugen:**
>
> Kein Kopfkissen nehmen, ggf. eine feste, flache Kopfunterlage. Der Säugling sollte in Rückenlage schlafen.

> **Prophylaxe „plötzlicher Kindstod“:**
>
> - Nicht zu weiche Matratze, kein Kopfkissen, Schlafsack statt Decke
> - Schlafen in Rückenlage, nicht Seit- oder Bauchlage (Bauchlage in Wachzeiten möglich)
> - Schlafzimmer nicht zu warm
> - Kein Rauchen in der Umgebung des Kindes

#### Ersticken an Erbrochenem

Der Säugling kann Nahrung erbrechen. Bei einem auf dem Rücken liegenden Kind kann Erbrochenes in die Luftröhre gelangen.

> **Vorbeugen:**
>
> Sorgfältiges Luftklopfen, „Bäuerchen“, nach jeder Mahlzeit, vor allem, bevor das Kind hingelegt wird.

Den Säugling besonders in den ersten Lebenswochen nach der Mahlzeit nicht auf den Rücken, sondern auf die Seite legen, damit beim Spucken oder Erbrechen der Mageninhalt nicht in die Atemwege gelangen kann.

#### Ersticken durch übergestülpte Kunststoffbeutel

Kunststofftüten werden von Kindern gern über den Kopf gezogen. Das Plastikmaterial kann sich durch seine Anschmiegsamkeit und seine elektrische Aufladung eng an das Gesicht anlegen und Mund und Nase verschließen. Außerdem kommt es unter den Tüten in kürzester Zeit durch die ausgeatmete Luft zu einer deutlich erhöhten Kohlenstoffdioxid-Konzentration der Luft bei gleichzeitig rasch verarmendem Sauerstoffgehalt. Das Kind kann bewusstlos werden und ersticken. Besonders gefährdet sind Kleinkinder, die sich nur schwer von der übergestülpten Plastiktüte befreien können.

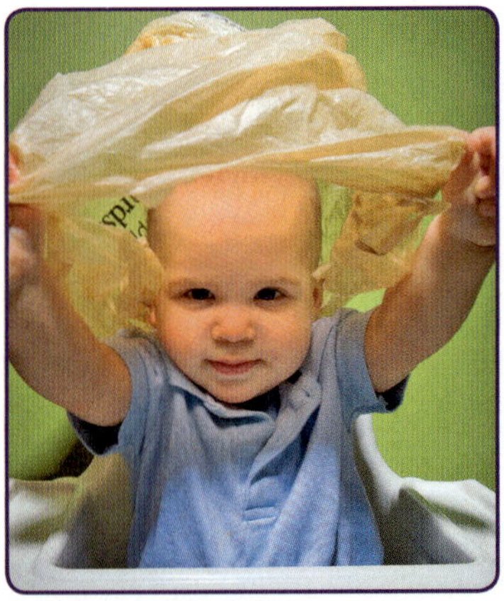

*So nicht!*

> **Vorbeugen:**
>
> Kunststofftüten nicht in Reichweite von Kindern aufbewahren.

#### Verschlucken von Fremdkörpern

Säuglinge und Kleinkinder nehmen alles in den Mund, z. B. kleine Bausteine, Knöpfe, Perlen, Steinchen. Diese können beim Verschlucken in die Atemwege gelangen und diese weitgehend verlegen, sodass Erstickungsgefahr droht.

> **Vorbeugen:**
>
> Keine kleinen Teile in der Nähe von Säuglingen und Kleinkindern liegen lassen. Knöpfe an Kleidungsstücken sind leicht abgedreht oder abgerissen, an ihrer Stelle sollten Reißverschlüsse oder Druckknöpfe verwendet werden. Der Boden sollte regelmäßig gesaugt werden, um Nadeln und andere Kleinteile zu entfernen.

## Erste Hilfe bei Erstickungsgefahr

Der Fremdkörper muss **sofort** entfernt werden.

Das Kind wird quer auf den Unterarm (vgl. Abb.) oder über den Oberschenkel gelegt, sodass der Oberkörper leicht nach unten hängt. Mit der flachen Hand klopft man mehrmals auf den Rücken zwischen den Schulterblättern. Man lässt das Kind husten. Kommt der Fremdkörper auf diese Weise nicht heraus, können erfahrene Ersthelfer eine Zwerchfellkompression durchführen. Da dieser sog. Heimlich-Handgriff jedoch meistens innere Verletzungen nach sich zieht, sollte er nur bei akuter Lebensgefahr und mit entsprechender Übung angewandt werden. Er wird in Erste-Hilfe-Kursen gelehrt.

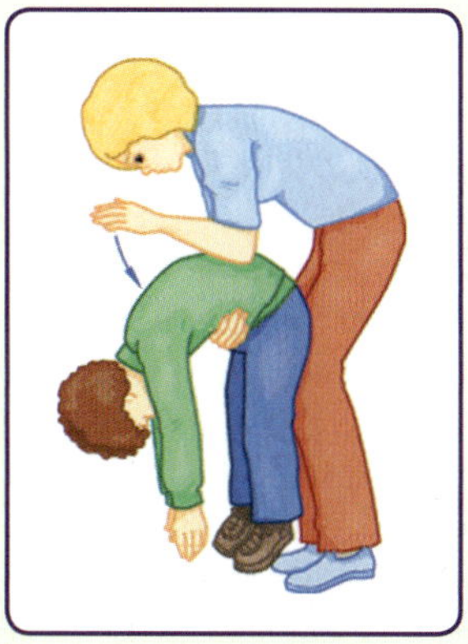

*Bei Erstickungsgefahr auf den Rücken klopfen. Das Kind dabei über das Knie oder den Arm legen.*

### Erdrosseln durch Bänder, Schnüre und Haltegurte

Spielzeugschnüre quer über dem Bett oder Kinderwagen, Kleidung oder Spielzeug mit Bändern und Schnüren sowie fehlerhaft angelegte Haltegurte können sich um den Hals des Kindes legen und es erdrosseln.

## Vorbeugen:

- Keine Bänder oder Schnüre über Bett oder Kinderwagen spannen.
- Dem Kind keinen Schnuller oder Spielzeug, die an einer Schnur befestigt sind, geben.
- Haltegurte dürfen nicht zu lang sein und nicht zu locker sitzen. Sie müssen außerhalb des Halsbereichs liegen.
- Die Kleidung darf keine Bänder und Schnüre besitzen.

## Aufgaben

**1** Erstellen Sie eine Checkliste „So beugen Sie Ersticken und Erdrosseln von Säuglingen und Kleinkindern vor!“.

**2** Informieren Sie sich in Fachbüchern, im Internet genauer über den „plötzlichen Kindstod“. Stellen Sie Ihre Infos in der Klasse an einer Wandzeitung zusammen.

### Ersticken durch Insektenstiche in den Mund- oder Rachenraum

Unmittelbare Lebensgefahr besteht, wenn eine verschluckte Biene oder Wespe, z. B. beim Trinken aus einer Limonadenflasche oder einem Obstsaftglas, in dem sich das Insekt befand, in den Mund oder in den Rachen sticht. Die Anschwellung an der Einstichstelle kann durch eine Verlegung der Atemwege zum Ersticken führen.

## Erste Hilfe bei Insektenstichen im Mundraum

In einem solchen Fall muss der Betroffene sofort ärztlich behandelt werden. Zwischenzeitlich sollte man kalte Getränke geben oder Eis lutschen lassen. Wenn möglich, sollte eine „Eiskrawatte“ (Tuch mit zerschlagenem Eis) um den Hals gelegt werden. Bei Atemstillstand bis zum Eintreffen des Rettungsdienstes Beatmung durchführen.

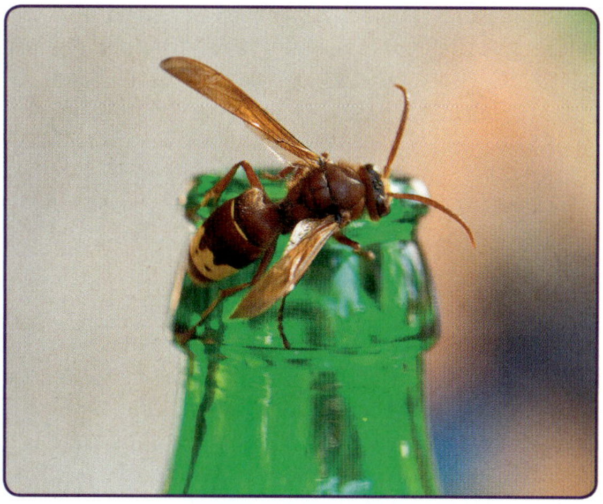

*Flaschen oder Gläser mit süß schmeckenden Getränken niemals offen im Freien stehen lassen.*

## Vorbeugen:

- Vorsicht beim Essen und Trinken im Freien. Süße Lebensmittel wie Kekse, Gebäck, Obst, Limonaden sowie Grillfleisch locken Bienen und Wespen an.
- Offene Getränke immer mit einem Deckel verschließen.
- Vorsicht beim Verzehr von frisch geernteten Früchten, z. B. Pflaume, Pfirsich, Apfel.

## 16.5.4 Verbrennungen und Verbrühungen

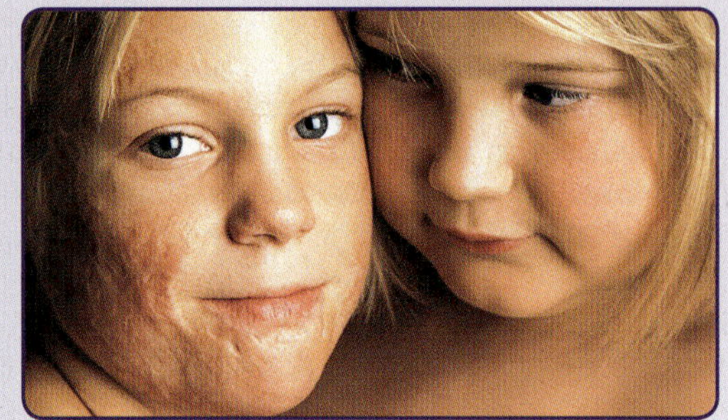

*Lisa, 7 Jahre, erlitt schwere Verbrennungen, als jemand Spiritus auf den Grill schüttete. Ihre Freundin Anna riss sie aus dem Feuer und rettete ihr dadurch das Leben.*

In Deutschland verbrennen oder verbrühen sich etwa 6 000 Kinder im Jahr. Kinder im Alter von 2 bis 4 Jahren sind besonders gefährdet. Verbrennungen gehören zu den schmerzhaftesten äußeren Verletzungen und haben Auswirkungen auf den ganzen Organismus. Der Schweregrad der Verletzung hängt von der Art des heißen Stoffes und der Temperatur, z. B. siedendes Wasser ca. 100 °C, Öl in Fritteuse ca. 200 °C, offenes Feuer ca. 1 200 °C, und der Einwirkungsdauer ab. Schon 52 °C heißes Wasser schädigt die Haut.
Die Schwere einer Verbrennung richtet sich nach der Größe der verbrannten Körperoberfläche.

Man unterscheidet 3 Verbrennungsgrade:

- **Verbrennung 1. Grades:** schmerzhafte Hautrötung mit starker Schwellung, z. B. Sonnenbrand.
- **Verbrennung 2. Grades:** sehr schmerzhafte Hautrötung mit starker Schwellung, Blasenbildung und oberflächlicher Hautzerstörung.
- **Verbrennung 3. Grades:** vollkommene Zerstörung der Haut und tieferer Gewebsschichten bis hin zur Verkohlung. Stark verminderte Schmerzempfindlichkeit durch Schädigung der Nervenenden.

Verbrennungen verursachen stärkste Schmerzen und führen oft zu Schock. Lebensgefahr besteht bei Erwachsenen, wenn 15 % der Körperoberfläche verbrannt sind, bei Kleinkindern bereits ab 8 %.

### Heiße Wärmflasche

Durch direkten Kontakt mit der heißen Wärmflasche oder auslaufendes heißes Wasser kann es zu schweren Hautschäden kommen.

**Vorbeugen:**

Wärmflasche möglichst nur zum Vorwärmen des Bettes verwenden, Ausnahme bei Bauchschmerzen. Wärmflasche stets in ein Handtuch oder eine passende Frotteehülle einwickeln, damit kein direkter Kontakt zwischen Wärmflasche und Körper des Kindes zustande kommt. In die Wärmflasche kein kochendes Wasser einfüllen. Das Wasser sollte eine Temperatur von 45 bis 50 °C haben.
Die Verschlussdichtung muss zuverlässig dicht und fest verschraubt sein, damit kein heißes Wasser aus der Wärmflasche heraussickert.
Die Seite mit dem Schraubverschluss niemals in Kopfrichtung auf den Bauch des Kindes legen, bei unzureichendem Verschluss könnten sonst Kopf und Brust verbrüht werden. Die Wärmflasche sollte stets quer gelegt werden.

### Heizkissen

Bereits ein längerer Wärmekontakt über 45 °C führt beim Säugling zu Hautschädigungen. Heizkissen in Stufe III, etwa 55 °C, verursachen bei einem Säugling – nasse Windeln verstärken die Wärmeeinwirkung – schwere Hitzeschäden der Haut.

**Vorbeugen:**

Beim Säugling und Kleinkind keine Heizkissen verwenden!

**Die Einschätzung der Verbrennungsfläche:**

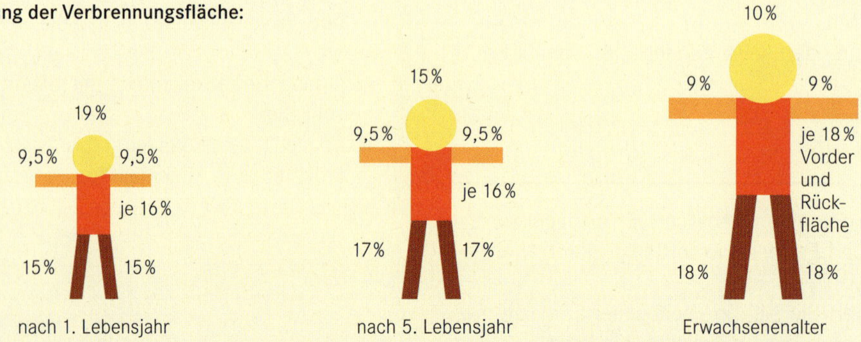

### Baden/heißes Wasser aus dem Wasserhahn

> **Vorbeugen:**
> - Die Badewassertemperatur darf 37 °C nicht übersteigen (Badethermometer).
> - Wenn das Kind badet, kein heißes Wasser mehr nachfüllen.
> - Dem Kind früh den Umgang mit dem Kalt- und Warmwasserhahn erklären.

### Heiße Flüssigkeit

Verbrennungen und Verbrühungen treten besonders häufig bei Kindern im zweiten bis dritten Lebensjahr auf. Eine Tasse heißer Tee, eine Kanne heißer Kaffee, ein Tauchsieder mit heißem Wasser, die in Reichweite des Kindes abgestellt waren, werden leicht von dem „neugierigen" Kind umgeworfen und führen zu schweren Hautverletzungen, insbesondere bei kleinen Kindern.

> **Vorbeugen:**
> - Keine Gefäße mit heißen Flüssigkeiten in greifbarer Nähe des Kindes abstellen.
> - Keine herabhängenden Tischdecken verwenden; am sichersten sind Tisch-Sets.

### Herunterreißen von heißen Pfannen und Töpfen von der Herdplatte

Über den Herd hinausragende Stiele und Griffe von Pfannen und Töpfen können von dem Kind leicht erreicht werden und sind häufig Ursache für Verbrennungen und Verbrühungen.

> **Vorbeugen:**
> - Griffe von Töpfen und Pfannen nach hinten drehen, sodass sie ein kleines Kind nicht erreichen kann.
> - Ein Schutzgitter am Herd anbringen.

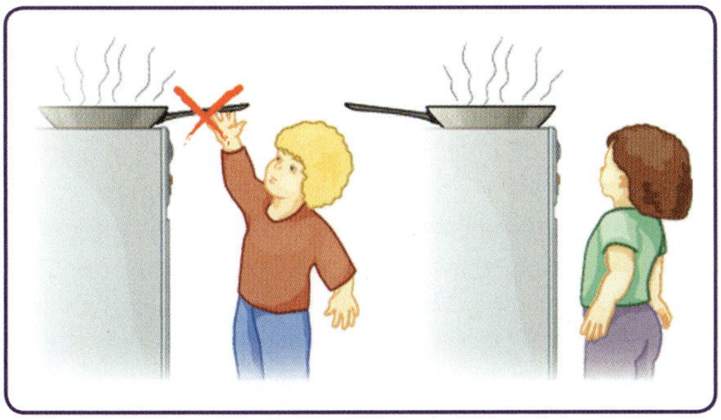

*Der Griff von Pfannen und Töpfen sollte nach hinten zeigen*

### Brennende Kerzen

Kerzenlicht zieht Kinder stark an und verlockt zum Spielen mit der Flamme. Besondere Vorsicht ist bei Kerzen am Adventskranz oder Weihnachtsbaum geboten. Besonders ein ausgetrockneter Kranz oder Baum entzündet sich leicht durch einen Funken und verbrennt explosionsartig schnell.

> **Vorbeugen:**
> - Säuglinge, Klein- und Vorschulkinder nie ohne Aufsicht in einem Raum mit brennenden Kerzen lassen.
> - Streichhölzer sofort nach der Benutzung wieder kindersicher wegräumen.
> - Kerzen nur brennen lassen, wenn Erwachsene dabei sind.
> - Kinder vorsichtig die Hitze der Kerzenflamme fühlen lassen und die Unfallgefahr erklären.
> - Kerzen in ausreichendem seitlichen (ca. 5 bis 10 cm) und senkrechtem Abstand (ca. 40 cm) zu den Zweigen anbringen
> - Kerzen am Weihnachtsbaum von oben nach unten anzünden und von unten nach oben löschen. Mit dieser Aufgabe jedoch kein Kind betrauen.
> - Sicherer, wenn auch teurer als die üblichen Fichten, sind Edeltannen, da sie nicht so leicht entzündbar sind.
> - Der Tannenbaum soll ausreichend Abstand zu den Gardinen und anderen leicht brennbaren Einrichtungsgegenständen haben.
> - Der Baum muss kipp- und standfest sein. Notfalls mit einem festen Band oder Draht zusätzlich sichern.
> - Kinder nicht in unmittelbarer Nähe der brennenden Kerzen spielen lassen.
> - Adventskranz und Tannenbaum entsorgen, bevor sie gänzlich ausgetrocknet sind.
> - Elektrische Kerzen am Weihnachtsbaum haben zwar weniger Atmosphäre, sie sind aber wesentlich sicherer und werden daher in Haushalten mit Kindern empfohlen.

### Bügeleisen, Wasserkocher u. Ä.

Diese Unfälle passieren meist dadurch, dass das Kind die Geräte an den Kabeln herabzieht.

> **Vorbeugen:**
> - Elektrische Geräte und ihre Kabel dürfen für Kleinkinder nicht erreichbar sein.
> - Während des Bügelns darf sich ein Kleinkind nicht in der Nähe des Bügelbretts aufhalten.

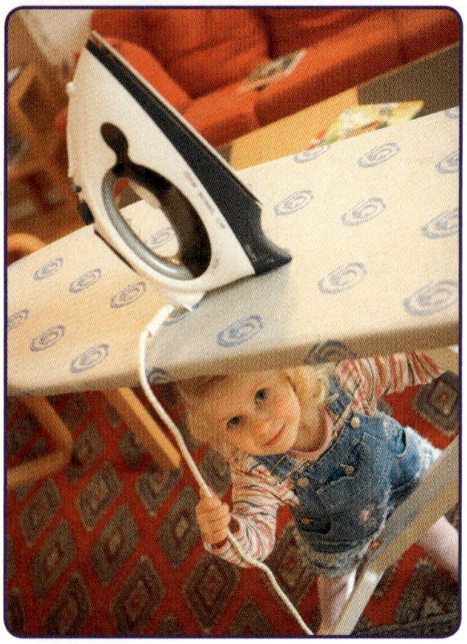

*Unter dem Bügelbrett ist kein geeigneter Spielplatz*

### Feuerwerkskörper

Falscher Umgang mit Feuerwerkskörpern führt oft zu schweren Verbrennungen und Verletzungen.

> **Vorbeugen:**
>
> Feuerwerkskörper gehören nicht in die Hände von Kindern.

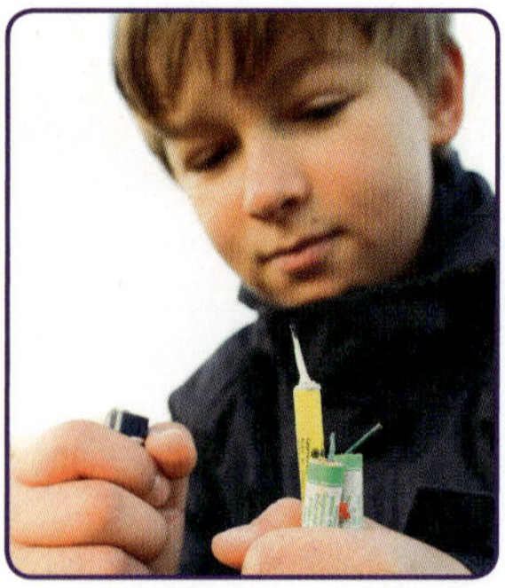

*Feuerwerk fasziniert Kinder, die Unfallgefahr ist aber sehr hoch*

### Spielen mit Streichhölzern oder Feuerzeugen

Immer wieder kommt es vor, dass Kinder beim Spielen mit Streichhölzern oder Feuerzeugen Wohnungen, Häuser, Scheunen und Wälder in Brand setzen.

> **Vorbeugen:**
>
> Streichhölzer und Feuerzeuge für Kinder unerreichbar aufbewahren und niemals herumliegen lassen.

### Gartengrill oder Lagerfeuer

Versucht man, ein Feuer mit Benzin oder Spiritus in Gang zu bringen oder zu halten, entsteht im Augenblick des Hineinschüttens eine mächtige Stichflamme. Häufig kommt es dabei zu Verbrennungen im Gesicht, am Hals und an den Händen. Gefährlich kann es auch werden, wenn man eine Spraydose, ob voll oder leer, ins Feuer wirft. Es droht Explosionsgefahr.

> **Vorbeugen:**
>
> Kindern eindringlich klarmachen, wie gefährlich es ist, Benzin in ein Feuer zu schütten oder eine Spraydose ins Feuer zu werfen.
> Beim Anzünden eines Gartengrills oder eines Lagerfeuers soll ein Erwachsener dem älteren Kind und Jugendlichen zeigen, wie ein Feuer sachkundig angemacht und in Gang gehalten wird.
> Niemals Kinder ohne Aufsicht Erwachsener grillen oder Feuer machen lassen.

### Erste Hilfe bei Verbrennungen und Verbrühungen

**Sofortmaßnahmen:**

1. Löschen, bei Verbrühung Kleidung entfernen
2. Kühlen
3. Ggf. Notruf (Rettungsleitstelle, Notarzt)

**1. Bei Verbrennungen 1. Grades**

Das betroffene Körperteil sofort 10 bis 20 Minuten in Wasser (15–25 °C) halten (wirkt in erster Linie schmerzstillend). Bei Verbrennungen im Gesicht oder Brustbereich Arztbesuch. Ansonsten ist im Allgemeinen keine besondere Behandlung nötig.

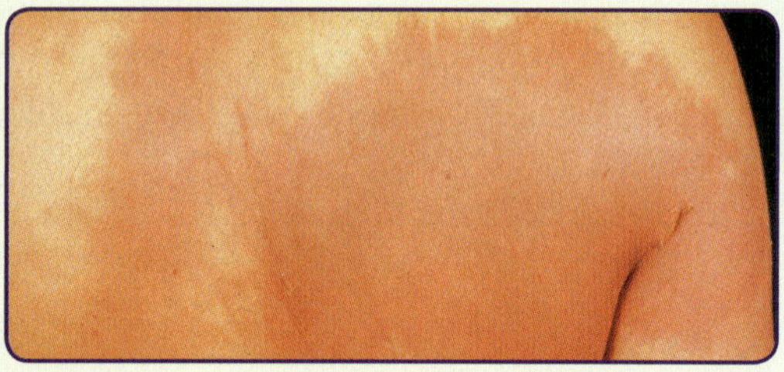

*Die Folgen einer leichten Verbrühung mit heißem Wasser*

**2. Bei Verbrennungen 2. und 3. Grades**

Das betroffene Körperteil so schnell wie möglich unter fließendes handwarmes Wasser halten und so lange kühlen, bis die Schmerzen nachlassen. Das kalte Wasser wirkt hier nicht nur schmerzstillend, es wirkt auch den Flüssigkeitsverlusten entgegen (Verengung der Blutgefäße).

Anschließend die verbrannten Kleidungsstücke vorsichtig entfernen. Kleben sie an der Haut, so müssen sie unbedingt belassen werden, da sonst zusätzliche Verletzungen der verbrannten Haut – verbunden mit einer großen Infektionsgefahr – die Folge sein würden. Anschließend möglichst keimfreie Abdeckung der verbrannten Hautpartien, z. B. mit einem sauberen Taschentuch, Handtuch, Betttuch, am besten aber steril verpackten Brandtüchern.

**3. Bei ausgedehnten Verbrennungen**
Nach Anwendung der im Punkt 2 beschriebenen Maßnahmen das Kind zudecken, um Wärmeverluste zu vermeiden.

**4. Grundsätzliche Verbote**
Brandwunden nicht berühren!
Niemals Salben, Puder, Öl, Mehl o. Ä. auf die Brandverletzung auftragen. Brandblasen dürfen nicht selbst geöffnet werden (Infektionsgefahr!) – dies sollte nur durch den Arzt erfolgen!

**5. Ärztliche Behandlung/Rettungsdienst**
Bei ausgedehnten Verbrennungen 1. Grades sowie in jedem Fall einer Verbrennung oder Verbrühung 2. oder 3. Grades ist ärztliche Behandlung erforderlich. Bei ausgedehnten Brandverletzungen muss der Notarzt gerufen werden und umgehend der Transport in das Krankenhaus bzw. eine Spezialklinik erfolgen.
Bei schweren, großflächigen Verbrennungen und bei Gesichtsverbrennungen können Atem- und Kreislaufstörungen auftreten. Atmung, Bewusstsein und Kreislauf unbedingt beobachten.

### Aufgabe

- Es wird diskutiert, ob bei einer großflächigen Verbrennung Kühlung als Erste-Hilfe-Maßnahme wirklich sinnvoll ist. Informieren Sie sich im Internet oder bei dem Deutschen Roten Kreuz über den aktuellen Stand der Diskussion.

## 16.5.5 Hitzeschäden durch Sonneneinwirkung und hohe Temperaturen

Hohe Temperaturen und/oder starke Sonnenbestrahlung können zu allgemeinen Hitzeschäden führen, die sich als Hitzeerschöpfung, Hitzschlag, Sonnenbrand oder Sonnenstich bemerkbar machen können. Kinder, besonders Säuglinge und Kleinkinder, reagieren auf Hitze viel empfindlicher als Erwachsene. Am gefährdetsten ist ein Säugling, der schutzlos der Einwirkung von Sonne und Hitze ausgesetzt ist.
Die Körpertemperatur wird unabhängig von der Außentemperatur auf einer gleichbleibenden Höhe von etwa 37 °C gehalten. Bei normalen Außentemperaturen erfolgt die Wärmeabgabe vor allem über Abstrahlung oder Ableitung der Wärme von der Hautoberfläche. Bei großer Hitze oder bei großem Wärmeüberschuss, z. B. in der Phase des Fieberabfalls, ist diese Form der Wärmeabgabe nicht mehr ausreichend. Der Körper greift dann zu einem anderen Mittel der Abkühlung: der Verdunstung von reichlich produziertem Schweiß. Die hierbei entstehende Verdunstungskälte entzieht der Haut und damit auch dem gesamten Körper Wärme.
In heißer, trockener Luft verdunstet der Schweiß rasch und die Wärmeabgabe ist gut. In schwüler Luft, die einen relativ hohen Feuchtigkeitsgehalt besitzt, verdunstet er dagegen nur langsam. Er läuft dann in Strömen über die Haut, ohne jedoch wirksam abkühlen zu können.

### Verhütung von Hitzeschäden

Bei starker Hitze muss zum Ausgleich des Flüssigkeitsverlustes durch das Schwitzen sowie zur Aufrechterhaltung einer ausreichenden Schweißbildung viel getrunken werden. Am besten eignen sich Saftschorlen, kalter Tee mit Zitrone oder Mineralwasser.

Die Bekleidung sollte locker, luftig und möglichst hell sein, dunkle Bekleidung nimmt die Wärmestrahlen stärker auf. Nur dann ist eine gute Wärmeabgabe des Körpers möglich.
Körperliche Anstrengung vermeiden, für ausreichende Belüftung der Wohnräume sorgen, möglichst viel im Schatten aufhalten, die direkte Sonnenbestrahlung meiden (besonders in der Mittagszeit). Leicht verdauliche Nahrung bevorzugen.

### Sonnenbrand

Bei Sonnenbrand (= Verbrennung 1. Grades) ist die Haut gerötet und schmerzt. In schweren Fällen können auch Blasen auftreten (Übergang zur Verbrennung 2. Grades). Ist der Sonnenbrand ausgedehnt, so kann sich im Laufe von Stunden ein Krankheitsgefühl mit Kopfschmerzen, Übelkeit, Schüttelfrost und Fieber entwickeln. Je kleiner das betroffene Kind ist, desto stärker wird sich ein Sonnenbrand auf das Wohlbefinden auswirken.
Bei Fieber und Störung des Wohlbefindens ist Bettruhe erforderlich. Bei ausgedehntem Sonnenbrand mit Krankheitsgefühl ist ein Arzt hinzuzuziehen.

### Vorbeugen:

- Am schnellsten entsteht ein Sonnenbrand im Hochgebirge oder an der See. Durch langsames Gewöhnen an die Sonnenstrahlung lässt er sich oft vermeiden.
- Die der Sonne ausgesetzten Hautpartien mit einer Sonnenschutzcreme (hoher Lichtschutzfaktor) eincremen! Nach dem Baden Haut gut abtrocknen und mit Sonnenschutz eincremen!
- Säuglinge und Kleinkinder nicht ohne Schutz der Sonne aussetzen.

### Erste Hilfe bei Sonnenbrand

Sie erfolgt wie bei Verbrennungen 1. Grades:
1. Anwendung von kaltem Wasser, feuchte, kühlende Tücher auflegen.
2. Auftragen eines kühlenden Gels oder einer Feuchtigkeit spendenden Körperlotion (nicht auf offene Hautstellen).
3. Sonne ca. 1 Woche meiden.

### Hitzeerschöpfung

Eine Hitzeerschöpfung entsteht durch ein Kreislaufversagen, das sich bei längerer Hitzeeinwirkung und gleichzeitiger körperlicher Anstrengung entwickeln kann. Ursache sind ausgeprägte Wasser- und Elektrolytverluste.
Vorboten einer beginnenden Hitzeerschöpfung sind gerötete, schweißbedeckte Haut, Schwächegefühl, trockener Mund, starkes Durstgefühl, Kopfschmerzen, Schwindel und Flimmern vor den Augen.
Kennzeichen einer voll ausgeprägten Hitzeerschöpfung sind zusätzliche Symptome wie kalter Schweiß, Frösteln trotz heißer Umgebung, schneller und schwacher Puls sowie, im Gegensatz zum Hitzschlag, eine normale oder nur gering erhöhte Körpertemperatur. Die Hitzeerschöpfung kann tödlich verlaufen, wenn die Hitzebelastung nicht bei den ersten Hinweisen unterbrochen wird.

#### Erste Hilfe bei Hitzeerschöpfung

- Flache Lagerung im kühlen Schatten.
- Bei Frösteln leicht zudecken.
- Zu trinken geben, wenn der Betroffene bei Bewusstsein ist (Wasser mit Salzzusatz: 1 TL Kochsalz auf 1 Liter Wasser, ggf. Mineralwasser).

Meist erholt sich der Betroffene relativ schnell. In ausgeprägten Fällen mit Bewusstseinsstörung muss er jedoch so schnell wie möglich ärztlich versorgt werden.

### Hitzschlag

Ein Hitzschlag tritt insbesondere an sehr schwülen und heißen Tagen auf. Kleine Kinder und ältere Menschen sind besonders gefährdet. Er entsteht, wenn es aufgrund einer ungenügenden Wärmeabgabe zu einer Wärmestauung mit einem plötzlichen hohen Anstieg der Körpertemperatur kommt. Die Gefahr einer Wärmestauung an schwülen, heißen Tagen besteht vor allem dann, wenn bei körperlicher Anstrengung luftundurchlässige, zu warme Kleidung getragen wird und der Schweiß nicht an der Luft verdunsten kann. Große Menschenansammlungen sowie ungelüftete Unterkünfte, Zelte oder Fahrzeuge können bei schwüler Hitze einen Hitzschlag begünstigen. Eine Wärmestauung kündigt sich durch plötzliches Nachlassen der Schweißbildung an. Die Haut fühlt sich trocken und heiß an. Das Gesicht ist hochrot. Kopfschmerzen und Schwindelgefühl stellen sich ein. Die Körpertemperatur ist stark erhöht (40 bis 42 °C), der Puls ist schnell und gut fühlbar. Schließlich stellen sich Benommenheit und Verwirrungszustände oder gar Bewusstlosigkeit ein. Bei Körpertemperaturen um 42 °C und mehr kommt es zum Kreislaufversagen und es besteht unmittelbare Lebensgefahr. Symptome des fortgeschrittenen Hitzschlags: blasse Gesichtsfarbe, bläuliche Lippen, schneller und kaum tastbarer Puls.
Ohne ärztliche Behandlung kann der Hitzschlag tödlich enden.

#### Erste Hilfe bei Hitzschlag

- Körpertemperatur möglichst schnell senken, z. B.:
  - kühl, schattig lagern,
  - Kleidung bis auf Unterhose entfernen,
  - Körper kalt abwaschen,
  - kalte Umschläge auf die Stirn legen,
  - kühle Luft zufächeln.
- Kopf und Oberkörper erhöht lagern (bei Bewusstlosigkeit stabile Seitenlage).
- Schluckweise reichlich Flüssigkeit (mit Salzzusatz s. Hitzeerschöpfung) zu trinken geben, wenn das Kind trinken will.
- Notarzt rufen.

### Sonnenstich

Ein Sonnenstich entsteht durch eine zu lange und intensive Sonnenbestrahlung des unbedeckten Kopfes. Es kommt zu einer Reizung der empfindlichen Hirnhäute. Kopfschmerzen, Schwindel, Übelkeit und Erbrechen, unter Umständen auch Fieber sind die Folge. Das Gesicht ist oft hochrot, bei Kleinkindern blass. Besonders gefährdet sind vor allem Säuglinge und Kleinkinder.

#### Vorbeugen bei Sonnenstich:

- Am besten schützt ein Sonnenhut. Kopftücher u. Ä. sind weniger geeignet, da die schützende Luftschicht zwischen Kopf und Kopfbedeckung fehlt.
- Bevorzugt im Schatten aufhalten, besonders am Mittag und Nachmittag.

#### Erste Hilfe bei Sonnenstich

- Sofort an einen kühlen, schattigen Ort bringen.
- Kleidung öffnen.
- Kalte Umschläge auf Stirn, Nacken und Brust.
- Kopf bei hochrotem Gesicht hoch lagern, bei blassem Gesicht dagegen den Kopf flach lagern.
- Bei Kleinkindern kann es auch erst Stunden später plötzlich zu Erbrechen und Fieber kommen. Sofort Arzt aufsuchen!

### 16.5.6 Schäden durch Kälteeinwirkung

Die Zwergengruppe macht eine Herbstwanderung in den Wald. Draußen ist es neblig und 12 °C kühl. Die Kinder ziehen sich Gummistiefel oder gefütterte hohe Schuhe und Regenjacken oder Anoraks an. Nach 1 km hat die Gruppe ihre Waldlichtung erreicht. Hier werden belegte Brote verteilt und die Kinder spielen Verstecken. Da beginnt es plötzlich in Strömen zu regnen. Die Kinder versuchen, sich unter Bäumen zu schützen. Vergeblich, der Regen hört nicht auf. Schließlich machen sie sich auf den Weg zurück zum Kindergarten. Völlig durchnässt, total erschöpft und zitternd vor Kälte treffen sie ein.

#### Aufgaben

1 Wie können die Erzieherinnen den unterkühlten Kindern Erste Hilfe leisten?

2 Wie können Unterkühlungen bei Kindern beim Aufenthalt im Freien verhindert werden?

#### Unterkühlung

Zu einer Unterkühlung kann es kommen, wenn das Kind über längere Zeit tiefen Außentemperaturen, insbesondere feuchter Kälte, ausgesetzt ist. Nässe bewirkt besonders rasche Wärmeverluste, da sie die Körperwärme erheblich schneller entzieht als trockene Kälte. Ein Sturz in eiskaltes Wasser oder langes Ausharren des Kindes in nasskalter Kleidung, vor allem bei kaltem Wind, beschleunigt daher eine Auskühlung des Körpers erheblich. Kinder neigen weit mehr als Erwachsene zu Wärmeverlusten. So können bei einem Kind, das sich lange und ohne Bewegung im Freien aufgehalten hat, schon Außentemperaturen von 12 bis 16 °C zu einer Unterkühlung führen.
Das erste Zeichen einer beginnenden Unterkühlung (bis etwa 32 °C) ist Muskelzittern (Wärmeproduktion). Die Durchblutung von Armen, Beinen und Haut sinkt, um die Wärmeabgabe zu verringern. Später setzen Frostgefühl, verstärkte Müdigkeit und ein allmähliches Steifwerden der Arme und Beine ein. Bei einer Körpertemperatur unter ca. 30 °C kommt es zu einem Nachlassen des Zitterns und einem langsamen und unregelmäßigen Puls, einer allgemeinen Muskelstarre, einem zunehmenden Bewusstseinsverlust, weiten Pupillen und schließlich (bei Temperaturen um 24 °C) zum Tod durch Herzstillstand.

#### Erste Hilfe bei Unterkühlung

Unterkühlte Personen werden in Decken gehüllt in einen nicht übermäßig warmen Raum gebracht. Die Erwärmung des Körpers muss langsam erfolgen. Eine schnelle Aufwärmung kann – besonders bei starker Unterkühlung – zu einem Kreislaufkollaps, in schweren Fällen auch zu Herzversagen führen.

**Bei fortgeschrittener Unterkühlung (Körpertemperatur deutlich < 30 °C), evtl. mit Bewusstlosigkeit, ist ein sofortiger Transport in das nächste Krankenhaus/Notruf (ohne vorherige zeitraubende Aufwärmungsmaßnahmen) dringend erforderlich!**

Bei Verzögerung des Transports:

- Nasse Kleider ausziehen und in (leicht vorgewärmte) Decken einhüllen.
- Warme, gut gezuckerte Getränke bei erhaltenem Bewusstsein verabreichen.
- Zeigt die unterkühlte Person als einziges Zeichen einer beginnenden Auskühlung ein Muskelzittern, so kann eine rasche Erwärmung des Körpers erfolgen.
- Bewusstlose behutsam in die stabile Seitenlage bringen, mit Decke zudecken. Bewusstsein und Atmung kontrollieren.

#### Erfrierungen

Erfrierungen treten auf, wenn die Blutzufuhr der Haut durch eine lang anhaltende, starke Abkühlung oder durch eine zu schnelle Wiederaufwärmung so weit herabgesetzt ist, dass im Gewebe ein schädlicher Sauerstoffmangel entsteht. Bei ausgeprägten und lang anhaltenden Durchblutungsstörungen kommt es zum Absterben des betroffenen Gewebes. Begünstigende Faktoren sind feuchte Kälte, besonders wenn ein kalter Wind und körperliche Untätigkeit hinzukommen. Langes Stehen im Schneematsch oder in kaltem Schlamm fördert ebenso Erfrierungen wie einengendes Schuhwerk. Tauwetter führt leichter zu Erfrierungen als trockener Frost. Besonders bedroht sind die Zehen sowie ungeschützte Körperteile wie Finger, Ohren, Nase, Wangen, Kinn. Unter ungünstigen Bedingungen wie Feuchtigkeit, kaltem Wind und körperlicher Untätigkeit können Erfrierungen auch bei Temperaturen auftreten, die deutlich über 0 °C liegen (bis +10 °C).

Die Gefahren der Erste-Hilfe-Maßnahmen liegen in der Wiedererwärmung. Geschieht sie zu schnell, wird der Sauerstoffbedarf des Gewebes (Wärmezufuhr steigert generell den Gewebsstoffwechsel und damit den Sauerstoffbedarf) außerordentlich hoch. Die noch verengten Blutgefäße der Haut können jedoch nicht genügend Sauerstoff herbeischaffen, sodass Gewebeschäden wie Blasenbildung oder sogar ein Absterben der Haut einschließlich darunterliegendem Gewebe die Folge sein können.

## Erste Hilfe bei Erfrierungen

- Notruf/Rettungsdienst alarmieren.
- Nicht die erfrorenen Körperregionen bewegen!
- Nicht wiedererwärmen, bevor eine warme Unterkunft erreicht ist.
- In der Unterkunft eng anliegende Kleidung und enges Schuhwerk öffnen.
- Langsame Wiedererwärmung der erfrorenen Körperteile durch Körperwärme (z. B. Finger unter die Achselhöhlen) oder Einhüllen in leicht vorgewärmte Decken, keine Wärmflasche o. Ä.
- Warme Getränke verabreichen, grundsätzlich ohne Alkoholzusatz, da Alkohol die Blutgefäße erweitert und dadurch zusätzlich Wärmeverluste auftreten können.

Keinesfalls das erfrorene Körperteil kräftig massieren oder mit Schnee einreiben!

Rasche ärztliche Versorgung ist erforderlich!

### 16.5.7 Ertrinken

Ertrinken ist nach den Verkehrsunfällen die zweithäufigste Todesursache bei Kindern.
Bei Klein- und Vorschulkindern stellen nicht ausreichend gesicherte Schwimmbecken, Zierteiche, Wasserbottiche, Planschbecken und Ähnliches eine Gefahr dar. Kinder sind in diesem Alter in der Regel nicht in der Lage, sich selbst zu helfen.
Für ältere Kinder, die noch nicht schwimmen können, sind vor allem das Spielen an Uferböschungen, das Paddeln auf einer Luftmatratze oder das Rudern in einem Schlauchboot gefährlich.

Ein Ertrinkender fühlt panische Todesangst. Versucht man, ihn von vorne zu retten, besteht die Gefahr, dass man von ihm mit in die Tiefe gezogen wird. Daher immer: **Ertrinkende von hinten anschwimmen und retten!**
Eine Wiederbelebung muss unter allen Umständen versucht werden, solange noch keine sicheren Todeszeichen (Todesflecken, Todesstarre) sichtbar sind.

## Vorbeugen:

- Kleine Kinder in der Badewanne keinen Augenblick allein lassen. Die Wanne muss einen Rand oder Griff besitzen, an dem sich das Kind festhalten kann.
- Zierteiche und Gartenschwimmbecken kindersicher umzäunen oder abdecken.
- Sorgfältige Beaufsichtigung der Kinder in unmittelbarer Nähe eines Gewässers.
- Am Strand kleinere Kinder stets mit Schwimmflügeln mit Doppelkammern herumlaufen lassen. Schwimmtiere sind unsicher.
- Aufblasbare Gummiringe oder Autoschläuche sind abzulehnen, weil das Kind leicht hindurchrutschen kann.
- Kinder, die noch nicht schwimmen können, auf keinen Fall mit einer Luftmatratze oder einem Schlauchboot auf das Wasser lassen.
- Schlauchboote müssen mindestens 3 Kammern haben. Beim Kauf auf die DIN-Norm 66070 achten.
- Das Kind sollte mit vier bis fünf Jahren schwimmen lernen. „Frühschwimmer"-Training ist bereits ab zwei Jahren möglich.
- Nicht mit vollem Magen baden. Nach einer größeren Mahlzeit mindestens eine Stunde warten.
- Niemals kopfüber in ein unbekanntes Gewässer springen.
- Bei einem aufziehenden Gewitter sofort das Wasser verlassen.
- Im Winter das Kind nur auf Eisflächen spielen lassen, die zum Schlittschuhlaufen freigegeben wurden.

## Erste Hilfe bei Ertrinken

- Wenn das gerettete Kind noch atmet und hustet, lagert man es in stabiler Seitenlage (vgl. Kap. 16.4.2). Nasse Kleidung ausziehen und das Kind in warme Decken o. Ä. wickeln.
- Bei Bewusstlosigkeit Atmung überprüfen und Atemwege freimachen. Dazu werden kleine Kinder mit vornübergebeugtem Kopf über den Unterarm/das Knie gelegt (vgl. Abb.) – weiteres Vorgehen vgl. S. 177. Bei Atemstillstand beatmen (vgl. Kap. 16.4.3).

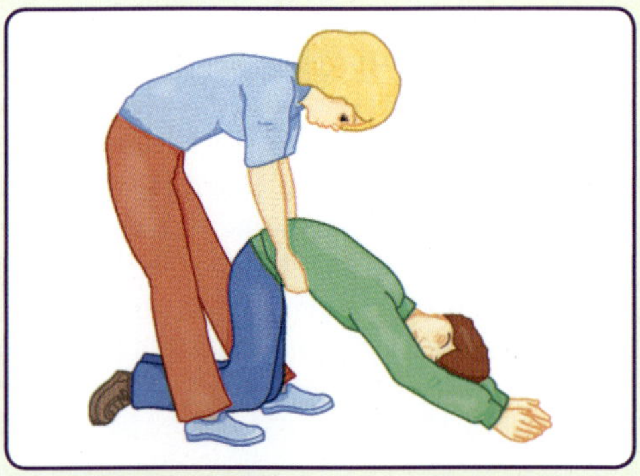

*Durch Tiefstellen von Kopf und Oberkörper wird Wasser aus den Atemwegen entfernt*

- Bei Herz-Kreislauf-Stillstand (vgl. Kap. 16.4.3) wird die Wiederbelebung (Beatmung und Herzdruckmassage) begonnen. Diese wird so lange durchgeführt, bis sich eindeutige Lebenszeichen einstellen, bzw. bis der Rettungsdienst eintrifft.

### 16.5.8 Unfälle durch elektrischen Strom

Elektrounfälle passieren im Haushalt, wenn Kinder unbeaufsichtigt mit schadhaften elektrischen Geräten spielen oder an nicht gesicherten Steckdosen hantieren. Stromunfälle verlaufen nicht selten tödlich.

**Vorbeugen:**

- Steckdosen in Einrichtungen und Haushalten mit Kindern mit Kindersicherungen (Verschlusskappen) versehen (im Fachhandel erhältlich).
- In Neubauten sollten von vornherein Kinderschutz-Steckdosen eingebaut werden.
- Elektrische Schalter, Steckdosen und Schnüre müssen stets in einwandfreiem Zustand sein. Keine elektrischen Verbindungskabel herumliegen lassen. Sie reizen Kinder zum „Basteln".
- Kinder dürfen ihre Drachen nie in der Nähe einer elektrischen Freileitung steigen lassen. Bei Berührung des Drachens mit der Leitung besteht für das Kind, das die Schnur in der Hand hält, akute Lebensgefahr. Eltern sollten daher beim Drachensteigenlassen dabei sein und den Kindern eindringlich die Gefahr der elektrischen Freileitungen klarmachen.

**Erste Hilfe bei Stromunfällen**

- Sofort den Stromkreis unterbrechen: Stecker herausziehen, Sicherung ausschalten.
- Ist eine Unterbrechung des Stroms nicht sofort möglich, muss versucht werden, mit isolierenden Gegenständen (z. B. Besenstiel, Stuhlbein) das Kind von der Stromquelle zu trennen oder es an den Kleidern wegzuziehen. Die Hände müssen mit trockenen Tüchern, Kleidungsstücken, Decken oder dicken Handschuhen geschützt werden. Schützen Sie zuerst sich selbst!
- Das unter Strom stehende Kind nie direkt anfassen!
- Bei Hochspannungsunfällen Feuerwehr rufen. Es ist keine Hilfe möglich, bevor der Strom nicht abgeschaltet ist.
- Nach der Stromunterbrechung Lebenszeichen prüfen. Bei Bewusstlosigkeit und vorhandener Atmung: stabile Seitenlage; ist keine Atmung oder Puls vorhanden: Reanimation.
- **Sofort einen Notarzt rufen!**
  Oft bestehen gefährliche Herzrhythmusstörungen und Verbrennungen 3. Grades.

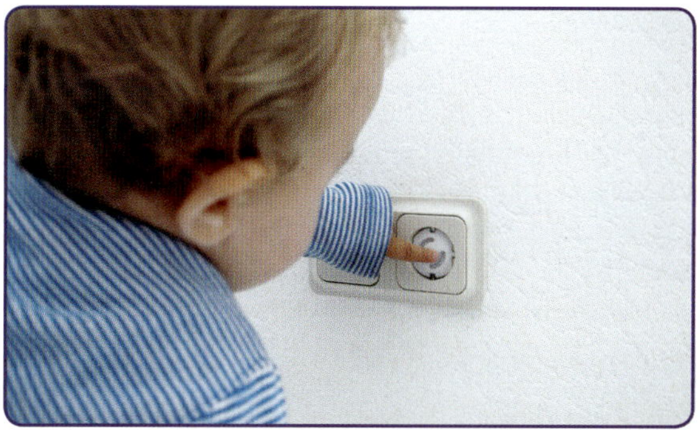

*Steckdose mit Kindersicherung*

**Verhalten bei Gewitter**

Unfälle durch Blitzschlag sind sehr selten, jedoch oft tödlich. Bei Gewitter ist man in einem geschlossenen Auto sicher, da die Karosserie wie ein Blitzableiter wirkt.

- Die Nähe von Bäumen meiden!
- Im Wald die größtmögliche Entfernung von Bäumen und möglichst eine Erdmulde suchen.
- In die Hocke gehen, Arme an die Brust, Füße eng schließen.
- Nicht in der Nähe von Überlandleitungen aufhalten!

### 16.5.9 Stiche und Bisse

**Insektenstiche**

An der Einstichstelle eines Insektenstiches kommt es zu einer juckenden Rötung und Schwellung. Bei einem Bienenstich bleibt der Stachel meist in der Haut stecken, Stacheln von Wespen und Hornissen bleiben nicht stecken. Der Stachel sollte möglichst schnell entfernt werden, da er noch mit der am Stachelende sitzenden Giftblase verbunden ist. Fasst man den Stachel an, so besteht die Gefahr, dass der Inhalt in die Einstichwunde gepresst wird.

**Erste Hilfe bei Insektenstichen**

- Stachel mit einer Pinzette (mit dem Fingernagel) herausziehen.
- Einstichstelle kühlen, ggf. mit Zwiebelsaft betupfen. Eine Antihistaminika-Salbe (Arzt) hilft zusätzlich.
- Manche Menschen reagieren auf das Insektengift überempfindlich. Die Allergie macht sich durch juckenden Hautausschlag, Schwellung, Atembeschwerden, Unruhe, kalten Schweiß, Blässe und Übelkeit bemerkbar. **Sofort Arzt rufen!**
- Mehrere Bienen-, Wespen- oder Hornissenstiche auf einmal können für Kleinkinder und Säuglinge lebensgefährlich sein. **Sofort den Arzt rufen!**
- Bei einem Stich im Mundraum besteht **unmittelbare Lebensgefahr** (vgl. Kap. 16.5.3).

### Bisswunden

Bisswunden sind durch den Speichel des Tieres oder des Menschen stark infiziert und führen oft zu einer Entzündung. Bei Bisswunden muss man immer an die Gefahr des Wundstarrkrampfs (vgl. Kap. 5.4.9) denken, bei Tierbissen ist auch Tollwutgefahr (vgl. Kap. 5.4.10) nicht auszuschließen.

**Vorbeugen:**

Durch den richtigen Umgang mit Hunden und Katzen können Bisswunden in der Regel vermieden werden:
- Tiere respektvoll und freundlich behandeln.
- Tiere nicht beim Fressen stören, einem Hund nicht seinen Knochen wegnehmen.
- Weibchen mit Jungen in Ruhe lassen.
- Die Tiere nicht ärgern oder bedrohen.
- Nicht ängstlich vor einem Hund weglaufen.

Grundsätzlich sollte sich ein Kind keinem fremden, krank oder verletzt aussehenden Tier nähern.

**Erste Hilfe bei Bisswunden**

- Jede Bisswunde (Ausnahme: kleine Wunden von bekannten Tieren, von denen man weiß, dass sie z. B. gegen Tollwut geimpft sind) muss ärztlich versorgt werden, auch wenn die Blutung nur geringfügig ist.
- Eine Tetanus-Impfung ist unbedingt erforderlich, es sei denn, es besteht Impfschutz.
- Beim geringsten Tollwutverdacht ist eine sofortige Impfung erforderlich.
- Spülen mit Wasser.
- Wunde keimfrei verbinden.

### Schlangenbisse

In unseren Breiten ist die Kreuzotter die einzige weiter verbreitete Giftschlange. Sie ist 60 bis 80 cm lang und hat eine zackenartig verlaufende Rückenzeichnung.
Bei einem Biss wird ein heftiger stechender Schmerz spürbar. An der Bissstelle sind zwei kleine, punktförmige rote Stichwunden sichtbar. Die Haut der Umgebung ist gerötet und angeschwollen.

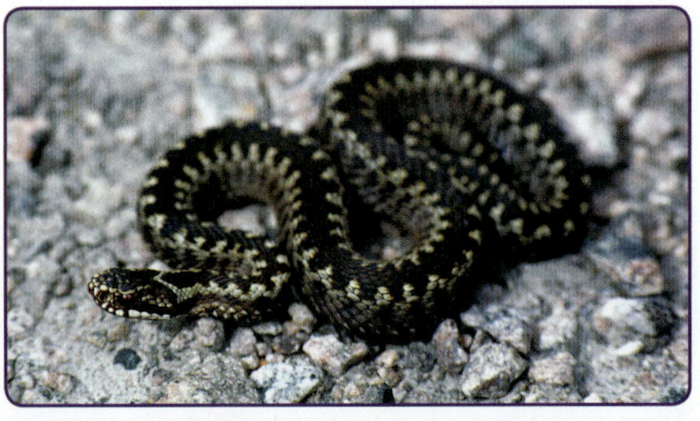

*Kreuzotter*

Von der Stichstelle gelangt das Blut in den Körper und führt zu allgemeinen Vergiftungserscheinungen, die von leichter Übelkeit bis zum ausgeprägten Schockzustand mit Lähmungserscheinungen und Bewusstlosigkeit reichen können. Meist treten Schwäche- und Schwindelgefühl, Schweißausbruch, Kopfschmerz, Übelkeit und Erbrechen 10 bis 15 Minuten nach dem Biss auf. Besonders bei Kleinkindern kann ein Kreuzotterbiss lebensgefährlich sein.

**Erste Hilfe bei Schlangenbiss**

- Das Kind flach auf den Rücken legen, extrem ruhig stellen und beruhigen.
- Sofort Arzt/Rettungsdienst rufen (Beschreibung der Schlange: „Wie sah sie aus?“).
- Ringe etc. entfernen wegen der Gefahr des Einschneidens bei Ödem.
- Nicht aussaugen, abbinden, einschneiden, kühlen, wärmen.
- Oberhalb der Bissstelle (in Richtung Herz) mithilfe eines Taschentuchs o. Ä. eine Stauung anlegen. Das betroffene Glied dabei nicht anheben.

In Urlaubsländern können weitere Tiere (z. B. Viper, Skorpion) Camper durch ihren Biss in Lebensgefahr bringen.

### Zeckenbiss

Zecken beißen sich meist in der Haut fest. Das kann zu gefährlichen Erkrankungen führen, u. a. zu Entzündungen von Hirn und Hirnhäuten. (vgl. Kap. 5.4).

**Erste Hilfe bei Zeckenbiss**

Zecke mit der Zeckenzange so nah wie möglich an der Haut greifen und nach hinten herausziehen. Nicht drehen! Der Kopf sollte nicht abreißen.
- Die Wunde desinfizieren.
- Ggf. Arzt zur Kontrolle heranziehen.
- Bissstelle etwa 3 Wochen beobachten, Kreis um die Bissstelle machen.

## Aufgaben

1. Erstellen Sie in der Klasse eine Lernkartei für häufige Unfälle und Notfälle (z. B. Unfallart – Auswirkung auf den Körper – Erste-Hilfe-Maßnahmen – Vorbeugung).
2. Erarbeiten Sie in Gruppen eine Checkliste „Unfallverhütung und Vorbeugung in der Einrichtung“. Beziehen Sie Ihre Erfahrungen mit ein.
3. Sie wollen in Ihrer Einrichtung eine Informationsveranstaltung für die Eltern zu dem Thema „Richtiges Verhalten bei Notfällen mit Kindern“ durchführen. Erstellen Sie eine Planungsskizze.

### 16.5.10 Vergiftungen

| Häufigkeit der für kindliche Vergiftungen verantwortlichen Stoffgruppen[1] | |
|---|---|
| Chemische Produkte | 3349 |
| Arzneimittel | 2641 |
| Pflanzen/Pilze | 2291 |
| Kosmetika/Hygieneprodukte | 776 |
| Nahrungs- und Genussmittel | 764 |
| Pestizide | 248 |
| Agrochemikalien | 110 |
| Tiere | 91 |
| Drogen | 66 |
| Tierarzneimittel | 10 |
| Sonstige | 518 |

| Altersverteilung von Vergiftungen der 0- bis 19-Jährigen: | |
|---|---|
| 13 % kindlicher Vergiftungen entfallen auf das | 1. Lebensjahr |
| 43 % kindlicher Vergiftungen entfallen auf das | 1.–4. Lebensjahr |
| 8 % kindlicher Vergiftungen entfallen auf das | 5.–14. Lebensjahr |
| 4 % kindlicher Vergiftungen entfallen auf das | 15.–19. Lebensjahr |

1 Nach Angaben der Informationszentrale für Vergiftungen der Universitätsklinik Freiburg i. Br. in einem Jahr, bezogen auf 10 862 Vergiftungen bei Kindern unter 19 Jahren.

In Deutschland kommt es bei Kindern jährlich zu ca. 25 000 Vergiftungsfällen, davon müssen ca. 10 000 im Krankenhaus behandelt werden. 30 bis 50 Kinder sterben jährlich an den Folgen einer Vergiftung.

Die Giftstoffe im Alltag kann man in folgende Gruppen unterteilen:

- Haushaltschemikalien
- Pflanzenschutz- und Schädlingsbekämpfungsmittel
- Arzneimittel
- Giftige Pflanzen, Beeren, Pilze
- Verdorbene Lebensmittel

Die größten Gefahrenquellen sind Reinigungsmittel, organische Lösungsmittel wie Benzin, WC-Reiniger, Abflussreiniger oder Spülmittel. Sie werden oft unverschlossen an Orten aufbewahrt, die für Kinder leicht zugänglich sind. Nicht selten werden diese Produkte in Getränkeflaschen abgefüllt, was zu Verwechslungen führt: Das Kind trinkt aus der Flasche, Vergiftungen oder Verätzungen sind die Folge. Bunte Pillen und Tabletten ziehen kleine Kinder magisch an, da sie wie Bonbons aussehen. Aber auch durch giftige Pflanzen, viele Ziersträucher tragen giftige Früchte, kommt es bei Kindern häufig zu Vergiftungen. Schädlingsbekämpfungsmittel an Pflanzen können bei Säuglingen und Kleinkindern schon bei Berührung oder beim Einatmen der Dämpfe Vergiftungen hervorrufen. Gefährlich für Kinder sind ebenso herumstehende Alkoholreste oder herumliegende Zigaretten oder Zigarettenreste. Schon das Verschlucken eines Zigarettenstücks kann für ein Kleinkind lebensgefährlich sein.

Kinder sind neugierig, ihr Entdeckungsdrang macht sie anfällig für Vergiftungen. Sie ahmen gerne die Erwachsenen nach, z. B. Zigaretten oder Pillen in den Mund zu nehmen. Dies kann schwere Folgen haben. Kleinkinder stecken alles in den Mund. Da ihr Geschmackssinn noch nicht vollständig ausgeprägt ist, essen sie auch Dinge, die schlecht schmecken. Bei Kindern zwischen dem 2. und 5. Lebensjahr kommen Vergiftungen besonders häufig vor.

**Vorbeugen:**

- Kindern nur ärztlich verordnete Medikamente geben, Dosierung beachten.
- Möglichst Medikamente mit „kindersicheren“ Schraubverschlüssen verwenden.
- Medikamente nicht offen liegen lassen, sondern kindersicher in der Hausapotheke verwahren.

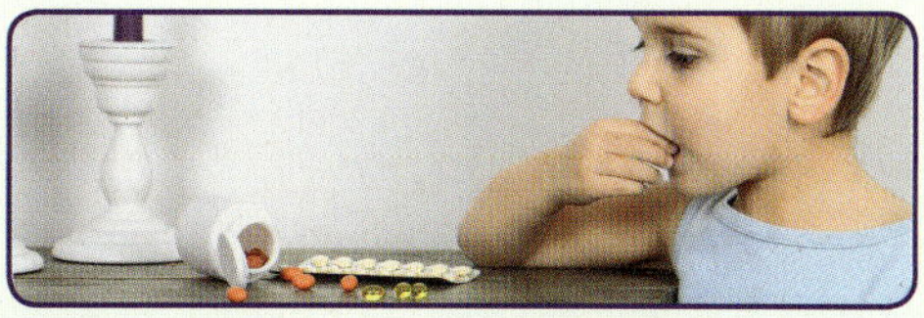

*Arzneimittel müssen kindersicher aufbewahrt werden*

- Alkoholische Getränke und Tabakwaren dürfen für Kinder nicht zugänglich sein. Alkoholreste in Gläsern und Zigarettenkippen nicht offen stehen lassen, sondern immer „kindersicher“ entsorgen.
- Putz- und Reinigungsmittel mit „kindersicheren“ Verschlüssen verwenden.

- Niemals Saft- oder Limonadeflaschen für flüssige Chemikalien benutzen.
- Haushaltspflegemittel, Spülmittel, Desinfektionsmittel, Schuhcreme und andere Chemikalien nicht an einem für Kinder zugänglichen Platz, sondern „kindersicher“ aufbewahren.

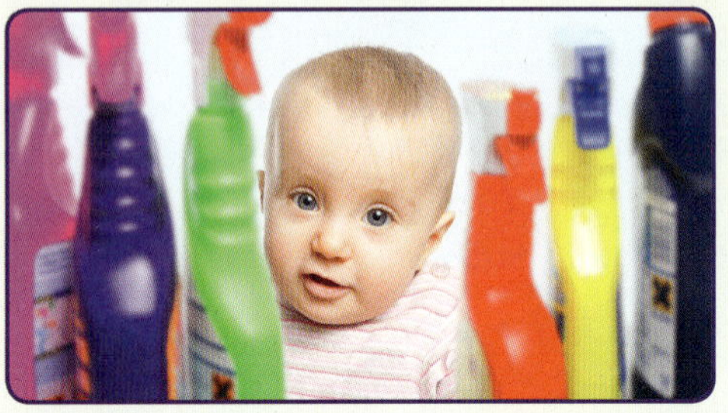

*Das kleine Kind kann noch nicht unterscheiden, welche Flasche Fruchtsaft, Alkohol oder Spülmittel enthält*

- Besondere Vorsicht bei Haushaltsreinigern, deren Farbe, Geruch oder Etikett bei Kindern den Eindruck erweckt, sie hätten Zitronen- oder Orangensaft vor sich!
- Flaschen und andere Behältnisse, die gesundheitsschädigende Substanzen enthalten, müssen, bevor sie im Müll entsorgt werden, gründlich geleert werden.
- In Gärten mit kleinen Kindern keine Giftpflanzen pflanzen oder aufstellen bzw. Kinder nicht unbeaufsichtigt in der Nähe von giftigen Pflanzen (vgl. Kap. 16.5.11) spielen lassen.
- Kindern möglichst früh (ab 4 Jahren) erklären, welche Pflanzen und Früchte giftig sind.

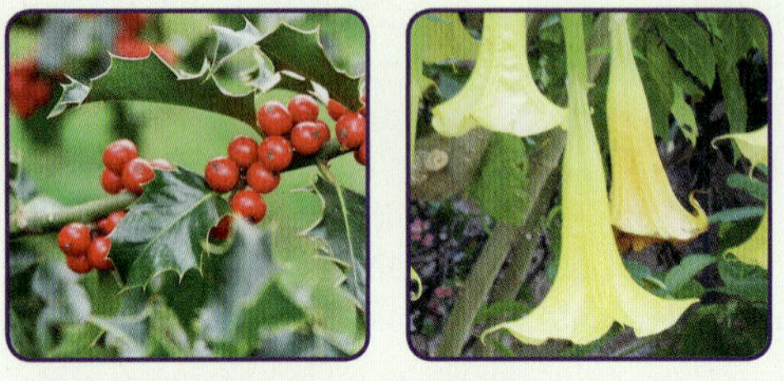

*Giftige Pflanzen locken durch leuchtende Blüten und Früchte die Kinder an*

- Nicht im Beisein von Kindern Schädlingsvernichtungsmittel auf Pflanzen aufbringen.
- Dem Kind nur Spielzeug geben, das mit ungiftigen Farben lackiert ist.
- Bei Kindertextilien auf hautfreundliche Produktion achten (vgl. Kap. 3.3). Kleidung, die frisch aus der Reinigung kommt, gründlich auslüften, da in der Kleidung verbliebene Lösungsmittelreste gesundheitsschädlich sind.

### Aufgabe

- Finden Sie weitere Verhaltensregeln zur Vorbeugung von Vergiftungen bei Kindern.

Die Schwere der Vergiftung wird von der
- **Giftart, Menge, Konzentration** sowie **Einwirkungsdauer** der Giftstoffe und
- **Alter, Körpergewicht** und **Widerstandskraft** des betroffenen Kindes

bestimmt.

So kann eine bestimmte Giftmenge für einen Erwachsenen durchaus harmlos sein, für ein Kind jedoch tödliche Auswirkungen haben.

**Bei Unsicherheit, ob ein eingenommener Stoff giftig ist,** geben Informationszentralen für Vergiftungen telefonisch die notwendigen Informationen. Diese Notzentralen sind in fast allen Bundesländern eingerichtet. Sie geben, wenn sie Angaben wie Giftart, -menge, -konzentration, Vergiftungssymptome, Alter sowie Gewicht des Betroffenen erhalten, Hinweise für die durchzuführenden Erste-Hilfe-Maßnahmen. Speziell für Kinderunfälle ist die Informationszentrale an der Universitätskinderklinik in Berlin zuständig. Telefonnummern der Informationszentralen für Vergiftungsunfälle, vgl. S. 196.

Es ist wichtig, dass man die Telefonnummern der Gift-Informationszentralen parat hat, es empfiehlt sich, diese im Handy zu speichern.

### Erste Maßnahmen bei Vergiftungsverdacht

- In Erfahrung bringen, was das Kind gegessen oder getrunken hat.
- Im Zweifelsfall ohne Zeitverlust sofort den Notarzt und die nächste Giftinformationszentrale (siehe Giftnotrufnummern S. 196) anrufen.
- Dem Arzt genaue Angaben machen über die Art und Menge der eingenommenen Substanz, den Zeitpunkt der Giftaufnahme, Alter und Gewicht des Betroffenen.

Bei Vergiftungsunfällen sollte der Ersthelfer möglichst die Behältnisse oder Verpackungen der Giftstoffe aufbewahren, da sie u.a. wichtige Gefahrenhinweise geben. Oder der Ersthelfer sammelt etwas von dem Gift und gibt es dem Rettungsdienst bzw. Notarzt/Krankenhaus mit, damit der Giftstoff eindeutig identifiziert werden kann.

Nach der Gefahrstoffverordnung müssen Behältnisse, die gefährliche Chemikalien enthalten, mit einem Gefahrstoffsymbol gekennzeichnet sein. Auf den Behältern sind außerdem Gefahrenhinweise und Sicherheitsratschläge aufgedruckt. Sie können bei einem Unfall Hinweise für Erste-Hilfe-Maßnahmen geben.

### Allgemeine Maßnahmen bei Vergiftungen

Das Gift gelangt meist über den Verdauungstrakt in den menschlichen Körper, auch über die Atemwege und die Haut können bestimmte Stoffe aufgenommen werden. Für den Verlauf einer Vergiftung ist es bedeutsam, wie schnell der Ersthelfer anhand der vorhandenen Gesundheitsbeeinträchtigungen eine möglicherweise vorliegende Vergiftung erkennt und die notwendigen Sofortmaßnahmen ergreift.

Folgende Symptome können auf eine Vergiftung hinweisen:
Übelkeit, Erbrechen, Bauchschmerzen, Durchfall, Krämpfe, Schweißausbrüche, Schwindel, Atem- und Kreislaufbeschwerden, Bewusstseinstrübung bis hin zu Atem- und Kreislaufstillstand.

Folgende Maßnahmen sollte der Ersthelfer bei Verdacht auf eine Vergiftung durchführen:

- Es ist wichtig, möglichst schnell herauszufinden, um welche Giftstoffe es sich handelt. Ist der Betroffene bei Bewusstsein, sollte er befragt werden, welche Stoffe aufgenommen wurden. Dies erfordert besonders bei Kindern viel Geduld und Einfühlungsvermögen.
- Bewusstsein, Atmung und Kreislauf der Betroffenen überprüfen und bis zum Eintreffen des Rettungsdienstes überwachen. Falls notwendig, müssen **lebensrettende Sofortmaßnahmen** (vgl. Kap. 16.4) durchgeführt werden.
- Umgehend Rettungsdienst bzw. Notarzt rufen.
- Die Betroffenen warm zudecken und bis zum Eintreffen des Rettungsdienstes/Notarztes betreuen und beruhigen.
- Ohne Anweisung eines Arztes oder einer Giftnotrufzentrale darf den Betroffenen nichts zu trinken gegeben werden (insbesondere **Milch ist bei Vergiftungen schädlich**!).
- Erbrechen darf nicht ohne Rücksprache mit dem Arzt oder einer Giftnotrufzentrale herbeigeführt werden. Es besteht dabei akute Erstickungsgefahr!

Wenn die Betroffenen erbrechen, müssen sie unterstützt werden.

### Vergiftungen durch Lösemittel, Verdünner, Lampenöle

Lösemittel und Verdünner enthalten oft organische Kohlenwasserstoffe, die meist sehr leicht verdampfen. In schlecht belüfteten Räumen kann es durch Einatmen dieser Stoffe zu Kopfschmerzen, Übelkeit, Benommenheit und schließlich zu Bewusstlosigkeit kommen, die mit einem Atem- und Kreislaufstillstand einhergehen kann.

Lösemittel-Luft-Gemische sind oft leicht brennbar und stellen so eine erhöhte Explosionsgefahr dar.

Beim Verschlucken gelangen Lösemittel, Verdünner und Lampenöle in den Magen-Darm-Trakt, aus dem sie bei schneller Hilfe in der Klinik relativ gefahrlos herausgespült werden können. Gelangen diese Stoffe jedoch in die Lunge, können sie dort heftige Entzündungen auslösen, die sogar tödlich verlaufen können. Eine besonders hohe Gefährdung geht hier von den Lampenölen aus. Diese führen bei oraler Aufnahme in vielen Fällen zu einer chemischen Lungenentzündung mit anhaltendem Husten und Atemnot. Insbesondere bei Kleinkindern kann diese auch tödlich verlaufen.

Während die Verkaufsbehälter mit einer Kindersicherung gesichert sind, sind Öllampen mit dem Lampenpetroleum häufig für Kinder leicht zugänglich. Sehr gefährlich sind auch flüssige Grillanzünder aus Paraffin oder Petroleumdestillat, die oft in Flaschen angeboten werden. Diese werden bei Grillfeiern häufig von Kleinkindern mit Mineralwasserflaschen verwechselt.

#### Erste Hilfe-Maßnahmen

- Auf keinen Fall Erbrechen auslösen! Giftstoffe können beim Erbrechen in die Lunge gelangen.
- Rettungsdienst/Notarzt informieren.
- Bei Vergiftung durch Einatmungsgifte die Betroffenen sofort an die frische Luft bringen und die Räume gut lüften.
- Zündquellen vermeiden (Feuerzeug, Streichholz, elektrische Schalter) – Explosionsgefahr!
- Vgl. auch allgemeine Maßnahmen bei Vergiftungen auf S. 188.

### Vergiftungen bei schaumbildenden Seifen, Spül- und Waschmitteln

Diese Stoffe werden vor allem von kleinen Kindern wegen ihrer Farbe und des angenehmen Geruchs häufig in den Mund genommen und verschluckt. Die größte Gefahr ist die Schaumbildung im oberen Verdauungstrakt. Der Schaum gelangt leicht in die Lunge und verschließt dort die Lungenbläschen, es besteht Erstickungsgefahr!

Einige Reinigungsmittel haben außerdem eine stark reizende oder ätzende Wirkung auf die empfindlichen Schleimhäute.

#### Erste Hilfe-Maßnahmen

- Auf keinen Fall Erbrechen auslösen und nichts zu trinken geben (verstärkt die Schaumbildung → Erstickungsgefahr)!
- Sofort Rettungsdienst rufen.
- Schnellstmöglich schaumhemmende Medikamente (in der Apotheke erhältlich) verabreichen, sie verhindern die gefährliche Schaumbildung.
- Die Betroffenen müssen in eine Klinik, da die Schädigungen der Lunge noch Stunden später lebensbedrohlich werden können.

### Vergiftungen/Verätzungen durch Säuren und Laugen

Werden Säuren, z.B. Essigsäure, Salzsäure, und Laugen, z.B. Ätznatron, Salmiakgeist, verschluckt, schädigen sie die Schleimhäute. Während der Magen durch eine dicke Schleimhaut besonders gegen Säuren und Laugen geschützt ist, wird die Speiseröhre durch diese Stoffe stark geschädigt. Die Betroffenen dürfen auf keinen Fall zum Erbrechen gebracht werden, da dies die Speiseröhre erneut verätzen würde. Sie sollten schnellstmöglich reichlich trinken, um die ätzenden Substanzen im Magen zu verdünnen.

**Erste Hilfe-Maßnahmen**

- Nicht erbrechen lassen.
- Sofort Rettungsdienst/Notarzt rufen.
- Reichlich trinken (z.B. Wasser, Tee, Säfte), um die ätzenden Substanzen zu verdünnen.
- Keine neutralisierenden Stoffe oder Milch geben.

### Vergiftungen durch Kohlenmonoxid

Kohlenmonoxid (CO) ist ein farb- und geruchloses Gas, das bei unvollständiger Verbrennung von Kohle und Kohlenstoffverbindungen entsteht, z.B. Auspuffgase von Autos, Rauch- und Brandgase. Durch schlecht ziehende Kohle-, Öl- oder Gasöfen kann es zu einer gefährlich hohen Kohlenmonoxidkonzentration kommen.
Das bei der Einatmung über die Lunge in das Blut gelangende CO verbindet sich fest mit dem roten Blutfarbstoff (Hämoglobin) und verdrängt dabei den Sauerstoff. Bei einer leichten bis mittelschweren CO-Vergiftung (10–30 % CO-Hämoglobin) kommt es zu Kopfschmerzen, Übelkeit, Kurzatmigkeit bei körperlicher Anstrengung, Herzklopfen, Mattigkeit und Schwindelgefühl. Zeichen einer schweren Vergiftung (etwa 40–50 % CO-Hämoglobin) sind Bewusstlosigkeit, schnelle Atmung und Kreislaufschock. Konzentrationen über 60 % CO-Hämoglobin wirken rasch tödlich.

**Erste Hilfe**

- Sofort Fenster, Türen öffnen, Betroffene ins Freie bringen, tief durchatmen lassen. Bei einer leichten CO-Vergiftung erholt sich der Betroffene unter Frischluftatmung innerhalb weniger Stunden.
- Notarzt/Rettungsdienst rufen.
- Bei Bewusstlosigkeit und Atemstillstand lebensrettende Sofortmaßnahmen (vgl. Kap. 16.4).

### Vergiftung durch Tabak, Alkohol, Medikamente

**Erste Hilfe**

Erbrechen und viel Wasser trinken lassen.

## 16.5.11 Giftige Pflanzen und Beeren

Giftige Pflanzen, insbesondere wenn sie bunte Blätter oder Früchte in leuchtenden Farben tragen, wecken die Neugier von Kindern und verführen besonders kleine Kinder zum Probieren. Auch ältere Kinder sind gefährdet, wenn sie z.B. „Kochen“ spielen und einen „Salat“ aus Blütenblättern bereiten. Viele Pflanzen in Gärten, Wiesen und Wäldern enthalten Giftstoffe.
Die Vergiftungserscheinungen hängen von der Menge der aufgenommenen giftigen Pflanzenteile ab.
Verdacht auf eine Vergiftung besteht bei jeder plötzlich veränderten Verhaltensweise, wie akut auftretender Müdigkeit, Teilnahmslosigkeit oder Benommenheit. Das gilt vor allem dann, wenn weitere Auffälligkeiten bemerkt werden, wie unsicherer Gang, unkoordinierte Bewegungen, blasses oder auch erhitztes Aussehen, Schweißausbrüche, Hautausschläge, sehr langsamer oder sehr schneller Puls. Zeichen einer fortschreitenden Vergiftung sind „Ameisenlaufen“ auf der Haut, Durchfälle und Erbrechen. In besonders schweren Fällen kommt es zu Bewusstlosigkeit, Krämpfen und schließlich zum Tod, z.B. durch Atemlähmung.

**Erste Hilfe**

- Sofort Rettungsdienst/Notarzt rufen.
- Betroffene beruhigen und beobachten, falls nötig lebensrettende Sofortmaßnahmen durchführen.

Im Folgenden werden einige häufig vorkommende Giftpflanzen und die jeweiligen Anzeichen der Vergiftung genauer beschrieben:

### Fingerhut (Digitalis purpurea/lutea)

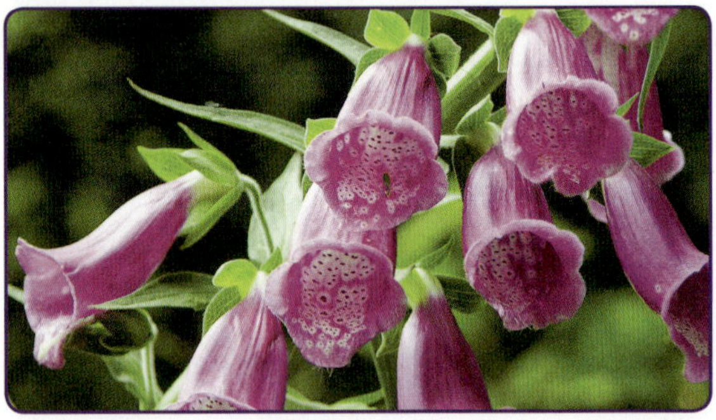

**Giftige Teile:**
Alle Pflanzenteile, vor allem aber die Blätter, enthalten die sehr giftigen Herzglykoside.

**Anzeichen einer Vergiftung:**
Das Kauen der Fingerhutblätter verursacht Entzündungen des Mundes sowie Übelkeit und Erbrechen.
Beim Verschlucken der Blätter kommt es zu Übelkeit, Erbrechen, Durchfall, vorübergehenden Halluzinationen und Sehstörungen sowie zu bedrohlichen Herzrhytmusstörungen. Bei einer schweren Vergiftung kann schließlich der Tod durch Herzstillstand eintreten.

## Maiglöckchen (Convallaria majalis)

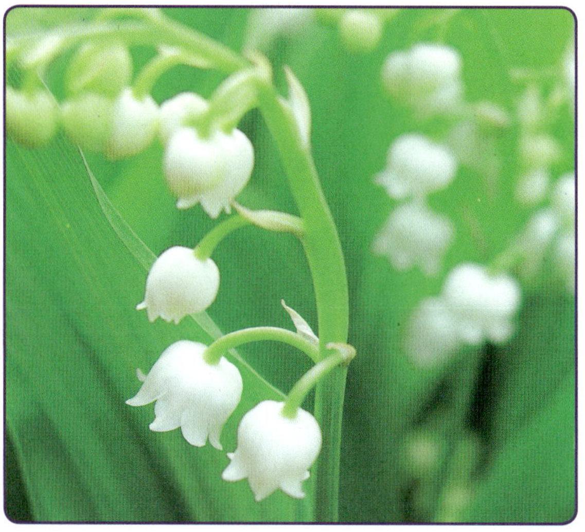

**Giftige Teile:**
Das Maiglöckchen enthält in allen Pflanzenteilen Herzglykoside. Eine Vergiftung kann z.B. auch durch das Trinken von Wasser, in dem ein Maiglöckchenstrauß stand, entstehen.

**Anzeichen einer Vergiftung:**
Übelkeit, Brechdurchfälle, Benommenheit, Schwindel, Herzrhythmusstörungen und schwere Kreislaufstörungen. Haut- und Augenreizungen sind möglich.

## Osterglocke, Narzisse (Narcissus)

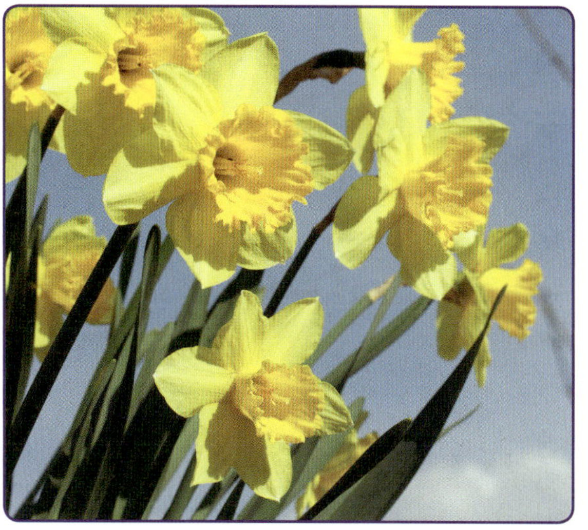

**Giftige Teile:**
Der Giftstoff befindet sich vor allem in der Zwiebel. Vergiftungen entstehen nicht selten durch Verwechslung der Narzissenzwiebel mit der Speisezwiebel. Bei Kindern kann es bereits durch Saugen am Blütenstiel zu Vergiftungserscheinungen kommen.

**Anzeichen einer Vergiftung:**
Würgereiz, Erbrechen, Durchfall, Benommenheit, u.U. Lähmungserscheinungen.

## Liguster (Ligustrum vulgare)

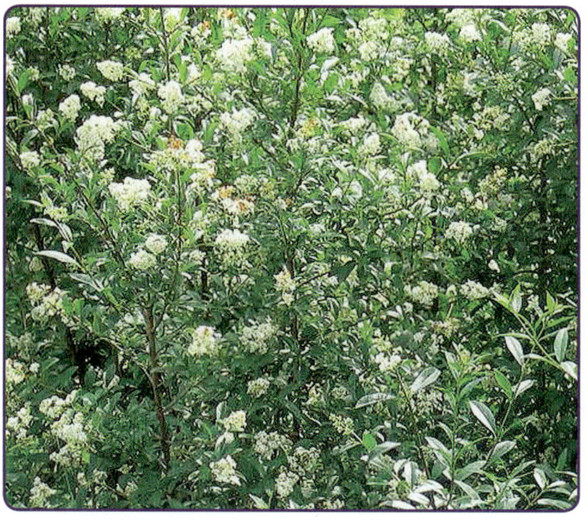

**Giftige Teile:**
Der Giftstoff befindet sich in den bitter schmeckenden Beeren, die oft bis zum nächsten Frühjahr am Strauch hängen, sowie in den Blättern und der Rinde.

**Anzeichen einer Vergiftung:**
Nach dem Verzehr größerer Mengen der Beeren (das Essen weniger Beeren gilt als ungefährlich) kann es zu einer schweren Entzündung des Magen-Darm-Kanals kommen, die mit heftigem Erbrechen, heftigen Durchfällen und starken Bauchschmerzen einhergeht.

## Goldregen (Laburnum anagyroides)

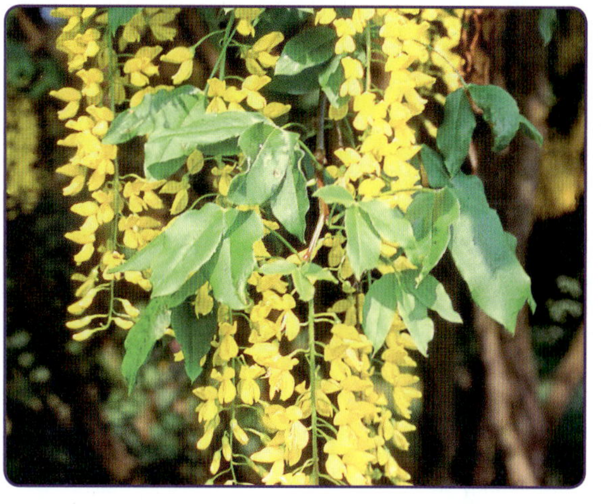

**Giftige Teile:**
Der sehr gefährliche Giftstoff kommt in allen Pflanzenteilen vor, besonders in den Samen, die ab Juli bohnenähnlich erst grün, dann in bräunlichen Hülsen reifen. Schon drei bis vier gefüllte Hülsen bzw. 15–20 Samen reichen für Kinder als tödliche Dosis.

**Anzeichen einer Vergiftung:**
Anfangs Brennen in Mund und Rachen. Schweißausbrüche, Würgereiz, starkes Erbrechen, u.U. Lähmungserscheinungen und Erregungszustände. Bei schweren Vergiftungen Tod durch Atemlähmung.

### Rosskastanie (Aesculus hippocastanum)

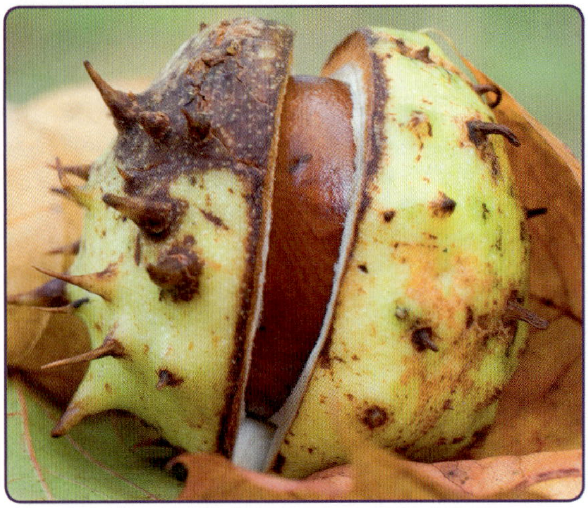

**Giftige Teile:**
Rohe Früchte

**Anzeichen einer Vergiftung:**
Nach dem Verzehr von rohen Rosskastanien kann es bei Kindern zu Leibschmerzen und Erbrechen kommen.

### Blauer Eisenhut (Aconitum napellus)

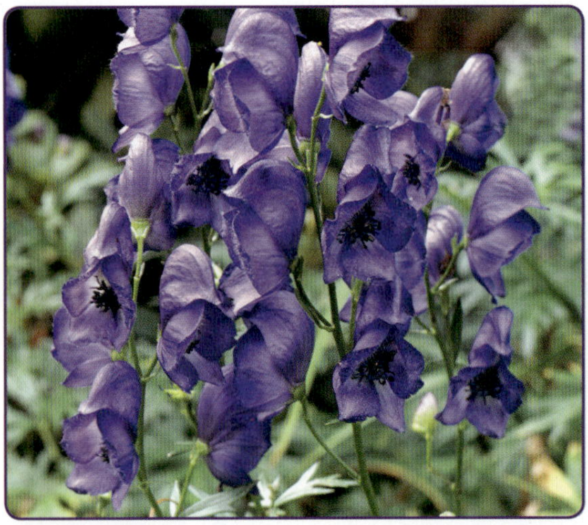

**Giftige Teile:**
Alle Pflanzenteile, vor allem Wurzeln und Samen, sind hochgiftig. Der Eisenhut ist die giftigste Pflanze, die es in Deutschland gibt.
Schon beim Pflücken können Giftstoffe in die Haut eindringen und schwere Vergiftungen verursachen. Das blauviolett blühende Kraut wird bis 150 cm hoch, ist verzweigt und leicht behaart. Zuchtformen des Eisenhuts kommen in Gärten häufig vor.

**Anzeichen einer Vergiftung:**
Brennen und Kribbeln im Mund, an den Fingern und Zehen, starke Schmerzen am ganzen Körper, Übelkeit, Erbrechen, Lähmungserscheinungen, sehr starkes Kältegefühl, kolikartiger Durchfall, schließlich Tod durch Atemlähmung.

### Gefleckter Schierling (Conium maculatum)

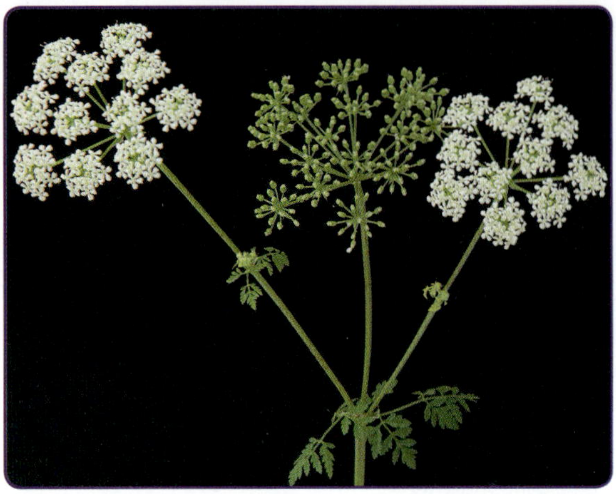

Die 1 bis 2 m hohe Pflanze blüht von Juni bis September in großen, 10- bis 20-strahligen Dolden.

**Giftige Teile:**
Alle Pflanzenteile enthalten Giftstoffe. Bei Kindern wurden Vergiftungen durch den Verzehr der Wurzel bekannt.

**Anzeichen einer Vergiftung:**
Etwa ½ Stunde nach Giftaufnahme Brennen im Mund, Schluckbeschwerden, Schwäche in den Beinen.

### Stangenbohne

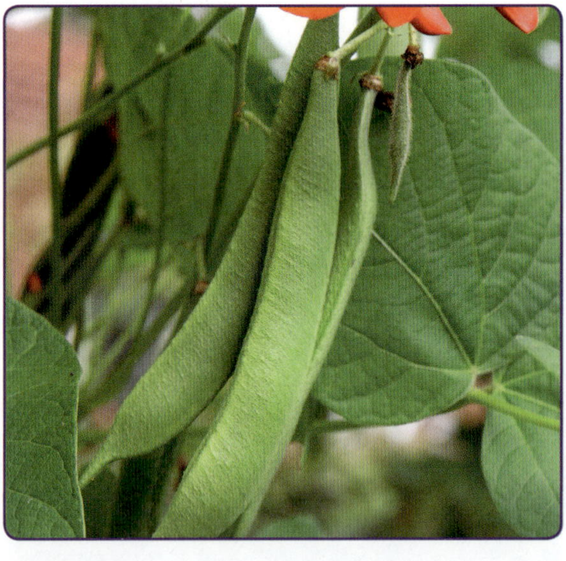

**Giftige Teile:**
Stangenbohnen sind in rohem Zustand giftig. Durch Kochen wird der Giftstoff zerstört.
Der Giftstoff befindet sich in den Bohnensamen, besonders in den keimenden Samen. Schon 3 bis 5 rohe Bohnen können bei Kindern Vergiftungserscheinungen hervorrufen.

**Anzeichen einer Vergiftung:**
2 bis 3 Stunden nach dem Genuss ungekochter Stangenbohnen können Magen- und Darmentzündungen mit Krämpfen auftreten. Die Pupille wird eng.

## Tomate, Kartoffel

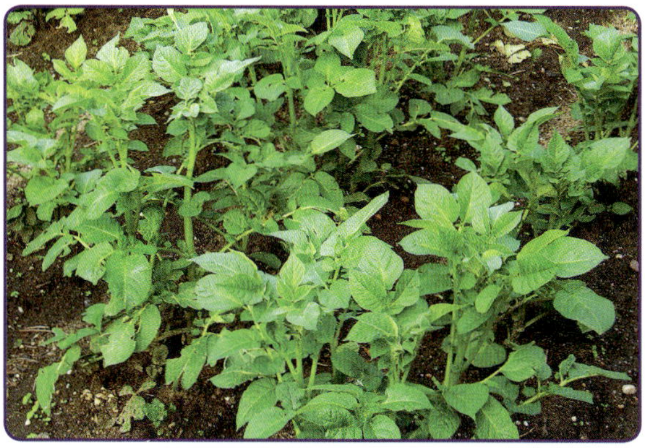

**Giftige Teile:**
Blätter, Blüten und Stiele und vor allem die grünen Teile dieser Pflanzen enthalten Giftstoffe.

**Anzeichen einer Vergiftung:**
Brennen und Kratzen im Hals, Erbrechen, Durchfall und Benommenheit.

## Tollkirsche (Atropa belladonna)

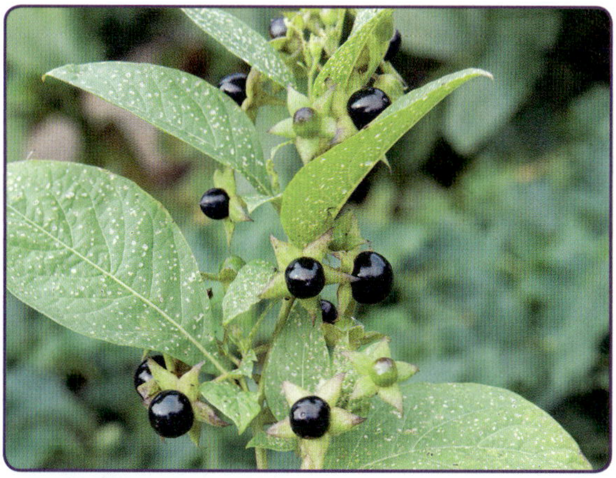

Die Tollkirsche, die vor allem in Wäldern vorkommt, ist eine krautige Pflanze mit schwarz glänzenden Früchten, die einen violetten Saft enthalten.

**Giftige Teile:**
Alle Pflanzenteile, vor allem die Früchte, enthalten das hochwirksame Gift Hyoscyamin (als Atropin wird es in der Medizin als Medikament verwendet).
Schon 3 bis 5 Tollkirschen können beim Kind tödlich wirken (bei Erwachsenen 15 bis 20 Stück).

**Anzeichen einer Vergiftung:**
Benommenheit, weite und lichtstarre Pupillen, heftiger Erregungszustand, Halluzinationen, rotes Gesicht, rote, heiße und trockene Haut, trockene Mundschleimhaut, trockene Zunge, schneller Puls und Krampfanfälle.

Neben der Tollkirsche enthalten auch das **Bilsenkraut** und der Samen des **Stechapfels** das Gift **Hyoscyamin**. Die Vergiftungserscheinungen entsprechen denen der Tollkirschenvergiftung.

## Eibe (Taxus baccata)

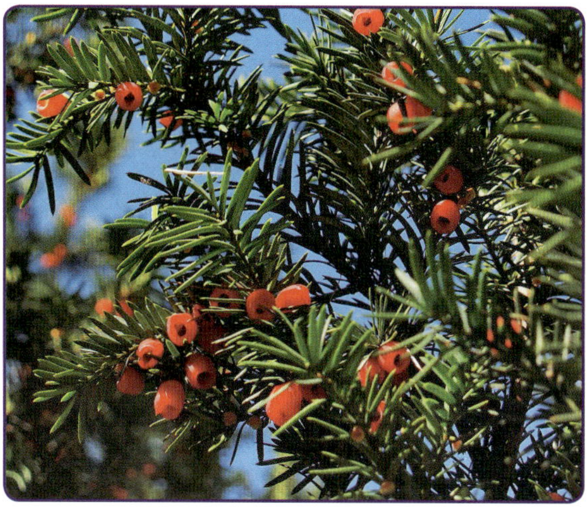

Die immergrüne Pflanze kann als Strauch mit weit ausladenden Zweigen eine Höhe von mehreren Metern erreichen. Ab August reifen die Samen, umgeben von der etwa erbsengroßen Beere.

**Giftige Teile:**
Der Giftstoff befindet sich vor allem in den braunen Samen der roten Beeren. Auch gekaute Nadeln und Zweige sind giftig.

**Anzeichen einer Vergiftung:** Nach etwa 1 bis 2 Stunden kommt es zu Erbrechen, Bauchschmerzen, Koliken, Kreislaufkollaps, Pupillenerweiterung. In schweren Fällen kann es durch Erstickungskrämpfe zum Tod kommen.

## Bärenklau/Herkulesstaude

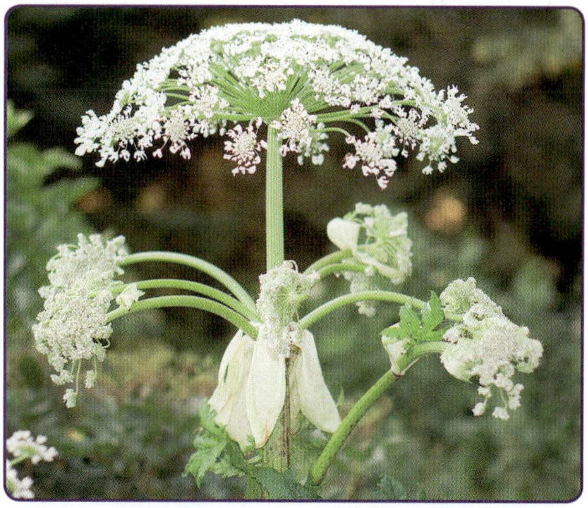

**Giftige Teile:**
Alle Pflanzenteile enthalten einen giftigen Milchsaft.

**Anzeichen einer Vergiftung:**
Durch Hautkontakt oder Verschlucken, vor allem bei anschließender Sonnenbestrahlung, kommt es zu Schwellungen und Rötungen der Haut mit Blasen bis zu Verbrennungen ersten und zweiten Grades.

### Pfaffenhütchen (Euonymus europaea)

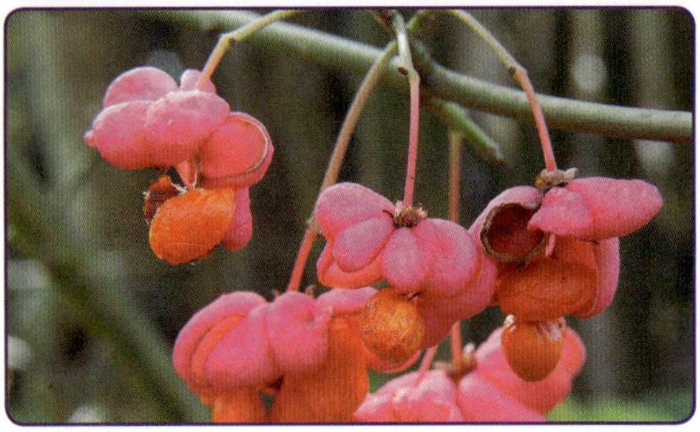

**Giftige Teile:**
Früchte, die im Spätsommer und Herbst an den Zweigen der 3–4 m hohen Pflanze hängen. Nach dem Verzehr von 20 bis 30 Früchten kommt es zu Vergiftungserscheinungen.

**Anzeichen einer Vergiftung:**
Nach etwa 15 Stunden kommt es zu Magen-Darm-Koliken, Durchfällen, Kreislaufstörungen, Krampfanfällen, Benommenheit.

### Stechpalme/Ilex (Ilex aquifolium)

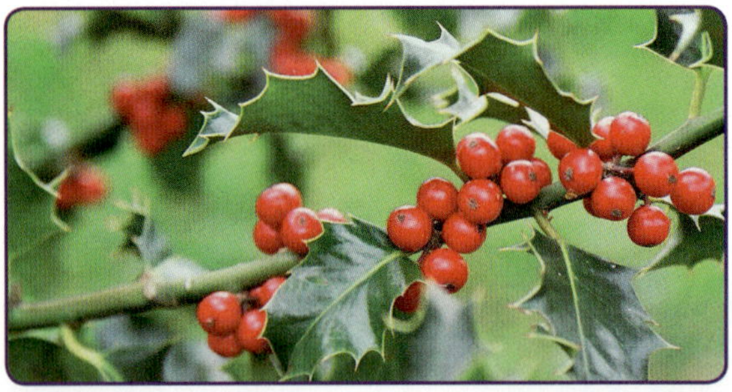

**Giftige Teile:**
Rote, glänzende Früchte

**Anzeichen einer Vergiftung:**
Nach dem Verzehr der roten Beeren kommt es zu Erbrechen, starken Durchfällen und Schläfrigkeit. 20 bis 30 Beeren können für Kinder tödlich sein.

### Efeu (Hedera helix)

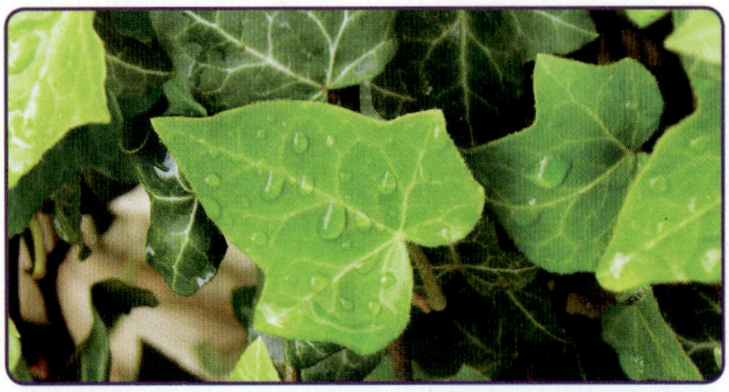

**Giftige Teile:**
Alle Pflanzenteile, besonders aber die Samen und die bitter schmeckenden Beeren, sind giftig.

**Anzeichen einer Vergiftung:**
Erregungszustände, Krämpfe, Kollaps, schließlich Lähmungen, die in sehr schweren Fällen (extrem selten) durch Lähmung des Atemzentrums zum Tod führen können.

### Schneebeere/Knallerbse (Symphoricarpus albus)

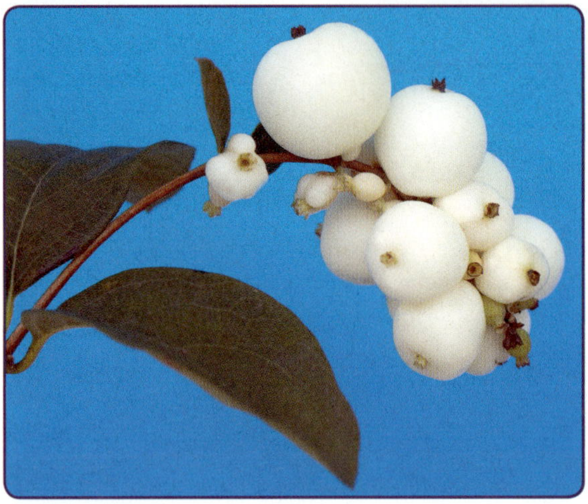

**Giftige Teile:**
Die weißen, erbsengroßen Beeren sind schwach giftig.

**Anzeichen einer Vergiftung:**
Haut- und Schleimhautreizungen. Nach dem Verzehr der Beeren treten Erbrechen, Durchfall und Leibschmerzen auf.

### Gemeiner Schneeball (Viburnum opulus)

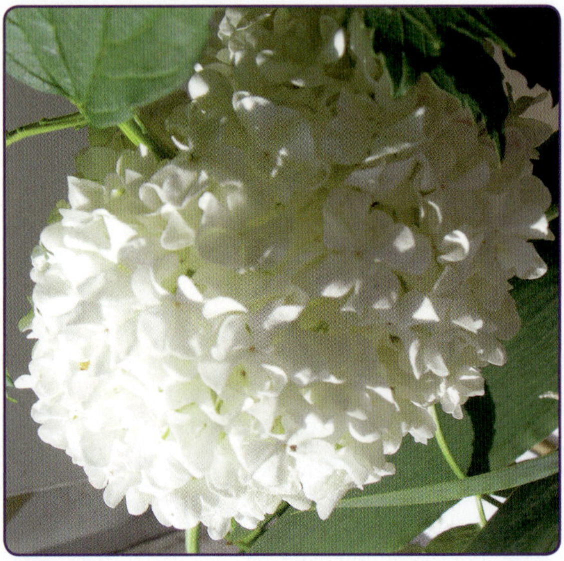

**Giftige Teile:**
Die etwa erbsengroßen Beeren, die glänzend rot sind. Sie bleiben bis zum Winter an den Zweigen hängen.

**Anzeichen einer Vergiftung:**
Reizung des Magen-Darm-Traktes mit Übelkeit, Erbrechen und Leibschmerzen.

### Seidelbast (Daphne mezereum)

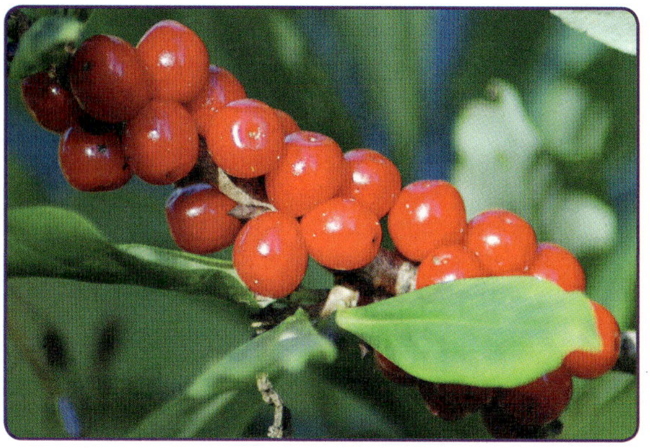

Der 30 bis 150 cm hohe Strauch blüht als eine der ersten Pflanzen im Frühjahr.

**Giftige Teile:**
Ausgesprochen giftig sind vor allem die fleischigen roten, erbsengroßen Beeren, die im Sommer an den Zweigen sitzen. Bei Kindern kann es auch durch Kauen an den Zweigen zu Vergiftungserscheinungen kommen.

**Anzeichen einer Vergiftung:**
Verätzungserscheinungen mit Rötungen, Schwellungen und Blasenbildung an Lippen, Zunge und Mundschleimhaut. Schon nach dem Genuss weniger Früchte (tödliche Dosis bei Kindern: 1 bis 2 Beeren) kann es zu schweren Entzündungserscheinungen des Magen-Darm-Trakts mit Übelkeit, Erbrechen, Durchfall und Darmkrämpfen kommen. Auch eine schwere Nierenschädigung ist möglich.

### Stechapfel (Datura stramonium)

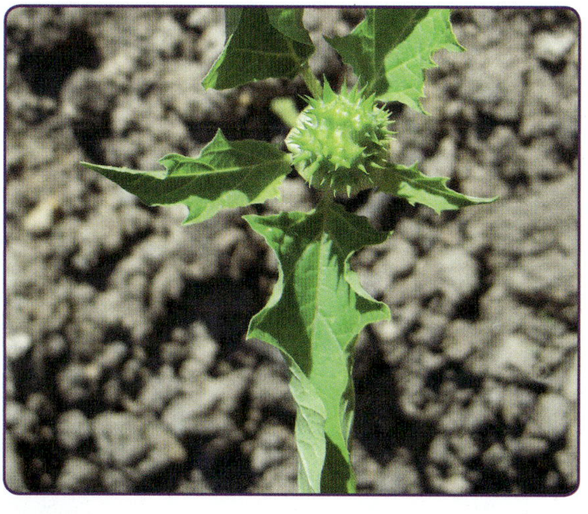

**Giftige Teile:**
Grüne, etwa walnussgroße Kapseln mit weichen Stacheln. In der Kapsel befinden sich nierenförmige, dunkelbraune Samen. Vergiftungserscheinungen wie bei einer Tollkirschenvergiftung. Etwa 15 Samen können für Kinder tödlich sein.

**Anzeichen einer Vergiftung:**
Erbrechen, Durchfall, Bauchschmerzen.

### Rote Heckenkirsche (Lonicera xylosteum)

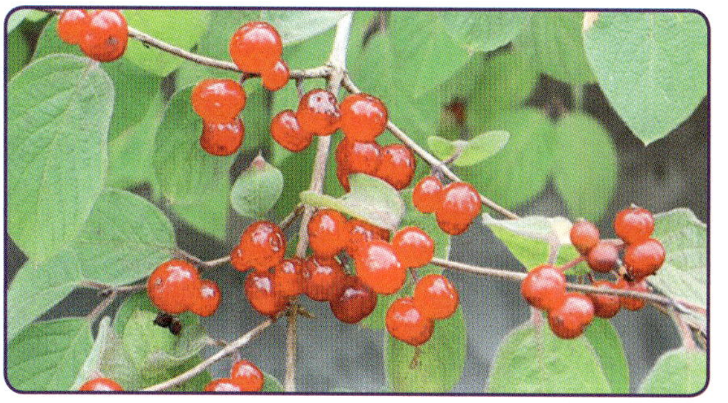

**Giftige Teile:**
Rote, erbsengroße, bittere Früchte.

**Anzeichen einer Vergiftung:**
Erbrechen, Durchfall, Bauchschmerzen

### Rote Zaunrübe (Bryonia dioica)

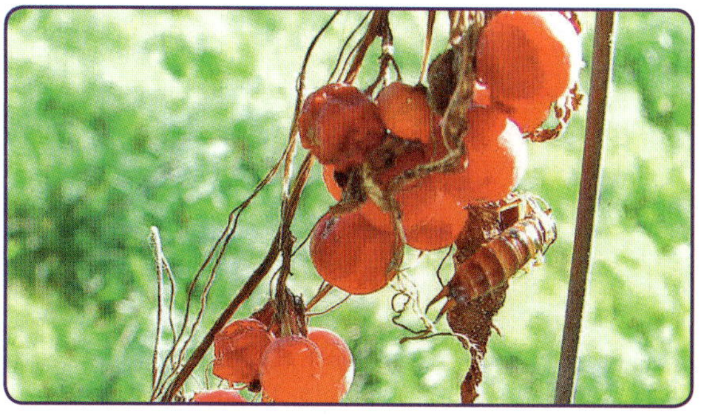

**Giftige Teile:**
Rote, erbsengroße Früchte und Wurzeln.

**Anzeichen einer Vergiftung:**
Erbrechen, Durchfall, Leibschmerzen. Beim Verzehr von 10 bis 15 Beeren kommt es bei Kindern zu schweren Vergiftungserscheinungen, bei denen es neben den Magen-Darm-Symptomen zu Schwindel, Krämpfen und Lähmungserscheinungen kommt. Etwa 15 Beeren sind bei Kindern als tödliche Dosis anzusehen.

### Grüner (Amanita phalloides) und weißer (Amanita virosa) Knollenblätterpilz

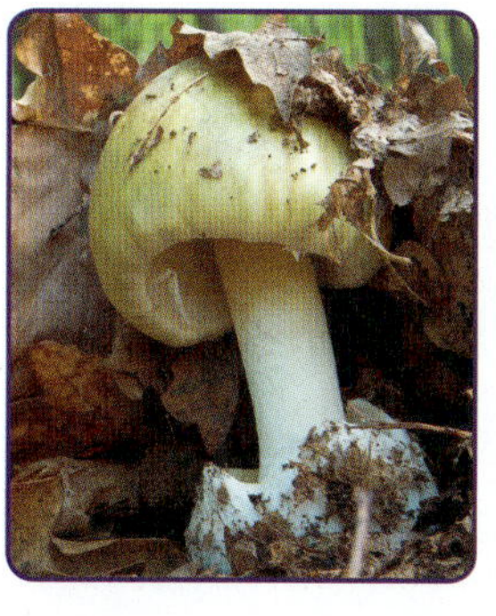

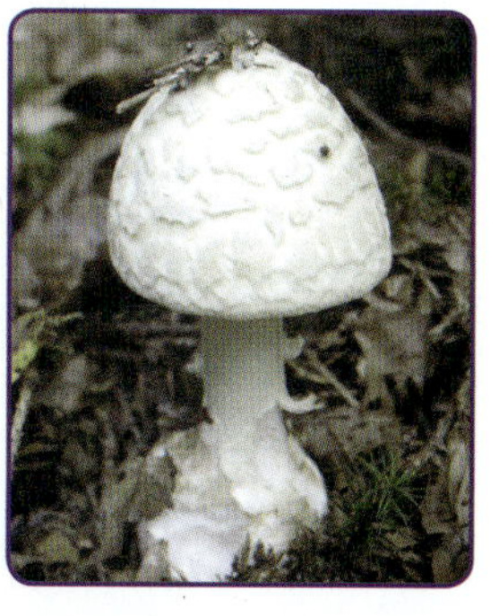

Der Pilz wird bis zu 15 cm hoch. Die typischen Merkmale: an der Hutunterseite herabhängende gereifte Manschette; der Stielgrund ist halb im Boden versteckt, knollig verdickt und von einer abstehenden Schneide umhüllt. Der Knollenblätterpilz wächst zwischen Juli und Oktober. 30 bis 50 % aller Knollenblätterpilzvergiftungen verlaufen tödlich. Die tödliche Dosis für den Erwachsenen liegt bei 30 bis 50 Gramm (entspricht etwa 1 mittelgroßen Pilzhut). Bei Kindern ist eine bereits viel geringere Menge lebensgefährlich.

**Anzeichen einer Vergiftung:**
Die ersten Vergiftungserscheinungen treten 8 bis 16 Stunden, teilweise aber auch erst 16 bis 40 Stunden nach dem Pilzverzehr auf. Sie beginnen mit plötzlicher Übelkeit, Erbrechen, wässrigen Durchfällen, Leibkoliken, Wadenkrämpfen. Nach 3 Tagen kommt es häufig durch eine schwerste Leberschädigung zum Leberkoma, das meist tödlich verläuft.

### Erste Hilfe

Wenn heftige Magen-Darm-Erscheinungen mehr als 5 Stunden nach einer Pilzmahlzeit auftreten, ist eine Knollenblätterpilzvergiftung nicht ausgeschlossen. Sofortiger Transport ins Krankenhaus ist dringend erforderlich. Erbrochene Pilzreste sind mitzunehmen. Sämtliche Teilnehmer der Pilzmahlzeit müssen ebenfalls sofort ins Krankenhaus.

**Telefonnummern der Informationszentralen für Vergiftungsunfälle in der Bundesrepublik Deutschland (vgl. DRK)**

| | |
|---|---|
| Berlin | 030/19240 oder 030/45053555 |
| Bonn | 0228/19240 |
| Erfurt | 0361/730730 |
| Freiburg | 0761/19240 |
| Göttingen | 0551/19240 |
| Homburg (Saar) | 06841/19240 |
| Mainz | 06131/19240 |
| München | 089/19240 |
| Nürnberg | 0911/3982451 |

Bei der Meldung eines Vergiftungsnotfalls ermöglichen die **6 W-Fragen** eine umfassende Information:

| | |
|---|---|
| **Wer?** | Wer ist vergiftet? (Alter, Gewicht) |
| **Womit?** | Welches Gift wurde genommen? (Tabletten, WC-Reiniger etc.) |
| **Wie viel?** | Menge bzw. Konzentration |
| **Wann?** | Genaue Zeitangabe der Giftaufnahme |
| **Welche?** | Welche Vergiftungssymptome sind erkennbar? |
| **Was?** | Welche Erste-Hilfe-Maßnahmen wurden bereits eingeleitet? |

## Aufgaben

1. Jeder schreibt eine Unfallsituation aus diesem Kapitel auf ein Blatt Papier. Nun zieht jeder einen Zettel und stellt die zugehörige Erste-Hilfe-Maßnahme vor.
2. Welche Erste Hilfe muss bei einer
   - Verbrühung mit heißem Tee,
   - Verbrennung 1. Grades am Lagerfeuer,
   - Verbrennung 2. Grades mit heißem Fett geleistet werden?
3. Lisa, 4 Jahre, hat den ganzen Morgen in der Sonne im Sandkasten gespielt. Jetzt kommt sie weinend zu ihrer Erzieherin und klagt über Kopfschmerzen und Schwindel. Ihr Kopf ist hochrot, sie fühlt sich heiß an.
   Welche Maßnahmen ergreifen Sie?
   Wie hätte man Lisas Probleme vermeiden können?
4. Ein Kind aus Ihrer Gruppe hat einen Kirschkern verschluckt und ringt jetzt nach Luft.
   Wie können Sie Erste Hilfe leisten?
5. Welche allgemeinen Krankheitszeichen weisen auf eine Vergiftung hin?
6. Wie verhalten Sie sich, wenn Sie bei einem Kind oder Jugendlichen den Verdacht auf eine Vergiftung haben?
7. Bei welchen Vergiftungen darf man den Betroffenen nicht zum Erbrechen bringen?
8. Wählen Sie eine giftige Stoffgruppe aus (z. B. Reinigungsmittel, Medikamente). Informieren Sie sich über deren schädigende Wirkung und stellen Sie die Erste Hilfe möglichst genau dar.
9. Überprüfen Sie, ob auf dem Außengelände Ihrer Einrichtung, in dem nahe gelegenen Wald/Park Giftpflanzen stehen. Erkunden Sie mit einem Pflanzenbestimmungsbuch, um welche Pflanzen es sich handelt.
10. Legen Sie eine Lernkartei „Erste Hilfe“ an.

**Anregungen für die weitere Arbeit:**

11. Erstellen Sie einen Leitfaden für die Eltern „Erste Hilfe fürs Kind“.
12. Planen Sie einen Elternabend zum Thema „Unfälle und Erste Hilfe im Kindesalter“. Überlegen Sie in der Klasse Ideen zur inhaltlichen Ausgestaltung des Abends. Halten Sie eine Gestaltungsvariante fest. Bearbeiten Sie die einzelnen „Bausteine“ zum Thema in Kleingruppen.
13. Gestalten Sie einen Projekttag „Erste Hilfe“ mit verschiedenen Angeboten.

## 16.6 Sicherheit zu Hause und im Kindergarten

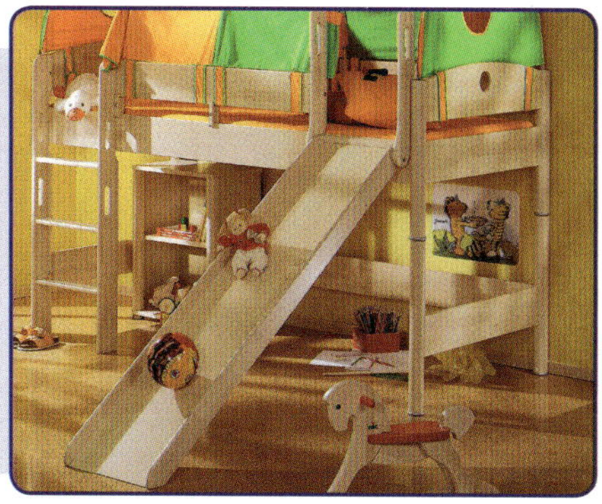

Tim, Mark und Nils spielen im Kinderzimmer. Die ganze Zeit haben sie auf dem Teppich mit Legosteinen gebaut, jetzt wollen sie toben. Die Stimmung ist übermütig. Die Jungen toben durch das Zimmer. Nils stolpert über Spielzeug auf dem Boden und schlägt mit dem Kopf auf den Heizkörper auf. Er blutet stark aus einer Platzwunde auf der Stirn.

### Aufgabe

- Nennen Sie häufige Unfallgefahren im Kinderzimmer.

Jährlich verletzen sich zu Hause über 200 000 Kinder – genauso viele wie im Straßenverkehr. Spitze Kanten, Steckdosen, Stürze vom Hochbett, in der häuslichen Umgebung lauern viele Gefahren. Eine sichere Ausstattung der Lebensräume von Kindern, altersgemäße Aufklärung des Kindes über mögliche Gefahren, Beaufsichtigung und Gefahrentraining vermeiden viele Unfälle.

### 16.6.1 Die Küche

In der Küche kommt es zu vielen Unfällen: Töpfe, deren Griffe über den Herd hinausragen, führen häufig zu schweren Verbrühungen. Flüssigkeit auf dem Fußboden verursacht Sturzunfälle. Durch mehr Sicherheit in der Küche kann die Unfallgefahr deutlich gesenkt werden:

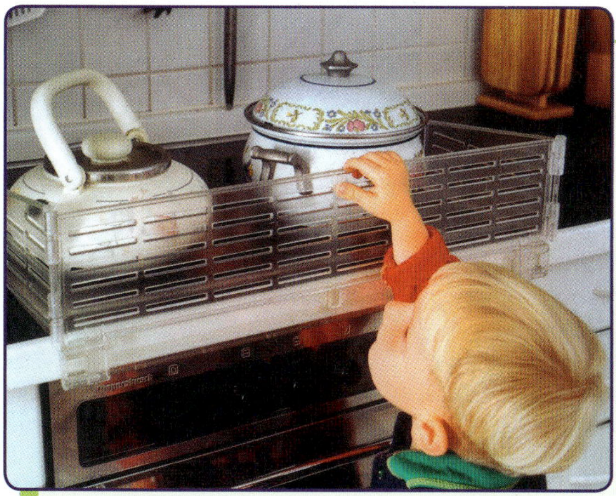

- Schutzgitter vor der Herdplatte anbringen.
- Stiele und Griffe von Pfannen und Töpfen immer nach hinten zur Wand drehen.
- Heiße Speisen immer auf den hinteren Herdplatten abstellen.
- Flüssigkeit auf dem Fußboden sofort aufwischen – Rutschgefahr!
- Vorsicht bei der Verwendung von Heißwasserbereitern!
- Elektrische Haushaltsgeräte sofort nach Gebrauch wieder wegräumen.
- Scharfe Ecken und Kanten mit Schutzkappen abdecken.
- Schubladen ausreichend sichern, damit sie nicht von dem Kind herausgezogen werden können.
- Messer u. a. Werkzeuge kindersicher ablegen.
- Kunststoffbeutel für Kinder unerreichbar aufbewahren.
- Abfalleimer oft leeren und gründlich reinigen.
- Reinigungsmittel u. a. giftige Substanzen für das Kind unerreichbar lagern oder durch eine Türsperre am Schrank sichern.

### 16.6.2 Das Kinderzimmer

Im Kinderzimmer wird gespielt, getobt und geklettert – oft ohne Aufsicht von Erwachsenen. Hier muss besonders viel Wert auf Sicherheit gelegt werden.

- Weiche Fußbodenbeläge, z. B. Korkboden oder Teppich mit kurzem Haar – sie sind warm, dämpfen den Lärm, sind rutschfest und vermindern den Aufprall bei einem Sturz.
- Bei Möbeln auf abgerundete Ecken achten, vorhandene Kanten abkleben.
- Heizkörper mit Polstern (Heizungsfachgeschäft) sichern.
- Regale mit Dübeln an der Wand befestigen (Kippgefahr!).
- Hochbetten stabil aufstellen, die Leiter fest am Bett montieren (DIN-Normen EN 780 und 781 haben hohe Sicherheitsstandards).
- Bei Gitterbetten sollten die Sprossen nur 4,5 bis 6 cm Abstand haben. Der Abstand zwischen dem Bettboden und der Gitteroberkante bzw. Bettkante sollte 60 cm betragen, damit das Kind beim Hochziehen nicht aus dem Bett stürzt.
- Die Bettdecke sollte nicht zu schwer sein und am Bett fixiert werden.

- Bei einem Laufstall darf der Gitterabstand maximal 10 cm sein, die Maschenweite bei einem feinmaschigen Gitter soll kleiner als 4,5 cm sein, damit Hände und Füße nicht durchgesteckt werden können. Die Farbe muss speichelsicher sein.
- Schreibtisch und Stuhl sollten höhenverstellbar, Sitzpolster und Rücken des Stuhls ergonomisch und kippsicher sein.
- Leuchten mit geringer Erhitzung außerhalb der Spielzone aufstellen.
- Lose Kabel vermeiden, Steckdosen sichern.
- Fenster und Balkon ausreichend sichern.
- Das Spielzeug muss unzerbrechlich sein und darf keine scharfen Kanten und Spitzen haben. Die Farben dürfen nicht giftig sein und sich nicht ablösen. Spielzeugteile müssen so groß sein, dass sie nicht verschluckt werden können.

Verschiedene **Prüfsiegel** zeigen die Sicherheit und „Gesundheit“ der Möbel an. Das **TÜV**- und **GS-Siegel** garantiert die Funktionssicherheit der Möbel. Das **RAL-Gütezeichen** bescheinigt die Gesamt-Qualität des Möbelstücks und der Vermerk **„Giftfreie Lacke nach DIN 53160“** zeigt an, dass die Produkte ohne gesundheitliche Bedenken in den Mund genommen werden können.

### 16.6.3 Sonstige Ausstattung

**Treppen** – bei glatten Stein- oder Holztreppen Gummimatten oder Teppiche mit Rutschstopp auflegen und fixieren. Treppengitter und Treppengeländer verhindern bei kleinen Kindern Stürze.

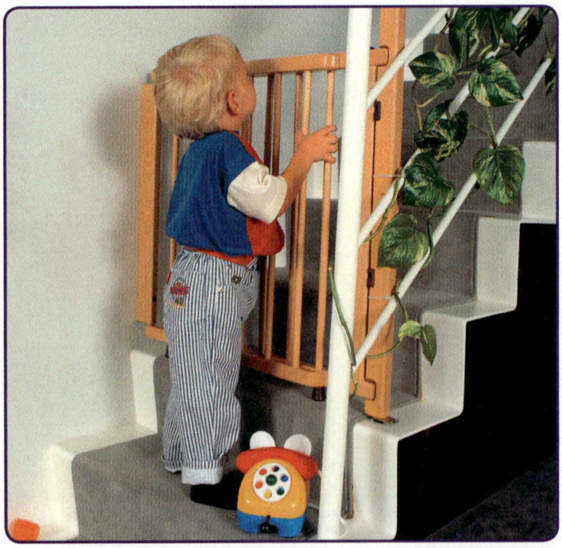

*Ein Treppengitter stoppt kleine Ausreißer*

**Balkon** – die Balkonbrüstung darf keine quer verlaufenden Leisten haben. Gegenstände, die das Kind an das Balkongeländer schieben und auf sie draufklettern kann, müssen entfernt werden.

**Fenstergriffe** sollen abnehmbar und verschließbar sein.

**Garten** – Kinder wollen ihre Welt begreifen – die Dinge anfassen, riechen, schmecken. Im Garten sind daher bestimmte Vorkehrungen zu treffen, um die Sicherheit des Kindes gewährleisten zu können.
Auf dem Rasen sowie im Sandkasten können sich Kinder ab 6 Monaten relativ gefahrlos aufhalten. Durch die Aufsicht eines Erwachsenen muss jedoch sichergestellt werden, dass das Kind nicht ausreißt.

Sind in einer Familie kleine Kinder, sollten im eigenen Garten möglichst nur ungiftige Pflanzen sein (vgl. Kap. 16.5.11).

In Gartenteichen und Regentonnen können Babys und Kleinkinder ertrinken, sie müssen mit einer stabilen Holzplatte oder einem Gitter abgedeckt oder durch einen Schutzzaun gesichert werden.

Garten- oder sonstige Werkzeuge sollten nicht offen im Garten liegen. Ältere Kinder helfen gerne im Garten mit, sie sollten eigene Kunststoffgartenwerkzeuge erhalten.

Kindersicherungen an Schranktüren verhindern den Zugang zu Gegenständen, die nicht in Kinderhände geraten sollen.

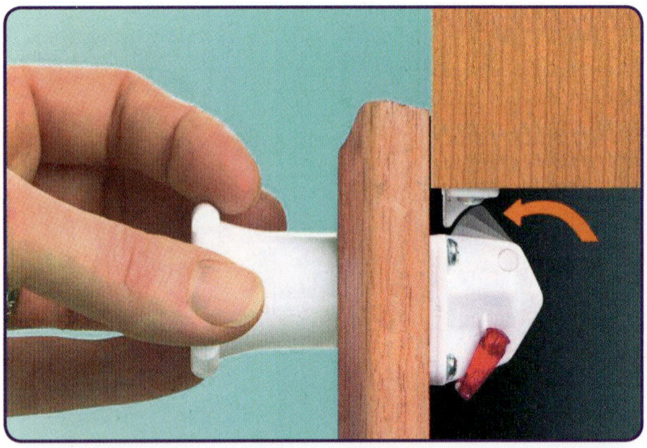

*Kindersicherung an Schranktür*

#### Aufgaben

1 Recherchieren Sie im Internet die letzten Unfälle, die in Ihrer Region/Stadt passiert sind. Wie hätten sie vermieden werden können?
2 Erstellen Sie ein Plakat, auf dem das „sichere Kinderzimmer“ dargestellt ist.
3 Zeichnen Sie eine Küche und markieren Sie mögliche Unfallgefahren.

## 16.7 Gefahrentraining

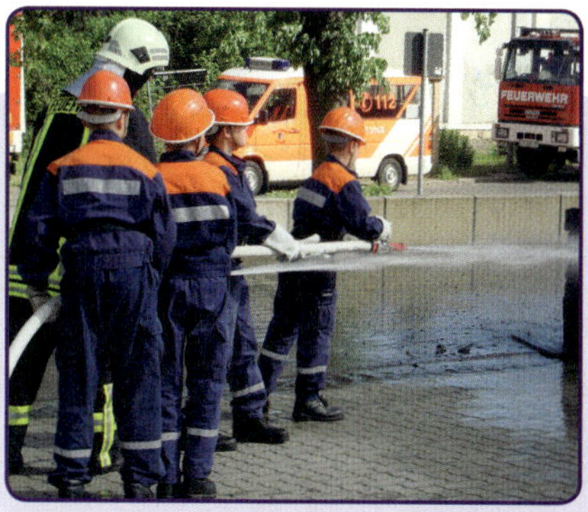


**Westfälische Nachrichten/Kreis Steinfurt Horstmar**
„Das weiß ich schon längst. Mein Vater ist doch bei der Feuerwehr", so waren die ersten Kommentare der Kinder, die im Rahmen des Ferienprogramms an der Dorfrallye der Feuerwehr Iserlohn in Floriansdorf teilnahmen. Hier konnten sie selbst erfahren, wie man sich in Gefahrensituationen verhalten muss und worauf es ankommt: Brandgeruch, Rauch und Feuer erkennen und erste Maßnahmen einleiten. Die zweite Gruppe erlebte spannende Stunden mit den Rettungshunden. „Meine vierbeinigen Kollegen und ich erzählen und zeigen euch, was man als Vierbeiner alles können muss, um ein cooler Feuerwehrhund zu werden." Nach praktischen Übungen, wie Erklettern von Leitern, Laufen über Bohlen und anderen Geschicklichkeitstests, fiel den Kindern der Abschied sichtlich schwer.

### Aufgaben

1 Informieren Sie sich über Veranstaltungen „Gefahrentraining für Kinder" verschiedener Institutionen (Feuerwehr, Polizei, Krankenkassen etc.) in Ihrer Region. Sammeln Sie die Angebote in der Klasse.

2 Tauschen Sie sich aus, welche Angebote zum „Gefahrentraining" in den verschiedenen Kindertageseinrichtungen offener Ganztagsschule oder Grundschule gemacht werden.

*Heinrich Hoffmann: Die traurige Geschichte mit dem Feuerzeug*

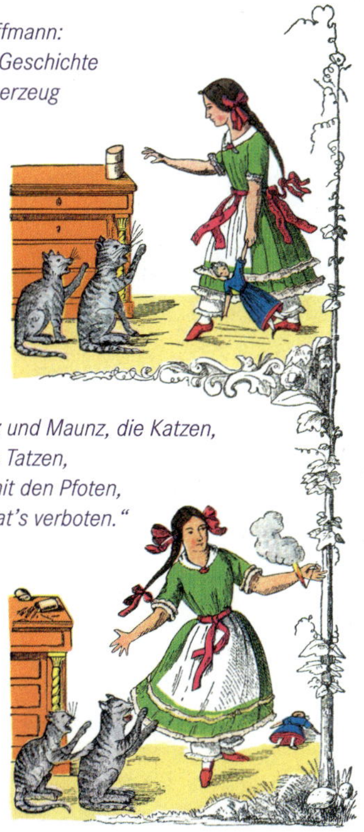

*„... und Minz und Maunz, die Katzen, erheben ihre Tatzen, sie drohen mit den Pfoten, die Mutter hat's verboten."*

### Aufgabe

Lesen Sie die Geschichte von Heinrich Hoffmann. Wie gestalten Paulinchens Eltern die Erziehung zur Unfallverhütung? Wie würden Sie in der Erziehung vorgehen?

Unfallverhütung erfolgt nicht durch ein übertriebenes Bestreben, Kinder von allen Gefahren fernzuhalten. Auch strikte Verbote, Angst und Abschreckung schützen Kinder nicht vor Unfällen, sondern wecken Neugier und Trotz, sodass sie heimlich ihre Erfahrungen sammeln.

Unfälle von Kindern passieren selten vorsätzlich. Kinder können meist die gefährlichen Folgen ihres Tuns aufgrund ihrer fehlenden Erfahrungen nicht richtig einschätzen, z.B. beim Spielen mit Streichhölzern. Das Kleinkind und das Vorschulkind sollen vielmehr unter der Aufsicht und Anleitung von Eltern und Erziehern lernen, Unfallgefahren zu erkennen und sich in der Situation richtig zu verhalten.

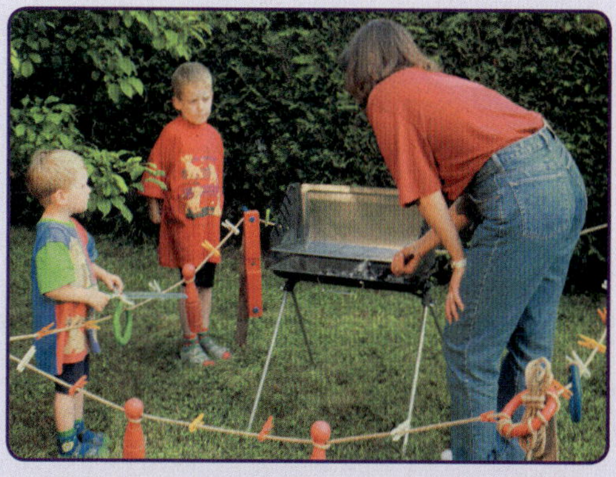

*Der Alltag bietet viele Situationen zum Gefahrentraining*

### Aufgabe

Überlegen Sie konkrete Situationen im Alltag, die für ein Gefahrentraining mit Kindern genutzt werden können.

Eine altersgemäße Schulung der Kinder im Umgang mit gefährlichen Alltagsgegenständen und Alltagssituationen beugt Unfällen im Kindesalter vor. So sollte das Kind z.B. die Gelegenheit haben, unter Aufsicht eine Kerze anzuzünden oder im Ofen ein Feuer zu machen. Beim Schnitzen eines Wanderstocks mit dem Vater lernt es spielend den richtigen Umgang mit einem scharfen Messer, beim gemeinsamen Klettern auf einen Baum die „Tücken“ beim Spielen in der Höhe.

Auch die gemeinsame Arbeit im Alltag hilft Kindern, selbstbewusst und sicher mit unfallträchtigen Situationen umgehen zu können. Wenn Kinder z.B. bei der Geburtstagsfeier selbst die Kerzen oder das Lagerfeuer anzünden dürfen, ihre Hilfe in der Küche beim Schneiden der Früchte für den Obstsalat gefragt ist, sie im Beisein des Vaters auf die Leiter klettern dürfen, um Äpfel zu ernten, oder beim Waldspaziergang giftige Pilze und Pflanzen kennenlernen, sammeln sie Erfahrungen, die sie brauchen, um Unfälle vermeiden zu können.

### Anwendungsbeispiele:

**Beispiel 1:**
Ein 2-Jähriger lernt unter der Anleitung eines Erwachsenen durch Ausprobieren, dass aus dem blauen Wasserhahn kaltes und aus dem roten heißes Wasser kommt.

**Beispiel 2:**
Eltern erklären dem Kind, wozu man verschiedene Haushaltsgeräte, z.B. Bügeleisen, Mixer, Toaster, braucht und welche Unfallgefahren bei ihrem Einsatz auftreten können.

**Beispiel 3:**
Kinder sollten möglichst schon im Vorschulalter schwimmen lernen.

**Beispiel 4:**
Die Grundschule führt ein Fahrradtraining mit Abschlussprüfung durch die Polizei durch.

Diese aktive Form der Unfallverhütung muss in die Gesamterziehung des Kindes eingebettet sein, Kindergarten, Grundschule und Elternhaus sollten sich dabei ergänzen.

Das **Gefahrentraining** für den Straßenverkehr hat zum Ziel, bestimmte Persönlichkeitsmerkmale herauszubilden, die den Eigenschutz des Kindes fördern, z.B. Konzentrationsfähigkeit, Erfassung von Zusammenhängen, motorische Geschicklichkeit, Eigenverantwortung und Selbstständigkeit.
Neben Übungen und Spielen (vgl. Spielmaterial und Übungen des ADAC und des „Kinder-Verkehrs-Clubs“) muss die Unfallverhütung an konkreten Situationen und am konkreten Gegenstand geübt werden.
Voraussetzung für ein erfolgreiches Gefahrentraining ist, dass Eltern und Erzieher Vorbilder sind. Kinder orientieren sich am Verhalten ihrer Bezugspersonen und ahmen deren Verhaltensweisen, auch die Fehler, nach.

Eltern und Erzieher können beispielsweise einen miterlebten Kinderunfall, einen „Beinaheunfall“ oder einen aktuellen Zeitungsbericht zum Anlass nehmen, mit dem Kind über die Ursachen und Möglichkeiten der Vermeidung zu sprechen. Die Kinder sollen dabei möglichst eigene Vorschläge anbieten. Besteht die Möglichkeit, kann auf dem Kindergartengelände oder auf einer Spielstraße mit Kreide ein „Verkehrsübungsplatz“ aufgemalt werden, auf dem die Kinder am „Fahrzeugtag“ mit ihrem eigenen Fahrrad oder Roller Verkehrssituationen nachspielen sowie üben und dabei auch Verkehrszeichen kennenlernen können. Ebenso sollte das richtige Verhalten im Straßenverkehr, z.B. als Fußgänger oder Fahrradfahrer, zusammen mit den Kindern trainiert werden.

Eltern und Erzieher können mit den Kindern unfallträchtige Situationen durchspielen. Die Kinder sollen dabei unter der Anleitung eines Erwachsenen eigene Lösungsmöglichkeiten finden, die anschließend gemeinsam besprochen werden. Rollenspiele, gemeinsames Lesen in Bilder- und Sachbüchern sowie ein Besuch bei der Polizei oder Feuerwehr sind Aktivitäten, mit denen man sich dem Thema nähern kann.

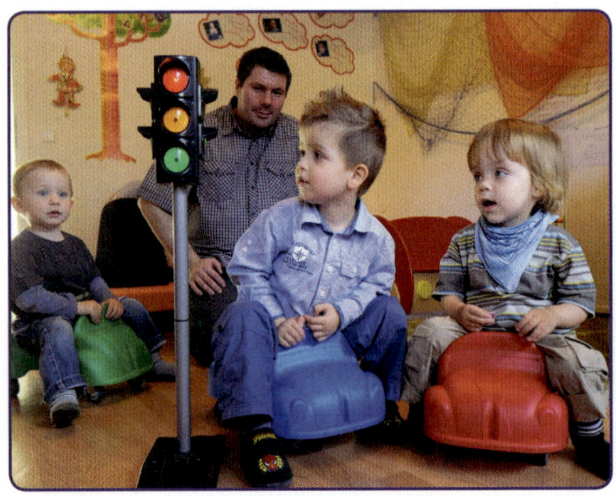

*Verkehrserziehung ist auch für die Kleinsten möglich*

## Aufgaben

1. Nennen Sie entwicklungsbedingte Faktoren, die Unfälle, insbesondere Verkehrsunfälle, begünstigen.
2. Durch welche Maßnahmen können Eltern, Erzieher und Grundschullehrer Unfällen von Kindern vorbeugen?
3. Sie wollen in der Grundschule einen Elternnachmittag zum Thema „Gefahrentraining macht Kinder sicher“ durchführen. Erarbeiten Sie Stationen zu den Themen Ihrer Wahl, z.B.: Verkehr, Umgang mit Feuer etc.
4. Es gibt verschiedene Ansätze zum Gefahrentraining von Kindern. Erarbeiten Sie in Kleingruppen Ansätze für Ihr berufliches Einsatzfeld. Stellen Sie diese in der Klasse vor.

# 17 Natur und Umwelt erleben

Die Bereiche Naturwissenschaft und Naturbegegnung sollten mit Kindern ausführlich behandelt werden. Sie interessieren sich für die belebte und unbelebte Natur und dieses Interesse sollte gefördert werden.
Das Naturerleben hat Auswirkungen auf die Ausbildung der Persönlichkeit und kann zudem ein Gegenpol zu der technisierten Umwelt sein.

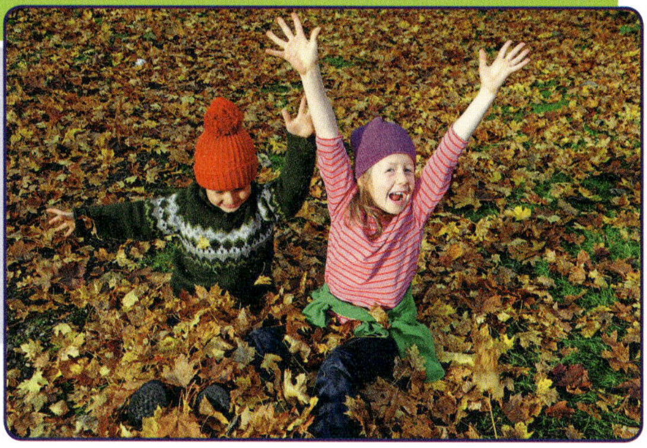

## 17.1 Ökologie

Ernst Haeckel definierte 1866 als Erster den Begriff der Ökologie: „Unter Ökologie verstehen wir die gesamte Wissenschaft von den Beziehungen des Organismus zur umgebenden Außenwelt, wohin wir im weiteren Sinne alle Existenz-Bedingungen rechnen können. Diese sind teils organischer, teils anorganischer Natur; sowohl diese als jene sind, (...) von der größten Bedeutung für die Form der Organismen, weil sie dieselbe zwingen, sich ihnen anzupassen."

Die **Ökologie** ist ein Teilbereich der Biologie. Sie untersucht die Wechselwirkungen zwischen den Organismen untereinander und mit ihrer Umwelt. Belebte (**biotische**) Bestandteile der Umwelt, wie Mikroorganismen, Pflanzen, Tiere und Menschen, und unbelebte (**abiotische**) Bestandteile, wie Klima, Boden, Wasser und Luft, bilden zusammen das sogenannte **Ökosystem**.

Das **Ökosystem Erde** wird in der Ökologie in verschiedene Ökosysteme unterteilt, um die Bedingungen der einzelnen Systeme zu untersuchen und dadurch zu verstehen. Die Ökologie untersucht z. B., welche Faktoren zur Erhaltung eines Ökosystems wichtig sind und wie sie miteinander zusammenhängen.

Die **Räuber-Beute-Systeme** sind ein Beispiel für die Verknüpfung der einzelnen Faktoren: Wenn sich die Zahl der Blattläuse (Beute) verringert, so verringert sich auch die Zahl der Marienkäfer (Räuber), die sich von den Blattläusen ernähren. Nimmt die Zahl der Beute jedoch stark zu, nimmt die Zahl der Räuber nach einiger Zeit auch zu. Diese Faktoren werden auch von vielen anderen biotischen und abiotischen Faktoren beeinflusst. Ist es z. B. heiß und trocken, wachsen die Blätter nicht so stark und die Blattläuse haben weniger Nahrung. Ist der asiatische Marienkäfer in dieser Region stark vertreten, hat der europäische Marienkäfer eine starke Konkurrenz und die Anzahl der europäischen Marienkäfer wird abnehmen.

In einem Ökosystem existieren viele solcher **Gleichgewichtssysteme** (vgl. Kap. 17.1.1).

Ein weiterer wichtiger Aspekt der Ökologie ist die Frage, wie die Bedingungen, unter denen die Menschen, Tiere und Pflanzen auf dieser Erde leben können, auch in Zukunft erhalten bleiben. Die Bedingungen auf der Erde verändern sich im Laufe der Zeit, die Temperatur der Erdatmosphäre steigt, der Anteil an Kohlenstoffdioxid nimmt zu etc. Dies hat zur Folge, dass der Lebensraum von vielen Tieren und Pflanzenarten bedroht ist und sie deshalb aussterben. Außerdem brauchen viele Tiere und Pflanzen eine bestimmte Temperatur oder einen bestimmten Stickstoffgehalt in der Luft, um zu überleben.

Das ganze Ökosystem kann durch die Veränderung nur eines Parameters durcheinandergeraten.

### 17.1.1 Stoffkreisläufe am Beispiel Wald

Die verschiedenen komplexen Systeme werden in der Ökologie anhand von **Stoffkreisläufen** verdeutlicht.

Ein Stoffkreislauf zeigt eine Umwandlung von chemischen Verbindungen auf, in deren Verlauf durch verschiedene chemische Reaktionen immer wieder der Ausgangsstoff entsteht.

#### Stoffkreislauf Wald

Im Wald erzeugen **Produzenten**, Pflanzen wie Bäume oder Sträucher, mithilfe von Sonnenenergie durch Photosynthese organische Stoffe, wie Blätter und Nadeln. Von diesen Erzeugnissen ernähren sich **Konsumenten („Verbraucher“)**, wie Rehe oder Vögel. Es gibt Konsumenten 1., 2., 3. usw. Ordnung, wobei der untergeordnete Konsument oder seine Ausscheidungen dem übergeordneten Konsumenten als Nahrung dienen. Die abgestorbenen Produzenten und Konsumenten sowie deren Ausscheidungen werden von **Destruenten („Zersetzern“)**, wie Bakterien oder Pilzen, zersetzt und abgebaut. Dadurch entsteht z. B. wieder Kohlendioxid, der den Produzenten erneut für die Photosynthese zur Verfügung steht - der Kreislauf schließt sich.

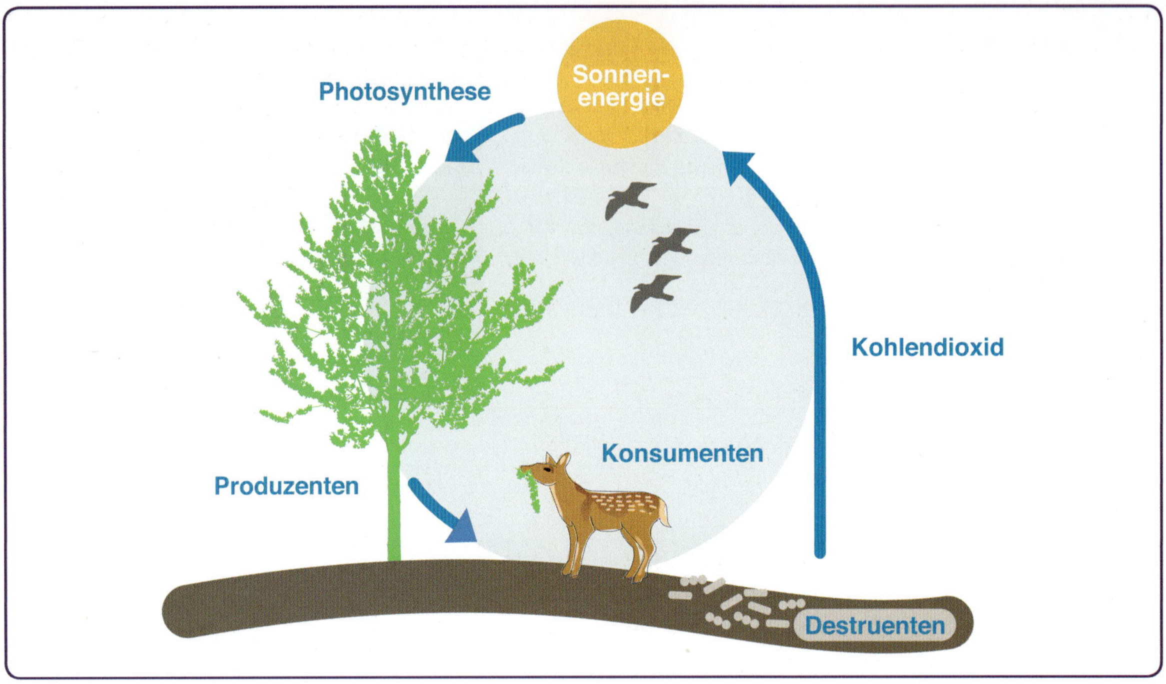


*Stoffkreislauf Wald*

## 17.1.2 Der Mensch als Bestandteil des Ökosystems

Der Mensch ist Bestandteil der verschiedenen Ökosysteme, er beeinflusst sie in großem Maße. Er ist u. a. verantwortlich für die Umweltverschmutzung, die Wüstenausbreitung, das Sterben vieler Tier- und Pflanzenarten. Durch sein Verhalten ändern sich die Lebensbedingungen auf der Erde. Jeder Flug mit einem Flugzeug sorgt durch die Abgase für eine Veränderung der Atmosphäre, jeder Verbrauch von Erdöl produziert Stoffe, die das Ökosystem verändern. Die Fabriken und landwirtschaftlichen Betriebe produzieren klimabelastende Gase.

Die Abbildung „Staaten im Klima-Check" zeigt die unterschiedliche Belastung des Kohlenstoffdioxidausstoßes einzelner Staaten anhand des Klimaschutzindexes. Hierbei wird auch der Trend der Emissionen in den letzten Jahren berücksichtigt.

Die deutsche Umwelt- und Entwicklungsorganisation Germanwatch entwickelte den Klimaschutzindex zum Vergleich und zur Bewertung der Klimaschutzleistungen aller Staaten, die zusammen für mehr als 90 % des weltweiten energiebedingten Kohlendioxidausstoßes verantwortlich sind. 2005 wurde der erste Klimaschutzindex veröffentlicht.

Sehr anschaulich werden die Probleme des steigenden Kohlenstoffdioxidgehaltes in der Atmosphäre in dem Film „Die unbequeme Wahrheit" von Al Gore erklärt. Der Mensch hat den $CO_2$-Gehalt der Erde bereits so stark erhöht, dass er ein Drittel über dem liegt, was jemals in den letzten 650 000 Jahren erreicht wurde. Durch diesen starken Anstieg kommt es zur globalen Erwärmung, die vielfältige Folgen für das Ökosystem Erde hat.

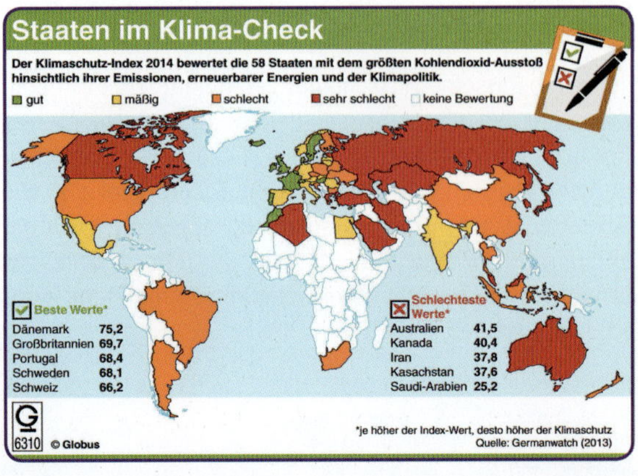


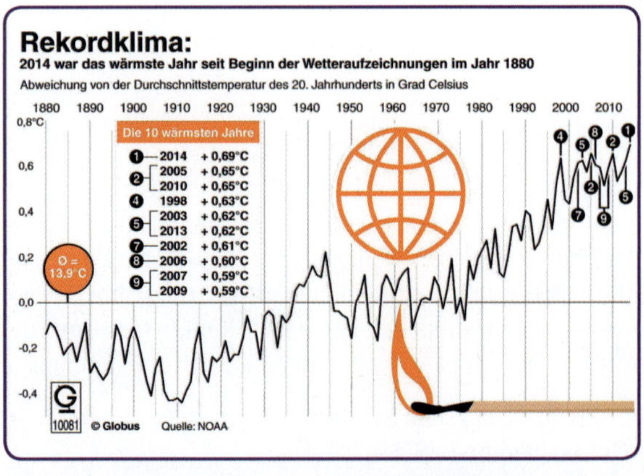

## Aufgaben

1. Schauen Sie sich den Film „Die unbequeme Wahrheit“ von Al Gore an und diskutieren Sie die Aussagen des Films.
2. Informieren Sie sich im Internet weiter über die Folgen der globalen Erwärmung und präsentieren Sie Ihre Ergebnisse in der Klasse.
3. Es gibt viele Seiten im Internet, die den Film kritisieren. Informieren Sie sich und führen Sie ein Pro- und-Kontra-Gespräch in der Klasse.

# 17.2 Verantwortungsbewusstsein für Natur und Umwelt

## 17.2.1 Umwelterziehung in der Praxis

Durch das Verstehen der ökologischen Zusammenhänge ergibt sich eine **Verantwortung zur Erhaltung der Natur**. Dies sollte durch ein umweltgerechtes Verhalten der pädagogischen Fachkräfte im Alltag der Einrichtung vorgelebt werden, damit die Kinder es verstehen und nachleben können. Die pädagogischen Fachkräfte der Einrichtungen sollten sich mit dem Thema auseinandersetzen und gemeinsam als Team einen klaren Standpunkt beziehen: Wie kann die Einrichtung umweltgerecht geführt werden und jeder Einzelne in ihr umweltgerechtes Verhalten praktizieren?

**Umwelterziehung** beinhaltet vielfältige Aktionen, die das Erleben der Umwelt fördern und der Reflexion über die Umwelt dienen. Es sollte bei den Kindern und Jugendlichen das Bewusstsein geschaffen werden, dass der Mensch Teil des Ökosystems ist und durch sein Verhalten die Umwelt beeinflusst. Mit kleinen Veränderungen im Alltag kann jeder Einzelne einen wichtigen Beitrag zur Erhaltung dieses Ökosystems beitragen. Oft ist dem Einzelnen die Tragweite von Verhaltensweisen gar nicht bewusst. Das durch die Globalisierung immer stärker vernetzte System der Welt ist oft schwer durchschaubar. Selbst ein vordergründig bedingt begrenztes Verhalten, wie der Kauf eines Apfels aus Chile, hat weltweite Folgen.

**Beispiel:** Durch den Kauf eines Apfels aus Chile werden der Bauer in Chile, die Pflanzenschutzmittel, der Treibstoff für das Flugzeug und die Beförderung und Lagerung in Deutschland bezahlt.
Dem Einzelnen sollte bewusst werden, was er mit seiner Handlungsweise, z. B. mit dem Kauf dieses Apfels, bewirkt. Unsere Handlungen haben eine Konsequenz für die Umwelt. Auch das Wegwerfen von Müll in die Natur, z. B. in das Meer, hat weltweite Folgen: Eissturmvögel fressen z. B. so ziemlich alles, was schwimmt, auch Plastikmüll, und verenden dann daran.
Die Erde ist ein Ökosystem und alle Aktivitäten haben Konsequenzen für dieses System.

Kinder und Jugendliche sind oft an Umweltthemen interessiert und dieses Interesse kann durch die persönliche Auseinandersetzung mit der Natur und Umwelt weiter gefördert werden. Hierbei kommt es nicht auf Gespräche über die Bedeutung der Natur für den Menschen an oder um das Herausstellen von Horrorszenarien, sondern darauf, die Schönheit der Natur und Umwelt so oft wie möglich selbst zu erfahren und sie schätzen zu lernen. Es sollten den Kindern Möglichkeiten der Umsetzung des umweltgerechten Verhaltens angeboten werden.

Gemeinsam mit den Kindern lässt sich ein Rezeptkalender erstellen, in dem Obst und Gemüse der Saison aus der Region verwendet werden. Benutzen Sie dazu den aid-Saisonkalender auf S. 205. Im örtlichen Bioladen oder unter www.oekokiste.de können lokale Produkte bestellt werden, die einmal pro Woche geliefert werden. So wird Müll vermieden, weniger Treibstoff für den Transport verbraucht, da die Produkte aus der Region kommen, und saisonal gekocht.

Eine im Kindesalter ansetzende Umwelterziehung kann den Kindern schon früh ihre Verantwortung für die Natur und Umwelt verdeutlichen. Kinder sind sensibel und offen für Neues. Wenn sie erklärt bekommen, warum sie sich umweltbewusst verhalten sollen, werden sie es verstehen und umsetzen. Sie werden die Grundlagen der Umwelterziehung verinnerlichen und dies wird ihr späteres Verhalten beeinflussen.

„Was ich kenne, schätze ich, was ich schätze, schütze ich“ oder: „Ich schütze nur, was ich liebe, ich liebe nur, was ich kenne“, sollten Leitsätze in der Umwelterziehung der Kinder und Jugendlichen sein.

### *Exkurs:*

**Müllvermeidung und Müllentsorgung**

Die Zusammensetzung des täglichen Mülls wird untersucht und die verschiedenen Arten von Recycling besprochen.
Der Müll einer ganzen Woche wird in der Einrichtung gesammelt. Nach einer Woche wird er untersucht und gewogen. Nun wird mit den Kindern zusammen überlegt, wie dieser Müllberg vermieden werden kann. Die gesammelten Ergebnisse werden auf einem Plakat festgehalten und es wird versucht, Veränderungsvorschläge umzusetzen.
In der Einrichtung wird zusammen mit den Kindern versucht, einen Tag oder sogar eine Woche lang keinen bzw. weniger Müll zu produzieren.
Üben Sie mit den Kindern Mülltrennung. Sammeln Sie Werbeprospekte und lassen Sie die Kinder ein Plakat erstellen, was in welche Mülltonne gehört.

Die Plakate können über den Mülleimern in der Gruppe aufgehängt werden.
Basteln Sie mit wertfreiem Material! So wird aus Müll wieder ein schönes Kunstwerk. Sie können auch den Film „Müllmenschen“ von H. J. Schulz mit den Kindern ansehen. Nach der Filmbesprechung lassen sich eigene Müllmenschen produzieren.
Beim gemeinsamen Einkaufen wird den Kindern und Jugendlichen der Vorteil von müllvermeidendem Einkaufen verdeutlicht. In der Einrichtung sollten z. B. nur Mehrwegflaschen verwendet werden.

### 17.2.2 Nachhaltigkeit

In der Ökologie bedeutet **Nachhaltigkeit**, dass die Ressourcen der Erde nur in dem Maße genutzt werden, wie die Natur es verträgt.
Der Gedanke der **nachhaltigen Entwicklung** ist ein wichtiger Aspekt der Umwelterziehung:

- Den Bedürfnissen der heutigen Generation wird so entsprochen, dass auch zukünftige Generationen die Möglichkeit haben, ihre Bedürfnisse auszuleben.
- Ein verantwortungsvoller Umgang mit den Ressourcen der Erde sollte den Kindern im Kindergarten aktiv vorgelebt und somit ihre ökologische Handlungskompetenz gefördert werden.
- Der Wert der Erde sollte den Kindern verständlich gemacht werden.

*Exkurs:*

**Wo wird in unserer Einrichtung Strom gebraucht?**

Bei diesem Thema können Kinder schon sehr früh für Verhaltensänderungen sensibilisiert werden. Ein Energieverbrauch-Messgerät eignet sich für das Projekt. Diese Geräte können in vielen Städten kostenlos ausgeliehen werden. Die Kinder sehen, wann wie viel Strom bei welchem Gerät fließt. Durch die Visualisierung verstehen sie diese abstrakte Materie. Dazu können Bildkarten von Stromfressern in der Küche aufgehängt werden.

Eine Möglichkeit Energie zu sparen ist, wenn geheizt wird, lieber einmal gründlich zu lüften (Stoßlüftung), als ein Fenster über eine längere Zeit gekippt zu haben. Wird ständig gelüftet, tauscht sich nicht viel Luft aus, aber die Heizung verbraucht viel Energie.

**Solarenergie**

Auch im Kindergarten, in der Grundschule oder in einem Heim können Solarkollektoren auf dem Dach angebracht werden. Es gibt viele Möglichkeiten, um dafür Spenden zu sammeln. Ein Team „Solarkollektoren“ wird gegründet, welches sich um Aktionen bemüht, z. B. Sponsoren für die Einrichtung sucht oder einen Lauf mit Spendengeldern vorbereitet.
Informieren Sie sich unter www.bund.net unter „Service“ bei den „Ökotipps“ über weitere Maßnahmen zum Stromsparen.

Den Kindern kann schon früh der Wert des Wassers verdeutlicht werden. Sauberes Trinkwasser ist ein Wert und wird immer kostbarer. Durch den bewussten und sparsamen Umgang mit Wasser können Ausgaben gesenkt und der Gedanke der Nachhaltigkeit verdeutlicht werden, z. B. beim Zähneputzen den Wasserhahn zudrehen oder beim Geschirrspülen nicht durchgängig den Wasserhahn laufen lassen. Gemeinsam mit den Kindern lässt sich eine Regenwasserauffanganlage im Garten der Einrichtung aufstellen.

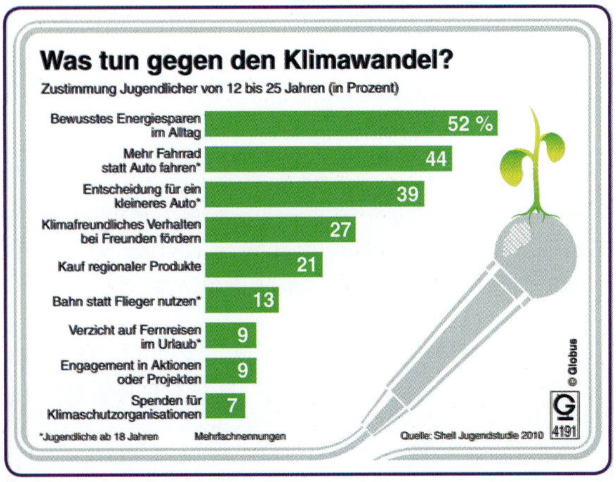


## Aufgaben

**1** Sie machen mit Ihrer Gruppe einen Waldspaziergang. Ihnen fällt auf, dass die 4-jährige Monika oft die Äste abknickt und dann wegwirft.
Wie können Sie ihr altersentsprechend erklären, dass Bäume wichtig für die Umwelt sind?

**2** Die beiden 13-jährigen Jungen in Ihrer Heimgruppe kaufen sich oft Getränke in Dosen, da das viel cooler ist.
Versuchen Sie, ihnen anhand dieses Beispiels die Bedeutung der Nachhaltigkeit zu erklären.

**3** Wie wichtig ist Ihnen das Thema „Umweltschutz“ und ein verantwortungsbewusster Umgang mit der Natur?

# aid-Saisonkalender

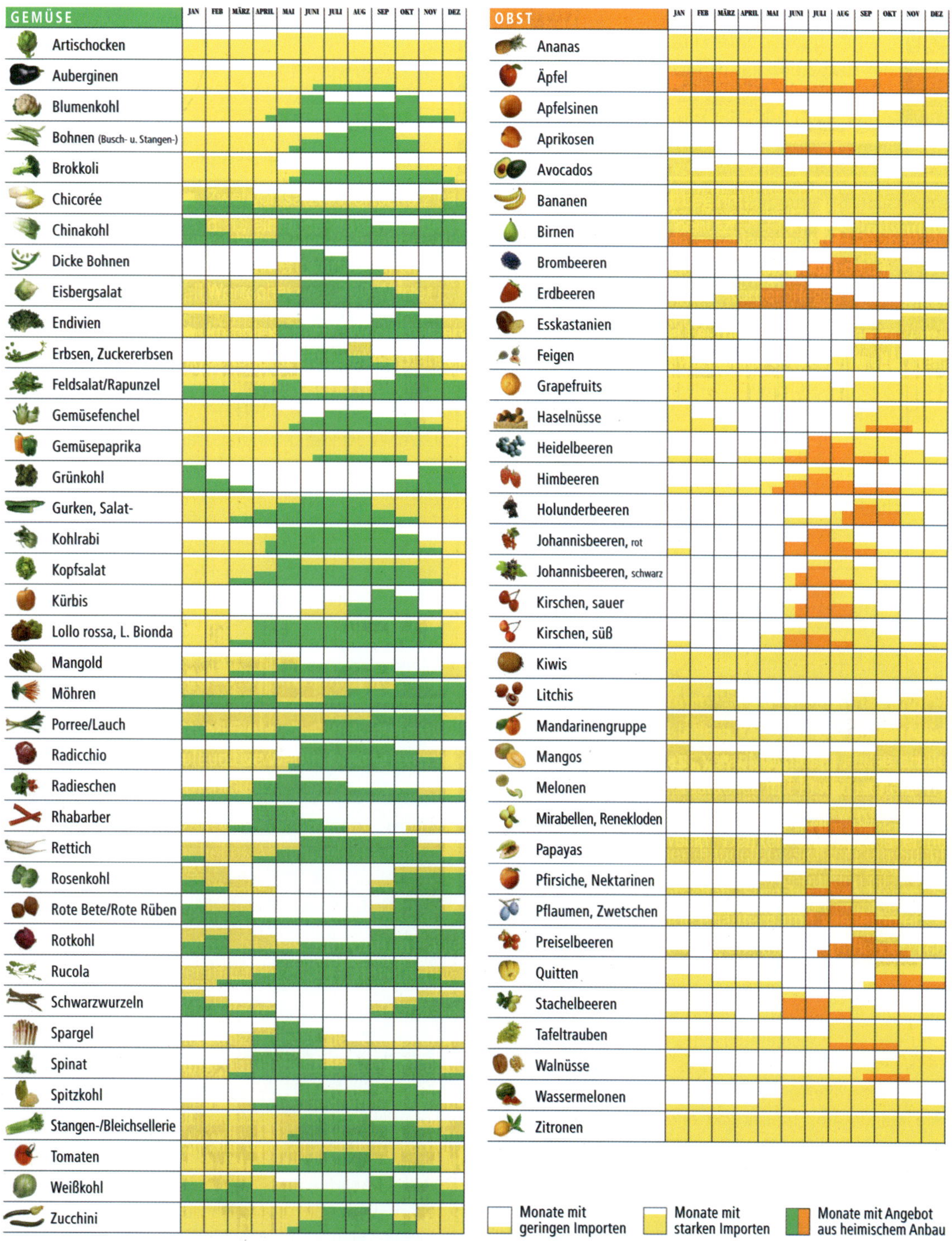


Saisonkalender der AID

## 17.3 Die Natur im Jahresverlauf

Das Verhalten von Tieren und das Wachstum und Vorkommen von Pflanzen kann mit den Kindern das ganze Jahr über beobachtet und ihnen somit die heimische Tier- und Pflanzenwelt nähergebracht werden. Es ist wichtig, spannende Entdeckungstouren in das Außengelände mit in den Wochenplan aufzunehmen. Hierbei wird die Umwelt durch Bewegung erfahren und heimische Tiere und Pflanzen zusammen mit den Kindern erforscht. Der Garten der Einrichtung oder ein Teich in der Nähe ist zu jeder Jahreszeit reizvoll für die Kinder. Hier können die verschiedenen Jahreszeiten gemeinsam erfahren werden. Die Frühblüher im Frühling, die Insekten im Sommer, die Früchte im Herbst und die Knospen der Bäume im Winter. In einer naturnah gestalteten Ecke des Gartens kann der Wechsel der Jahreszeiten gut beobachtet und dokumentiert werden. Die Beobachtung der Jahreszeiten verdeutlicht den Kindern den zeitlichen Ablauf eines Jahres und hilft ihnen, ihre Umgebung besser kennenzulernen. Die Umwelt wird dadurch für sie klarer strukturiert, die jahreszeitliche Wiederholung bietet dem Kind Orientierung und Sicherheit.

Das Verhalten eines Igels innerhalb des Jahres eignet sich gut zur Verdeutlichung der Jahreszeiten. Manche Kinder werden schon einen Igel gehört oder gesehen haben, so wird zu der Lebenswelt der Kinder ein Bezug hergestellt.

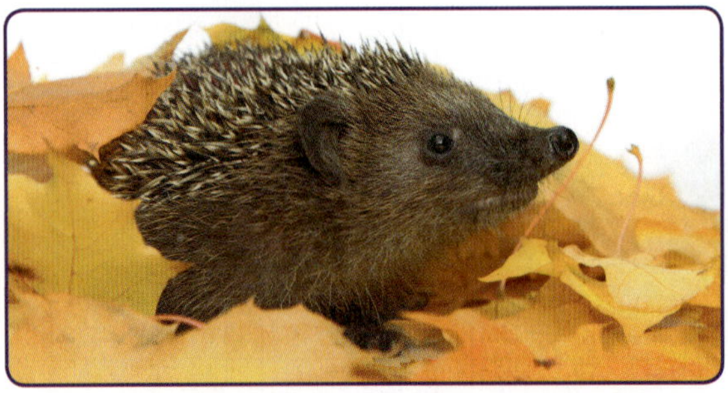

Der Igel ist in der wärmeren Jahreszeit, also Frühling und Sommer, aktiv und lebt häufig im menschlichen Siedlungsraum. Er ist ein dämmerungs- und nachtaktiver Insektenfresser. Je nach Klima ist die Paarungszeit des Igels in Deutschland von Mai bis Ende August. Nach ca. 35 Tagen, überwiegend im August oder September, kommt dann der Nachwuchs. Im Herbst baut er sich sein Nest für den Winterschlaf und versucht, sein im Sommer angefressenes Fettpolster, welches als Energiespeicher dient, zu vergrößern. Der Winterschlaf des Igels dauert 5 bis 6 Monate und überbrückt die kalten, nahrungsarmen Monate. Die Körperfunktionen des Igels werden auf ein Minimum herabgesetzt, sodass er von seinem angefressenen Fettpolster bis zu einem halben Jahr zehren kann. Wenn es warm genug ist (längere Zeit um 10 °C), erwacht er wieder aus seinem Schlaf.

Im Garten der Einrichtung kann mit den Kindern eine igelfreundliche Ecke angelegt und gemeinsam mit ihnen nach Igelspuren gesucht werden.

*Exkurs:*

**Kinder als Forscher**

Im dritten, vierten und fünften Lebensjahr sind optimale Zeitpunkte zur Aneignung vieler Fähigkeiten. Die Kinder sind gerne Forscher, orientieren sich im Raum und eignen sich die Welt an.

In dieser Phase wird vom selbstbildenden Kind gesprochen, das nach Erkenntnis sucht. Sie kann unter anderem genutzt werden, um naturwissenschaftliche Bildung zu fördern.

In der **Theorie der multiplen Intelligenzen** wird nach Howard Gardner (1994) unterschieden:

- sprachliche Intelligenz
- logisch-mathematische Intelligenz
- musikalisch-rhythmische Intelligenz
- körperlich-kinästhetische Intelligenz
- bildlich-räumliche Intelligenz
- interpersonale Intelligenz
- intrapersonale Intelligenz
- naturalistische Intelligenz

Gardner ist der Meinung, dass es nicht nur eine Intelligenz gibt. Alle Intelligenzen sind nicht isoliert anzusehen, sondern zusammenhängend. Sie sollten bei Kindern gleichmäßig gefördert werden. Wenn Kinder ihre Umwelt erschließen, sich mit allen Sinnen für ein Tier oder ein Phänomen interessieren, sollte das aufgenommen und unterstützt werden.

Erzieherinnen können versuchen, möglichst viele Sinne und Intelligenzen der Kinder anzusprechen und Orte und Methoden anzubieten, die hier insbesondere den Forschungs- und Bewegungsdrang der Kinder fördern.
Kinder sind neugierig und wollen alles wissen. Diese Neugier gilt es, so früh wie möglich zu nutzen, um Kinder für Fragen, Phänomene und Beobachtungen in der Natur zu begeistern. Konzentrationsfähigkeit, Kreativität und Selbstbewusstsein können dabei gefördert werden. Kinder erleben durch diese Forscheraktivitäten einen sinnvollen Gegenpol zu ihren sonstigen Freizeitbeschäftigungen, wie zum Beispiel Fernsehen oder Computerspielen. So können wir Kinder möglichst vielseitig bilden.

Eine mögliche **Umsetzung** ist die Forscherecke in einem Raum. Die Kinder können sich – wann immer sie wollen – dort aufhalten. Hier ist freie Zeit für Experimente und für freies Üben.
Es ist sinnvoll, bei der Auswahl der Experimente darauf zu achten, dass sie leicht und mit herkömmlichen Utensilien durchgeführt werden können. Die Kinder sollten sie eigenständig durchführen. Einzelne Experimente können nur vom Betreuer ausgeführt werden, dies ist jedoch die Ausnahme.

> ***Exkurs:* Internetlinks**
>
> www.klima-sucht-schutz.de
> www.blackle.com/tips
> www.nabu.de
> www.umweltbundesamt.de
> www.bund.net/
> www.bmu.de
> www.umweltbildung.de
> www.sprungtuch-koeln.de

## 17.4 Projekte zum Erleben von Natur und Umwelt

Die Projektarbeit ist eine Methode, die die Gesamtpersönlichkeit der verschiedenen Kinder unterstützt. Die Förderung findet durch die unterschiedlichen Angebote in spielerischer Form statt und dabei können Kinder Stärken und Fähigkeiten zeigen, die im Kindergarten oder im schulischen Bereich weniger gefordert sind. Indem bei diesen Angeboten Stärken erkannt und hervorgehoben werden, kann sich das Selbstvertrauen und Selbstbewusstsein positiv entwickeln und zusätzlich wird die soziale Anerkennung des Kindes in der Gruppe gefördert. Während einer Projektarbeit gelten folgende Prinzipien als Leitidee:

- Das Kind annehmen und akzeptieren, so wie es ist.
- Den Ist-Stand des Kindes berücksichtigen und dort ansetzten.
- Die Stärken des Kindes hervorheben.

### Bildungsbereiche

Laut z.B. dem Entwurf der Grundsätze zur Bildungsförderung für Kinder von 0 bis 10 Jahren in Kindertageseinrichtungen und Schulen im Primarbereich in Nordrhein-Westfalen können zentrale inhaltliche Bereiche und kompetenzbezogene Schwerpunkte benannt werden.

Die folgenden Projektthemen sprechen unterschiedliche Bildungsbereiche an. Dazu gehört z.B. der Bereich „naturwissenschaftlich-technische Bildung". Dieser besagt, dass Kinder ein natürliches Interesse an der Natur und Naturvorgängen haben. Sie möchten die Gelegenheit erhalten, selbsttätig zu forschen, Erfahrungen zu machen und sich kreativ und aktiv mit Problemen und Fragestellungen in der Natur und der Technik auseinanderzusetzen. In diesen Projekten wird den Kindern die Gelegenheit gegeben aus Materialien, die in der Natur zu finden sind, Dinge zu bauen.
Der Bildungsbereich „Sprache und Kommunikation" ist ebenfalls ein wichtiger Themenschwerpunkt dieser Projekte, denn durch vielfältige Anregungen und Sprechanlässe in der vertrauensvollen Umgebung der Projektgruppe, werden die sprachlichen Fähigkeiten der Kinder unterstützt. Außerdem wird den Kindern die Möglichkeit

> „Die Abbildung veranschaulicht die Basiskompetenzen und Bildungsbereiche. Dabei sind die beschriebenen Bildungsmöglichkeiten und Bildungsbereiche nicht als Fächerkatalog für den Bildungsprozess eines Kindes zu verstehen. Vielmehr sollen sie dazu beitragen, die Bildungsarbeit inhaltlich zu strukturieren und verlässlich zu planen. Die Abbildung skizziert somit schematisch den Vorschlag zur Strukturierung von Bildung in Bildungsbereiche und bildet nicht die Prozessdimension des Lernens ab. Soziale Rahmenbedingungen und Lernformen bleiben im Schaubild unberücksichtigt.
>
> 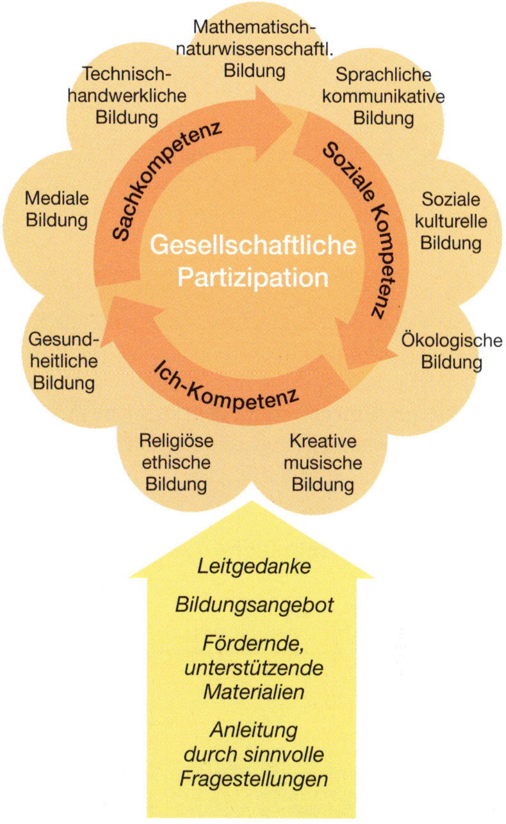
> 
>
> Alle Grundlagen unserer Bildungsbereiche – wie z.B. die sprachliche, die naturwissenschaftliche oder die musisch-ästhetische Bildung usw. – sind den Kindern bereits sehr früh präsent. Gleichwohl sollen Kindern mathematische, schriftsprachliche oder naturwissenschaftliche Grunderfahrungen je nach Interesse und Entwicklungsstand sowohl in der Kindertageseinrichtung als auch in den Schulen im Primarbereich angeboten werden. Das bedeutet nicht, dass die Elementarpädagogik fächerorientiert ausgerichtet und schulische Formen des Lernens und Lehrens in den Kindergarten verlegt werden."
>
> (Ministerium für Familie, Kinder, Jugend, Kultur und Sport des Landes Nordrhein-Westfalen, 2011, S. 8 und 34)

des aktiven Zuhörens gegeben, indem sie z. B. durch Gesprächsregeln lernen andere ausreden zu lassen.
Der Bildungsbereich „soziale, kulturelle und interkulturelle Bildung“ beinhaltet die Leitidee, dass Kinder die Möglichkeiten bekommen, ihre Interessen anderen zu vermitteln und Lösungswege für Konflikte zu finden. Sie erfahren, dass ihre Gefühle und Meinungen wichtig, sie Teil einer Gemeinschaft sind und sie Verantwortung für sich und andere übernehmen können. Diese Aspekte können durch die Projektarbeit aufgegriffen und aktiv in den Angeboten vermittelt werden. Die Kinder sollen sich als handlungsfähige Projektgruppe sehen, in der alle akzeptiert und toleriert werden.

Auch der Bildungsbereich „Bewegung“ kann in Projekten gut gefördert werden. Durch Bewegung entdecken Kinder ihren Körper und seine Fähigkeiten, bilden ihre grob- und feinmotorische Geschicklichkeit aus, erforschen ihre Umwelt und treten in Kontakt zu anderen. Kinder lernen in den ersten Lebensjahren durch Bewegung. Sie haben einen natürlichen Bewegungsdrang, den sie ausleben sollten.

Der Bildungsbereich „musisch-ästhetische Bildung“ kann ebenso bei den Projekten einbezogen werden. Kinder hinterlassen gerne ihre Spuren beim Malen und Gestalten. So machen sie positive Erfahrungen in Bezug auf ihre Selbstwirksamkeit. Dabei geht es nicht primär um die Erstellung eines fertigen genormten Produktes, sondern auch um das Gestalten an sich.

## 17.4.1 Projekte: Heimische Tiere

### Das Insektenhaus

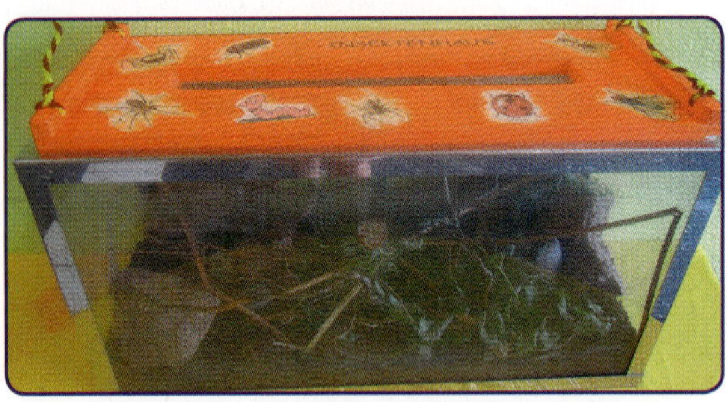

*Ein Insektenhaus*

Ein Insektenhaus kann ein umgebautes Aquarium sein, für das ein gut passender Deckel gebastelt wird.
Zu Beginn geht die Gruppe mit Marmeladengläsern und Fangnetzen in den Außenbereich der Einrichtung oder den Wald und bringt die gefundenen Insekten in das vorbereitete Insektenhaus. Hier können die Kinder nun jeden Tag die Tiere beobachten und viel über deren Lebensweise lernen. Sie können Karten zu jedem Insekt erstellen, z. B. mit seinen Lebensgewohnheiten, seiner Nahrung, seinen Feinden. Diese werden in einem Ordner gesammelt und neben das Insektenhaus zur Ansicht für alle Kinder gelegt. Wichtig ist hierbei die Vorbildfunktion der pädagogischen Fachkräfte, sie sollten keine Scheu oder Ekel zeigen, dann werden die Kinder diese Tiere vorurteilsfrei beobachten.

### Der Regenwurm

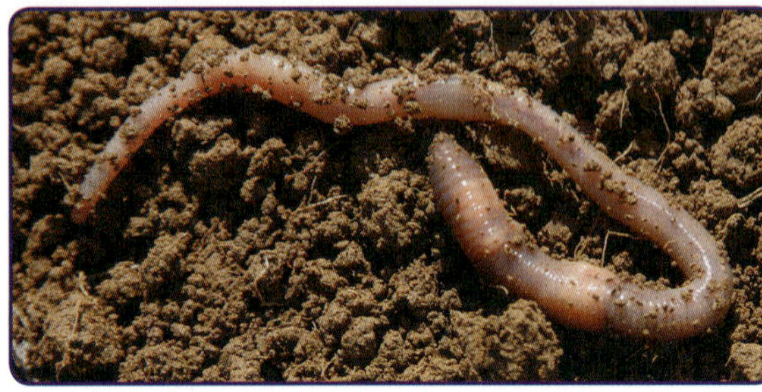

Der Regenwurm bietet sich für Projekte an, da die Kinder ihn kennen, er einfach zu besorgen ist und gut beobachtet werden kann. Ein Terrarium oder Aquarium kann als „Regenwurmfarm“ angelegt werden, besonders gut lässt sich die Arbeit des Regenwurms erkennen, wenn verschiedenfarbiger Boden in die Regenwurmfarm eingefüllt wird. Jeden Tag kann beobachtet werden, was auf der Farm passiert. Die Kinder können eine Zeitleiste in Form eines Regenwurms gestalten und die Beobachtungen zeichnen. Es können auch Regenwurmlieder eingeführt (z. B. „Hörst du die Regenwürmer husten?“) oder eine Bewegungsgeschichte zu Regenwürmern durchgeführt werden.

### Die Tierarten des heimischen Waldes erkennen

Im heimischen Wald ist die Erforschung vieler Tiere möglich.

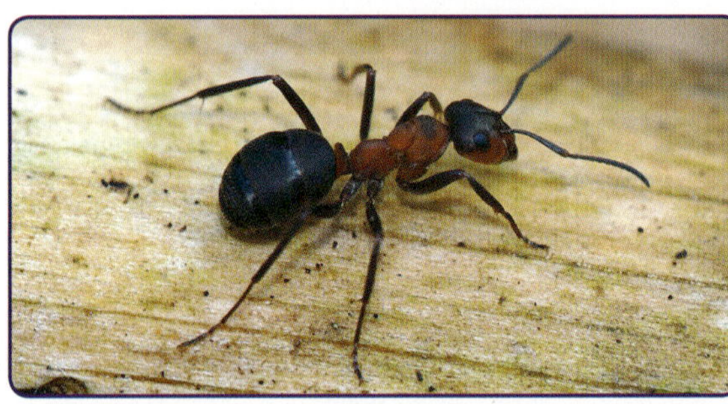

**Beispiel:**
Die Gruppe wird in einen möglichst nahen Laubmischwald geführt. Die Erzieherin hat ein Buch über die Tiere des Waldes mit und erläutert, dass z. B. 300 Tiere **Eichenbäume** zum Leben brauchen. Gemeinsam wird überlegt, welche Tiere dies sein könnten und ihre Spuren werden gesammelt.
Später geht die Gruppe in einen nahen Nadelwald und sucht nach **Waldameisen,** welche typische Vertreter dieser Wälder sind. Die Waldameise ernährt sich hauptsächlich von Kleininsekten und dem Honigtau der Rindenläuse, welche in Nadelwäldern häufiger zu finden sind. Ein Tag einer Waldameise wird versucht zu rekonstruieren.

**WALDWOCHE in der OGS Martinsschule**

Liebe Eltern,

wie auch in den letzten Jahren wollen wir mit allen Kindern der OGS eine Waldwoche durchführen.

Thema: **Die Tiere des Waldbodens**

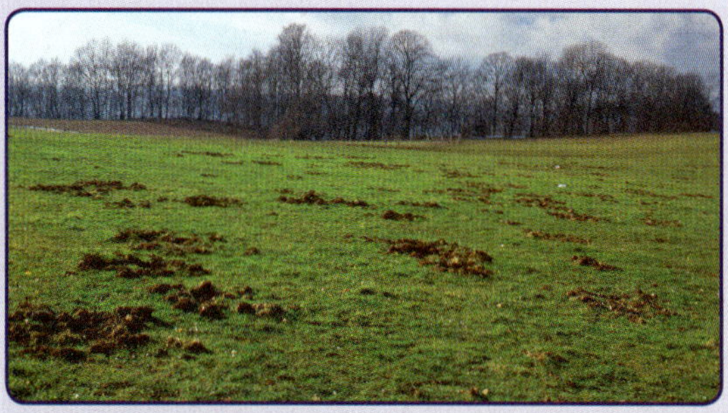

## Eine Waldwoche, um Tiere des Waldbodens kennenzulernen

In einer Waldwoche können sich ganz heterogene Gruppen zusammenfinden: Jungen und Mädchen im Alter von Ende fünf bis zu elf Jahren.
Zu Beginn eines Schuljahres wäre diese Woche gut zur Gruppenfindung.
Der Termin der Waldwoche sollte frühzeitig bekannt gegeben werden, um die außerschulische Wochenplanung zu organisieren.

## Waldforscher-Woche

*Erster Tag*
Die Kinder erzählen, welche Tiere ihrer Meinung nach im Wald leben und welche Bäume und Pflanzen dort wachsen. Die genannten Pflanzen werden auf kleine Schilder geschrieben.
Möglich: Je ein Pflanzenschild wird auf den Rücken eines Kindes geklebt. Es kann nun durch Fragen erraten, welche Pflanze auf seinem Rücken steht.
Die entsprechenden Bäume werden jetzt im Wald aufgesucht.

Als Kooperationsbewegungsspiel fassen sich z. B. alle Kinder an den Händen und können nur gemeinsam über ein zwischen zwei Bäumen gespanntes Seil springen. Sie sollen sich vorher überlegen, wie das gehen könnte. Die Höhe des Seils ist teilnehmerabhängig.

Besprochen wird, dass wir die Tiere nicht alle sehen, jedoch Spuren von ihnen finden können.
Verschiedene Zapfen werden gesammelt und mithilfe eines Buches wird geklärt, wer diesen Zapfen angefressen hat.

Gemeinsam kann eine Projektmappe erstellt werden.

*Zweiter Tag*
Auf dem Boden wird nach Tierspuren gesucht, das Entdeckte wird mit Zeichnungen, Fotos oder schriftlich festgehalten.
Tiere des Waldbodens werden gesammelt und in Becherlupen beobachtet. Einige werden mitgenommen (z. B. Asseln, Käfer) und in der Schule weiter beobachtet.

Als Bewegungsspiel wird aus einigen langen Seilen zwischen zwei Bäumen ein Spinnennetz gebaut, es hat so viele Löcher wie Teilnehmer.

Aufgabe: Die ganze Gruppe geht durch das Spinnennetz, jedoch kann jedes Loch nur einmal als Durchgang genutzt werden.

*Dritter Tag*
Der Waldboden wird erkundet.
Dafür werden kleine Schaufeln und verschraubbare Gläser sowie Becherlupen mitgenommen. An verschiedenen Plätzen werden Bodenproben genommen und nach Tieren gesucht. Mit den Proben werden später in der Schule noch einige Experimente durchgeführt.

Als Abschluss wird das Kooperationsspiel Eisschollen mit Teppichfliesen oder Stoffresten gespielt:

Die Gruppe ist auf einer Eisscholle, diese schmilzt jedoch ständig. Um auf die nächste große Eisscholle zu kommen, muss die Gruppe zusammenarbeiten. Die kleinen Eisstücke zwischen den beiden großen Eisschollen (Teppichfliesen) halten nur, wenn immer zwei Füße auf ihnen sind.
Haben sie keinen Fuß auf sich, gehen sie unter und die Gruppe kommt nicht so gut auf die andere große Eisscholle.

*Vierter Tag*
Die Kinder überlegen gemeinsam eine mögliche Geschichte mit möglichst vielen Tieren, über die sie neues Wissen erfahren haben. Diese Geschichte wird zusammen aufgeschrieben und in die Waldforschermappe gelegt. Ein Schwerpunkt der Geschichte sollte Kooperation sein. Hier können die Geschichte und die Tiere nachgespielt werden.

*Fünfter Tag*
Durchführen der selber erarbeiteten Bewegungsgeschichte und Verteilen der Waldforscherurkunden. Präsentieren der Waldforschermappe und der Experimente in der OGS.

## *Exkurs:* Waldkindergarten

Manchen Menschen reichen die Wald- und Naturtage nicht, sie möchten, dass ihre Kinder jeden Tag im Wald verbringen. Der sogenannte Waldkindergarten erfüllt die Vorstellung dieser Eltern. Inzwischen gibt es diese Einrichtungen fast flächendeckend in Deutschland.

Morgens werden die Kinder zu einem Treffpunkt am Wald gebracht. Häufig sind es Bauwagen, die als Aufbewahrungsplatz dienen. In seltenen Fällen dienen sie als Schutzhütte, aber nur bei extrem schlechtem Wetter. In der Umgebung des Bauwagens ist der Gruppentreffpunkt. Häufig sind dort liegende Baumstämme als Sitzmöglichkeiten im Kreis angeordnet. Hier besteht die Möglichkeit für Besprechungen und Spielen im Kreis. Später brechen die Gruppen zu ihren vom Förster angewiesenen Plätzen auf. Mit einem Bollerwagen oder etwas Ähnlichem werden die notwendigen Materialien transportiert. Die Kinder benutzen während ihres Kindergartentages kaum vorgefertigtes Spielzeug. Die Frühstückspause, die gemeinsamen Besprechungen sowie Spiele finden im Freien statt.

Die meisten Waldkindergärten haben am Vormittag geöffnet. Die Kinder werden an einem Parkplatz oder am Bauwagen abgeholt.

### 17.4.2 Projekte: Heimische Pflanzen

#### Die heimischen Pflanzen kennenlernen

Ein möglicher Anfang dieses Projektes ist die Wanderung zu einer **Wildblumenwiese**.
Am Tag vor der Wanderung werden den Kindern die Pflanzen schon einmal mithilfe eines Pflanzenbestimmungsbuchs gezeigt und besprochen.
Auf der Entdeckungsreise werden Löwenzahn, Gänseblümchen und Klatschmohn gesammelt. Sie bieten sich an, da sie leicht zu erkennen sind, und die Kinder sie häufig bereits kennen. Aus dem Löwenzahn und dem Gänseblümchen kann zusammen mit anderen Zutaten ein Salat zubereitet werden (siehe Exkurs Herstellung von Speisen mit Wildgemüse).
Die gesammelten Pflanzen werden getrocknet und mit ihnen ein **Herbarium** angelegt.

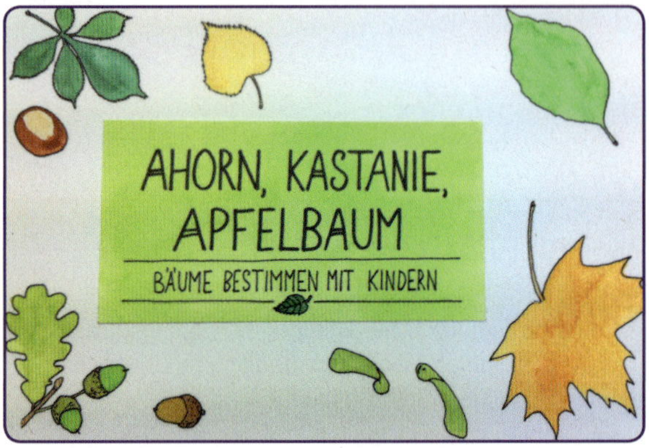


Die pädagogische Fachkraft oder die Kinder fotografieren verschiedene heimische Pflanzen und bestimmen sie. Die Fotos werden dann laminiert und können als **Naturmemory** verwendet werden.

Auch ein **Tastmemory** kann einfach aus Naturmaterialien hergestellt werden.
Naturmaterialien von heimischen Pflanzen, wie Bucheckern, Eicheln usw., werden gesammelt und mit einer Heißklebepistole von der pädagogischen Fachkraft auf Bierdeckel oder Holzplättchen geklebt. Mit einer Augenbinde ausgestattet, können jetzt die einzelnen Gegenstände von den Kindern ertastet und benannt werden.

#### Anlegen eines Kräutergartens

Die Umwandlung eines Rasenstückes in einen **Kräutergarten** fördert die Naturerfahrungen. Diese Umgestaltung ist ein zeitlich langfristigeres Projekt. Der Boden muss vorbereitet und ein Plan der Pflanzen erstellt werden. Der Garten sollte an einer sonnigen Stelle ge-

## *Exkurs:* Herstellung von Speisen mit Wildgemüse

#### Löwenzahn (Taraxacum sect. Ruderalia) als Wildgemüse

Mit Ausnahme der Stängel können alle Pflanzenteile des Löwenzahns gegessen werden. Die Blätter eignen sich für Salate oder gekocht, z. B. mit Kartoffeln. Die Blüten werden zur Zubereitung von Nachspeisen verwendet. Löwenzahn schmeckt würzig-bitter, die jungen Blätter schmecken süßer.

#### Das Gänseblümchen (Bellis perenis) als Wildgemüse

Die jungen, frischen Blätter eignen sich für Salate oder gekocht. Die Blütenblätter können auch über Speisen gestreut werden. Das Gänseblümchen schmeckt nussig.

### Aufgabe

- Erstellen Sie in Kleingruppen zur Veranschaulichung für die Kinder ein Rezeptplakat, auf dem die wichtigsten Rezeptschritte bildhaft dargestellt sind. Mit dem Plakat können die Kinder eigenständig die Speise zubereiten.

plant werden, da viele Kräuter Sonne brauchen. Gut sind mehrjährige Kräuter wie z. B. Minze, Lavendel und Schnittlauch. Im Frühling können dann die Samen von einjährigen Pflanzen ausgesät werden.

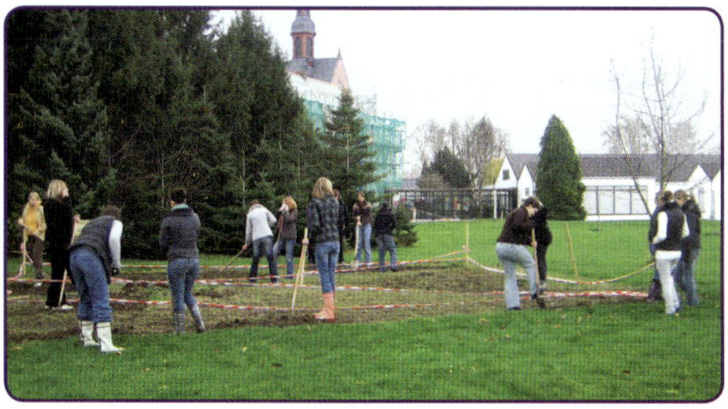

Der Garten kann auch mit Getreidepflanzen, Blumen, Pflanzen mit möglicher Heilwirkung, Pflanzen mit Färbeeigenschaften, Gemüsesorten und Vogelfutter bepflanzt werden.

Schon bald können das Gemüse und die Kräuter geerntet und in der Küche verwendet werden.

### Vom Samen zur Pflanze

Sehr anschaulich ist das Beobachten des Keimens, des Wachsens des Keimlings und der Pflanze. Jedes Jahr, besonders im Frühling, sind die Kinder fasziniert von diesem Vorgang. Es gibt viele Samen, die sich dafür eignen. Kressesamen sind anspruchslos, und wachsen schnell. Die Kinder können eigenständig die Töpfe bepflanzen und jeden Tag nach ihren Pflanzen sehen. Das fördert die Eigenständigkeit und das Selbstbewusstsein der Kinder. Als Abschluss kann ein Kräuterquark mit den Kressesprossen zum Frühstück zubereitet werden.

### *Exkurs:*
### Kreatives Arbeiten mit Naturmaterialien

Durch das **kreative Arbeiten mit Naturmaterialien** wird die Natur den Kindern näher gebracht.

Eine mögliche Aktivität ist: Malen mit Naturmaterialien, wie das Herstellen von Sandbildern oder Action-Painting.

Für das **Action-Painting** wird ein großes Baumwolltuch oder eine Papierrolle im Außengelände ausgelegt. Mit einem großen Borstenpinsel werden die selbst hergestellte Farbe und die Naturmaterialien auf dem Untergrund verschmiert und aufgeklebt. Die Teilnehmer werden ermutigt, zu experimentieren. Die Erkundung des Materials steht im Vordergrund. Bei der Erstellung eines Gemeinschaftswerkes wird das Sozialverhalten gefördert, da die Kinder erleben, was es bedeutet, gemeinsam etwas zu schaffen.
Eine Vernissage, zu der die Eltern eingeladen sind, schließt das Projekt ab.

### Die Kicherwichtel im Wald

Einige mögliche Aktionen im Wald für Kinder von zwei bis drei Jahren

Zuerst sollte ein geeigneter Platz im Wald gefunden werden. Der Förster kann Ihnen auf Anfrage eine Stelle zuweisen, die dann mit den Kindern besucht wird.
Vorbereitend sollte ein Elternabend über die Waldtage durchgeführt werden. Dabei werden auch die Gefahren im Wald besprochen (z. B. Zeckenbisse, Verhalten bei freilaufenden Hunden u. Ä.).
Jetzt besteht eine gute Möglichkeit, in diese Aktion ein Storytelling einzubinden. Gerade in diesem Alter ist diese Methode gut, um Kinder in die Geschichte einzubinden und alles für sie zu einem roten Faden zusammenzufügen.
Ein Bollerwagen, um die Rucksäcke der Kinder und Erste-Hilfe-Materialien zu transportieren, sollte vorhanden sein.
Gebraucht wird jetzt Wichtel Ulf (schön wäre eine Handpuppe), der in die Gruppe kommt und erzählt, dass er einen tollen Platz im Wald gefunden hat. Hier befindet sich ein großes Tor. Wenn wir durch dieses Tor gehen, werden wir zu Wichteln.
Die Wichtel singen zu Beginn ihr Kicherwichtellied, welches durch Bewegungen unterstützt wird.

*Die Kicherwichtel schauen sich an ihrem neuen Platz um.*
Möglich: mit geschlossenen Augen den Baum wiederfinden, Blätter der Bäume wiederfinden, Wichtelfangen.
Abschluss: Fingerspiel fünf kleine Wichtel.

*Die Kicherwichtel haben Besuch von den Waldtieren.*
Möglich: eine Bewegungsgeschichte über die Tiere des Waldes, die von den Kindern frei umgesetzt werden kann.
Abschluss = Fingerspiel.

*Die Kicherwichtel bauen sich einen Spielplatz.*
Die Kinder suchen trockene Äste und Laub, über das sie wie in einer Taststraße balancieren.
Abschluss: Fingerspiel.

*Die Kicherwichtel bringen einige Waldschätze zum Kindergarten.*
Besonders gut im Herbst möglich; die Kinder sammeln Kastanien, Eicheln, Laub ... und machen daraus ein Laubbad (ein Bällebad aus Naturmaterialien) in einer großen Pappkiste.

*Die Kicherwichtel sammeln Farben.*
Die Blumen am Wegesrand werden benannt und die Blüten abgeschnitten und nach Farben sortiert. Im Kindergarten wird ein Farbenplakat entworfen.

Alle Aktionen können mit der Geschichte von Ulf begonnen und beendet werden.

### 17.4.3 Projekt: Wir legen einen Kinder-Garten an

Kinder entwickeln sich in der aktiven Auseinandersetzung mit ihrer Umwelt. Sie nehmen die Welt emotional und mit allen Sinnen wahr und entfalten im sinnlichen Umgang mit der Natur - z.B. Erde, Wasser, Pflanzen, Tiere - ihre Phantasie und ihre Begabungen.
Naturnah gestaltete Lebensräume in Einrichtungen oder in der Grundschule sind wichtig für die Entwicklung des Kindes und setzen im späteren Leben Maßstäbe für den Umgang mit der Natur.

Bei der Planung und Gestaltung eines Kinder-Gartens ist u.a. zu beachten:

- Räume zum gärtnerischen und handwerklichen Gestalten anlegen.
- Pflanzen auswählen, die zu unterschiedlichen Zeiten blühen oder geerntet werden.
- Wege mit Naturmaterialien und Pflanzen gestalten.
- Verschiedene Spielräume (regen Sinne und Phantasie an) anlegen.

#### Wir legen einen Duftgarten an

Ein Duftgarten bietet den Kindern viele sinnliche Erlebnisse - z.B. riechen, sehen, schmecken. Die Pflanzen werden nach ihrem Geruch, z.B. fruchtig (Zitronenmelisse, Johannisbeere, Walderdbeeren) oder würzig (Pfefferminze, Thymian, Salbei) ausgewählt und im Hochbeet, in Kisten oder in einer Kräuterspirale gepflanzt. Aus den Pflanzen können Duftmemories, leckere Rezepte oder Tees zubereitet werden.

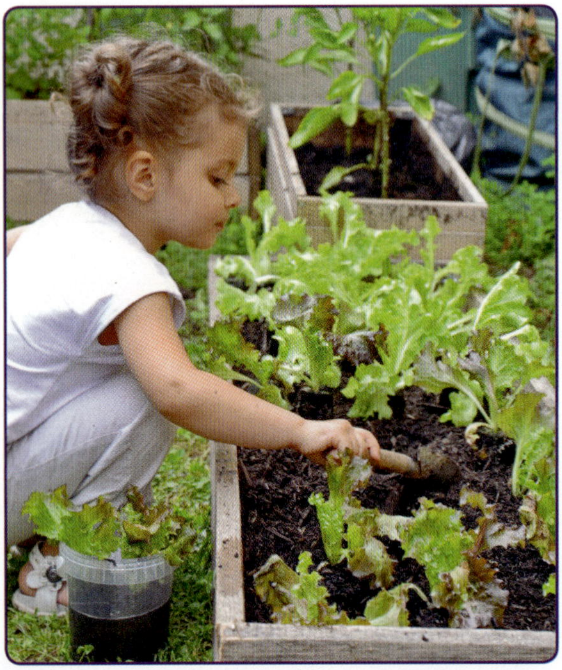

#### Wir legen einen Sinnespfad an

Kinder laufen gerne barfuß. Auf einem Sinnespfad können sie die verschiedenen Beläge mit den Fußsohlen fühlen und ertasten, was für ihr Wohlergehen förderlich ist. Beim Anlegen des Pfads wird ein ca. 50 cm breiter Weg markiert und in verschiedene Felder eingeteilt, die jeweils mit verschiedenen Naturmaterialien ausgelegt werden, z.B. mit Laub, Gras, Erde, Baumrinde oder Sand.

#### Wir bauen ein Tischbeet

An einem Hochbeet können Kinder wie an einem Spieltisch die Erde lockern, säen, pflanzen und ernten. Hier können Kräuter, Radieschen, Erdbeeren, Möhren, Kohlrabi, u. a. Gemüse angebaut werden. Die Kinder arbeiten in der Erde, sie beobachten das Wachstum, ernten und stellen aus ihren Produkten schmackhafte Gerichte her.

#### Andere Lebensräume ...

Eine Wanne mit Erdbeeren, Blumentöpfe mit Tomaten, alte Kisten zum Anbau von Kartoffeln - es gibt viele Möglichkeiten, einen Garten anzulegen.

#### Rezepte

**Kräuterquark**

*Zutaten:*
500 g Quark, 200 g Crème fraiche, 1 gestr. TL Salz, feingeschnittener Schnittlauch, Basilikum und Zitronenmelisse, etwas Milch

*Zubereitung:*
Alle Zutaten verrühren, dabei soviel Milch zugeben, dass der Quark cremig wird.

**Quark-Kräuter-Brötchen**

*Zutaten:*
100 g Butter, 250 g Quark, 1 EL Honig, ½ TL Salz und 2 Eier verrühren

*Zubereitung:*
400 g Mehl, 100 g Haferflocken, 1 Päckchen Backpulver und 15 EL frische gehackte Kräuter nach Saison - z.B. Schnittlauch, Sauerampfer, Bärlauch, Giersch - vermischen und mit den anderen Zutaten zu einem Teig verkneten. Daraus eine Rolle formen und in 16 Stücke teilen. Brötchen kreuzweise einschneiden und im Backofen (Umluft 175 °C) 15 bis 20 Minuten backen.

#### Aufgaben

1. Erstellen Sie in einer Mind-Map Ideen für einen Garten in einer Kindertagesstätte/Grundschule.
2. Informieren Sie sich in verschiedenen Einrichtungen, über welche Elemente zur Naturerfahrung das Außengelände verfügt.
3. Sie wollen für eine Kindertageseinrichtung einen Sinnespfad anlegen. Wie gehen Sie vor?

## 17.4.4 Projekte: Kinder als Forscher

### Die Lupenforscher

Mit Becherlupen können Tiere eingefangen und bestimmt werden. Es kann eine Projektmappe mit dem Ort und dem Datum des Fundes angelegt werden.

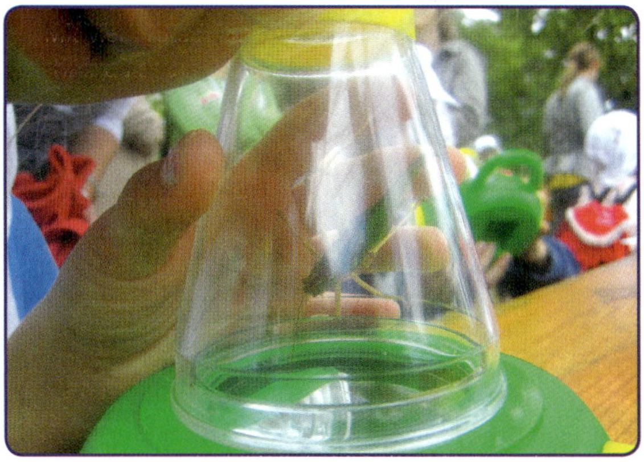

*Becherlupe*

Ein **Heuaufguss** ist eine weitere gute Möglichkeit der Beobachtung von Kleinstlebewesen. Er ist sehr einfach herzustellen. Mischen Sie etwas Heu mit Tümpelwasser und lassen sie es vier Tage stehen. Nun können durch das Mikroskop die vielen Einzeller erforscht werden.

### Warum brennen Brennnesseln?

Bei diesem Projekt wird mit einer Kinderkonferenz begonnen. Einige Becherlupen mit Brennnesseln werden im Kreis herumgegeben. Nun wird eine Vermutung geäußert, warum diese Blätter auf der Haut brennen.

Die Kinder überlegen sich, wie sie herausfinden können, warum die Brennnesseln brennen, z. B. unter dem Mikroskop oder mit einer Lupe.

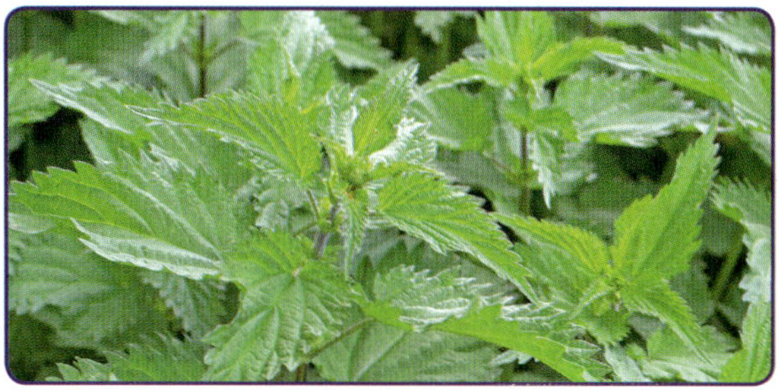

Sie forschen weitgehend selbstständig, der genaue Vorgang des Abknickens der Brennhaare kann danach anhand von Bildern erläutert werden.

### Wir erforschen Wasser, Luft und Boden

Die den Menschen umgebende abiotische Umwelt, also Wasser, Luft und Boden, kann anhand von Experimenten und Beobachtungen gut erforscht werden.

### Boden

Um den **Boden** zu erforschen, können die Kinder
- an dem Boden riechen;
- seine unterschiedliche Zusammensetzung erfühlen;
- ihn auf seine Inhaltsstoffe untersuchen. Dazu wird er in ein Schraubverschlussglas gegeben und mit Wasser aufgefüllt. Nach einiger Zeit setzen sich die schwereren Teile unten ab, die unterschiedliche Zusammensetzung ist deutlich zu erkennen. An verschiedenen Standorten sind die Bestandteile unterschiedlich, dies kann dokumentiert und begründet werden;
- den ph-Wert des Bodens bestimmen und mit anderen Standorten vergleichen;
- die Ursache des Wachstums verschiedener Pflanzen an verschiedenen Standorten begründen;
- Tiere, die im Boden leben, bestimmen.

### *Exkurs:* Erlebnispädagogik

In der Erlebnispädagogik wird den Kindern und Jugendlichen ein Erlebnis oder Abenteuer ermöglicht, bei dem sie an ihre individuellen Grenzen stoßen, aus dem Komfortbereich herauskommen und lernen, anderen zu vertrauen und sich auf andere verlassen zu können. Eine Gruppe stellt sich in der Natur oder einer künstlichen Nachbildung (z. B. einem Hochseilgarten) einer herausfordernden Aufgabe. Anschließend kommt es zu einer Reflexion. Solche Reflexionsübungen sind wichtig, denn sie geben den Teilnehmern die Möglichkeit, sich über das Erlebte auszutauschen und es zu verarbeiten. Die Ganzheitlichkeit steht hierbei im Vordergrund. Die Natur wird mit Kopf, Herz und Hand begriffen, so erhalten die Jugendlichen Primärerfahrungen. Neue Erfahrungen werden gemeinsam mit anderen in der Natur gemacht. Erlebnispädagogische Angebote werden häufig in Schulen, Jugendeinrichtungen und auch in der Einzelfallhilfe eingesetzt.

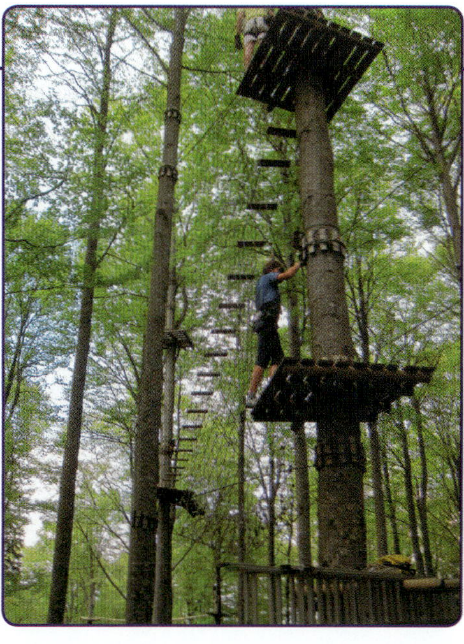

### Wetter

Das **Wetter** ist ein vielseitiges Thema. Kinder haben z. B. die Vorstellung, dass die Wolken in Fabriken produziert werden oder dass sie immer um die Erde kreisen. Zu Beginn jedes Experiments wird an die Lebenswelt der Kinder angeknüpft, ihre Vorstellungen thematisiert und daraus eine Vermutung gestellt. Zum Beispiel: Wolken bestehen aus Wasser.

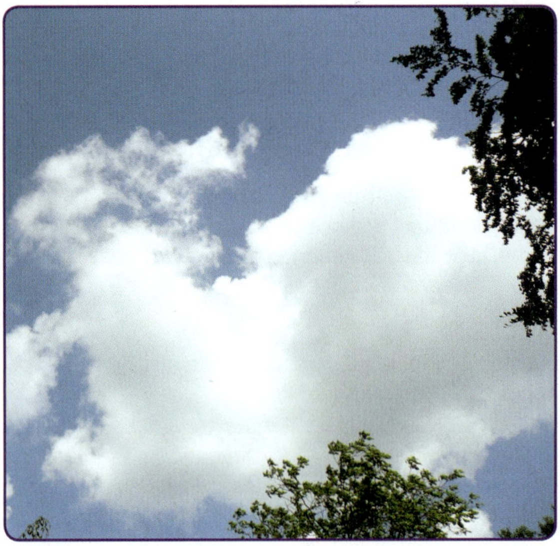

### Wie ist das Wetter heute?

Die Kinder zeichnen Bilder der unterschiedlichen Wetterarten und hängen sie an einer Leiste auf. Jeden Tag wird dann eine Klammer an das Bild des momentanen Wetters gehängt. Es gibt sieben Wetterarten: Sonne, Nebel, Sturm, Bewölkung, Regen, Schnee und Hagel. Manchmal kommen auch zwei Wetterarten zusammen, dann entsteht ein Gewitter oder ein Regenbogen.

### Die Wetterfrösche

Im Morgenkreis wird angeboten, dass interessierte Kinder sich zweimal wöchentlich treffen können, um **Experimente** durchzuführen.
Die Kinder werden mit einem Problem konfrontiert und stellen eine Vermutung auf. Sie führen ein Experiment durch, protokollieren es und belegen oder widerlegen ihre Vermutung.
Gut ist es, wenn sich die Gruppe einen Namen gibt, z. B. die Wetterfrösche, dann identifizieren sie sich mehr mit dem Projekt.

Mögliche Angebote dieses Projektes sind:

- Mithilfe eines **Prismas** stellen die Kinder selbst einen **Regenbogen** her.
- Die Kinder basteln eine **Donnertüte**. Hierbei wird ein DIN-A3-Papier zu einer besonderen „Knalltüte" gefaltet, die durch schnelles Schlagen einen lauten Knall erzeugt.

### Aufgabe

- Formulieren Sie mögliche Ziele dieses Projektes, die der Erweiterung der Fachkompetenz der Kinder dienen.

### Wasser

Projekte zum Thema **Wasser** entsprechen häufig den Bedürfnissen der Kinder. Es gibt wenige Kinder, die nicht gerne am oder im Wasser spielen. Viele Einrichtungen haben im Außenspielbereich einen Bereich, in dem mit Wasser gespielt werden kann. Die Kinder können dort mit Wasser und Sand bauen und neue Bäche fließen lassen.

Eine **Spielzeugwasserbahn** ist ein nachgebauter Bach, mit dem die Kinder neue Spielerfahrungen mit Wasser machen und Bezüge zu ihrer Umwelt herstellen können. Zuerst werden von den Kindern Regeln zu der Benutzung der Wasserbahn aufgestellt und auf einem Plakat festgehalten. Dann wird eine Skizze der Wasserbahn gemalt. Das Bauen und Testen der Wasserbahn verdeutlicht nun die physikalischen Eigenschaften des Wassers. Mit dieser Bahn können verschiedene **Experimente** durchgeführt werden, z. B.: Was passiert bei einem Staudamm? Mit Naturmaterialien bauen die Teilnehmer einen Staudamm und erfahren, was bei Verstopfung im Wasserauffangbecken eines Staudamms oder bei einem starken Regenguss im Kanal auf der Straße passieren kann. Wichtig ist, dass vorher eine Vermutung geäußert wird und danach der Bezug zu der Lebenswelt der Teilnehmer hergestellt wird.

*Exkurs:*

#### Indianer

Naturerfahrungen werden auch durch andere Themen gemacht bzw. mit diesen verknüpft. Wählt die Einrichtung z. B. zusammen mit den Kindern das Thema **Indianer** aus, so kann anhand des Kennenlernens der Lebenswelt der Indianer deren Naturverständnis verdeutlicht werden.
Die Kinder bauen ein Tipi und treffen sich dort jeden Tag in ihrer Projektgruppe. Sie gehen in den Wald und sammeln Federn für einen Traumfänger. Anhand einer Geschichte und unterstützt durch Bilderbücher, lernen die Kinder die Bedeutung, die die Natur für die Indianer hat, kennen.
Die Kinder geben sich selber Indianernamen und erarbeiten gemeinsam einen Tanz.

Als Abschluss feien sie ein Indianerfest mit indianischen Rezepten, die mit heimischen Wildpflanzen angereichert werden. Hierbei erzählen sie ihren Eltern über die indianische Kultur.

## Die Wasserkinder

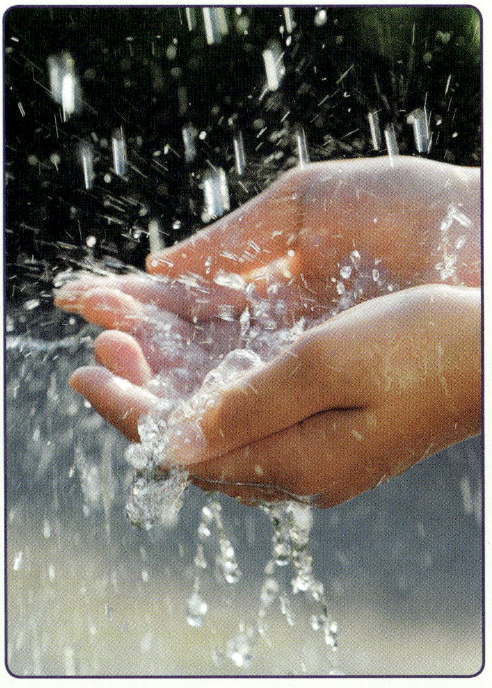

Ziel des Projekts ist es, mehr Wissen über Wasser zu erlangen und zu zeigen, dass mit Wasser behutsam umgegangen werden sollte.

Zu Beginn wird mit den Kindern gemeinsam eine Wasseruhr hergestellt. Sie wird anschließend als Ritual eingesetzt. Danach erstellen die Kinder eine Zeitleiste.

### Erstes Angebot: Wasser im täglichen Leben

Die Kinder sprechen über die Bedeutung von Wasser, und erkennen, dass es wichtig ist, mit dem Element behutsam umzugehen.

### Zweites Angebot: Fototagebuch

Gemeinsam mit den Kindern wird ein Projekttagebuch erstellt, sie lernen somit eine neue Methode kennen, Geschehnisse anhand von Fotos zu reflektieren.

### Drittes Angebot: Experiment „Ein Berg Wasser"

Ein Glas wird randvoll mit Wasser gefüllt, die in Paaren arbeitenden Kinder versuchen nun, Münzen nacheinander in das Glas gleiten zu lassen. Sie beobachten, dass sich das Wasser über den Rand des Glases wölbt.

### Viertes Angebot: Was schwimmt und was geht unter?

Die Kinder suchen verschiedene Gegenstände aus, überlegen, ob diese schwimmen können oder nicht.

Sie erfahren, dass es auf die Form und den Aufbau des Gegenstandes ankommt, ob er schwimmt oder nicht.

### Fünftes Angebot: Die vielen Farben im Wasser

Mehrere Wassergläser werden mit verschiedenen farbigen Materialien gefüllt (z. B. Kreide, Schminke, bunte Federn, Krepppapier...). Nach einiger Zeit haben sich manche Farben im Wasser aufgelöst. An was erinnert dich die Farbe?

### Sechstes Angebot: Wassermusik

Verschiedene Glasbehälter werden verschieden hoch mit Wasser gefüllt. Mit einem Löffel dagegengeschlagen hört man verschiedene Töne. Wie wäre es mit einem Lied?

Das Projekt wird mit einer gemeinsamen Präsentation und Ausstellung abgeschlossen.

### Siebtes Angebot: Eis färben

Einige Eiswürfelbehälter werden mit unterschiedlich gefärbtem Wasser gefüllt und ins Eisfach gestellt. Die Kinder bekommen ein Zeitgefühl und sehen, wie Wasser seinen Aggregatzustand ändert. Am nächsten Tag werden aus den Eiswürfelfarben Bilder gestaltet. Diese Sinneserfahrung zeigt auch die Vielfältigkeit von Wasser.

Das Projekt wird mit einer gemeinsamen Präsentation und Ausstellung abgeschlossen.

## Aufgaben

1. Stellen Sie in einer Mind-Map Ideen für einen Naturerlebnistag, z. B. in der Kindertagesstätte oder in der betreuten Grundschule, zusammen.
2. Planen Sie in Kleingruppen einen Naturerlebnistag für verschiedene Altersgruppen. Führen Sie Ihre Planung in Ihrer Praxiseinrichtung durch. Berichten Sie darüber in Ihrer Klasse.
3. Stellen Sie mögliche Forschungsaufgaben für verschiedene Altersgruppen zu Wasser und Luft zusammen. Für die Umsetzung dieser Aufgaben lassen Sie die Kinder Forschermappen anlegen.
4. Ermitteln Sie lokale Projekte zur Umweltforschung, an denen Sie ggf. mit Ihrer Gruppe teilnehmen können.

## 17.4.5 Projekt: Woher kommt mein Frühstücksei?

Viele Kinder wissen nicht mehr woher die Nahrungsmittel kommen, die sie essen. Zur Einleitung bietet sich ein gemeinsames Frühstück an.

### Erstes Angebot: Gemeinsames Frühstück mit Eiern

Die Kinder werden gefragt ob sie wissen, woher die Eier kommen. Ein Tischgespräch zum Thema Huhn und Ei in Bezug auf Vorkommen, Verhalten und Nahrung wird geführt.

Einige Thesen und Fragestellungen zum Thema Hühner werden aufgestellt und auf einem Plakat festgehalten.

### Zweites Angebot: Tastkisten

Um zu klären wie die Hühner leben, und um den taktilen Sinn zu fördern, werden verschiedene Tastkisten mit Dingen gefüllt, die zu Hühnern gehören.
Dies könnten Eierschalen, Federn, Stroh, Körner, Löwenzahnblätter und Gräser sein.
Jeder Kasten wird mit einer Sache gefüllt und die Kinder raten, was in der jeweiligen Tastkiste ist.

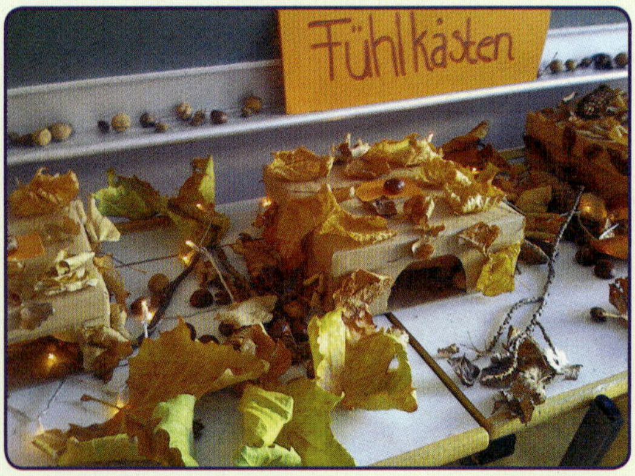


### Drittes Angebot

**Versuch: Wann schwimmt ein Ei und wann nicht?**
Ein älteres, ein frisches und ein gekochtes Ei werden den Kindern gezeigt. Sie können nun raten, welches Ei im Wasser schwimmt und welches nicht.
Nun werden die Eier nacheinander in eine durchsichtige Schüssel mit Wasser gelegt. Die Kinder beobachten, ob sie im Wasser schwimmen oder nicht.

### Viertes Angebot

**Bewegungsgeschichte: Ein Tag im Leben von Huhn Marta**
Das Huhn Martha erlebt viele aufregende Dinge auf dem Bauernhof.

Morgens merkt Martha, dass vor dem Stall ein Hindernis ist. Mal sehen ob sie und ihre Freunde den Weg nach draußen schaffen?

Alle ihre Freunde haben nun endlich einen Kamm auf dem Kopf und versuchen durch die Halle zu laufen, ohne dass er herunterfällt. Danach fahren sie mit den Rollbrettern über den Hof. Sie müssen aufpassen, dass sie sich nicht verletzten oder ihren Kamm verlieren.

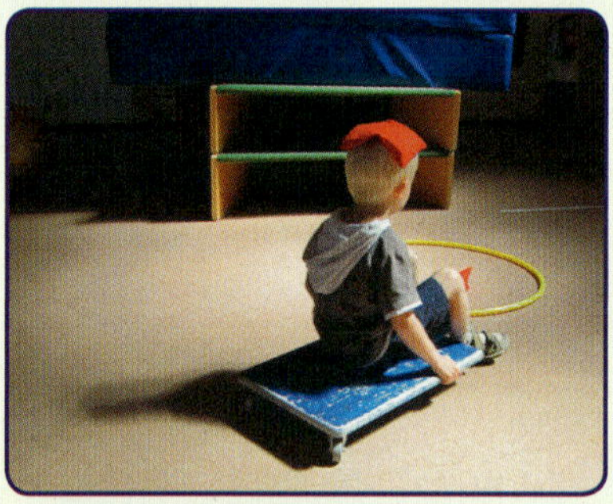

*Sich wie ein Huhn fühlen; das rote Säckchen auf dem Kopf ersetzt den Kamm*

Den ganzen Tag erlebt Martha mir ihren Freunden viele lustige Dinge auf dem Bauernhof.
Abends müssen sie wieder durch die Hindernisse in ihren Stall und ruhen sich aus.

### Fünftes Angebot: Besuch beim Biobauernhof

Bei einem Biobauernhof in der Nähe wird angefragt, ob die Gruppe sich einmal Hühner in ihrer natürlichen Umgebung ansehen kann.
Auf der Internetseite der Bewegung *slow food* finden Sie hierzu auch einige Ideen und Adressen von Betrieben.

### Sechstes Angebot: Reflexion und Festigung

Das Plakat welches in der ersten Aktivität erstellt wurde, wird im Mittagskreis als Impuls ausgelegt. Die Kinder haben nun die Möglichkeit, die Fragen und Thesen zu verifizieren oder zu falsifizieren. Die einzelnen Projektschritte können nun wiederholt werden, und das gesamte Projekt kann mithilfe von „Smileys" bewertet werden. Die Kinder legen auf die Aktivität, die ihnen am besten gefallen hat, einen grünen Smiley.

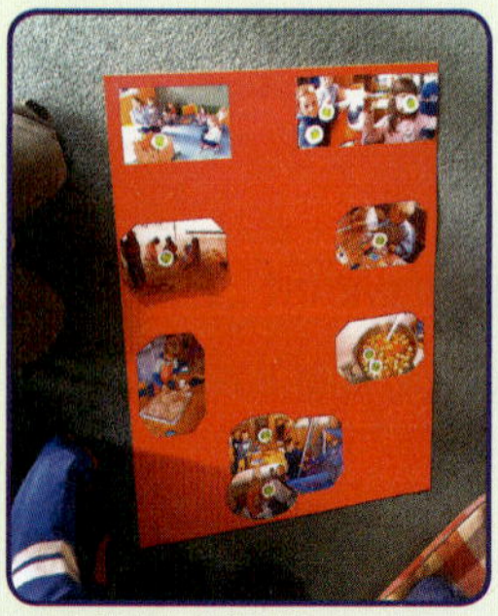

### Aufgaben

**1** Informieren Sie sich über das Verhalten und die Nahrung von Hühnern.

**2** Wann schwimmt ein Ei im Wasser und wann nicht?

### 17.4.6 Projektthema: Das Waldorchester

Auch in einer Waldwoche kann ein Schwerpunkt die musisch-ästhetische Bildung sein.
Die Kinder fertigen Musikinstrumente aus Naturmaterialien.

**Erstes Angebot: Geräusche raten**

Die Kinder treffen sich im Morgenkreis und erzählen, welche Geräusche sie heute schon gehört haben. Verschiedene Geräusche werden benannt, die Geräusche, die die Kinder jetzt hören, werden versucht, Tieren zuzuordnen.

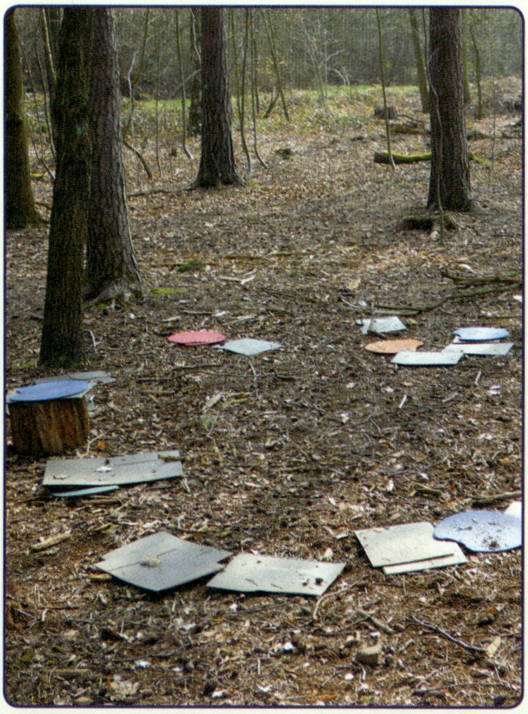

**Zweites Angebot: Herstellen von Klanghölzern**

Stöcke, die im Wald auf dem Boden liegen, werden gesammelt. Durch rhythmisches Aufeinanderschlagen entstehen Töne. Die Teilnehmer können ihre Klanghölzer noch mit Wolle umwickeln oder bemalen.

**Drittes Angebot: Wir basteln Waldrasseln**

Material: Toilettenpapierrollen, Luftballons, Wolle

Die Kinder suchen Naturmaterialien im Wald. Im Kreis wird gemeinsam ausprobiert, welche Materialien sich wie anhören. Dann darf jedes Kind seine an einer Seite geschlossene Rassel individuell mit Naturmaterialien befüllen. Das zweite Ende wird mit einem weiteren Luftballon verschlossen. Wer möchte kann die Rasseln mit bunter Wolle umwickeln.

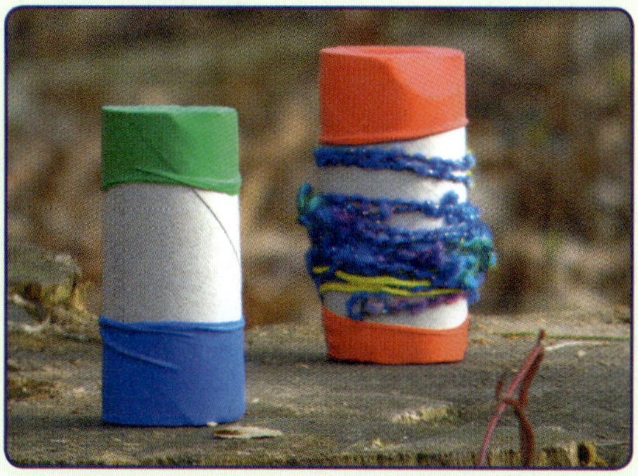

**Viertes Angebot: Das Waldorchester spielt ein Lied**

Ein der Gruppe bekanntes Lied wird mit den neuen Instrumenten begleitet. An einem der nächsten Tage wird das „Waldorchester“ den Eltern das Lied vorspielen.

## Aufgaben

1. Erarbeiten Sie mögliche Inhalte für eine Waldwoche mit dem Schwerpunkt Bewegung.
2. Recherchieren Sie Waldkindergärten in Ihrer Nähe und versuchen Sie einen Hospitationstermin zu bekommen.
3. Erarbeiten Sie ein **Planspiel** zum Thema Waldkindergarten. Das Problem könnte sein, dass berufstätige Eltern längere Öffnungszeiten für den Waldkindergarten möchten. Mögliche Rollen: Gruppe der Eltern, Gruppe der Erzieher, Gruppe Träger des Kindergartens, Gruppe Förster und zwei Moderatoren. Sie arbeiten sich in die Rollen ein und erarbeiten sich Fachwissen. Die Durchführung des Spiels könnte ein Elternabend im Kindergarten sein. Weiterführende Hinweise zur Durchführung von Planspielen finden Sie unter: http://www.lehrer-online.de/682930.php
4. Legen Sie begründend dar ob Sie in einem Waldkindergarten arbeiten möchten.

### 17.4.7 Aktivitäten zum Thema Luft: Was ist Luft?

**Erstes Angebot: Basteln von Windrädern**

Material: quadratisches Papier, Schere, Klebstoff oder Klebestreifen, Reißzwecken, Stäbe

Das Papier in jeder Diagonale falten, dann aufklappen. Entlang der Falzlinien ca. die Hälfte der Strecke bis zur Mitte einschneiden. Jede zweite so entstandene Spitze zur Mitte biegen und dort festkleben. Zum Schluss mit einer Reißzwecke an einem Stab befestigen. (Ausführliche Bildanleitung z.B. unter http://www.basteln-gestalten.de/windmuehle-basteln)

Durch leichtes Blasen gegen das Windrad kommt es schnell in Bewegung. Das macht nur der Wind!
Es kann nun auch ein Bezug zu den großen Windkrafträdern hergestellt werden.

**Zweites Angebot: Rückstoß, Antriebskraft von Luft**

Material: Luftballon, Strohhalm, Klebestreifen und eine Schnur

Ein Strohhalm wird an einem Luftballon befestigt, durch den Strohhalm wird ein langer Faden gezogen. Dieser wird durch den Raum gespannt. Der Luftballon wird aufgepustet und zugehalten. Nun hängt er wie eine Gondel unter dem Faden. Wenn der Faden ordentlich gespannt ist, wird der Ballon losgelassen.
(Ausführlichere Anleitung z.B. unter www.schule-und-familie.de/experimente/experimente-mit-luft/vorwaerts-mit-rueckstoss.html)

Unser Luftauto fährt!
Nur durch den Luftantrieb fährt der Luftballon!

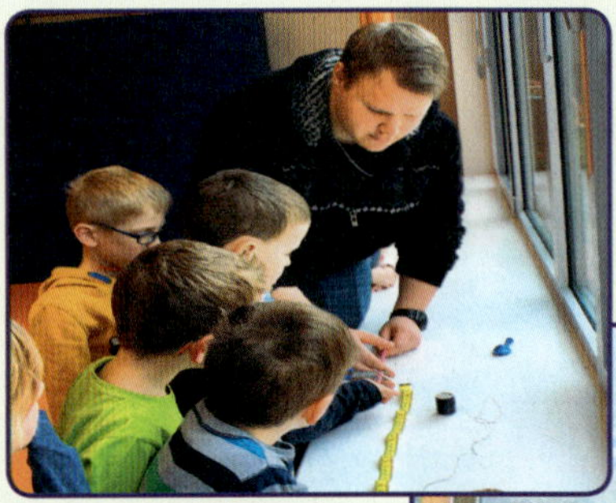

**Drittes Angebot: „Bleiben die Gummibärchen trocken?"***

Material: 1 große mit Wasser gefüllte Glasschüssel, 1 Glas, 2 Gummibärchen, 1 Aluminiumgehäuse eines Teelichts, 1 Wattebausch

Frage an die Kinder: Glaubt ihr, das wir die Gummibärchen in ihrem Boot trocken unter Wasser und wieder nach oben bekommen?

Die Kinder bilden Hypothesen und überlegen mögliche Vorgehensweisen. Die beiden Bärchen werden in das mit Watte gepolsterte Aluminiumschälchen gesetzt. Das Glas wird mit der Öffnung nach unten über das Boot gestülpt und nach unten gedrückt.

Die Bärchen bleiben trocken!
Da sich die Luft im Glas sammelt, entsteht ein Luftdruck. Durch diesen kann das Wasser nicht in das Glas einströmen.

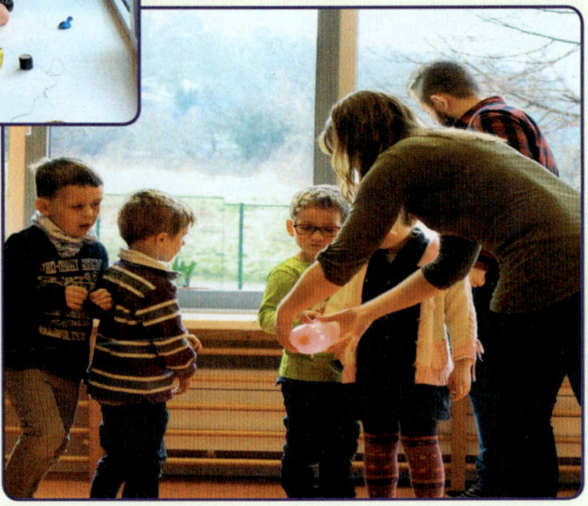

## Aufgaben

**1** Informieren Sie sich über andere Experimente zum Thema Luft.

**2** Luft kann auch Grundlage von kreativem Gestalten sein. Versuchen Sie mit Strohhalmen Pustebilder zu gestalten.

**3** Kennen Sie die Stiftung „Das Haus der kleinen Forscher"? Informieren Sie sich ob es in Ihrer Nähe Praxisstätten mit dieser Zertifizierung gibt. Mehr Infos finden Sie unter http://www.haus-der-kleinen-Forscher.de.

***Medientipp***

* Dieses und viele weitere Experimente finden sich in folgendem Buch: Gisela Lück: Forschen mit Fred – Naturwissenschaften im Kindergarten. Oberursel: Finken-Verlag, 2007

Auch lesenswert: Experimentierfreunde, ebenfalls von Gisela Lück

### 17.4.8 Projektthema: Wie bleiben unsere Zähne lange gesund?

**Erstes Angebot**

Sitzkreis: In der Mitte liegt ein großes Gebiss.
Die Kinder erzählen von ihrer täglichen Zahnhygiene. Ihr Wissen über Zähne wird wiedergegeben, ein Bezug zur Welt der Kinder wird hergestellt. Das tägliche Zähneputzen im Kindergarten wird thematisiert.

**Zweites Angebot**

**Experiment: Wie wirkt Zahncreme?***
Material: ein Ei, Zahncreme, Essig, ein Glas

Die Kinder bestreichen eine Hälfte des Eis mit Zahncreme und legen es dann in das Glas, das mit Essig gefüllt ist.
Die Kinder können nun beobachten, dass sich an der unbehandelten Hälfte Blasen bilden.

Bezug zur Welt der Kinder: Wenn ihr euch nicht die Zähne putzt, werden eure Zähne angegriffen.

**Drittes Angebot: Besuch beim Zahnarzt**

Die Projektgruppe macht einen kleinen Rundgang durch die Zahnarztpraxis und bekommt eine kurze Einführung. Ggf. werden Fotos gemacht (s. nächstes Angebot).

**Viertes Angebot: Erstellung eines Plakats**

Die Fotos, die beim Besuch der Zahnarztpraxis gemacht wurden, liegen vor, und die wichtigsten Informationen werden wiederholt. Ein Plakat wird erstellt, auf dem auch die Aussagen der Kinder, was für sie besonders interessant war, aufgeschrieben werden. Dies wird im Eingangsbereich für alle Eltern und Besucher ersichtlich aufgehängt.

**Fünftes Angebot: Sortieren von Lebensmitteln**

Verschiedene Lebensmittel werden ausgelegt und die Kinder sollen sie nach zahngesunden und zahnschädlichen Lebensmitteln sortieren. Das Ergebnis wird fotografiert und neben das Plakat gehängt.

**Sechstes Angebot: Wie viel Zucker ist in den „Kinderlebensmitteln", die Kinder häufig konsumieren?**

Material: Verpackungen oder Fotos von Kinderlebensmitteln, Nährwerttabelle oder entsprechende Tabellen zum Zuckergehalt aus dem Internet, Pakete mit Würfelzucker

Die Gruppe erarbeitet mithilfe einer Nährwerttabelle, wieviel Zucker in den Lebensmitteln enthalten ist. Die Produkte werden auf einem Tisch aufgebaut und die entsprechende Anzahl an Zuckerwürfeln daneben aufgeschichtet.

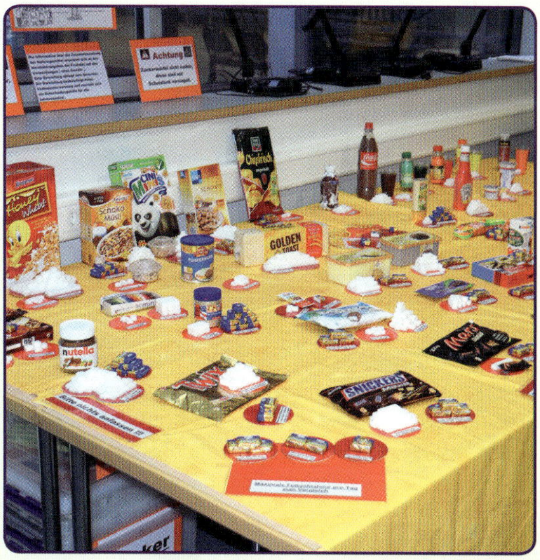


**Siebtes Angebot**

**Experiment: Salz sichtbar machen***
Material: Teelichter, Salz, warmes Wasser, Löffel, Gläser und vorsorglich eine Gießkanne als Feuerlöscher

Die Kinder füllen einige Löffel Salz in die wassergefüllten Gläser und rühren um, bis das Salz aufgelöst ist. Ein Löffel des Gemischs wird über ein angezündetes Teelicht gehalten, das Wasser beginnt zu verdampfen und nach einiger Zeit bildet sich ein weißer Rand: Das Salz wird wieder sichtbar.

Dies zeigt den Kindern, dass durch die Verdampfung des Wassers die gelösten Stoffe wieder sichtbar gemacht werden können.
Nun kann der Bezug zur Welt der Kinder hergestellt werden: In Limonade, anderen süßen oder salzigen Lebensmitteln (z. B. Ketchup) kann auch Zucker oder Salz sein. Dies können wir jedoch nicht sehen.

**Achtes Angebot: Zahngesundes Frühstück in der Gesamtgruppe**

Die Projektkinder bereiten ein zahngesundes Frühstück vor. Die Plakate und Fotos liegen aus und die Kinder erzählen, was sie bei diesem Projekt erfahren haben.

## 17.4.9 Projektthema: Wahrnehmungsförderung

### Erstes Angebot: Massage mit Igelbällen

Im Gruppenraum wird die Geschichte vom kleinen Igel erzählt, der einen Ausflug macht. Paarweise massieren sich die Kinder, wobei sie darauf achten, dass es für den Partner angenehm ist.
Die Geschichte ist zu finden unter: http://www.kindergarten-homepage.de/lesen/meditation/igel-massage.html

### Zweites Angebot: Freies Arbeiten mit Knete

Herstellung: 1/2 Liter Wasser zum Kochen bringen, mit 500 g Mehl, 200 g Salz, 3 EL Öl, 3 EL Zitronensäure und ggf. mit Lebensmittelfarbe verkneten.

Mithilfe dieses Rezepts kann man mit den Kindern Knete selber herstellen und gegebenenfalls auch einfärben.
Die Knete ist weich und lässt sich zu Gegenständen formen, oder einfach mit den Händen kneten.
Diese Masse lässt sich sehr gut für Krippenkinder einsetzen, da sie ausschließlich aus Lebensmittelbestandteilen besteht und somit absolut ungiftig ist.

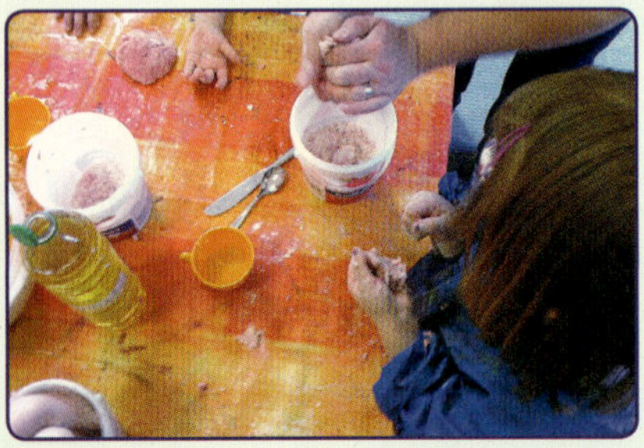

### Drittes Angebot: Wir malen mit Händen und Füßen

Für diese Aktivität einen ruhigen und warmen Raum auswählen. Die Kinder tragen nur Unterwäsche und einen Malkittel.
Der Boden sollte großflächig mit Plastikfolie ausgelegt werden. Ein großes Stück Papier oder ein weißes Tuch wird in der Mitte befestigt.
Eine ungiftige Fingerfarbe wird pro Kind aufgestellt.
Impuls: Malt heute mit den Fingern und Füßen!

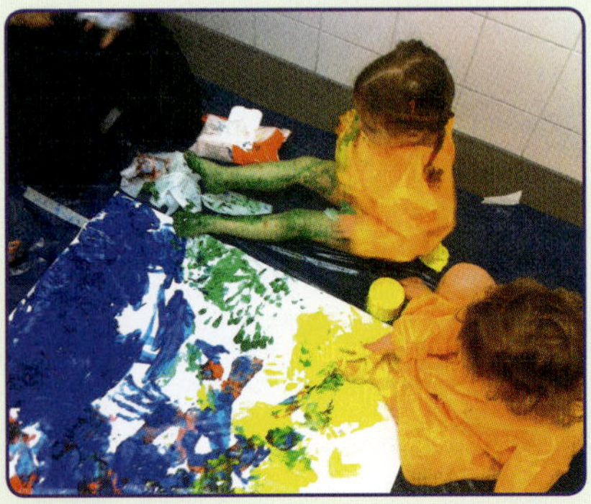

### Viertes Angebot: Der Barfußpfad

Die Teilnehmer werden mit geschlossenen Augen über einen Barfußpfad geführt. Sie versuchen den Untergrund zu erraten. Das taktile System wird dabei gefördert, welches oft nicht so gut ausgeprägt ist.

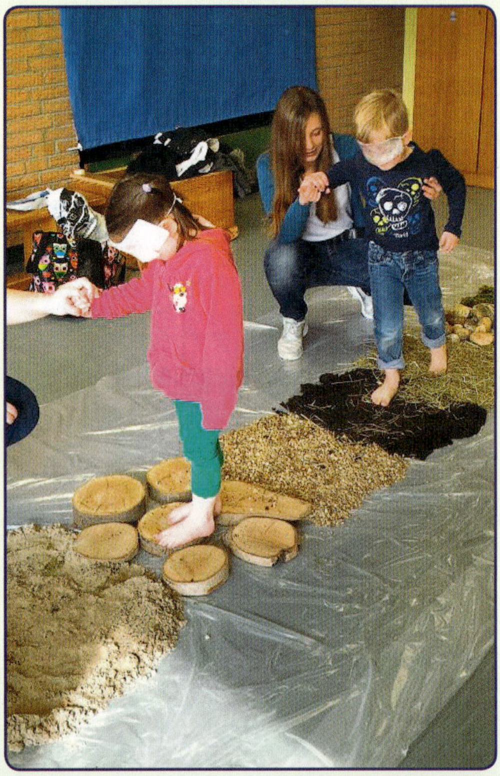

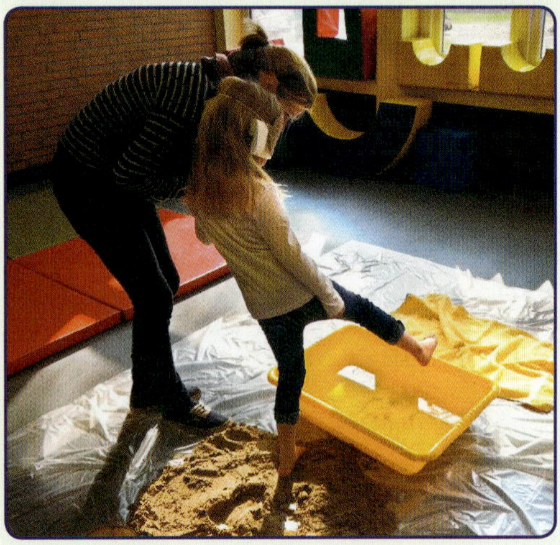

### Fünftes Angebot: Geruchsmemory

In verschraubbare, nicht durchsichtige Gläser werden verschiedene Naturmaterialien zweimal gefüllt. Geeignet sind: Moose, Tannennadeln, Blüten, Torf, Erde und Laub. Die Kinder können nun die Paare „erriechen“

## *Exkurs:* Naturdefizit bei Kindern

Immer mehr Kinder werden in einer Umgebung groß, in der sie sehr wenige Naturerfahrungen erleben. Ihr Kontakt mit der Natur nimmt zunehmend ab und die Verinselung und die Technisierung nehmen stark zu (vgl. Kap. 3.6). Sie kennen mindestens zehn Abkürzungen beim Chatten, aber zehn Baumarten können sie nicht benennen. Kinder haben nur noch wenige Primärerfahrungen, sie erleben die Natur häufig in Sekundärerfahrungen z. B. in einem Computerspiel, aber nicht mehr den Wind auf ihrer Haut oder das Knacken der Äste im Wind.

Richard Louv stellt in seinem Buch: „Das letzte Kind im Wald? Geben wir unseren Kindern die Natur zurück“ einige interessante Thesen zum wachsenden **Naturdefizit bei Kindern** auf:

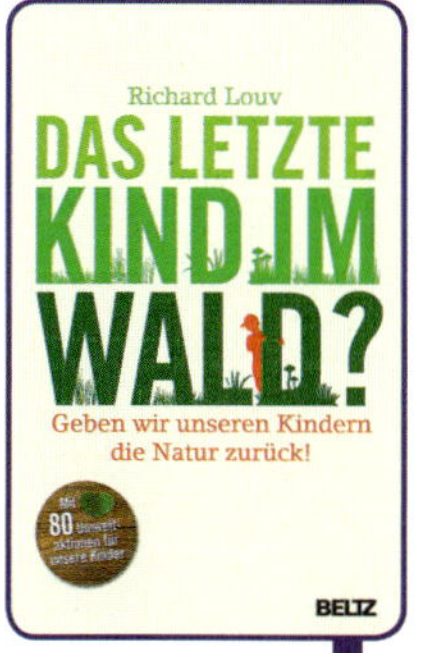


1. Die Gesellschaft bringt den Kindern bei, die unmittelbaren Naturerfahrungen zu meiden.
2. Die Eltern, die Schule und die Medien jagen ihnen Angst vor Wald und Flur ein.
3. Durch die geringe Zeit in der freien Natur, nimmt der sinnliche Wahrnehmungshorizont ab.
4. Die Sinne werden nicht mehr geschult und der Reichtum der menschlichen Erfahrung nimmt ab.
5. Forschungsergebnisse zeigen zunehmend einen Zusammenhang zwischen unserer mentalen, spirituellen und körperlichen Gesundheit und direkten positiven Naturerlebnissen. Gerade bei Kindern mit Verhaltensauffälligkeiten (z. B. ADHS) zeigt sich, dass der durchdachte Einsatz von Naturerfahrungen eine besonders effektive Therapieform ist.
6. Kinder scheinen den Kontakt mit der Natur genauso zu benötigen wie gute Ernährung und ausreichend Schlaf.
7. Für Kinder hat die Natur viele Gestalten: Ein neugeborenes Kalb; ein Haustier, das lebt und stirbt; ein Trampelpfad im Wald; ein Fort inmitten von Brennnesseln; eine feuchte unheimliche Ecke auf einem unbebauten Grundstück - welche Gestalt die Natur auch annimmt, sie eröffnet jedem Kind eine ältere, größere Welt, die unabhängig von seinen Eltern besteht.
8. Auch auf Kinder, die in einer destruktiven Familie oder Umwelt leben, wirkt die Natur heilend.
9. Die Natur regt die kindliche Kreativität an, indem sie Visualisierung und den Einsatz aller Sinne fordert.
10. Es scheint einen wachsenden generationsbedingten Bruch mit der Natur zu geben.
11. Die heimische Flora und Fauna ist vielen Kindern nicht mehr bekannt.
12. Amerikanische Studien zeigen auf, dass die Kinder nicht nur an Wohnung und ans Haus gebunden aufwachsen, sondern in noch engere Räume eingesperrt werden. Jane Clark, Professorin für Kinesiologie, nennt sie **„Containerkinder“**, sie verbringen immer mehr Zeit in Autositzen, Babysitzen und Kinderhochsitzen. Wenn sie nach draußen kommen, werden sie wieder in Container gesetzt, z. B. in Kinderwagen. Der Grund für diese „Containisierung“ ist ein übertriebener Sicherheitsgedanke. Damit ist jedoch langfristig die Gesundheit der Kinder gefährdet.
13. Die sich rasch urbanisierende Welt ist die Ursache der Trennung der Kindheit von der Natur.
14. Naturerlebnisse können manche Alltagsbedrückungen lindern und unser seelisches Gleichgewicht wiederherstellen.
15. Die stark zunehmende Fettleibigkeit von Kindern in Industriestaaten hängt sicherlich auch mit der geringeren Bewegungszeit zusammen. Bei dem üblichen Vorschlag, in einen Sportverein zu gehen, gibt der Autor zu bedenken, dass die epidemische Fettleibigkeit bei Kindern mit der größten Zunahme des organisierten Kindersports in der Geschichte zusammenfällt. Die körperliche Betätigung und emotionale Erweiterung, die Kinder im unorganisierten Spiel im Freien erleben, ist abwechslungsreicher und weniger zeitgebunden als im organisierten Sport. Spielzeiten - insbesondere wenn es sich um unstrukturiertes, fantasiereiches und exploratives Spiel handelt - werden immer mehr als wesentlicher Bestandteil einer gesunden Kindesentwicklung angesehen.

Richard Louv nennt diese Phänomene **Naturdefizitstörung**. Diese verursacht verringerte Sinneserfahrungen, Aufmerksamkeitsprobleme und ein höheres Maß an körperlichen und emotionalen Erkrankungen.

(Richard Louv, Das letzte Kind im Wald? Geben wir unseren Kindern die Natur zurück!, übersetzt aus dem Amerikanischen von Andreas Nohl © 2011 Beltz Verlag, Weinheim/Basel)

### Aufgaben

**1** Beschreiben Sie Ihrem Nachbarn eine Primärerfahrung die Sie in Ihrer Kindheit gemacht haben.

**2** Erläutern Sie den Begriff Naturdefizitstörung.

**3** Haben Sie in Ihrer Einrichtung schon Beobachtungen zur Naturdefizitstörung bei Kindern und Jugendlichen gemacht?

## Motoriktest: Die kleine Hexe

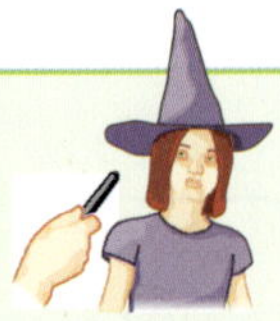

### Augenmotorik
### Augenmuskelkontrolle

Der Übungsleiter bewegt einen Zauberstab langsam vor den Augen eines auf dem Boden sitzenden Kindes. Das Kind verfolgt kontinuierlich den Zauberstab mit den Augen, ohne den Kopf mitzubewegen.

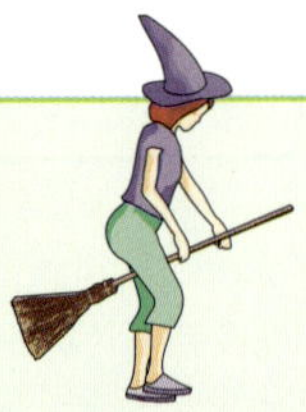

### Grobkoordination
### Gleichgewicht

Die Kinder tanzen mit einem Hexenbesen oder einem Gymnastikstab zwischen den Beinen – den sie mit beiden Händen festhalten – um eine Weichbodenmatte herum und versuchen, dabei rhythmisch zu hüpfen. Der Übungsleiter tanzt mit den Kindern zusammen.

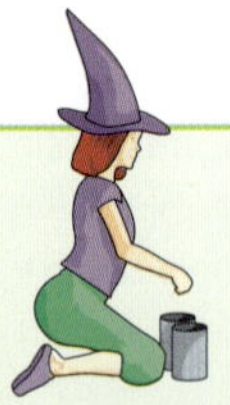

### Lateralität
### Pinzettengriff
### Präferenzdominanz

Das Kind kniet auf einer Teppichfliese vor zwei kleinen Schachteln in Rot und Gelb, die jeweils rechts bzw. links vor dem Kind stehen. In der gelben befinden sich 5 rote Glasmuggelsteine (oder Münzen), in der roten 5 gelbe Steine. Das Kind sortiert dann mit einer Hand die roten Steine in die rote Schachtel und die gelben in die gelbe Schachtel. Dabei kreuzt der Arm vor dem Körper.

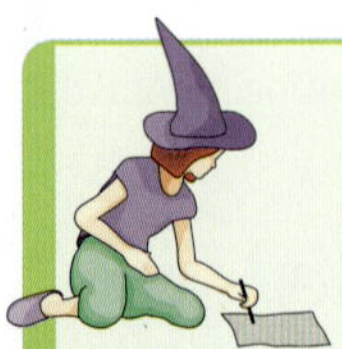

### Wahrnehmung
### Auge-Hand-Koordination
### Präferenzdominanz

Das Kind erhält ein Blatt Papier, auf dem ein Labyrinth aufgezeichnet ist. Es soll möglichst zügig mit einem Stift, ohne die Linien zu berühren, den Weg vom Hexenwald zum Hexenhaus zeichnen. Das Blatt soll dabei nicht gedreht werden.

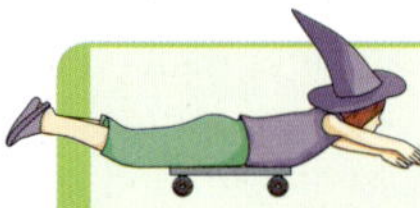

### Körperkoordination
### Körperschema

Das Kind liegt in Bauchlage auf einem Rollbrett und versucht, Kopf, Beine und Arme ca. 10 Sekunden zur Flugzeughaltung (AYRES) hochzuhalten, sodass vom Kopf bis zu den Füßen eine „Bogenspannung" entsteht.

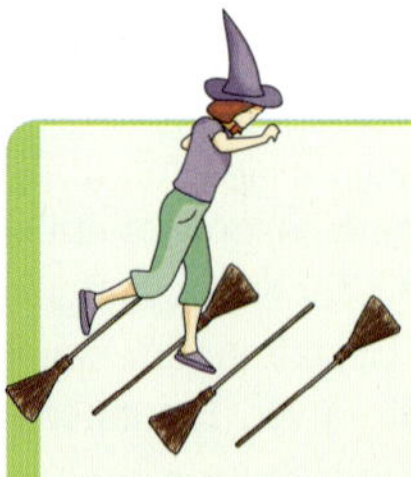

### Kraft
### Gleichgewicht
### Körperspannung
### Präferenzdominanz

Alle Hexenbesen (oder kleine Teppichfliesen) liegen mit einem Abstand von ca. 30 cm auf dem Boden. Die Kinder springen einbeinig – sowohl mit dem rechten als auch mit dem linken Bein – über die Besen.

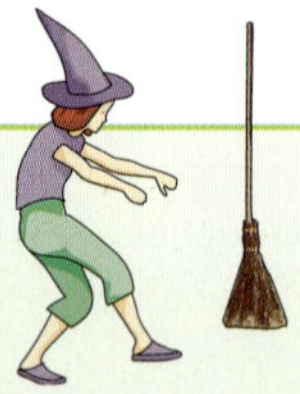

### Gleichgewicht
### Körperspannung
### Bewegungssteuerung

Die Kinder versuchen, vom schlafenden Riesen die Hexenbesen, die dieser gestohlen hat, wiederzuholen. Die Kinder bewegen sich nacheinander über eine umgedrehte Turnbank – ein Kind nach dem anderen – zum Riesen.

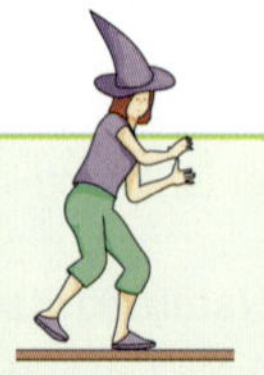

### Gleichgewicht
### Körperspannung
### Grobkoordination

Im Raum sind mehrere Turnbänke aufgebaut. Die Kinder laufen durch den Raum. Auf das Stichwort „Hochwasser" müssen sich die Kinder so schnell wie möglich auf eine Bank „retten". Wenn das Wasser wieder gesunken ist, laufen sie zum Ende der Bank, springen ab und das Spiel beginnt von Neuem.

*In Anlehnung an: Schönrade, Silke / Pütz, Günter „Die Abenteuer der kleinen Hexe", Dortmund 2008*

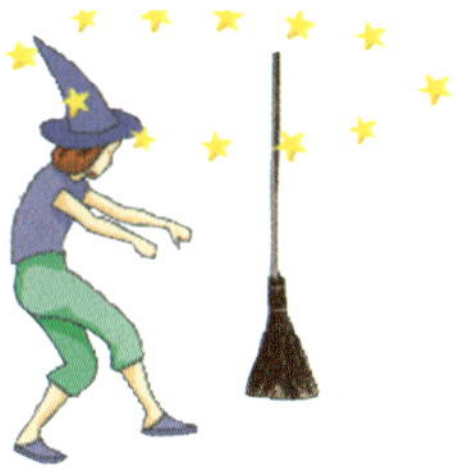

# DIPLOM

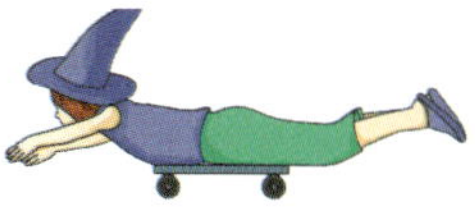

*Die kleine Hexe*

*hat die Hexenprüfung zur Oberhexe bestanden.*

Folgende Aufgaben wurden durchgeführt:

1. *Sich verzaubern lassen*
2. *Tanzen auf dem Besen*
3. *Raubtiere besänftigen*
4. *Testflug ohne Besen*
5. *Zauberkraft zurückgeben*
6. *Riesen überlisten*
7. *Steilen Berg überwinden*
8. *Durch ein Labyrinth fliegen*

*In Anlehnung an: Schönrade, Silke / Pütz, Günter „Die Abenteuer der kleinen Hexe", Dortmund 2008*

## Balance-Übungen mit dem Schwebebalken (z. B. Kikidil):

**Spaß machen Variationen im Dschungel, in dem das Kikidil lebt.**

Durch den Dschungel:
Mit viel Spaß fangen Kleinkinder an zu balancieren. Das Vorwärtslaufen ist eine Grundübung, die je nach Alter und Entwicklung der koordinativen Fähigkeiten erweitert wird.
Seitwärtslaufen mit oder ohne Übersetzen der Füße ist die erste Variation. Rückwärtslaufen erhöht den Schwierigkeitsgrad.

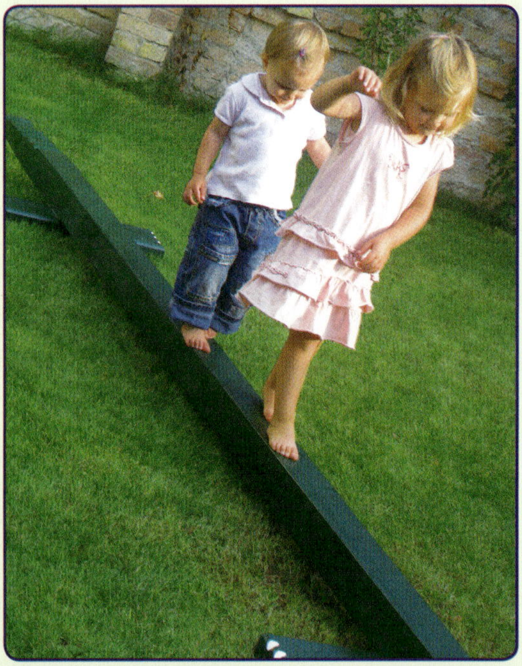

Spinne im Dschungel:
Tiergeschichten werden erzählt und nachgespielt – im Vierfüßlergang muss der Dschungel mithilfe des Balkens überquert werden.

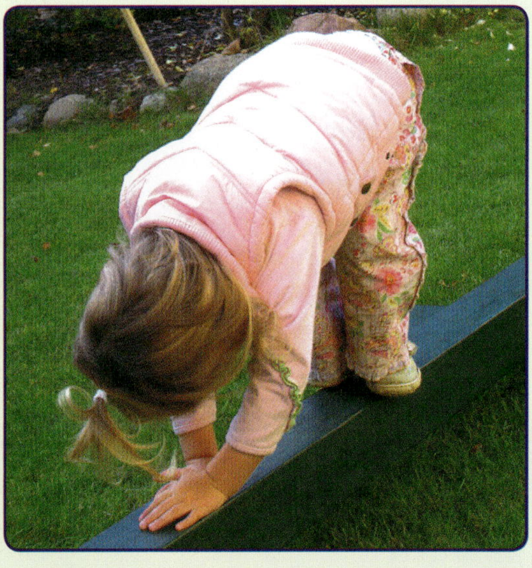

Dschungelabenteuer:
Hindernisse, z. B. Steine oder Dosen, müssen überwunden werden, um nicht den „gefährlichen" Boden zu berühren.

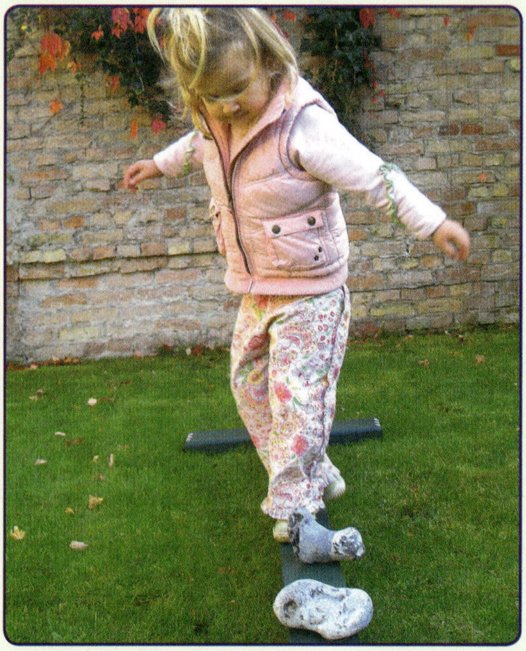

Nachts im Dschungel:
Mit geschlossenen Augen stellt schon das einfache Balancieren eine schwere Aufgabe dar, die allerdings für die Ausbildung des Körpergefühls der Kinder wichtig ist.

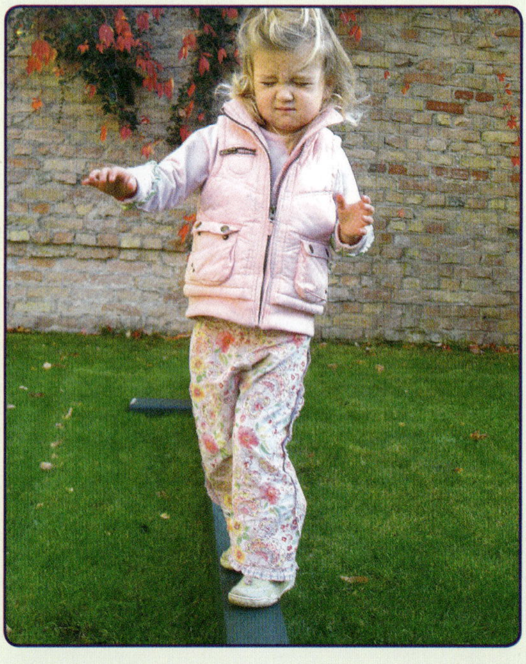

### Unsere Grundschule organisiert einen „Schutzengel-Lauf"

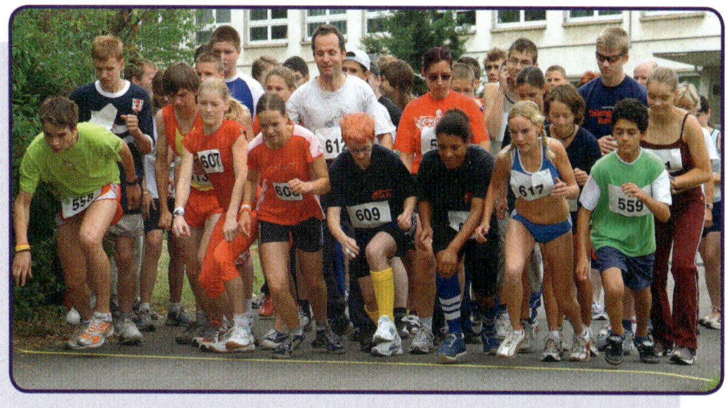

Unter dem Motto

**„Kein Kind darf mehr an Mukoviszidose sterben!"**

werden unsere Schüler und Lehrer einen Sponsorenlauf zugunsten des Vereins „Mukoviszidose" auf dem Sportplatz durchführen. Die Läufer versuchen Sponsoren in ihrer Verwandtschaft zu finden, die für jede gelaufene Runde einen bestimmten Betrag zahlen. Das erlaufene Geld wird dem Verein zur Erforschung und Therapie der Stoffwechselkrankheit Mukoviszidose gespendet. So reiht sich die Schule in den Kreis der Unterstützer ein, zu dem auch Fußball-Vizeeuropameister Arne Friedrich, Handball-Weltmeister Dominik Klein und TV-Starkoch Tim Mälzer gehören.

## Literaturverzeichnis und verwendete Internetseiten


aid infodienst: Hygiene bei der Speisenzubereitung in Kindertagesstätten und Kinderkrippen, Bonn

Baltes, S./Dr. Höll-Stüber, E.: Gesundheit - Krankheit: Ein Balanceakt, Hamburg 2014

Berkefeld, T./Frie, G.: Gesundheit und Pflege, Hamburg 2012

Biermann, B./Kaiser, D.: Gesund leben, Troisdorf 2009

Bundesministerium für Gesundheit: Öffentliche Bekanntmachung: Entwicklung eines Informationssystems zur Aufmerksamkeitsdefizit-/Hyperaktivitätsstörung (ADHS)

Dr. Graf, D.: Gesundheitserziehung im Kindesalter, Hamburg 2005

Dr. Höll-Stüber, E./Simpfendörfer, D. (Hrsg.): Hauswirtschaft nach Lernfeldern, Ernähren und Verpflegen, Hamburg 2012

Holtorf, J.: Die Zähne, Techniker Krankenkasse, 1998

Keggenhoff, F.: Erste Hilfe am Kind, DRK, Münster 2011

Koch, E./Neumann, C./Schmidt, W.: Sozialpflege: Miteinander leben - füreinander arbeiten, Hamburg 2014

Laewen, H.-J./Andres, B. (Hrsg.): Bildung und Erziehung in der frühen Kindheit, Weinheim 2002

Landesinstitut für Gesundheit und Arbeit des Landes Nordrhein-Westfalen (LIGA.NRW), Düsseldorf

Louv, R.: Das letzte Kind im Wald? Geben wir unseren Kindern die Natur zurück!, Weinheim 2011

Lück, G.: Experimentierfreunde, Oberursel

Lück, G.: Forschen mit Fred. Naturwissenschaft im Kindergarten, Oberursel

Lück, G.: Handbuch der naturwissenschaftlichen Bildung, Freiburg 2009

Lück, G.: Neue leichte Experimente für Eltern und Kinder, Freiburg 2010

Landesinstitut für Gesundheit und Arbeit des Landes Nordrhein-Westfalen (LIGA.NRW), Düsseldorf

Ministerium für Familie, Kinder, Jugend, Kultur und Sport des Landes Nordrhein-Westfalen/Ministerium für Schule und Weiterbildung des Landes Nordrhein-Westfalen (Hrsg.): Mehr Chancen durch Bildung von Anfang an, Düsseldorf, 2011

Östereicher, H.: Natur- und Umweltpädagogik, Troisdorf 2011

Remmert, H.: Ökologie, Heidelberg 1992

Renz-Polster/Menche/Schäffler: Gesundheit für Kinder, Kinderkrankheiten verhüten, erkennen, behandeln, München 2010

Schäffler/Schmidt: Mensch Körper Krankheit, Stuttgart 1995

Schönrade, S./Pütz, G.: Die Abenteuer der kleinen Hexe, Dortmund 2008

Steinbach, H.: Gesundheitsförderung, Wien 2011

Stellmann: Kinderkrankheiten natürlich behandeln, GU 2009

Zenneck, H.-U./Prof. Dr. Ungerer, O./Liedtke, C.: Altenpflege - Geriatrie, Hamburg 2002

Zimmer, R.: Handbuch der Bewegungserziehung, Freiburg 2009

www.dhs.de
www.teachsam.de/index.htm
www.bzga.de
www.kindersicherheit.de
www.liga.nrw.de
www.gesundes-kind.de
www.sicher-im-auto.com
www.was-wir-essen.de
www.oeko-test.de
www.adhs.de
www.kindergartenpaedagogik.de
www.omneda.de
www.pro-igel.de
www.kidsundco.de
www.aid.de
www.naturbewegt.de

# Sachwortverzeichnis

# Bildquellenverzeichnis

5 am Tag e.V., Mannheim: S. 35
aid infodienst, Ernährung, Landwirtschaft, Verbraucherschutz e.V., Bonn: S. 205
ARTERIA PHOTOGRAPHY, Kassel (www.arteria-photography.de): S. 84/4
as-illustrationen, Alexander Schmitt, Rimpar: S. 13/1,2; 19/3; 20; 21/1,2; 22; 23; 58; 60; 63; 72; 80/1,2; 102/2; 106/1,2; 109/2; 115/2; 116/1; 117; 118/1,2; 119/1,2; 120/1,2; 123/2,3; 126; 129/2,3; 131/3; 134/2; 166/1-5; 167/1,2; 168; 177/1; 179; 184
Barmer Ersatzkasse, Wuppertal: S. 5/1
Bieniek, Dr. Dr., Wuppertal: S. 135/1
BRITAX RÖMER Kindersicherheit GmbH, Ulm: S. 173; 174/1
Büchin-Wilhelm, Irmgard, Lörrach: S. 5/2; 31
Bulls Pressedienst GmbH, Frankfurt am Main: S. 122/2-5
DAS SICHERE HAUS e.V. (DSH), Hamburg: S. 161/1; 162; 198/2; 199/3
Dashuber, Thomas, München: S. 28
Deutsche Gesellschaft für Ernährung e.V. (DGE), Bonn: S. 33/1,2; 34/1-4
Deutsche Pediculosis Gesellschaft e.V., Hannover: S. 99/2
Deutsches Grünes Kreuz e.V., Marburg: S. 9
dpa-Picture-Alliance GmbH, Frankfurt am Main: S. 4/2 (Tony Rusecki); 17 (dpa-Bildarchiv); 47/2; 48; 94 (Infografik); 123/1; 133/2 (Frank Geisler); 134/1; 157 (Infografik); 180/1 (Jörg Lange); 197/2; 200 (Federico Gambarini); 202/2 (Infografik), 3 (Infografik); 204 (Infografik)
Eckelmann, Nicole, Burgdorf: S. 136
Ehrmann, Dr. Otto, Bildarchiv Boden - Landwirtschaft - Umwelt, Creglingen: S. 209
FASworld e.V. Deutschland, Einbeck: S. 15/1
Fördergemeinschaft Gutes Hören GmbH, Hannover (www.fgh-info.de): S. 144
Fotolia Deutschland, Berlin, © www.fotolia.de: S. 1/2 (Grischa Georgiew); 4/1 (Grischa Georgiew); 8 (Monkey Business); 12/1 (Monika Adamczyk); 24/4 (rypson),5 (Renata Osinska); 27 (Tomsickova); 34/5 (unpict); 38/1 (Anetta); 39/1 (mark yuill),3 (arkpo),4 (yannick vincent); 42/2 (Konstantin Sutyagin); 43; 45 (Nolte Lourens); 49; 53 (Renata Osinska); 54 (jerome berquez); 55/1 (Jacek Chabraszewski),2 (Leah-Anne Thompson); 61 (Otmar Smit); 62/1 (cinexo); 64 (Yvonne Bogdanski); 65 (Soupstock); 66 (Artyom Yefimov); 67/1 (photophonie),2 (Dron); 69/1 (Sven Weber); 71/1 (Tootles), 2 (Max Tactic); 74 (Balin); 75/1 (Christa Eder),2 (Dron); 76 (Andrey Stratilatov); 84/2 (Jaren Wicklund); 88/2 (Maria.P.); 91 (maho); 96 (ZTS); 99/3 (Ronald Schmöschke); 101/1 (Angela Harburn); 102/1 (Snezana Skundric); 110 (Wolfgang Peinelt); 112 (bilderbox); 124 (StefanieB.); 127 (Ilan Amith); 129/1 (John Steel); 131/1 (rohappy); 135/2 (Lucky Dragon); 137/1 (Monika Adamczyk), 2 (Monkey Business); 139 (Roman Milert); 141 (philidor); 142/1 (Franz Pfluegl), 2 (Köpenicker); 143 (Karin Lau); 150 (Evgene Gitlits); 153 (Lucky Dragon); 161/2 (dmitrimaruta); 174/2 (Octave Alex); 177/2 (bepsphoto); 180/2 (Finanzfoto); 185 (Nicole Effinger); 186 (Hansderzweite); 187 (S.Kobold); 188/1 (Heiko Barth), 2 (Claudia Schiffer), 3 (imaginando); 190 (Erika Becker); 191/1 (Tanja Bagusat), 2 (Christian Pedant), 4 (Werner Hilpert); 192/1 (Frank U),2 (emer), 3 (emer), 4 (Simon Jung); 193/1 (Lianem), 2 (Eduard Andras), 3 (emer), 4 (Heinz Waldukat); 194/1 (beatuerk), 2 (emer), 3 (Claudia Schiffer), 4 (rafalwit), 5 (Herfried Schwarz); 195/1 (Markus), 2, 4 (Teamarbeit), 5 (martin filzwieser); 199/1 (Tino Hemmann); 201 (somenski); 206 (Joachim Neumann); 208/1 (Bernd Lang), 3 (Hans-Peter Moehlig); 212 (savoieleysse); 213/1 (M. Schuppich); 215; 225 (frank trautvetter)
Frank Böttner Fotografie, Düsseldorf: S. 146/2
GABA GmbH, Lörrach: S. 131/2
Galas, Elisabeth, Bad Breisig: S. 207
Gemeinsamer Bundesausschuss, Siegburg: S. 6/1,2
Gerner, Diane, Esslingen: S. 46/1,2; 67/3
Getty Images Deutschland, München: S. 37
Gohl GmbH, Recom-Verlag, Baunatal: S. 82/2,3
Graf, Dieter: Gesundheitserziehung im Kindesalter (4576), Hamburg: S. 163/1,2; 180/3
Grafische Produktion Neumann, Rimpar: S. 79/1,2; 132
Haselböck, Andreas, Stuttgart: S. 195/3
Hautklinik der Johannes - Gutenberg - Universität, Mainz: S. 109/1
Hoenig-Drost, Ursula: S. 62/2; 122/1; 140; 208/2; 210; 211; 213/2,3; 214; 216; 217/1,2; 218/1,2; 220/1-4
Hoffmann, Heinrich: S. Struwwelpeter: S. 151; 199/2
Höll-Stüber, Eva, Alsfeld: S. 19/1; 116/2
Hoting, Dr. med. Edo, Hamburg: S. 84/1
IKEA Deutschland GmbH & Co. KG, Hofheim-Wallau: S. 115/1
iStockphoto, Berlin: S. 7 (RimDream)
Keil, Prof. Dr. Manfred, Neckargemuend: S. 84/3
Kindernothilfe e.V., Duisburg (www.Kindernothilfe.de): S. 97
König, Lena, Hamburg: S. 95/1,2; 202/1
Kramer, Angelika, Stuttgart: S. 15/2
Krausen, Scott, Mönchengladbach: S. 3
Kronmeyer-Hauschild, PD Dr. Katrin, Universitätsklinikum Jena, Institut für Humangenetik, Jena: S. 104/1,2
Logical Images, Rochester, New York, USA: S. 100/1
Mauritius GmbH, Mittenwald: S. 77 (Markus Mitterer); 176 (image source)
medicalpicture GmbH, Köln: S. 100/2
MEV Verlag GmbH, Augsburg: S. 163/3
Niethard, Prof. Fritz Uwe, Universitätsklinik Aachen: S. 121/2
NRZ für Borrelien, Bayerisches LGL, Oberschleißheim: S. 89
OKAPIA KG Michael Grzimek & Co., Frankfurt am Main: S. 14/1-4; 47/1; 79/3; 82/1
Panther Media GmbH, München (www.panthermedia.net): S. 59; 172
Paulinchen - Initiative für brandverletzte Kinder e.V., Norderstedt (www.paulinchen.de): S. 178/1
pixelio media gmbh, München (www.pixelio.de): S. 1/1 (Sunny33); 83
Porta Service & Beratungs-GmbH & Co. KG, Porta-Westfalica: S. 197/1
Quatsling, Liane, Hamburg: S. 88/1
Reinbacher, Dr. med. Lothar, Kempten: S. 82/4
rhw praxis, Verlag Neuer Merkur GmbH, München: S. 148
Schmid, Rudi, Hamburg: S. 113
Schmidt, Sabine, Hamburg: S. 32; 38/2
Schönkypl, Dr., Susanne/Worsch, Mag.Thomas, Tierarzt im Ekazent, Wien, Österreich: S. 101/2
Shutterstock Images LLC, New York, USA: S. 51 (evastudio)
Stiftung OEKO-TEX® GmbH, Frankfurt am Main: S. 50
Unilever Deutschland GmbH, Hamburg: S. 42/1
Universität zu Lübeck: S. 149
Verlag Handwerk und Technik GmbH, Hamburg: S. 24/1-3; 25; 29; 40; 52; 68; 69/2; 99/1
Versandhaus Walz GmbH, Bad Waldsee: S. 46/3
Waldorfschule Emmendingen: S. 146/1
Wissen Media Verlag GmbH, Gütersloh: S. 12/2
Wrigley GmbH, Unterhaching: S. 41
www.kikidil.de: S. 128; 222/1-8; 223/1,2; 224/1-4
www.viernheimer-nachrichten.de: S. 219
www.wikipedia.org: S. 39/2 (Kelly Sue DeConnick); 99/4; 121/1